技能型紧缺人才培养培训教材
全国卫生职业院校规划教材

供中职护理、助产等专业使用

护 理 技 术

主　　编　陈照坤　付能荣
副 主 编　颜　萍　任国心　周　葵
编　　委（按姓氏汉语拼音排序）

闭　静	梧州市卫生学校	陈宝华	北京市中医学校
陈玉华	南通卫生高等职业技术学校	陈照坤	玉林市卫生学校
丁仁艳	汕头市卫生学校	付能荣	四川省卫生学校
梁　党	南宁市卫生学校	刘爱芸	石河子卫生学校
刘伟玲	玉林市卫生学校	吕　晶	青岛卫生学校
任国心	内蒙古自治区人民医院附属卫校	吴清爱	广西中医学校
颜　萍	石河子卫生学校	杨惠秋	宿州卫生学校
杨慧兰	海宁卫生学校	尹红梅	惠州卫生职业技术学院
张晓英	重庆医药卫生学校	赵妤聪	内蒙古医学院护理学院
周　葵	桂林市卫生学校	周艳萍	广西医科大学附设护士学校

编写秘书　刘伟玲

科 学 出 版 社
北 京

内 容 简 介

本书是全国卫生职业院校规划教材之一。全书共 27 章,以临床护理流程为主线,包括基础护理技术和专科护理技术,囊括了从医院结构到医院内感染的控制,从门诊、急诊患者就诊基本护理技术到入院患者、接诊患者护理技术、生命体征的观察及测量技术、卧位和安全的护理技术、给药技术、标本采集技术、饮食与营养护理技术、患者的生活护理技术、排泄护理技术、冷热疗护理技术、管道护理技术和管道标识、造口护理技术、内镜常用护理技术、各种穿刺术后护理技术、危重患者的护理抢救技术、特殊护理技术、出院患者护理技术、临终和死亡患者的护理技术、护理文件的书写与保管、护理技术操作中职业防护常识、护理技术与潜在性法律问题等内容。本书依据最新护理标准要求,补充了临床最新内容,全书贯穿优质护理服务和人文关怀理念,适合新的医学发展需要。

本书可作为中等卫生职业学校护理、涉外护理、助产专业学生教材,适合临床护士在职继续教育培训及相关医学专业教学和其他人员参考使用。

图书在版编目 CIP 数据

护理技术 / 陈照坤,付能荣主编 . —北京:科学出版社,2012.8

技能型紧缺人才培养培训教材·全国卫生职业院校规划教材

ISBN 978-7-03-034154-9

Ⅰ. 护⋯ Ⅱ.①陈⋯ ②付⋯ Ⅲ. 护理学-中等专业学校-教材 Ⅳ. R472

中国版本图书馆 CIP 数据核字(2012)第 175998 号

责任编辑:邱 波 / 责任校对:林青梅
责任印制:赵 博 / 封面设计:范璧合

科 学 出 版 社 出版
北京东黄城根北街 16 号
邮政编码:100717
http://www.sciencep.com

北京天时彩色印刷有限公司 印刷
科学出版社发行 各地新华书店经销

*

2012 年 8 月第 一 版　　　　开本:787×1092 1/16
2015 年 12 月第三次印刷　　　印张:28 1/2
　　　　　　　字数:681 000
定价:**88.00 元**
(如有印装质量问题,我社负责调换)

前　言

　　本书是技能型紧缺人才培养培训教材和全国卫生职业院校规划教材之一,供三年制中职护理、涉外护理、助产专业和护士在职继续教育培训、相关医学专业教学等使用。

　　本书是为贯彻落实全国教育工作会议精神和《国家中长期教育改革和发展规划纲要(2010—2020年)》,根据教育部《中等职业教育改革创新行动计划(2010—2012年)》,实施"中等职业学校专业与课程体系改革创新计划"的有关要求,为满足以就业为导向,以学生为主体,着眼于学生职业生涯发展,注重职业素养的培养的中职护理教育和护理专业继续教育的需要,解决护理教学与临床脱节的难题而编写出版的。

　　本书努力遵循"贴近社会、贴近临床、贴近岗位"的基本原则,在保证教材科学性、思想性的同时,又体现了实用性、可读性和创新性。本书紧密结合各校技能培养及护考实际需求,更注意学生技能培养、解决临床问题的能力及护考题型变化的要求,特别强化"案例版"创新教材编写理念,紧密结合护士执业考试知识点编写,共27章。全书根据临床护理流程为主线,主要内容包括基础护理技术70多项,专科护理技术近40项,囊括了从医院结构到医院内感染的控制,从门诊、急诊患者就诊基本护理技术到入院患者、接诊患者护理技术、生命体征的观察及测量技术、卧位和安全的护理技术、给药技术、标本采集技术、饮食与营养护理技术、患者的生活护理技术、排泄护理技术、冷热疗护理技术、管道护理技术、造口护理技术、内镜常用护理技术、各种穿刺术后护理技术、危重患者的护理抢救技术、特殊护理技术、出院患者护理技术、临终和死亡患者的护理技术、护理文件的书写与保管、护理技术操作中职业防护常识、护理技术与潜在性法律问题等内容。

　　本书把基础和专科护理技术内容整合为一册,有以下创新特点:其一,教材突出了临床护理岗位的工作流程。突出了案例教学优点,又注重了临床新进展和新技术。强调贴近临床和实际教学需求,使护理技术达到和临床实现"零距离",内容与临床新技术、新方法的开展完全同步,如补充了临床最新消毒隔离内容和最新部颁护理文件书写标准,以及层流洁净技术、医疗废物管理、管道标识和管道护理,从基础护理技术到各种专科护理技术均补充了沟通内容,全书贯穿优质护理服务和人文关怀理念,适合新的医学发展需要,并且把一些基层医院仍在广泛应用的经典技术、方法适当保留。其二,教材覆盖护考考点,紧扣护士执业考试大纲,加入了护考链接和分析,旨在帮助学生更快地适应临床护理工作,更好地理解和掌握护理操作技术,拓展学生的知识面,并能有效帮助学生应对护士执业资格考试。其三,根据临床发展需要本教材把基础护理技术和专科护理技术上下册内容进行了整合,成为一本融合基础护理技术和专科护理技术的理实一体化教材,方便了学生的在校学习、临床实习和护士的在职继续教育使用。

　　本书的版面设计和编排有其独到之处,正文以案例为引导,以护理情景强化技能操作,采用以临床护理程序为框架的模式,辅以内容丰富的链接,紧扣护士执业考试大纲,加入了护考链接和分析。适应中等卫生职业教育、教学的发展趋势,体现"以就业为导向,以能力为本位,以发展技能为核心"的职业教育培养理念,理论知识强调"必需、够用",强化技能培养,突出实用性,真正体现以学生为中心的教材编写理念。本书配课程全部教学内容的 PPT 课件;全彩色印刷,提高了教材的品质及内容的表现力,增强了可读性。

新版教学计划和教学基本要求,除了体现全国护士执业资格考试要求以外,还与其他课程有机衔接。

本教材的编写是在全国卫生职业教学新模式研究课题组指导下进行的,得到了各参编学校领导的大力支持及参编老师的通力合作。在此,一并致以诚挚的谢意。

由于编者的能力和水平有限,经验不足,加之编写的时间较短,书中会有不少不足之处,恳请使用本教材的师生和广大医护人员提出宝贵意见以便改进。

编 者

2012 年 2 月 20 日

目 录

第1章

绪　论

案例1-1

　　某卫生学校护理专业学生近期开设《护理技术》课程。护理5班同学小李问:什么是护理技术? 学习护理技术的任务、内容是什么? 如何才能学好护理技术呢?

第1节　学习《护理技术》的意义

　　《护理技术》是护理学科的专业核心能力培养课程,集护理基本理论、基本技术、人文精神于一体;是在学生学习掌握了公共基础课、专业基础课知识的基础上,为学习临床护理课程打基础的衔接课程,处于承上启下的重要位置;是护士学生进入临床实践必须掌握的基础知识和基本技能,也是为满足个体、家庭和社区基本需要所必须具有的基本知识和技能;同时也是护士执业考试的主要内容之一。

　　《护理技术》是临床护理和各专科护理的基础,贯穿于护理对象对健康需求的始终。课程内容按工作过程进行整合,充分利用校内外实训基地的条件,在真实或仿真环境中,按照临床护理工作岗位进行训练,重视职业能力的培养,同时每项技能中强调职业素养的养成,重点培养学生关爱和照顾护理对象的综合能力。同时,通过丰富多彩的教学活动和临床实践环节,帮助学生充分认识作为一名护士的自身价值,建立积极的专业情感、专业态度,发展护生实际动手能力和评判性思维能力,为学生日后护理专业的学习和职业生涯发展奠定坚实的专业信念、知识与技能基础。

　　总体目标是使学生掌握护理基本理论、基本知识和基本技能,培养学生发现问题、分析问题、解决问题、独立思考和评判性思维的能力,为学习以护理程序为框架的各临床护理课程,以及日后走上临床护理工作岗位,应用护理程序开展整体护理,促进患者健康打下坚实的知识、技术和能力基础。

第2节　护理技术的定义、任务、内容和学习方法

一、护理技术的定义

　　护理技术是中专护理教育体系中的主要课程。护理技术(也称护理技能)是护理实训课的重要组成部分,是护理专业的一门基本技能课程,是重要的专业基础课,它又被称为护理专业核心课程、灵魂课程,如“静脉输液法”(图1-1)、“氧气吸入法”(图1-2)、“生命体征测量与记录”等,是使学生理论联系实际、培养动手能力的重要环节。

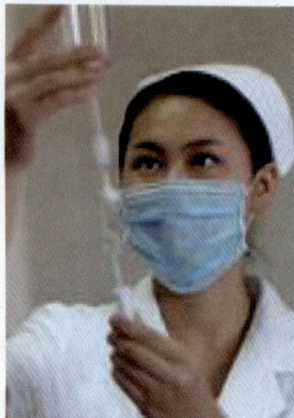

图 1-1　静脉输液法　　　　　　图 1-2　氧气吸入法

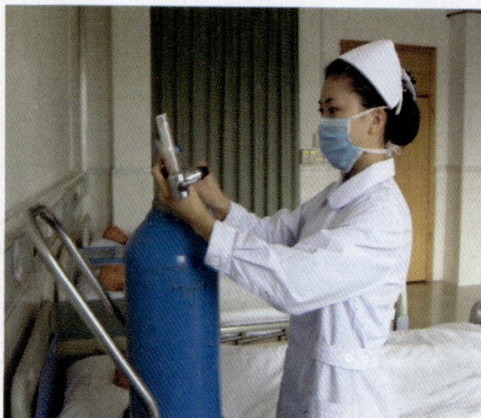

二、护理技术的任务

护理技术是以患者为中心,针对各种致病因素和疾病本身的特异性所导致患者在生理功能、机体代谢、心理和形态等方面的异常变化,采取相应的科学护理对策,指导或帮助患者解除痛苦和不适,使之以最佳的身心状态恢复健康。因此,护理技术的任务是以培养学生良好的职业素质为核心,以护理程序为工作方法,在整体护理观念的指导下,掌握护理技术的理论知识和操作技能并应用于护理实践,以帮助患者减轻痛苦、预防疾病、恢复和促进健康,满足患者的生理、心理和社会的需求。

(一)减轻痛苦

减轻护理对象的痛苦是护士工作的基本职责和任务。护士掌握并运用护理知识和技能,在临床护理实践中帮助患者战胜疾病,解除身心痛苦。例如为临终护理患者提供安慰和照顾,使之能平静、安详、有尊严地走完人生的最后旅程。

(二)预防疾病

预防疾病是指人们采取行动积极地控制不良行为和健康危险因素,以预防和对抗疾病的过程。预防疾病是护士工作任务之一,体现在护理实践的各个活动中,例如临床和社区的保健设施、开展健康教育和健康咨询、预防各种传染病、提供自我监测疾病技术等。目标是通过预防措施帮助护理对象减少或消除不利于健康的因素,避免和延迟疾病的发生,阻止疾病的恶化,限制残疾,促进康复,使之达到最佳的健康状态。

(三)恢复健康

恢复健康是指护士帮助护理对象在患病或出现影响健康的问题后,在护理实践中运用护理的知识和技能,改善其健康状况及提高其健康水平。例如测量生命体征、执行各种治疗和护理、指导患者康复训练等。

(四)促进健康

促进健康是指护士应用所学的知识帮助护理对象获取在维持和增进健康时所需要的知识及资源。目标是帮助护理对象维持最佳的健康水平或健康状态。例如教育护理对象建立良好的生活方式、指导平衡膳食和安全用药、适宜的锻炼、预防意外伤害等。

三、护理技术的内容

护理技术的内容包括以下几个方面。

1. 了解机体生理、心理,监测体温、脉搏、呼吸、血压等生命体征的变化。

2. 维持患者身体的清洁、舒适,排除理化、生物等有害因子对机体的侵袭,保证治疗和护理安全。

3. 调配合理营养和膳食,改善患者的休息环境和条件,促进其睡眠。

4. 改善机体的循环和代谢,及时妥善地处理机体的排泄物。

5. 重视重症患者合理、舒适的卧位,定时变换体位,预防压疮发生。

6. 进行心理疏导,使之保持良好的精神和心理状态。

7. 指导功能锻炼,防止发生并发症,促进功能恢复。

8. 协助执行治疗方案,配合医疗诊治工作,以娴熟的护理技术,解除患者的疾苦。

9. 观察了解病情变化的信息和治疗效果,及时有效地配合急救处置。

10. 负责病区、患者管理,创造清洁、安静、舒适、安全、美观、有序的休养环境。

四、护理技术的学习方法

护理技术是护理专业的一门主课。学好护理技术,有利于培养热爱护理事业的情感,了解护士的职责,为专科护理的学习打下良好的基础,对完成救死扶伤使命具有十分重要的意义。因此,为引导学生学习好本课程,要求学生掌握以下的学习方法。

1. 首先理解护理技术的概念和意义,树立热爱生命、关爱生命、立志从护的信念。

2. 在学习护理技术理论知识时应与基础医学、临床医学的相关知识和技术相联系,从而更好地理解护理技术相关的概念、原理、方法和技能。

3. 护理技术是一门实践性较强的课程,要求学生在学习中刻苦学习护理技术,切实掌握每项操作的基本要点和流程,只有通过不断地反复练习,技术才能达到准确、规范的熟练程度。

4. 在理论学习的同时,应重视实践锻炼。实训室的操作练习、临床见习和实习,都是十分重要的理论联系实际的学习过程。还应要注意学生思考、评判性思维和总结能力的培养,边学边做,边观察边思考,在实践中体验职业情感,培养职业的行为规范,以提高护理技术操作的熟练程度。

链接

护士素质现代化

护士素质现代化的标准:护士素质现代化的标准包括现代化的价值取向,牢固的专业思想,现代化的思维,健康的体魄;还要具有现代化的知识和理论,熟练的操作技能及现代化的情感方式和文化特征等。

(陈照坤)

第2章

医院的任务和组织结构

医院是以向人提供医疗护理服务为主要目的的医疗机构,其服务对象不仅是患者也包括健康人,承担着预防、治疗、护理及康复、维护和增进健康的重要职能,是社会系统中的一个组成部分。

第1节　医院的概述

案例2-1

王先生,76岁,高血压病史20年。某晚看电视时突发头痛、烦躁,随后意识模糊,需要马上送医院诊治。请问:什么是医院? 其任务是什么? 医院的种类有哪些? 医院的组织结构如何?

一、医院的概念

医院是患者或特定的人群进行防病治病的场所(图2-1),具备有一定数量的病床设施、医疗设备和医务人员,运用科学的医学理论和技术,通过集体协作,对门诊、急诊和住院患者实施诊治和护理的卫生事业单位。

二、医院的任务

（一）医疗

医疗工作是医院的中心任务。它是以诊治和护理两大方面为主体,并与医技部门密切配合而形成一个相对完整的医疗服务体系,为患者提供预防、治疗、护理、康复、保健等方面的整体服务。

（二）教学

医院承担着医学院校、卫生学校学生专业教学的临床实践和实习任务,是医学临床教学的重要场所。医务人员有义务做好临床教学工作,以加强学生临床知识教育和实践。

（三）科研

临床上许多疑难问题只有通过科学研究来突破和解决这些难题,通过科学研究不断提高医疗护理水平,以推动和促进医学的发展。

（四）预防及社区卫生服务

为实现"人人享有卫生保健"的目标,医务人员的服务对象不仅是患者,还包括健康人。要求医院拓展服务领域,发挥预防保健功能;开展社区医疗和家庭护理;进行健康教育和普及卫生保健知识;开展计划生育、疾病普查、健康咨询等工作;加强自我保健意识和提倡健康的生活行为方式;延长寿命和提高生活质量等。使医院向社区提供全面的医疗卫生保健服务。

链接　考点：医院的任务和中心工作

医院的标志

我国医院的标志(图 2-1)是体现医务人员要以患者为中心,全方位为患者提供优质服务的理念。因此,医院的标志中间是白十字,周围是四颗红心环绕。白十字代表以患者为中心,四颗红心代表对患者要有爱心、耐心、细心和责任心。

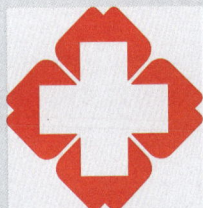

图 2-1　医院的标志

三、医院的种类

医院的种类依据不同的分类方法,可分为以下类型。

（一）按卫生部分级管理制度划分

1. **一级医院**　指农村乡镇卫生院、城市的社区卫生服务中心、地市级的区医院和企事业单位的职工医院。

2. **二级医院**　指市、县医院及直辖市的区级医院及有相当规模的企事业单位的职工医院。

3. **三级医院**　指全国、省、市直属的市级大医院和医学院校的附属医院。

链接

医院分级管理的依据

1989 年,我国医院实行标准化管理,实施医院分级管理。根据医院不同的任务和功能、技术质量水平、管理水平、设施条件,将医院分为三级(一级、二级、三级)十等(每级医院分甲等、乙等、丙等,三级医院增设特等)。

（二）按收住范围划分

按收住范围可分为综合医院、专科医院、儿童医院、康复医院、职业病医院,是按收住对象的范围划分的。

（三）按特定任务划分

按特定任务可分为军队医院、企业医院等,是特定为某些对象服务的,有其特定的功能和任务。

（四）按所有制划分

按所有制可分为全民所有制医院(公立医院)、集体所有制医院(股份制医院)、个体所有制医院(私立或民营医院)、中外合资医院,是按医院产权归属划分的。

考点：医院种类的划分

（五）按经营目的划分

按经营目的可分为营利性医院和非营利性医院。

四、医院的组织结构

我国医院组织机构的划分方法基本是按照医院的工作性质和任务划分的,虽然不同的医院所承担的社会职能和服务功能有所不同,但医院的组织机构设置基本相同。目前医院的组织结构模式通常分为三大系统,即诊疗和护理部门、辅助诊疗部门、行政后勤部门(图 2-2)。

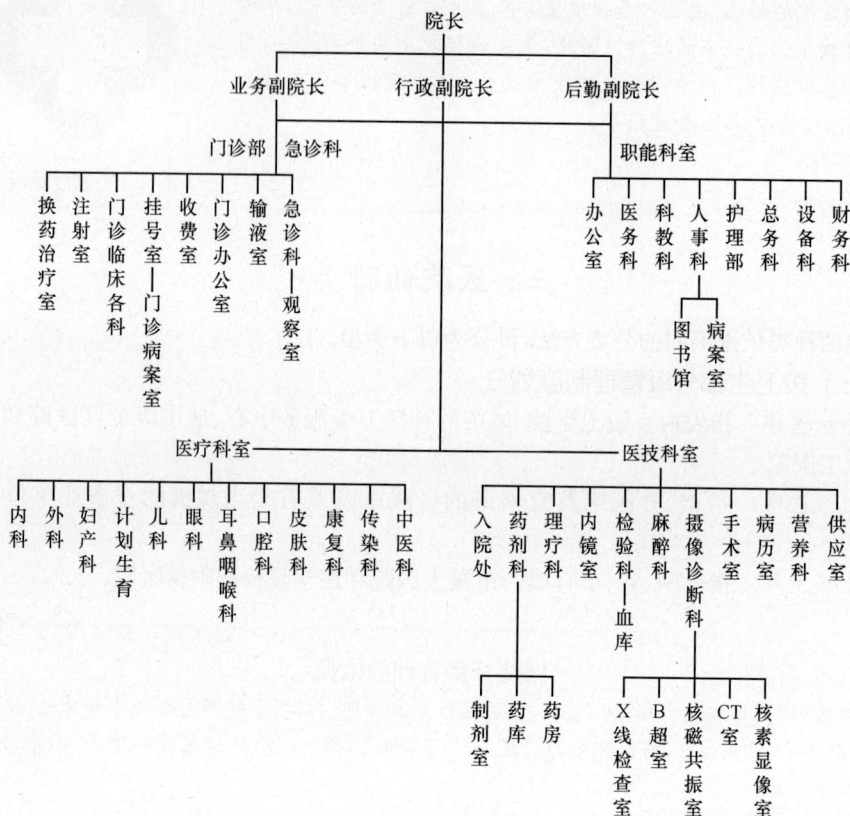

图 2-2　医院组织结构图

第2节　医院护理管理概述

一、护理管理的基本概念

世界卫生组织(WHO)给护理管理定义为:护理管理是以为了提高人们的健康水平,系统地利用护士的潜在能力和有关其他人员或设备、环境和社会活动的过程。

护理管理是以提高护理工作质量为主的工作过程。现代护理的功能是以增进人类健康为主要任务。为实施护理,不仅要明确护理的功能,确立护理的组织,还要实施科学有效地管理,以提供优质高效的护理服务。

二、护理管理的组织原则

护理管理是应用现代护理管理的科学理论,通过组织设计,建立适合的工作模式,将护理人员进行分工和协调,充分利用有效资源,完成护理目标。要提高效率,有效地整合资源,必须遵循以下基本原则。

（一）统一指挥原则

将护理组织的职权、职责按照上下级关系划分,上级指挥下级,下级服从上级,形成垂直等级结构,实行统一领导,统一指挥。如护理部主任—科护士长—护士长—护士的管理等级结构。下级向直接上级请示报告,不可越级上报;上级不可越级指挥,以维护下级领导的权威。

（二）专业化分工与协作原则

要提高护理管理效能,实现护理组织目标,护理组织的活动应按照专业化分工;护理人员必须分工和协作,提高效率,才能更好地实现组织目标。

（三）管理层次和有效管理幅度的原则

组织要有效地运行,组织中的层次越少越好,命令路线越短越好,层次越多协调沟通越困难。组织层次的多少与管理幅度有关。管理幅度是指一位管理者能直接有效管理下属的人数。目前认为管理幅度一般高层管理者为4~8人,基层管理者为8~15人。随着通信技术的广泛应用,管理幅度逐渐增宽,组织层次逐渐减少,使组织趋于由高耸型走向扁平型。

（四）责权利匹配的原则

责权利匹配是组织有效运行的基础,要做到职责明确,权利恰当,利益合理,正确授权。避免有责无权、有权无责,影响组织运行和发展。

（五）稳定性与适应性的原则

组织在运行过程中既要相对稳定,又要根据组织内外环境的变化灵活适当的调整,使之适应环境更好地生存和发展。

（六）集权和分权结合的原则

集权是把权力相对集中到高层领导者手中,有利于协调组织的各项活动;分权是把权力分配给每一个管理层和领导者,能够调动每一个管理者的积极性,有利于他们根据具体情况灵活有效地组织活动。

（七）任务和目标一致的原则

组织的总目标必须逐层分解成各部门的任务和分目标,只有同心协力,目标一致,才能更好地完成任务。例如各病区、门诊、急诊、手术室、供应室等部门的目标必须根据护理部的目标制订,而护理部的目标应根据医院的总目标制订,保持目标一致。

（八）精干高效的原则

组织必须以社会效益和经济效益为自身生存和发展的基础,因此必须有精干高效的组织结构做保证。

（九）执行与监督分设原则

组织在运行的过程中,必然会出现各种各样的问题,如何及时发现和解决这些问题,就必须有效监督。只有执行机构和监督机构分开设立,监督机构才有可能独立、有效地发挥其作用。

考点: 护理管理的组织原则

护 考 链 接

护理部制订新一年的管理目标必须根据医院总目标制订,而外科病房护理管理目标必须根据护理部的总目标制订。这种做法遵循的组织原则是

A. 精干高效的原则　　　B. 任务和目标一致的原则　　　C. 管理层次的原则

D. 集权分权原则　　　E. 等级和统一指挥的原则

分析: 因为各部门制订目标应与组织总目标一致,所以外科制订目标应与护理部目标保持一致。答案选B。

三、护理管理的组织结构

我国护理管理组织结构的基本要求是:300张床位以上的医院设立护理部,实行护理部主任、科护士长、病房护士长三级负责制;300张床位以下的医院实行科护士长、病房护士长二级负责制;100张或3个护理单元以上的大科及任务繁重的手术室、急诊科、门诊部设科护士长一名,在护理部主任领导和科主任业务指导下,全面负责科内的护理管理工作,有权在科内合理调配护理人员;病房护理管理实行护士长负责制,病房护士长在科护士长领导下和主治医师配合做好病房的管理工作。

目前,我国医院护理组织结构主要有以下四种形式。

1. 在院长领导下,实施护理副院长—护理部主任—科护士长—病房护士长的垂直管理。

2. 在主管医疗护理副院长领导下,实施护理部主任—科护士长—病房护士长的半垂直管理。

3. 床位不满300张规模较小的医院,不设护理部主任,设总护士长,实施总护士长—护士长的二级管理。

4. 在主管护理副院长的领导下,实施护理部主任—科护士长—护士长的三级管理,但科护士长纳入护理部合署办公,实行扁平化的二级管理模式。

四、护理工作模式

(一)个案护理

个案护理指一个患者由一个当班护士负责其全部护理,由专人负责实施个体化护理的工作模式。优点是护理人员责任明确,工作更到位,护患沟通容易,能全面掌握患者的病情变化及满足患者的需求,为患者提供高质量的护理。缺点是需要护理人员有一定的工作能力,且需要的护理人员较多,成本高。常用于大手术后、危重患者需要特殊护理的患者。

(二)功能制护理

功能制护理是指护理方式以工作为中心,将护理工作以岗位进行分工,如主班护士、治疗班护士、护理班护士等,护理人员按照分配以流水作业式的工作模式做不同的护理工作。优点是护士长可根据护理人员的工作能力和特点安排工作,护士分工明确,工作效率高,易于管理。缺点是护理人员对患者的病情和护理缺乏整体性观念,患者不清楚哪位护士负责自己,对患者护理缺乏连贯性;因简单重复操作,护理人员不能发挥主动性和创造性。

(三)小组护理

小组护理是指将病区的护理人员和患者分成若干小组,每小组护士负责一个小组患者的护理工作模式。小组成员由不同层次的护理人员组成,小组长负责该小组患者,制订护理工作计划和措施,指导小组成员共同参与和完成护理工作。优点是小组工作明确,成员之间相互配合,工作氛围良好;小组中能发挥不同层次护理人员的作用,提高积极性和工作效率。缺点是护理工作责任到组而不到人,护士的责任感受到影响;同时患者没有归属感,组长应有一定的组织、业务能力。

(四)责任制护理

责任制护理是由责任护士和相应辅助护士对患者从入院到出院进行有计划、有目的的整体护理。每个护理人员负责一定数量的患者,以患者为中心,以护理计划为内容,对患者实施有计划的、系统的、全面的整体护理。护理工作内容包括进行入院教育、完成各种治疗基础护理和专科护理、护理病历书写、制订护理计划、观察病情变化、心理护理、健康教育、出院指导和评价。其特点有四点：即整体性、连续性、协调性、个体化。近年来，将责任制护理和小组护理结合起来，形成了一种新的护理工作模式，即将一组护士，根据不同层次护士的工作能力、技术水平负责不同数量、不同的患者，责任到人，明确分工，进行整体护理。这是我国目前创建优质护理服务示范医院活动中主要倡导的护理工作模式。

（五）系统化整体护理

系统化整体护理是20世纪90年代以来开展的新型护理模式，是责任制护理的进一步完善，是一种理念，是以患者和人的健康为中心，以现代护理观为指导，以护理程序为核心，为患者提供心理、生理、社会、文化等全方位的最佳护理，并将护理临床业务和管理环节系统化的工作模式。

（六）临床路径

临床路径是指医疗机构里的医生、护士、医技人员、辅助人员等一组成员，共同针对某一病种的诊断和手术，从入院到出院制订最佳的、有准确时间要求的、有严格工作顺序的整体诊疗护理计划，以减少康复的延迟和资源浪费。

考点： 五种护理工作模式及特点

护考链接

护士小梁、小陈、小李在同一病房工作，病房护理人员分成三组，每组护理人员4人，她们分别为组长，带领本组护士为该组患者提供服务。护士们互相配合完成工作，这种工作模式是

A. 功能制护理　B. 责任制护理　C. 小组护理　D. 临床路径　E. 个案护理

分析： 因为护理人员和患者都分组，小组的任务明确，护理人员分组相互配合完成本组的护理工作，属于小组护理工作模式。答案选C。

五、护理人员的结构

（一）护理人员的职称结构

目前我国护理人员的职称结构分为：初级职称有护士及护师；中级职称有主管护师；高级职称有副主任护师及主任护师。

（二）护理人员的学历结构

目前我国的护理人员学历结构有中专、大专、本科、研究生等。

六、护理单元布局和人员配置

根据我国目前卫生部发布的《医院实施优质护理服务工作标准（试行）》的要求，全院护理人员数占卫生技术人员总数的比例≥50％，临床一线护士数占全院护士总数的比例≥95％。各护理单元根据不同性质配备相应的护理人员，以保证各护理单元工作的完成。

（一）门诊部

布局见第5章第1节。人员配备按门诊护理人员与门诊医师之比为1:2进行配备。

（二）急诊科

布局见第6章第1节。人员配备按急诊护理人员与病床之比为(1～1.2):100，急诊观察室护士与观察床和ICU床位与护士之比≥1:(2.5～3)进行配备。

（三）供应室

布局见第3章第4节。人员配备按供应室护理人员与病床之比(2～2.5):100进行配备。

（四）手术室

布局见第3章第6节。人员配备按手术室护理人员与手术台之比为（2～3）：1进行配备。

（五）病区

病区是患者住院接受诊疗、护理及休养的场所，也是医护人员开展医疗、预防、教学、科研活动的重要基地。医护人员应重视做好病区的护理工作，为患者提供安全、整洁、安静、舒适的物理环境和良好的社会环境。

1. 病区的设置和布局　每个病区均设有病室、危重病室、抢救室、治疗室、医生办公室、护士办公室、配膳室、盥洗室、浴室、库房、卫生间、医护休息室、更衣室等，有条件的医院还设置有娱乐室、学习室、健身房等。

病区布局应科学合理，以方便治疗和护理。一般每个病区设30～40张病床，每个病室设2～4张病床，两床之间应有隔帘，距离不少于1m。

2. 病区的人员配备　目前按卫生部分级医院管理的要求，一般病区病床与病区护理人员之比不少于1：0.4进行配备。

3. 病区的环境管理

链接

卫生部发布的《医院实施优质护理服务工作标准（试行）》（部分）

临床护理服务中有关护士配备合理要求：

1. 依据护理工作量和患者病情配置护士，病房实际床位数与护士数的比例应当≥1：0.4，每名责任护士平均负责患者数量不超过8个。

2. 一级护理患者数量较多的病房，护士配置应当适当增加。

案例2-2

陈某，女，32岁，因支气管哮喘发作入院治疗。护士应如何为患者提供良好的休养环境，促进患者早日康复？

（1）物理环境

1）安静：①噪声：凡是不悦耳、不想听的声音，或能引起人们心理上或生理上不愉快的声音，称为噪声。②噪声强度：按照WHO规定的噪声标准，白天病区较理想的强度是35～40dB。如噪声强度在50～60dB，患者可感到不适，影响休息和睡眠；长时间处于90dB以上的环境中，则引起疲倦、焦虑、易怒、头痛、头晕、失眠、耳鸣等症状；如噪声强度达到或超过120dB，可引起耳痛、听力丧失或永久失聪。③减少噪声的措施：护理人员在工作中应做到"四轻"，即说话轻、走路轻、操作轻、关门轻；推车的轴轮定时滴注润滑油；病室的门、窗、桌、椅的脚应加橡胶垫；应向患者和家属宣传共同保持病室的安静，创造良好的休养环境。

2）整洁：主要指病区床单元、患者和工作人员的整洁。

3）舒适：①病室温度：一般病室温度为18～22℃，手术室、产房、新生儿及老年人病室为22～24℃。室温过高，影响机体散热，患者感到烦躁，呼吸、消化功能也受影响；室温过低，患者肌肉紧张，易于着凉引起感冒。②病室的湿度：病室相对湿度为50%～60%。湿度过高，空气潮湿，利于细菌繁殖，同时机体水分蒸发减少，患者感到闷热不适；湿度过

考点： 病区白天噪声强度、使其安静的措施

低,空气干燥,机体水分蒸发快,患者感到呼吸道黏膜干燥、口干渴、咽痛,对急性喉炎、呼吸道感染、气管切开的患者更加不利。③通风:通风可使室内外空气流通,调节室内温度、湿度,增加含氧量,降低二氧化碳浓度和空气中的微生物密度。为保持空气新鲜,病室每天应定时开窗通风换气,一般每次30分钟左右,注意避免冷风直吹患者,以防感冒。④光线:病室采光有自然光线和人工光线。病室光线的强弱会影响患者的舒适度和诊疗、护理工作,光线充足可使患者愉悦,同时有利于病情观察、诊疗和护理工作;光线较弱有利于患者休息和放松,但光线不足可使患者眼睛疲劳、头痛、视力受损,影响患者活动甚至发生意外。因此,进行诊疗和护理工作时,阳光不能直照患者的眼睛,以防引起目眩;午睡时应用窗帘遮挡光线,晚上休息时应采用地灯和罩壁灯,既可保证巡视患者,又不影响患者睡眠。破伤风患者的病室光线宜暗。⑤装饰:病室布置应简洁美观,床单位趋向家居化,使人产生愉悦舒适的感觉。病室内外和走廊可适当摆放鲜花和绿色植物、盆景等以美化环境,增添生机,但过敏性疾病病室除外。色彩对人的情绪、行为及健康有一定的影响,蓝色使人情绪稳定、心胸开阔,绿色使人安静和舒适,因此,病室墙壁一般上方涂白色,下方涂浅蓝或浅绿色,不宜全部涂白色;但病室的装饰应根据需求选择不同的色彩,如儿科病室的装饰可适应儿童的心理,墙壁可用粉红色等柔和的暖色,配一些可爱的卡通图案,以减轻儿童的恐惧心理。

考点:一般病室的温度及湿度

4) 安全:安全是人的基本需要。医院不仅要为患者提供舒适的环境,还要为患者提供安全的环境。因此,医院必须采取有效的措施,把患者安全放首位,预防和消除一切不安全的因素。

医院内常见的不安全因素如下:①跌倒和坠床:是威胁患者安全最常见的因素。由于环境陌生或疾病影响导致身心功能改变,而使患者发生跌倒和坠床。如直立性低血压、长期卧床、偏瘫、下肢麻痹、关节障碍、视力减退、服用镇静药或麻醉药等患者常易发生跌倒;意识不清、烦躁不安、年老体弱的患者和婴幼儿等容易发生坠床,故对此类患者应及时采用各种保护措施。②烫伤:医院存放有易燃易爆的物品如氧气、乙醇、乙醚、汽油、布类、纸张等,如不妥善保管、加强管理极易发生火灾;患者使用热疗用具,如热水袋、湿热敷、烤灯等不遵守操作规程,容易烫伤患者。③触电:医疗仪器和设备不正确使用或漏电所致。④化学性损伤:因误食药物、清洁消毒剂或吸入有害气体而致。⑤X线和放射性物质:管理不严格,制度执行不到位。⑥医源性损伤:指由于医务人员言语及行为的不慎或操作不当、失误,对患者造成心理或生理上的损害。如个别医务人员对患者不尊重、缺乏耐心、言语欠妥、责任心不强、不执行有关的规章制度和操作规程等发生差错事故造成患者痛苦、加重病情甚至危及生命。⑦医源性感染:指由于医务人员不严格执行消毒隔离制度,造成医院内交叉感染,导致患者增加痛苦和费用、延长住院、甚至加重病情危及生命。⑧生物性损伤:指微生物和昆虫等对患者的伤害。例如交叉感染及蚊、虱、蚤、蟑螂、苍蝇等伤害。

预防和消除不安全因素的措施主要有:①避免各种因素导致的躯体损伤:病室、浴室、厕所的地板要防滑,并配备有呼叫系统;走廊、电梯和楼梯、浴室、厕所的墙壁应设置栏杆或扶手;意识不清、烦躁不安、婴幼儿、偏瘫等患者应用床挡或约束带等保护以防发生坠床;注意易燃易爆、放射性物品的安全使用和保管;安全用电,注意防火;有灭蚊、蝇等措施以防生物性损伤。②避免医源性损伤:医院要加强医务人员的政治思想教育,培养良好的医德医风,规范职业行为,提高职业素养,加强责任心,严格执行各项规章制度和操作规程,有效防范医源性损伤,确保患者安全。③避免医院内感染:病区必须有严格的管理系统和相应的措施,以预防医院感染。

（2）社会环境：医院是社会的一部分，病区又是一个比较特殊的社会环境。医务人员有责任为患者创造一个良好的社会环境，促使患者尽快地适应医院的环境，早日康复。

1）建立良好的护患关系：护士首先要尊重、关心、爱护患者，无论患者情况如何都应该一视同仁，帮助患者树立信心；其次要有丰富的知识、娴熟的技术，良好的医风，以减轻患者的心理负担，增加安全感和信赖感；同时护士在工作中应注意仪表和言谈举止，控制情绪，以乐观的心态感染患者，保护患者的隐私权，使其主动配合治疗和护理，争取早日康复。

2）建立良好的群体关系：同病室的患者构成一个群体，护士有责任引导患者相互认识、关心、帮助、鼓励，共同遵守医院的各项规章制度，积极配合治疗和护理，使病室的群体气氛和谐、心情愉快，有利于疾病康复。

家属的关心和支持，可增强患者战胜疾病的信心和勇气，解除患者的后顾之忧。因此，护士应加强与患者家属的沟通，互相配合，共同做好患者的身心护理。

第3节　医院常用的护理质量标准、护理核心制度

护理质量是医疗质量的重要组成部分，护理质量标准是衡量和指导护理工作的依据和准则。系统科学的护理质量标准和护理核心制度，有利于提高医院护理质量和护理管理水平。

一、护理质量标准

（一）护理质量标准的概念

护理质量标准是指在护理工作中为患者提供护理技术和生活服务需要达到的规定界限或关键环节。它是护理实践的依据，是护理质量管理的基础。

（二）护理质量标准的分类

护理质量标准随着医院管理和护理专业水平的发展不断修订完善。卫生部颁发的2009年《医院评价标准》《综合医院分级护理指导原则（试行）》是国家标准，此标准包括护理管理组织、护理人力资源管理、护理质量与安全管理团队、临床护理管理、危重患者护理管理、护理差错报告和缺陷管理、特殊护理单元质量管理与监测七部分内容。

1. 护理管理组织　包括护理管理体系和目标责任管理，护理工作制度和岗位职责。

2. 护理人力资源管理　包括护士资质和岗位技术能力；护理人员配置；护理人力资源调配；在职培训和专科岗位护士培训；护理人员的绩效考核。

3. 护理质量与安全管理团队　包括护理质量评价；重点护理环节管理和应急预案；医院感染控制管理；护理文件书写。

4. 临床护理管理　包括护理服务规范；落实分级护理；用药和治疗安全；围手术期支持服务；健康指导服务；医技检查的护理措施。

5. 危重患者护理管理　包括危重患者的护理常规；重点部门护理管理；护理查房、会诊和病例讨论制度。

6. 护理差错报告和缺陷管理　包括主动报告护理安全不良事件；护理意外事件管理；护理操作常见并发症预防与处理。

7. 特殊护理单元质量管理与监测　包括手术室、中心供应室、新生儿病室、介入诊疗室、重症监护室、血液透析室、急诊科护理质量管理与监测。

二、医院实施优质护理服务工作标准

卫生部和国家中医药管理局 2010 年 12 月组织制定了《医院实施优质护理服务工作标准（试行）》。此标准包括医院组织领导、临床护理管理、临床护理服务、支持保障措施四部分内容。

三、护理核心制度

护理工作核心制度是提高护理质量，确保护理安全的基本制度，是指导临床护理工作的核心，是规范护理工作的指南。护士应掌握并落实到日常护理工作中，切实保证护理安全。护理核心制度包括分级护理工作制度、病区管理制度、护士值班交接班制度、护理查对制度、医嘱执行制度、护理文件书写制度、抢救工作制度、急救药械管理制度、药品器械管理制度、医疗事故（护理过失、缺陷）登记报告处理制度、消毒隔离制度共 11 项。

第 4 节　医院护理质量缺陷及管理

护理质量是医院质量的重要组成部分，护理质量管理是护理管理的核心，最终目的就是为了提高护理质量。护理质量管理的手段主要是进行护理缺陷控制。通过缺陷的控制，及时发现工作中存在的问题，加以改正和控制，使医疗护理中各个环节可能发生的问题降到最低限度，从而减少和杜绝差错事故的发生，为患者提供安全、有序、优质的护理服务。护理质量缺陷造成医院及患者严重的损失，是影响医疗护理质量的重要因素，因此医院应进行有效的预防，护理人员必须加强责任心，认真执行各项规章制度，严防护理质量缺陷的发生，以保证患者安全。

一、护理质量缺陷的概念

护理质量缺陷是指在护理活动中，护理人员存在的不符合国家卫生法律、规章、护理规范要求和护理规章制度及不符合护理质量标准的问题，导致令人不满意的现象与结果发生，对患者的身体造成直接或间接的不同程度的影响，或对患者有潜在危害的护理行为。

考点: 护理质量缺陷的概念

案例2-3

患者，女性，在手术室进行广泛子宫切除术和淋巴结清扫术。术中巡回护士遵医嘱给患者输血 200ml，术中突然发现患者有血尿迹象，检查发现因为医护人员的疏忽，错误将其他患者备用的 AB 型血 200ml 输给了本来是 O 型血的该患者。当护士发现错误时，血液已被输入 30ml，结果患者发生溶血反应，导致急性肾衰竭，经及时抢救，患者最终转危为安。

二、护理质量缺陷的分类

护理质量缺陷通常可分为护理纠纷、护理缺点、护理差错和护理事故。

（一）护理纠纷

患者或其家属对护理过程、内容、结果、收费、服务态度等不满而发生的争执，或对同一护理事件护患双方对其原因及结果、处理方式或轻重程度产生分歧发生争议称为护理纠纷。护理纠纷不一定是护理差错。

（二）护理缺点

在护理活动中，凡发生差错但并未对患者引起不良后果，或者未实施即被发现并及时纠正者称为护理缺点。

（三）护理差错

凡在护理工作中因责任心不强，粗心大意，不按规章制度办事或技术水平低而发生差错，对患者直接或间接产生影响，但未造成严重不良后果者称为护理差错。根据护理差错对患者影响程度可分为一般护理差错与严重护理差错。

1. **一般差错** 指在护理活动中，由于护理人员自身原因或技术原因发生的差错，但未给患者造成不良影响或轻度影响者。以下护理活动常被认定为一般护理差错。

（1）违反各项护理工作的操作规程，质量未达到标准要求，增加患者痛苦，但尚未造成不良后果。

（2）各种护理记录不准确，未影响诊断治疗者。

（3）不认真执行查对制度，打错针、发错药，未发生任何反应，无不良后果。

（4）标本留取不及时或留取方法不正确，但尚未影响诊断治疗。

（5）监护失误、静脉注射外渗外漏，面积未达到 3cm×3cm 者。

（6）各种检查前准备未达要求，但尚未影响诊断。

（7）病危患者无护理计划。

（8）执行医嘱不及时，但未影响治疗。

（9）无菌技术操作不熟练，造成患者轻度感染。

2. **严重差错** 指给患者造成严重不良后果，但尚未构成护理事故。以下护理活动常被认定为严重护理差错。

（1）执行查对制度不认真，打错针、发错药，给患者增加痛苦。

（2）护理措施未落实，发生非难免性Ⅱ度压疮。

（3）实施热敷时造成Ⅱ度烫伤，面积不超过体表 0.2%。

（4）执行医嘱不及时，影响治疗但未造成严重不良后果。

（5）监护失误、引流不畅、未及时发现而影响治疗的。

（6）监护失误、静脉注射外渗外漏，面积达 3cm×3cm 以上，局部坏死。

（7）术前未做准备或术前准备不合格而推迟手术，尚未造成严重后果的。

（8）违反无菌技术操作，造成患者严重感染。

（9）各种记录有遗漏或不准确影响诊断治疗。

（10）遗失检查标本影响诊断治疗。

（11）护理不当发生坠床、窒息、昏倒造成不良后果的。

（12）交接班不认真而延误诊治、护理，造成不良后果的。

（四）医疗事故

指医疗机构及其医务人员在医疗活动中，违反医疗卫生管理法律、行政法规、部门规章和诊疗护理规范、常规，过失造成患者人身损害的事故。根据《医疗事故处理条例》，医疗事故分为四级。

1. **一级事故** 造成患者死亡、重度残疾的。

2. **二级事故** 造成患者中度残疾、器官组织损伤导致严重功能障碍的。

3. **三级事故** 造成患者轻度残疾、器官组织损伤导致一般功能障碍的。

4. **四级事故** 造成患者明显人身损害的其他后果的。

考点：护理质量缺陷的内容

链接

护理不良事件

护理不良事件是指在护理过程中发生的、不在计划中的、未预料到的或通常不希望发生的事件，包括患者在住院期间发生的跌倒、用药错误、走失、误吸或窒息、烫伤及其他与患者安全相关的、非正常的护理意外事件。

不良事件类型分为：①患者在住院期间发生跌倒、用药错误、走失、误吸或窒息、烫伤以及其他与患者安全相关的护理意外；②诊断或治疗失误导致患者出现严重并发症、非正常死亡、严重功能障碍、住院时间延长或住院费用增加等医疗事件；③严重药物不良反应或输血不良反应；④因医疗器械或医疗设备的原因给患者或医务人员带来的损害；⑤因工务人员或陪护人员的原因给患者带来的损害；⑥严重院内感染；⑦门、急诊、保卫、信息等其他相关不良事件。

三、护理质量缺陷管理措施

（一）健全护理各项制度和操作规程

护理工作分工细、内容多、范围广、连续性强，建立健全并认真落实护理工作制度是抓好护理质量的关键，掌握护理操作规程是加强护理质量管理最基本的措施。因此，必须加强护理人员责任心教育，完善专项护理质量管理制度，预防各种导管脱落、跌伤、压疮等，预防发生护理质量缺陷。

（二）加强专业知识学习和基础技能训练

严格贯彻护理操作规程和各项查对制度。良好的护理技术是防范护理质量缺陷的基础和保障。定期组织开展业务学习及专业理论技术培训，提高护理人员业务知识和专业水平，为提供优质服务奠定坚实基础；同时保证临床护理教学质量，有效防止实习生发生护理质量缺陷。

（三）强化法制教育，增强护理工作者的法律意识

护理工作的严谨性要求护理管理者随着医疗改革的不断深入，应从法律的角度审视日常的护理工作，完善各项护理制度，对可能引起护理纠纷的现象进行分析、思考，并制定相应的防范措施。当发生医疗纠纷时，要依靠举证来判断是非。这就要求每位护理人员在护理工作中要用法律规范自己的行为，不断增强法律意识，以维护护患双方的权益。

（四）建立护理不良事件登记报告制度

各科室建立护理不良事件登记本，由本人或发现者及时登记发生护理不良事件的原因、经过、结果、当事人及处理方法。严格执行护理不良事件报告制度，发生护理不良事件后，首先应该保护患者，尽可能将错误的危害降到最低程度，并在24小时内逐级上报，同时采用保密、非惩罚、免于刑事诉讼等手段促进上报。建立上报快速通道，责任人应立即报告护士长，护士长立即报告科主任、科护士长、护理部及院领导，上报的书面材料中应详细记录差错事故的原因分析、整改措施、处理意见，不得延误或隐瞒。不良事件发生后，根据性质与情节，分别组织全科、全院有关人员进行讨论，以提高认识，吸取教训，改进工作，并确定事故性质，提出处理意见。

（刘伟玲 吕 晶）

第3章

医院感染的预防和控制

医院感染已成为全世界各国各级医疗机构突出的公共卫生问题,不仅增加患者的痛苦,延误康复时间,还给社会和家庭造成重大损失。世界卫生组织(WHO)指出,有效控制医院感染的重要措施是:清洁、消毒、灭菌、无菌技术、合理应用抗生素、消毒灭菌效果的监测等。这些措施紧密贯穿于护理活动和护理过程的始终,因此,护理人员就成了预防和控制医院内感染的主力军。

第1节 医 院 感 染

案例3-1

患者,女,因子宫肌瘤住院手术。当时是一名实习护生当器械护士,不慎将缝针弹落在自己的裤腿上,这名护生趁他人不注意迅速拾起该缝针继续使用。几天后,患者诉伤口疼痛,难以入睡。检查可见:下腹部切口周围红肿、发热、大量渗液呈黄色,切口愈合不良,体温37.2℃,其余未见异常。经多方面检测证明,伤口的感染是因缝针污染所致。你认为该患者是否属于医院感染?如果是,那么是属于外源性还是内源性感染?为什么?该护生遇到此情况应怎么处理才对?

一、医院感染的概念及分类

(一)概念

目前,医院感染(简称院感)通常引用卫生部颁发的《医院感染管理规范(试行)》中的定义:医院感染是指住院患者、医院工作人员在医院内获得的感染,包括住院患者在住院期间发生的感染和在医院内获得而出院后发病的感染;但不包括病人在入院前已开始的感染和处于潜伏期的感染。

考点:医院感染的概念

(二)分类

1. 根据病原体的来源可分为外源性和内源性感染。

1) 外源性感染(也称交叉感染):是指来自患者体外的病原体,经直接或间接途径而引起患者的感染。病原体可来自其他患者、医务人员、探视者或外环境如空气、水、物品等。

考点:外源性感染与内源性感染的区别

2) 内源性感染(也称自身感染):是指患者遭受其自身携带的病原体侵袭而引起的感染。病原体来自于寄居在患者体内或体表的正常菌群,它在正常情况下对人体无感染力,并不致病,但当人的免疫功能受损或正常菌群发生移位、失调,成为条件致病菌时就可能引起感染,如肝硬化患者引发的原发性腹膜炎等。

3) 母婴感染:是指产妇在分娩过程中,新生儿通过产道时发生的感染。但新生儿经胎盘传播的感染是属于医院外感染,如先天性梅毒、肝炎、风疹、艾滋病等。

2. 根据病原体的种类可分为细菌感染、病毒感染、真菌感染、支原体感染、衣原体感染等,其中最常见的是细菌感染。

二、医院感染的条件

医院感染必须具备的基本条件:感染源、传播途径和易感宿主三者同时存在,并且相互联系构成感染链时(图 3-1),才会导致医院感染的发生。

(一)感染源

感染源是指病原微生物生存、繁殖的场所或宿主(人或动物)。在医院感染中,主要的感染源如下。

1. 已感染的患者　已感染的患者是最重要的感染源。一方面患者不断地排出大量病原微生物,另一方面排出的病原微生物常具有耐药性,又容易在另一易感宿主体内生长繁殖。

2. 病原携带者　病原携带者是另一重要感染源。一方面病原携带者体内的病原微生物不断生长繁殖并排出体外,另一方面病原携带者因无自觉症状而常常被忽视,可以是携带病原体的患者、探陪人员、医院工作人员。

3. 感染患者自身　患者特定部位寄生的正常菌群,在一定条件下可引起患者自身感染或向外界传播。

4. 医院环境　医院的环境、设备、药品、食品、垃圾等都容易受各种病原微生物的污染而成为感染源。

图 3-1　感染链

(二)传播途径

传播途径是指病原微生物从感染源排出后传到易感宿主的途径和方式。医院内感染的主要传播途径如下。

1. 接触传播　是指病原微生物通过感染源和易感宿主间直接或间接接触而传播的方式。是医院感染中最常见最重要的传播方式之一。

2. 空气传播　是指空气中的病原微生物以空气为媒介,随气流流动而进行传播的方式。

3. 消化道传播　指被病原微生物污染的水、食物而传播疾病。

4. 注射、输液、输血传播　如使用病原微生物污染的注射器、输液(血)器、药物、血液等。

5. 生物传播　指动物或昆虫携带病原微生物作为人体传播的中间宿主。如蚊子传播乙型脑炎、疟疾等。

(三)易感宿主

易感宿主是指对感染性疾病缺乏免疫力而易感染的人。如白血病患者、接受各种免疫抑制剂治疗者、老年人、婴幼儿等。

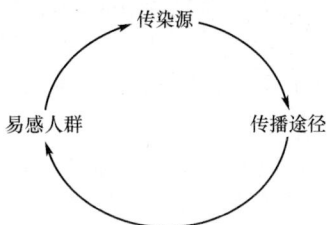

三、医院感染的主要因素

在医院这一特定环境中,造成医院感染的因素很多,主要有以下几种。

1. 由交叉感染引起(尤以呼吸道传染病为甚。如胃溃疡患者入院时正处于流行性感冒的潜伏期,入院后发病,则同室患者即可感染流感)。

2. 个体免疫力低下、免疫功能受损(许多条件致病菌,如大肠埃希菌、变形杆菌等引起感染)。

3. 侵入性诊疗手段增多。

考点：医院感染的主要因素

4. 抗生素的不合理应用（导致抗药菌株增加；滥用抗生素可以直接伤害防御机制，最显著的是粒细胞减少及骨髓再生障碍；其次抑制抗体产生和淋巴细胞转化等）。

5. 医院布局不合理。

6. 医院管理机构和管理制度不健全。

7. 医务人员对医院感染的严重性认识不足，是造成医院感染的最主要因素。

四、医院感染的预防与控制

各级医院应建立健全医院感染管理机构和制度，完善医院感染监控体系，有效预防和控制医院感染。

（一）建立医院感染管理机构

通常设置三级管理组织，即医院感染管理委员会、医院感染管理科（或办公室）、各科室医院感染管理小组。在医院感染管理委员会的领导下及医院感染管理科的指导下，建立三级护理管理体系（一级管理——病区护士长和兼职监控护士；二级管理——科护士长；三级管理——护理部副主任）加强医院感染管理，形成从医院到病区的管理网络，做到以预防为主，及时发现、及时汇报、及时处理，有效预防和控制医院感染。

（二）健全各项规章制度

医院感染管理制度的健全，必须依照国家有关卫生行政部门的法律、法规（如《医院感染管理规范》、《消毒技术规范》、《医院消毒卫生标准》、《医院废物管理条例》等），制定与之相适应的清洁卫生制度、消毒隔离制度、感染管理报告制度、消毒灭菌效果监测制度、一次性医疗器材监测制度、感染高发科室（如手术室、供应室、监护室、血透室、产房等）消毒卫生监测等。

（三）落实医院感染管理措施

具体包括合理改善医院的结构与布局；严格执行清洁、消毒、灭菌及无菌技术及其效果检测；合理使用抗生素；做好医院污水、污物的处理；保护易感人群；医院工作人员定期进行健康检查等。

（四）加强医务人员对医院感染知识的教育和培训

医院感染管理科要定期对全院各级医务人员进行预防和控制医院感染知识、技能的培训，增强预防与控制医院感染的自觉性和主动性。

第2节　清洁、消毒、灭菌

清洁、消毒、灭菌是有效预防和控制医院感染的重要措施，消毒、灭菌的质量是保证医院生物环境安全的关键。因此，必须熟练掌握正确的清洁、消毒、灭菌方法。

一、清洁、消毒、灭菌的概念

考点：清洁、消毒、灭菌的概念

（一）清洁

清洁是指用清水、清洁剂及机械刷洗等物理方法，清除物体表面的尘埃、污垢和有机物，以达到去除和减少微生物的过程。适用于医院地面、墙壁、家具和医疗护理用品等物体表面的处理，也是物品消毒灭菌的前期步骤。

（二）消毒

消毒是指用物理或化学方法，清除或杀灭除芽胞以外的所有病原微生物，达到无感染化的过程。

（三）灭菌

灭菌是指用物理或化学方法,清除或杀灭全部微生物,包括致病和非致病微生物及细菌芽胞的过程。

二、清洁的方法

（一）一般清洁方法

清水冲洗—洗涤剂刷洗—清水洗净。常用于地面、墙壁、家具等物体表面的处理,以及无污染物品消毒灭菌前的准备。

（二）特殊清洁方法（常见污渍的清除技术）

先进行相应的特殊处理(如碘酊污渍用乙醇擦拭;甲紫污渍用乙醇或草酸擦拭;高锰酸钾污渍用维生素 C 溶液或 0.2%~0.5%过氧化氢溶液浸泡;陈旧血渍用过氧化氢溶液浸泡),再以清水洗净。

（三）污染物品清洁方法和流程

物品分类→清洁剂的浸泡→化学消毒→清洗(手工清洗)→常水漂洗→软水或纯水漂洗→热力消毒(机器清洗)→干燥→上油。

三、消毒、灭菌的方法

（一）物理消毒灭菌法

1. 热力消毒灭菌法　是利用热力破坏微生物的蛋白质、核酸、细胞壁和细胞膜,从而导致其死亡的方法。包括干热法(燃烧法、干烤法)和湿热法(煮沸法、压力蒸汽灭菌法)两类。前者以空气导热,传热较慢;后者以空气和水蒸气导热,传热较快,穿透力强。

(1) 燃烧灭菌法:一种简单、迅速、彻底的灭菌方法。又分为三种方法。

1) 焚烧法:将无保留价值的污染物品直接焚烧(如污染的纸张,破伤风、气性坏疽等特殊感染的敷料等)。

2) 火焰烧灼法:将急用的某些金属器械(刀、剪等锐器除外,以免锋刃变钝)在火焰上烧灼 20 秒或临时用的培养用试管或烧瓶口,在火焰上来回旋转烧灼 2~3 次。

3) 酒精燃烧法:将搪瓷类或不锈钢容器倒入少量(不少于 5ml)95%以上乙醇后,使乙醇分布均匀,然后点火燃烧使其内面全部被火焰烧至熄灭。

4) 注意事项:①远离氧气、乙醇、乙醚、汽油等易燃易爆物品。②在燃烧过程中不得添加乙醇,以免引起火灾或烧伤。③贵重器械及锐利刀剪禁用燃烧法灭菌,以免刀刃变钝或器械被破坏。

护考链接

某护士为破伤风患者伤口换药,更换下的敷料最适宜的消毒灭菌法是

A. 煮沸　B. 压力蒸汽灭菌　C. 燃烧　D. 紫外线照射　E. 过氧乙酸浸泡

分析:破伤风患者的伤口更换下的敷料最适宜的消毒灭菌法是燃烧。主要是破伤风梭菌污染的敷料既无保留价值,又为了避免造成二次污染,选用燃烧法灭菌既有效又迅速。答案选 C。

(2) 干烤灭菌法:是利用特制的烤箱进行灭菌。其热力传播与穿透主要靠热空气的对流与介质的传导,灭菌效果可靠。

1) 适用于高温下不易变质、损坏和蒸发物品(如金属器械、玻璃器皿、油剂、粉剂等)的消毒或灭菌。灭菌条件一般为:160℃持续 2 小时;170℃持续 1 小时;180℃持续 0.5 小时。

考点:燃烧灭菌法的用途及方法

2) 注意事项:①物品要洗净,玻璃类需干燥。②包装通常不超过 10cm×10cm×20cm 大小。③烤箱内放入物品以箱体高度的 2/3 满为宜。④物品勿与烤箱底部和四壁接触。⑤途中不宜打开烤箱重新放入物品。⑥灭菌后待温度降至 40℃ 以下再打开烤箱,防炸裂。

(3) 煮沸消毒法:是一种经济、方便、家庭常用的消毒方法。

1) 适用于耐湿、耐高温的物品,如金属、搪瓷、玻璃和橡胶类等。一般不能用于外科手术器械的灭菌。将物品刷洗干净,全部浸没在水中,加热煮沸(100℃),从水沸开始计时,经 5～10 分钟达到消毒效果(如中途加入物品,从再次水沸后开始计时)。

2) 注意事项:①物品在煮沸消毒前须刷洗干净,全部浸没。②空腔导管需在腔内预先灌水。③器械的轴节及容器的盖先打开再放入水中。④大小、形状相同的容器不能重叠。⑤玻璃类物品用纱布包裹,应在冷水或温水时放入。⑥橡胶类物品用纱布包好,水沸后放入。⑦在水中加入少许碳酸氢钠(1%～2%的浓度)煮沸,沸点可达到 105℃,增强杀菌效果,并有去污防锈的作用。

(4) 压力蒸汽灭菌法:压力蒸汽灭菌技术已有 100 多年的应用历史,是目前全世界公认的最可靠灭菌技术之一,也是物理消毒灭菌中效果最可靠、临床使用最广泛的首选灭菌方法。通过高温、高压下饱和蒸汽所释放的潜热,通过不可逆地破坏酶和结构蛋白,从而杀灭微生物使物品达到灭菌效果。常用于耐高温、耐高压、耐潮湿物品的灭菌,如金属、搪瓷、橡胶、玻璃、敷料及溶液等。

1) 压力蒸汽灭菌法分类:根据灭菌器排除灭菌舱内冷空气的方式,压力蒸汽灭菌器分为下排气式灭菌器和预真空式灭菌器。

①下排气式灭菌器有手提式、立式和卧式三大类。下排汽式灭菌器在欧、美等发达国家只作为消毒使用而不用于灭菌,其理由是在蒸汽置换冷空气时具有不彻底性和灭菌内室的上下层温差过大,温度不宜超过 126℃,所需灭菌时间较长等缺点,不能保证所灭菌的器材都达到灭菌要求。

②预真空式灭菌器(图 3-2～图 3-6):预真空式灭菌器是在下排气式灭菌器基础上发展而来的,根据一次性或多次抽真空的不同,分为预真空和脉动真空两种,后者因多次抽真空,空气排除更彻底,效果更可靠。此类灭菌器空气排除彻底,热力穿透迅速,可在较高温度(132～134℃)进行灭菌,所需灭菌时间短。现有的预真空压力蒸汽灭菌器有:预真空蒸汽灭菌器,该灭菌器的整个灭菌过程包含真空、灭菌、排汽、干燥和安全监测五个系统;程控脉动消

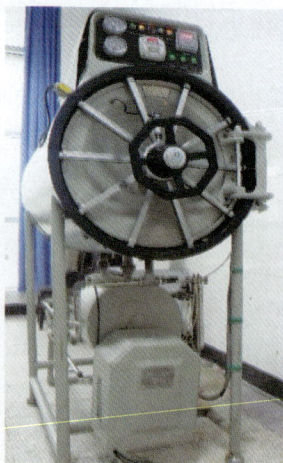

图 3-2　卧式圆形预真空
压力蒸汽灭菌器

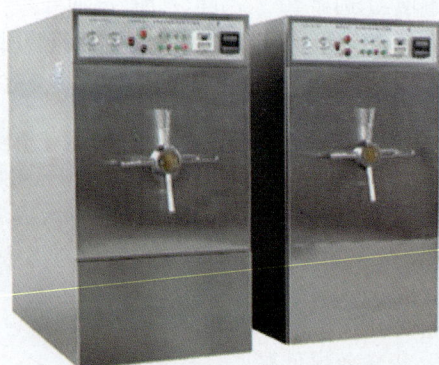

图 3-3　全自动脉动真空卧式压力蒸汽
灭菌器

毒柜,此类灭菌器是世界上较为流行的一种消毒方式;喷射式预真空压力蒸汽灭菌器,与传统的使用水环机械泵的脉动真空灭菌器相比,该灭菌器具有灭菌时间短、灭菌彻底、无振动、低噪声、免维护、无需动力电等优点,但尚不及脉动式灭菌器使用普遍。

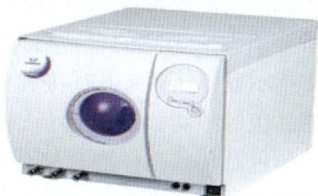

图 3-4　小型脉动真空台式灭菌器

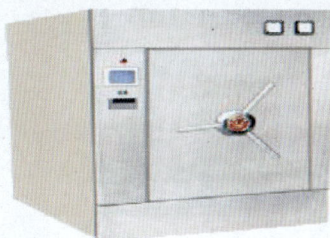

图 3-5　小型蒸汽压力灭菌器

2) 脉动真空压力蒸汽灭菌器的操作方法:其灭菌操作程序一般已经编为自动程序,灭菌可以自动完成,灭菌整个过程需 29~36 分钟。灭菌步骤如下:

①将待灭菌的物品放入灭菌柜内,关好柜门;②将蒸汽通入夹层,使压力达 107.8kPa($1.1kg/cm^2$),预热 4 分钟;③启动真空泵,抽除柜室内空气使压力达 8.0kPa;④停止抽气,向柜室内输入饱和蒸汽,使柜室内压力达 49kPa($0.5kg/cm^2$),温度达 106~112℃,关闭蒸汽阀;⑤抽气,再次输入蒸汽,再次抽气,如

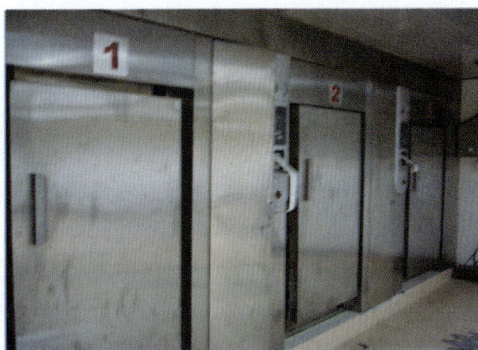

图 3-6　卧式脉动真空压力蒸汽灭菌器

此反复 3~5 次;⑥最后一次输入蒸汽,使压力达 205.8kPa($2.1kg/cm^2$),温度达 132℃,维持灭菌时间 4 分钟;⑦停止输入蒸汽,抽气,当压力降到 8.0kPa,打开进气阀,使空气经高效滤器进入柜室内,使内外压力平衡;⑧重复上述抽气进气操作 2~3 次;⑨待柜室内外压力平衡(恢复到零位),温度降至 60℃以下,即可开门取出物品。

链接

预真空和脉动真空?

预真空是指灭菌器在注入灭菌介质蒸汽之前,抽空灭菌器内的所有空气,再注入蒸汽,这个抽真空的过程叫预真空。什么是脉动真空? 在预真空的基础上,注入蒸汽,然后再抽真空,再注入蒸汽,重复上述过程三次或者多次,这样的方式叫做脉动预真空。对比,脉动真空好处就在于通过这样反复抽真空注入蒸汽的过程,可以达到灭菌器内的残留的空气最少化,从而保证灭菌效果。

3) 灭菌注意事项:①包裹不宜过大(下排气式压力蒸汽灭菌器,不能大于 30cm×30cm×25cm;预真空压力蒸汽灭菌器,不能大于 30cm×30cm×50cm)。②包裹不宜过多(不应超过灭菌器柜室容积的 80%)。③包裹不宜过紧,各包之间要有空隙。④包裹放置合理,布类物品应放在金属、搪瓷物品之上。⑤灭菌前打开无菌容器的盖子,灭菌完毕立即关闭容器的盖子。⑥灭菌的物品须干燥后才能取出备用。⑦定期监测灭菌效果,每日进行一次 B-D(Bowie-Dick Test)测试,检测它们的空气排除效果。⑧灭菌后检查,若包装有破损、化学指示胶带变色未达到标准或有可疑点者,灭菌包掉落在地,误放不洁之处或沾有液体,均应重新消毒灭菌。⑨灭菌后的物品,应放于离地高 20～25cm,离天花板 50cm,离墙远于 5cm 处的搁物架上,顺序排放,分类放置。

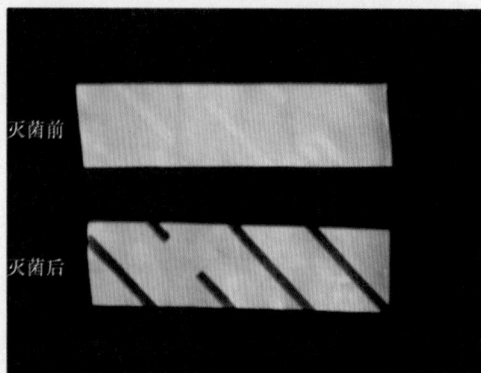

图 3-7　化学指示胶带(灭菌前后)

4)灭菌效果的监测:①化学监测法:此法简便,是目前广泛使用的常规检测方法。常用化学指示胶带(图 3-7),使用时将其粘贴在所有待灭菌物品的包或容器外面;也可用化学指示监测卡,使用时将其放在所有待灭菌物品包的中间。经灭菌后,将指示胶带(卡)的颜色及性状与标准合格色块对比以判断灭菌质量是否合格。化学监测法须每包应用其监测,对手术包应指示胶带和指示卡同时监测。②生物监测法:是最可靠的监测法。利用对热耐受力较强的非致病性嗜热脂肪杆菌芽胞作为检测菌株,制成菌纸片,使用时将 10 片菌纸片分别置于待灭菌包的中央和四角,灭菌结束后用无菌持物钳取出放入培养基内,在 56℃温箱中培养 2～7 天,如全部菌片均无细菌生长则表示灭菌合格。生物监测法应每月进一次。③物理监测法。将 150℃或 200℃的留点温度计甩至 50℃以下,放入包裹内,灭菌后检视其读数是否达到灭菌温度。

考点:压力蒸汽灭菌法的用途、灭菌条件、注意事项、效果监测

2. 光照消毒法(辐射消毒)　主要利用紫外线的杀菌作用,使菌体蛋白光解、变性而导致细菌死亡。对杆菌杀灭作用强,对球菌次之,对真菌更弱;对生长期细菌敏感,对芽胞敏感性差。

(1)日光暴晒法:利用其热、干燥和紫外线的作用发挥杀菌作用。日光暴晒消毒法必须在阳光下暴晒 6 小时才可达消毒效果。常用于床垫、毛毯、棉被、枕、书籍等物品的消毒。将物品放在阳光下暴晒 6 小时,每 2 小时翻动 1 次,使其各面被阳光照射。

考点:哪些物品可使用日光暴晒消毒法

(2)紫外线消毒:常用的紫外线装置有移动式(如紫外线空气消毒器,图 3-8)和悬吊式(如紫外线灯管)。紫外线灯管有 15W、20W、30W、40W 四种。紫外线属于电磁波,根据波长分为 A 波、B 波、C 波和真空紫外线,具有消毒作用的是 C 波紫外线,其波长范围在 200～275 nm,其杀菌作用最强的波段为 250～270nm。

1)紫外线消毒法多用于空气和物体表面消毒。①空气消毒。首选紫外线空气消毒器,不仅效果好,且室内有人仍可使用;也可

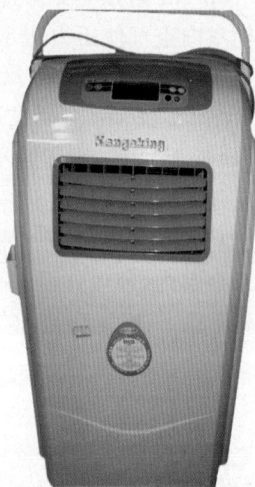

图 3-8　紫外线空气消毒器

用紫外线灯管照射消毒,以室内每 10m² 安装 30W 紫外线灯管一只,照射前先作室内清洁卫生(紫外线易被灰尘微粒吸收),关闭门窗,有效距离不超过 2m,自灯亮 5～7 分钟计时,照射时间为 30～60 分钟。②物品表面消毒:消毒时将物品摊开或挂起以受到直射,有效距离为 25～60cm,自灯亮 5～7 分钟计时,照射时间为 20～30 分钟。

考点:紫外线消毒法的用途及方法、紫外线灯照射强度监测

2)注意事项:①保持灯管清洁,灯管表面至少每 2 周或有灰尘时用无水乙醇擦拭 1 次。②消毒物品时将物品摊开或挂起,定时翻动。③照射时保护好眼睛和皮肤,必要时给患者戴防护镜或用纱布遮住眼睛,被单遮盖躯体。④紫外线消毒的适宜温度为 20～40℃;适宜湿度为 40%～60%。⑤消毒计时须从灯亮 5～7 分钟后开始,照射结束应通风换气。⑥定期监测

紫外线灯的照射强度(用紫外线强度测定仪监测,一般 3～6 个月检测 1 次,如辐照强度低于 $70\mu W/cm^2$ 应更换;也可建立使用登记卡,凡累计使用超过 1000 小时应予以更换)。⑦定期进行空气培养,以监测消毒效果。

(3) 臭氧灭菌灯消毒法:灭菌灯内装有臭氧发生管,在电场作用下,将空气中的氧气转化成高纯度的臭氧。臭氧以其强大的氧化作用而广谱杀菌,可杀灭细菌繁殖体、芽胞、病毒、真菌和破坏肉毒杆菌毒素。主要用于室内空气、医院污水、诊疗用水、物品表面等的

链接

紫外线灯

　　紫外线灯是低压汞石英灯管,通电后汞气化放出紫外线辐射到空间;紫外线能使空气中的氧发生电离产生臭氧(需要 5～7 分钟),增强消毒效果。

消毒。使用时为确保消毒效果,应关闭门窗。臭氧对人体有害,消毒时人员须离开现场,消毒结束后 30 分钟方可进入。

3. 电离辐射灭菌法(又称冷灭菌)　是应用放射性核素 ^{60}Co(钴)发射的 γ 射线或电子加速器产生的高能电子束(阴极射线)杀灭微生物的低温灭菌法,适用于不耐热物品在常温下的灭菌。如塑料、橡胶、高分子聚合物(如一次性注射器、输液器、输血器、血液透析膜等)、精密医疗器械、生物制品等灭菌。注意:①应在有氧环境下灭菌以增强 γ 射线的杀菌作用;②湿度越高,杀菌效果越好;③射线对人体有伤害,加强保护。

4. 微波消毒灭菌法　微波是一种波长短、频率高的电磁波。在电磁波的高频交流电场中,物品中的极性分子会极化而发生高速运动,并频繁改变方向,相互摩擦,致使温度迅速升高,达到消毒灭菌作用。适用于食品及餐具消毒、票证及化验单、耐热非金属物品消毒灭菌;但不能用于金属物品的消毒。

(二)化学消毒灭菌法

化学消毒灭菌法是利用化学药物使微生物蛋白质凝固变性,酶蛋白失去活性,从而抑制微生物的代谢、生长、繁殖或杀灭微生物的方法。凡不适宜热力消毒灭菌的物品,都可采用化学消毒灭菌法,如患者皮肤、黏膜、金属锐器等的消毒。

1. 化学消毒灭菌剂的使用原则

(1) 根据物品的性能及微生物的特性选用合适的消毒剂。

(2) 严格掌握消毒剂的有效浓度、消毒时间及使用方法。

(3) 定期更换消毒剂,易挥发的药物要加盖,并定期检测,调整浓度。

(4) 消毒剂中不宜置纱布、棉花等物,避免降低消毒效力。

(5) 待消毒的物品必须洗净擦干。

(6) 浸泡消毒的物品用作无菌操作时须用无菌蒸馏水或无菌生理盐水冲洗;气体消毒后的物品使用前应待气体散发后才能使用。

护考链接

某护士使用浸泡消毒的物品错误的是

A. 体温计以清水冲洗后用　　B. 手术刀直接应用　　C. 搪瓷面盆以清水冲洗后用

D. 持物钳直接应用　　E. 压舌板以蒸馏水冲洗后用

分析:对浸泡消毒的手术刀直接应用是错误的。浸泡的手术刀表面有化学消毒液,须用无菌生理盐水冲洗方可应用。如不冲洗,直接应用,会对伤口产生刺激,影响伤口愈合。答案选 B。

考点:浸泡消毒物品的应用

2. 化学消毒灭菌剂的使用方法

（1）浸泡法:将物品洗净、擦干后全部浸没于消毒剂中,按规定的浓度和时间达到消毒灭菌作用。将器械轴节或套盖打开,有管腔的物品,腔内应注满消毒灭菌剂。

（2）擦拭法:用标准浓度的消毒灭菌剂擦拭物品表面或皮肤等的方法。如皮肤、桌椅、墙壁等。

（3）喷雾法:将标准浓度的消毒灭菌剂用喷雾器均匀喷洒于空气中和物体表面的方法。如墙壁、地面、空气等。

（4）熏蒸法:是指在密闭的空间将消毒剂加热或加入氧化剂后产生气体,在标准浓度和时间内进行消毒灭菌的方法。用于空气和物品消毒。

1）手术室、病室、治疗室、换药室等用纯乳酸 0.12ml/m³,加等量水,密闭门窗后加热熏蒸 30～120 分钟;

2）流感、流脑病室用食醋 5～10 ml/m³,加热水 1～2 倍,密闭门窗加热熏蒸 30～120 分钟;

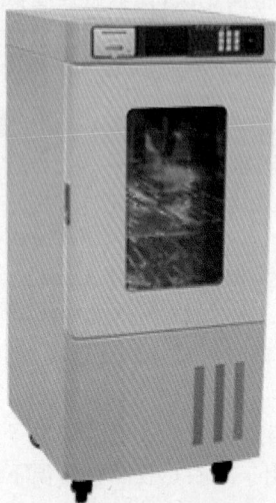

图 3-9　环氧乙烷灭菌柜

3）用环氧乙烷在丁基橡胶袋或环氧乙烷灭菌柜(图 3-9),对电子仪器、光学仪器、一次性使用的诊疗用品等消毒灭菌。完毕须通风换气。

考点:浸泡方法及注意事项、食醋空气熏蒸消毒法

3. 常用的化学消毒灭菌剂　见表 3-1,图 3-10。

表 3-1　常用的化学消毒灭菌剂

名称	效力	适用范围	注意事项
戊二醛	灭菌剂	(1) 2%碱性戊二醛浸泡器械、内镜等,消毒需 10～30 分钟,灭菌需 7～10 小时 (2) 2%戊二醛液喷雾或熏蒸,1 小时可达消毒目的	(1) 浸泡金属物品时,加入 0.5%亚硝酸钠防锈 (2) 内镜连续使用,需间隔消毒 10 分钟,每日使用前后各消毒 30 分钟 (3) 每周过滤 1 次,每 2 周更换消毒剂 1 次 (4) 碱性戊二醛稳定性差,加盖现配现用
甲醛	灭菌剂	37%～40%甲醛熏蒸物体表面及对湿热敏感,不耐高温、高压的医疗器械	(1) 被消毒物品应摊开放置 (2) 严格控制环境温湿度,避免影响效果 (3) 消毒后一定要去除残留甲醛气体 (4) 有致癌作用,不宜用于室内空气消毒
过氧乙酸	灭菌剂	(1) 0.2%过氧乙酸溶液浸泡消毒手,需 1～2 分钟 (2) 0.2%～0.5%溶液擦拭物体表面或浸泡 10 分钟 (3) 0.5%溶液浸泡餐具 30～60 分钟 (4) 1%～2%溶液用于空气熏蒸	(1) 对金属有腐蚀性 (2) 易氧化分解而降低杀菌力,现配现用 (3) 高浓度溶液有刺激性及腐蚀性,配制时需戴口罩和橡皮手套,加强个人防护 (4) 存于阴凉避光处,防高温引起爆炸
过氧化氢	高效消毒剂	3%过氧化氢溶液用于浸泡、擦拭消毒不耐热的物品 30 分钟、口腔含漱、外科伤口清洗等	(1) 现用现配,置阴凉处 (2) 对金属有腐蚀性 (3) 有刺激性,防止溅入眼内或皮肤黏膜上

续表

名称	效力	适用范围	注意事项
含氯消毒剂(常用的有漂白粉、漂白粉精、氯胺 T、二氯异氰脲酸钠等)	中、高效消毒剂	(1) 0.5%漂白粉溶液、0.5%～1%氯胺溶液浸泡消毒餐具、便器等,需 30 分钟 (2) 1%～3%漂白粉液、0.5%～3%氯胺溶液喷洒或擦拭地面、墙壁或物品 (3) 排泄物消毒:漂白粉 1 份与粪便 5 份搅拌,放置 2 小时;每 100ml 尿液,加漂白粉 1g 放置 1 小时	(1) 置于阴凉、干燥、通风处,密封保存 (2) 配置的溶液不稳定,应配现用 (3) 有腐蚀及漂白作用,不宜用于金属制品、有色衣物及油漆家具的消毒 (4) 被消毒物品上有大量有机物时,须适当增加浓度,并延长作用时间
碘酊	中效消毒剂	(1) 2%溶液皮肤擦拭消毒,待干后用 70%～75%乙醇脱碘 (2) 2.5%溶液脐带断端擦拭消毒,待干后用 70%～75%乙醇脱碘	(1) 不能用于黏膜及创面消毒,避免刺激 (2) 对碘过敏者禁用 (3) 不能用于金属器械的消毒,避免腐蚀
安尔碘	中、高效消毒剂	0.2%有效碘原液用于外科手、手术部位皮肤黏膜、外科换药、注射部位皮肤等消毒	(1) 使用后及时将瓶盖盖紧 (2) 手术部位皮肤消毒时,如使用高频电刀,须等消毒剂干后再进行
碘伏	中效消毒剂	(1) 0.25%～0.5%效溶液用于手术及注射部位皮肤消毒,擦拭 2 遍,2～3 分钟 (2) 体温计消毒:0.1%有效碘溶液,浸泡 30 分钟 (3) 黏膜及创面消毒:0.05%～0.1%有效碘溶液,3～5 分钟	(1) 稀释后稳定性差,宜现用现配 (2) 置于阴凉、避光处,防潮、密闭保存 (3) 皮肤消毒后不用乙醇脱碘
乙醇	中效消毒剂	(1) 70%乙醇溶液消毒皮肤、浸泡金属器械及体温计 (2) 95%溶液用于燃烧灭菌	(1) 易挥发须加盖保存,定期测定,保持有效浓度 (2) 有刺激性,不宜用于黏膜及创面消毒 (3) 易燃,忌明火 (4) 不适宜于手术器械的消毒
氯己定(洗必泰)	低效消毒剂	(1) 0.02%～0.1%溶液用于浸泡消毒手,需 3～5 分钟 (2) 0.05%液创面、黏膜擦拭消毒 (3) 0.05%～0.1%溶液阴道、膀胱冲洗和外阴擦拭消毒	(1) 与肥皂、洗衣粉、碘、高锰酸钾等阴离子表面活性剂有拮抗作用 (2) 不可放入纱布、棉花等有吸附作用的物品 (3) 低效消毒剂,不可用于手术器械的消毒 (4) 冲洗消毒时如有脓性分泌物,适当延长时间

注:①灭菌剂能杀灭一切微生物,包括芽胞;②高效消毒剂具有广谱、高效、低毒、速效,能杀灭一切细菌繁殖体(包括分枝杆菌)、病毒、真菌及其孢子,并对芽胞也有显著杀灭作用;③中效消毒剂具有速效、无毒或低毒,能杀灭芽胞外的细菌繁殖体、结核杆菌、病毒;④低效消毒剂能杀细菌繁殖体、部分真菌和亲脂性病毒,不能杀灭结核杆菌和亲水性病毒。⑤高浓度碘、含氯消毒剂属高效消毒剂,低浓度时属中效消毒剂。

考点:化学消毒灭菌剂按效力分类及作用

四、洗手与手的消毒

医务人员的手经常直接或间接接触患者和污染物品,是外源性感染不可忽视的途径,不

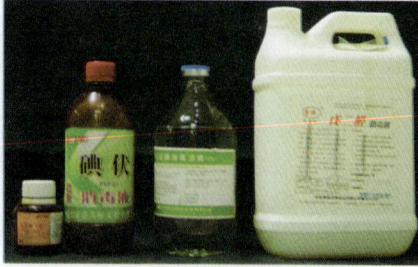

图 3-10　常用的化学消毒灭菌剂

做好手部卫生,易导致交叉感染发生。

（一）洗手

适用于操作前后手的清洁。通过规范洗手能够去除手上的污垢和大部分暂住性微生物,以避免医务人员和患者交叉感染,避免污染清洁物品。具体详见七步洗手操作流程(表 3-2)。

表 3-2　七步洗手操作流程

操作流程	操作要点	备注
评估	手的污染程度、将要进行的操作、患者情况	
准备	(1) 操作者:着装整洁,剪指甲,取下手表及手上饰物 (2) 用物:洗手池设备,肥皂或洗手液,纸巾(毛巾)及盛放容器、一次性消毒纸巾或自动干手器 (3) 环境:清洁、宽敞、安全;物品放置合理,取用方便	
实施	(1) 湿润手 取下手表、手上饰物,卷袖,打开水龙头,流水浸湿双手。 (2) 洗手:取适量洗手液或肥皂水液于掌心揉搓双手(图 3-11) 第一步:掌心相对,手指并拢相互揉搓 第二步:洗背侧指缝。手心对手背沿指缝相互揉搓,双手交换进行 第三步:洗掌侧指缝。掌心相对,双手交叉沿指缝相互揉搓 第四步:洗指背。弯曲各手指关节,半握拳把指背放在另一手掌心旋转揉搓,双手交换进揉搓,双手交换进行 第五步:洗拇指。一手握另一手拇指旋转揉搓,双手交换进行 第六步:洗指尖。弯曲各手指关节,把指尖合拢,在另一手掌心旋转揉搓,双手交换进行 第七步:洗手腕、手臂 揉搓手腕、手臂,双手交换进行,揉搓双手 15 秒以上 打开水龙头,让流水自腕部流向指尖进行冲洗,洗净后关闭水龙头 用干手机烘干或用纸巾自上而下擦干双手	水龙头最好选用感应式、肘式或脚踏式开关 水流不可太大,避免溅湿工作服 注意揉搓指尖、指缝、指关节、拇指、手腕等处 洗至手腕上 10cm 每个部位揉搓不少于 10 次 冲洗时,肘关节高于腕关节,防止浸湿衣袖 如用毛巾擦手,保持清洁干燥,毛巾潮湿,立即更换 每日消毒毛巾或尽可能一次性使用
整理	整理肥皂或洗手液,酌情放回毛巾	
操作后评估	(1) 双手清洁彻底,皮肤无破损 (2) 工作服和周围环境不潮湿,未受污染	

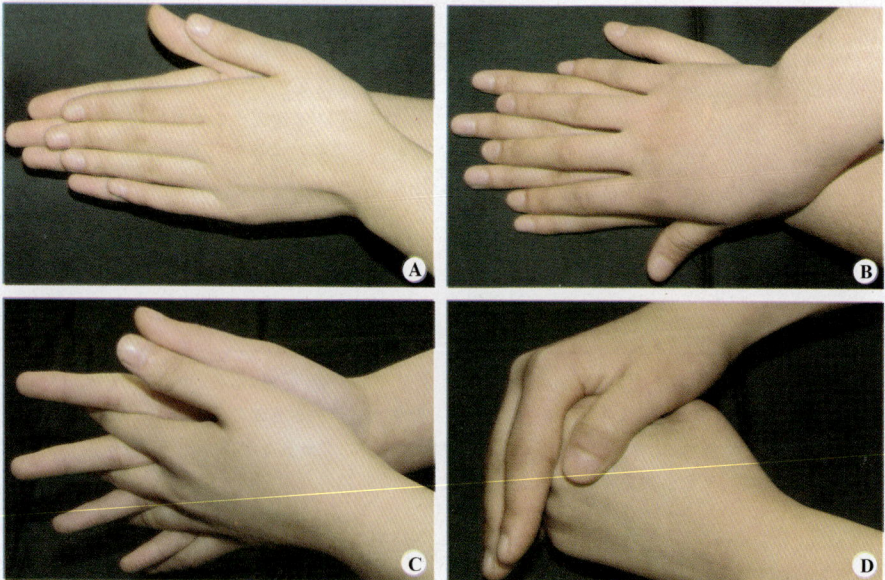

图 3-11　七步洗手法

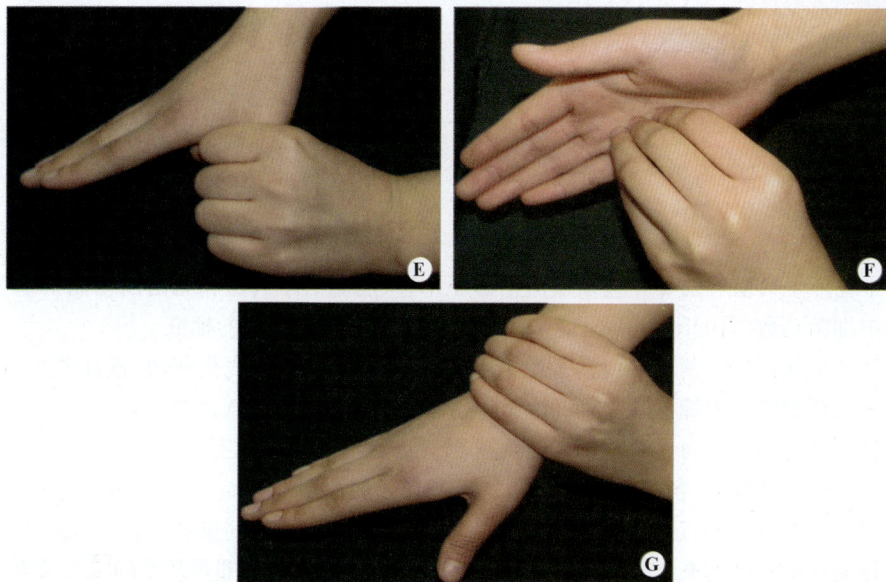

图 3-11　七步洗手法(续)

A. 掌心相对,手指并拢,相互揉搓;B. 手指交错,掌心对手背互相揉搓,两手交替;C. 手指交叉,掌心对掌心,沿指缝互相揉搓;D. 两手互握互搓指背,两手交替;E. 拇指于掌心中旋转揉搓,两手交替;F. 指尖并拢,在掌心中旋转揉搓,两手交替;G. 掌心握手腕旋转揉搓,两手交替

(二)手的消毒

适用于接触感染源后手的消毒。通过手的消毒能清除或杀灭手上暂住性微生物,以避免医务人员和患者交叉感染,避免污染清洁物品。包括刷手法、消毒液揉搓法和消毒液浸泡法。具体操作流程见第 4 章表 4-3。

> **链接**
>
> ### 七步洗手的注意事项
>
> 洗手液要及时补充,肥皂液每日更换;手的各部位要揉搓到位并冲净;工作服和周围环境不能被污染。

五、医院日常的清洁、消毒、灭菌

(一)医院环境的消毒标准(表 3-3)

表 3-3　各类环境空气、物体表面、医护人员手部细菌菌落总数卫生标准

环境类别	范围	标准		
		空气 cfu/m³	物体表面 cfu/cm²	医护人员手 cfu/cm²
Ⅰ 类	层流洁净手术室、层流洁净病房	≤10	≤5	≤5
Ⅱ 类	普通手术室、产房、婴儿室、早产儿室、普通保护性隔离室、供应室无菌区、烧伤病房、重症监护病房	≤200	≤5	≤5
Ⅲ 类	儿科病房、妇产科检查室、注射室、换药室、治疗室、供应室清洁区、急诊室、化验室、各类普通病房和房间	≤500	≤10	≤10
Ⅳ 类	传染病科及病房	—	≤15	≤15

致病性微生物

相应指标的检测:母婴同室、早产儿室、婴儿室、新生儿及儿科病房的物体表面和医护人员手上,不得检出沙门菌。

使用中消毒剂与无菌器械保存液卫生标准:使用中消毒剂细菌菌落总数应≤100cfu/ml;致病性微生物不得检出。无菌器械保存液必须无菌。

1. Ⅰ类环境的空气消毒 包括层流洁净手术室、层流洁净病房和无菌药物制剂室等。要求空气中细菌总数≤10cfu/cm³,只能采用层流通风才能达到要求的标准。

2. Ⅱ类环境的空气消毒 包括普通手术室、产房、早产儿室、烧伤病房、重症监护室、供应室无菌区。要求空气中细菌总数≤200cfu/cm³,可采用紫外线空气消毒器等。

3. Ⅲ类环境的空气消毒 包括儿科病房、妇产科检查室、注射室、换药室、治疗室、供应室清洁区、急诊室、化验室、各类普通病房等。要求空气中细菌总数≤500cfu/cm³。除可采用Ⅱ类环境空气的消毒法外,还可用紫外线灯、臭氧消毒,或化学消毒剂熏蒸、喷雾消毒。

4. Ⅳ类环境的空气消毒 包括传染病科及病室。可采用Ⅱ类或Ⅲ类环境的空气消毒方法。

(二)常用物品的使用与消毒

1. 病床、床旁桌、椅、门把手、电话机等一般生活办公用具和一般医用仪器设备表面等,一般用清洁抹布每日 2 次擦拭。当遇有特殊污染时,须采取严格的消毒处理措施。可用0.2%~0.5%过氧乙酸或 1000~2000mg/L 含氯消毒剂擦拭或喷洒室内各种物品表面。

2. 扫床巾采用湿式扫法,一床一巾,用后浸泡消毒,清洗干净备用。对治疗室、换药室、办公室等不同地方的抹布和拖把分别使用,不可混用,用后清洗干净,必要时浸泡消毒(普通病室、治疗室、换药室、办公室、走廊使用后用清水冲洗,悬挂晾干备用;当治疗室、换药室、病室等地面有血液、分泌物、排泄物、呕吐物等时,除对地面用适量 0.1%含氯消毒剂倒在污染地面上 30 分钟后用拖把拖净外,还须将拖把用 0.1%含氯消毒剂浸泡 30 分钟,清洗干净,晾干备用)。

(三)其他环境及物体表面的消毒

1. 地面消毒 一般采取湿式清洁,每日 1~2 次。①当受到病原微生物污染时,通常采用1%含氯消毒剂拖地、喷洒地面。可用 0.1%过氧乙酸拖地或 0.2%~0.5%过氧乙酸喷洒,或1000~2000mg/L 含氯消毒剂喷洒。②房间门口、病区出入口,可放置浸有 2000mg/L 有效氯的脚垫,并要不定时补充喷洒消毒液,以保持脚垫湿润。对烈性传染病病原体污染的表面,如霍乱、炭疽等可用有效溴或有效氯 1000~2000mg/L 作用 30 分钟消毒。

2. 墙面消毒 医院墙面一般情况下污染情况轻于地面,通常不需要进行常规消毒。当受到病原菌污染时,可采用化学消毒剂喷雾或擦洗,墙面消毒一般为 2.0~2.5m 高即可。对细菌繁殖体、肝炎病毒、芽胞污染者,分别用含有效氯或有效溴 250~500mg/L、2000mg/L 与2000~3000mg/L 的消毒剂溶液喷雾和擦洗处理,有较好的杀灭效果。喷雾量根据墙面结构不同,以湿润不向下流为度,一般 50~200ml/m²。

3. 其他表面的消毒 包括病历夹、水龙头、门窗、洗手池、卫生间、便池等,这些地方容易受到污染。通常情况下,每天用洁净水擦抹刷洗处理,保持清洁。当受到病原微生物污染时参照以上消毒方法或《消毒技术规范》3.10.2.1 与 3.10.2.3 的方法进行。

（四）床单位及被服类的消毒

床单位包括病床、床垫、枕芯、毛毯、棉被、床单等。臭氧消毒可使用床单位臭氧消毒器进行消毒,按说明书操作。

患者用过的被服可集中起来,送到被服室,经或环氧乙烷灭菌后,再送洗衣房清洗、备用。如无环氧乙烷灭菌间,可根据不同的物品采用不同的方法进行消毒:

(1) 棉织品如系普通患者的被服,经一般洗涤后高温消毒。

(2) 毛毯、棉胎、枕芯、床垫可用紫外线消毒等。

(3) 传染患者的被服应与普通患者的被服分开先消毒后清洗。

(4) 工作人员的工作服、值班室被服应与患者的被服分开清洗和消毒。

(5) 婴儿衣被应单独洗涤。还应注意衣被的收集袋、接送车、洗衣机、洗衣房等的消毒。

（五）预防性消毒和疫源地的消毒

1. 预防性消毒　是指在没有发现明显的感染源存在的情况下,为预防感染的发生,对可能被病原微生物污染的环境、物品、个体等进行消毒及粪便、污染物的无害化处理。无害化处理是指:使垃圾不再污染环境,而且可以再利用,变废为宝。无害化处理主要有三种方法:填埋处理法(注意防渗)、焚烧处理法和堆肥处理。注意不论生活垃圾的填埋、焚烧或堆肥处理,都必须要有预处理。

2. 疫源地消毒　是指现存在或者曾经存在感染源的情况下,为了预防感染的传播和扩散而对被病原体污染的环境、物品进行的消毒,包括随时消毒和终末消毒。终末消毒是指传染源住院、转移、死亡而离开疫点或终止传染状态后,对疫点进行的一次彻底消毒。目的是完全消灭患者所播散的、遗留在居室和各种物体上的存活的病原体,使疫点无害化。终末消毒进行得越及时、越彻底,防疫效果就越好。对于严重急性呼吸综合征(简称非典型肺炎)的疫点消毒,可直接由当地疾病预防控制部门的消毒人员进行终末消毒。在医院中对传染病患者的终末消毒,根据卫生部《消毒管理办法》和《消毒技术规范》的有关要求,接到非典型肺炎疫情报告后,城市应在 6 小时内,农村应在 12 小时内采取消毒措施。

（六）皮肤和黏膜的消毒

皮肤和黏膜是人体的防御屏障,其表面有一定数量的微生物。医务人员应加强手的清洗、消毒,避免交叉感染。对患者的皮肤和黏膜消毒应根据诊疗需要及病原微生物的不同选择相应的消毒剂。

医疗废物的消毒处理见第 4 章第 3 节。

第 3 节　无 菌 技 术

一、概　　念

1. 无菌技术　是指在执行医疗和护理操作过程中,防止一切微生物侵入人体和防止无菌物品、无菌区域污染的操作技术。

2. 无菌物品　是指经过灭菌后未被污染的物品。

3. 无菌区域　是指经过灭菌处理后未被污染的区域。

4. 非无菌区　是指未经过灭菌处理,或经过灭菌处理后被污染的区域。

考点:无菌技术概念

二、无菌技术操作原则

1. 无菌操作环境应清洁、宽敞，光线适宜。操作前 30 分钟停止清扫，减少走动以避免尘埃飞扬。

2. 无菌操作前，操作者应修剪指甲、洗手，戴好帽子、口罩，必要时穿无菌衣，戴无菌手套。

3. 无菌操作中，操作者应面向无菌区，身体与无菌区域保持一定距离；手臂应保持在腰部或治疗台面以上，不可跨越无菌区；不可面对无菌区讲话、咳嗽、打喷嚏；未戴无菌手套的手不可接触无菌物品。

4. 无菌物品与非无菌物品应分开放置，并有明显标志；无菌物品必须存放于无菌容器或无菌包内，无菌物品在空气中不得暴露过久；无菌包外应注明物品的名称、灭菌日期，并按灭菌日期的先后顺序放置；无菌包及无菌容器应放置在清洁、干燥、固定处，定期检查无菌物品保存情况，在未被污染情况下，有效期为 7 天，过期或受潮应重新灭菌；取无菌物品必须使用无菌持物钳；无菌物品一经取出，即使未用，也不可放回无菌容器内；无菌物品已被污染或疑被污染，不可再用，必须更换或重新灭菌后方可使用。

5. 一套无菌物品仅供一位患者使用，防止交叉感染。

考点: 无菌技术操作原则

三、无菌技术基本操作法

（一）无菌持物钳使用法

1. 目的　用于取用和传递无菌物品。

2. 准备

（1）护士准备：衣帽整洁，修剪指甲、洗手、戴口罩。

（2）用物准备：有三叉钳、卵圆钳、镊子（图 3-12）。三叉钳用于夹取盆、罐等较重的无菌物品；卵圆钳用于夹取无菌剪、镊、治疗碗、弯盘等无菌物品。

镊子：用于夹取纱布、棉球、缝针等较小的无菌物品。

（3）无菌持物钳的存放

1）打开无菌持物钳的轴节，浸泡在盛有消毒液的大口有盖容器中，或者是无菌干燥容器中。

2）容器中的消毒液量，要浸没轴节以上 2～3cm 或镊子长度的 1/2 为宜。

3）每个容器只能放置一把无菌持物钳或者镊子（图 3-13）。

4）无菌持物钳、浸泡容器、浸泡液每周灭菌更换 2 次；使用较多的部门如手术室、注射室等每日灭菌更换 1 次；干燥无菌容器和持物钳每 4 小时更换 1 次。

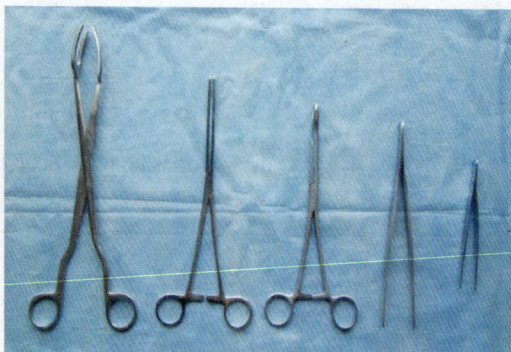

图 3-12　持物钳种类

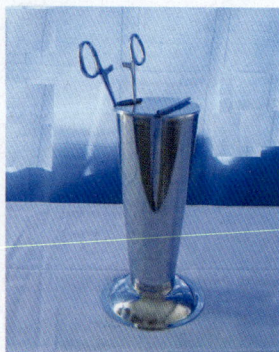

图 3-13　无菌持物钳

（4）环境准备：环境整洁，操作区域宽敞、干燥，物品摆放合理。

3. 操作步骤　见表 3-4。

表 3-4　无菌持物钳使用操作流程

操作步骤	具体操作程序
检查持物钳包	检查无菌持物钳包名称、化学指示带、灭菌时间，开包取出无菌持物钳，并注明无菌持物钳使用时间（粘贴在底座）
取持物钳	手持无菌持物钳（镊）上 1/3 处，将钳移至容器中央，钳端闭合，垂直向下取出（图 3-14），钳端不可触及液面以上容器内壁和容器边缘
正确使用	使用时始终保持钳端向下，不可倒转向上，以免消毒液反流污染钳端
及时放回	使用后保持钳端闭合向下，垂直放回容器中，避免触及容器口周围，打开无菌持物钳轴节，盖上容器盖

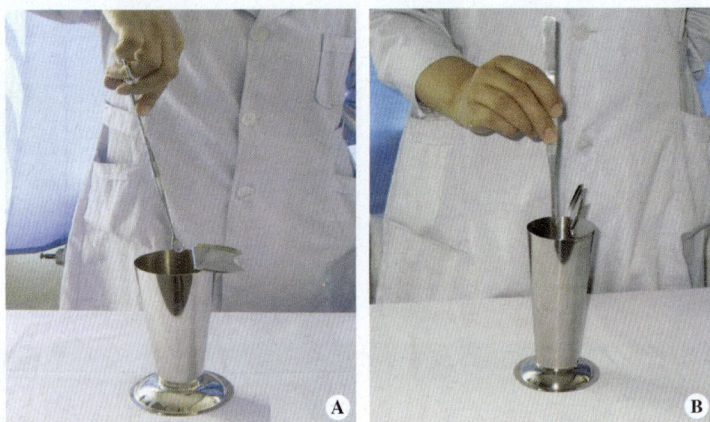

图 3-14　取放持物钳、镊

4. 注意事项

（1）无菌持物钳只能夹取无菌物品，取放时钳端闭合，垂直向下不可触及液面以上容器内壁和容器边缘。

（2）无菌持物钳不能夹取油纱布，不能用于换药或消毒皮肤，防止交叉感染。

（3）取远处无菌物品时，应同容器一起搬移到物品旁使用，以免无菌持物钳在空气中暴露过久而污染。

（二）无菌容器使用法

1. 目的　存放无菌物品并使其在一定时间内保持无菌状态。

2. 准备

（1）护士准备：衣帽整洁，修剪指甲、洗手、戴口罩。

（2）用物准备：常用的无菌容器有无菌盒、无菌弯盘、贮槽等，内放无菌物品棉球、纱布、器械等。

（3）环境准备：环境整洁，操作区域宽敞、干燥，物品摆放合理。

3. 操作步骤　见表 3-5。

考点：无菌持物钳使用方法及注意事项

表 3-5　无菌容器的使用操作流程

操作步骤	具体操作程序
检查开盖	检查无菌容器外标签、灭菌日期,查看化学指示带是否有效,打开无菌容器盖,将盖内面向上放于稳妥处或内面向下握于手中(图 3-15),手不可触及盖的边缘和内面
夹取物品	用无菌持物钳从无菌容器中夹取物品,不可触及容器边缘
用毕盖严	随时将盖内面向下移至容器口上方盖严,防止无菌物品在空气中暴露过久而污染
手持容器	手托住容器底部,手指不可触及容器的边缘和内面(图 3-16)

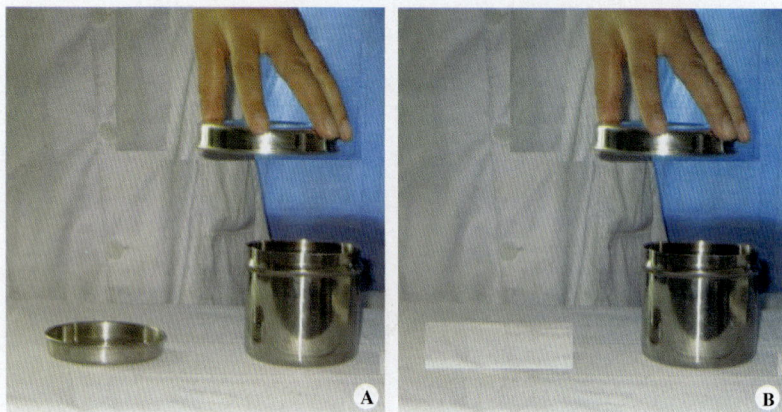

图 3-15　打开无菌容器

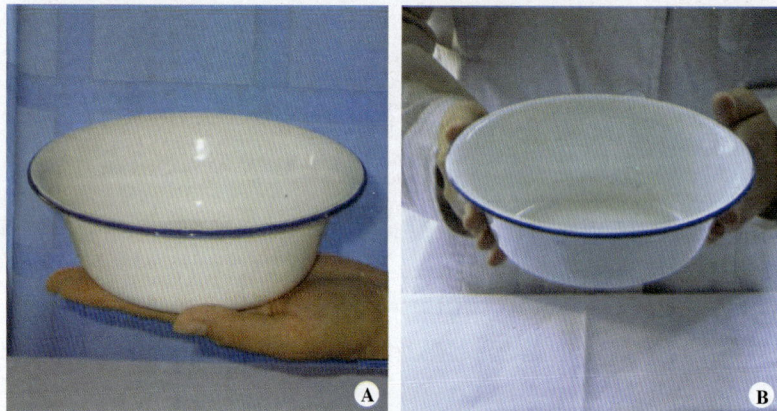

图 3-16　手持无菌容器

4. 注意事项

（1）使用无菌容器时,不可污染容器盖的内面和边缘,避免手臂和物品跨越打开容器的上方。

（2）无菌容器打开后,记录开启日期和时间,有效使用时间为 24 小时。

考点: 无菌容器开启后的有效使用时间

（三）取用无菌溶液法

1. 目的　取用无菌溶液并使其在一定时间内保持无菌状态。

2. 准备

（1）护士准备:衣帽整洁,修剪指甲、洗手、戴口罩。

（2）用物准备：无菌溶液、启瓶器、弯盘、换药碗、消毒液、笔、表等。

（3）环境准备：环境整洁，操作区域宽敞、干燥，物品摆放合理。

3. 操作步骤　见表 3-6。

表 3-6　取用无菌溶液操作流程

操作步骤	具体操作程序
核对检查	清洁瓶外灰尘，核对瓶签上溶液的名称、浓度、剂量和有效日期；检查瓶盖有无松动，瓶身有无裂缝，溶液有无浑浊、沉淀、变色及絮状物等
开启瓶盖	开启密封瓶外盖，用 75% 乙醇消毒瓶塞，用拇指、示指及中指向上翻起胶塞
冲洗瓶口	手持溶液瓶签一侧，倒少量液体旋转冲洗瓶口于弯盘中
倒取溶液	在冲洗口处倒出所需的液量于无菌容器内（图 3-17），注意高度不得少于 6cm
消毒瓶塞	如剩余溶液还需再用，应立即盖上瓶塞；用 75% 乙醇消毒瓶塞
记时签名	在瓶签上注明开瓶日期、时间和签名

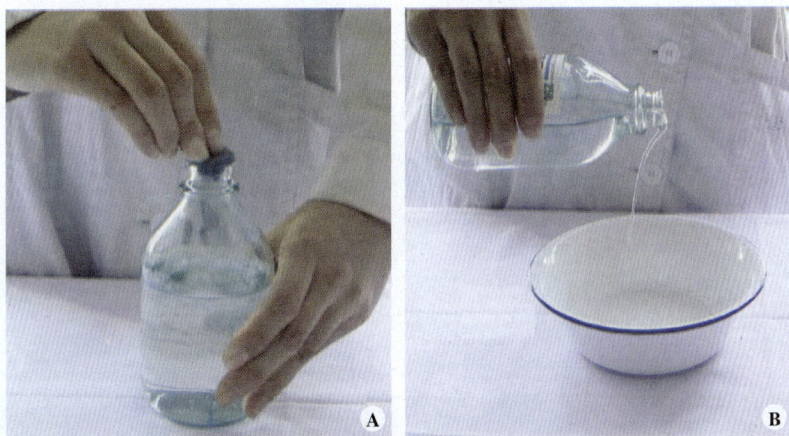

图 3-17　取用无菌溶液

4. 注意事项

（1）取用无菌溶液时，不可将无菌敷料、器械直接伸入瓶内蘸取或接触瓶口倒液。

（2）已经倒出的液体不可再倒回瓶中，以免污染剩余的无菌液体。

（3）打开的无菌溶液如未被污染，有效使用时间是 24 小时。

（四）无菌包使用法

1. 目的　存放无菌物品并使其在一定时间内保持无菌状态。

2. 准备

（1）护士准备：衣帽整洁，修剪指甲、洗手、戴口罩。

（2）用物准备：包布：选用质厚、致密、未脱脂的双层棉布；包内物品：有治疗巾、敷料、治疗碗、器械等；其他：化学指示卡、标签、无菌持物钳及容器、笔等。

（3）环境准备：环境整洁，操作区域宽敞、干燥，物品摆放合理。

3. 操作步骤　见表 3-7。

表 3-7　无菌包使用操作流程

操作步骤	具体操作程序
包扎法	见图 3-18
放置物品	将待灭菌的物品放在包布的中央,化学指示卡放于其中
包扎封包	将有粘胶搭扣的角置于上下方,折盖左右两角并尖端外翻。最后一角折盖后黏住搭扣
标记灭菌	贴化学指示胶带,注明物品名称及灭菌日期,灭菌
开包法	见图 3-19
核对检查	取出无菌包,查看无菌包的名称、日期、化学指示胶带的颜色,包装有无潮湿和破损
开包取物	将无菌包放于清洁、干燥、平坦处,撕开搭扣和粘胶带,依次打开包的外角、左右角和内角。如为双层包布则内层用无菌持物钳打开,检视化学指示卡颜色,用无菌持物钳取出所需物品,放在准备好的无菌区内 手上开包法:如需将包内物品一次性取出,可将包托在手上打开,另一手将包布四角抓住,稳妥地将包内物品投入无菌区
原折包好	如包内物品一次未用完,按无菌原则原折包好,粘好搭扣
记时签名	注明开包日期、时间和签名

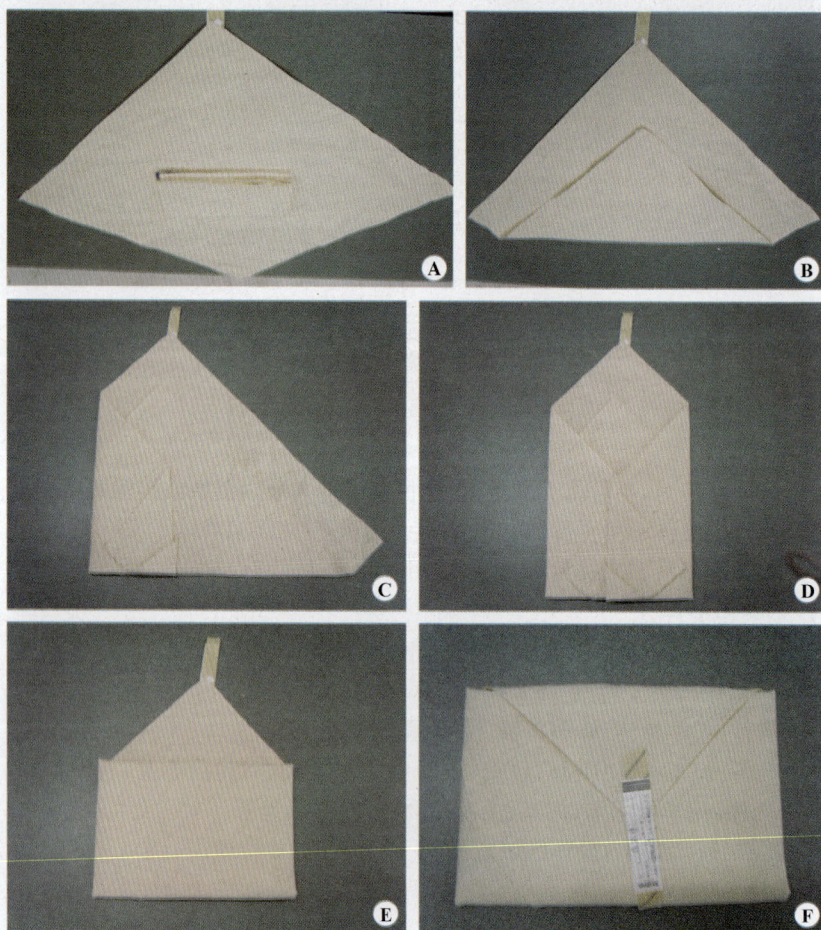

图 3-18　无菌包的包扎法

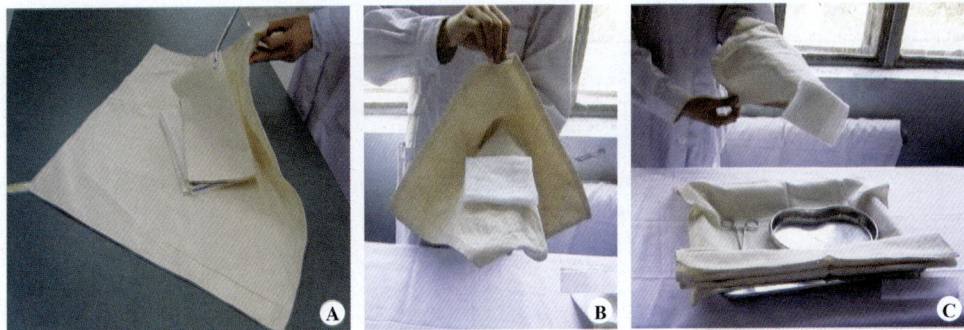

图 3-19　无菌包的打开法

4. 注意事项

（1）打开无菌包时，手不可触及包布的内面，操作时手臂勿跨越无菌区。

（2）无菌包过期、潮湿或包内物品被污染时，须重新灭菌，包布有破损不可使用。

（3）打开的无菌包，如包内物品未一次用完，有效期为 24 小时。

（五）铺无菌盘法

1. 目的　将无菌治疗巾铺在清洁、干燥的治疗盘内，形成一个无菌区，用于短时间放置无菌物品。

2. 准备

（1）护士准备：衣帽整洁，修剪指甲、洗手、戴口罩。

（2）用物准备：无菌持物钳、无菌治疗巾包、治疗盘、无菌罐（内置纱布块）、卡片、笔。

治疗巾的折叠法有横折法和纵折法，折好包扎灭菌后备用。

横折法：将治疗巾横折后再纵折，折成 4 折，再重复一次（图 3-20）。

纵折法：将治疗巾纵折两次成 4 折，再横折两次，开口边向外（图 3-21）。

（3）环境准备：环境整洁，操作区域宽敞，干燥，物品摆放合理。

考点：无菌包开启后包内未被污染的、未用完的物品有效期限

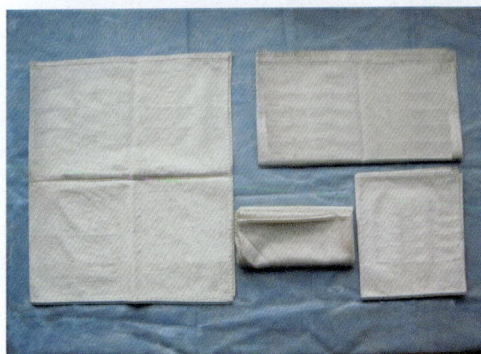

图 3-20　治疗巾横折法图

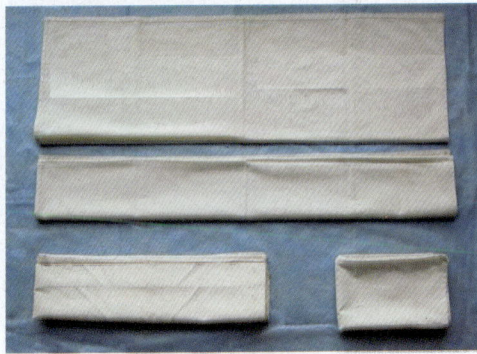

图 3-21　治疗巾纵折法

3. 操作步骤　见表 3-8。

表 3-8　铺无菌盘操作流程

操作步骤	具体操作程序
单层底铺盘法	
开无菌包	取无菌包，检查名称、灭菌日期、指示胶带，检查有无潮湿及破损，打开无菌包

操作步骤	具体操作程序
取无菌巾	用无菌持物钳取出一块治疗巾,放于清洁干燥的治疗盘内,如包内治疗巾未用完,按原折包好,注明开包日期和时间
铺无菌巾	双手指捏住无菌巾上层两角的外面,轻轻抖开,双折铺于治疗盘上,内面为无菌面,将上层向远端呈扇形折叠,开口边缘向外,治疗巾内面构成无菌区(图3-22)
置物盖巾	放入无菌物品后,手持上层两角的外面,拉平盖于无菌物品上,上下两层边缘对齐,将开口处向上翻折两次,两侧边缘向下翻折一次
记时签名	记录无菌盘名称、铺盘时间并签名

双层底铺盘法

取巾铺盘	取出无菌治疗巾,双手指捏住无菌巾上层两角的外面,轻轻抖开,由远及近3折成双层铺于治疗盘上,开口边向外(图3-23)
置物盖巾	放入无菌物品后,将上层无菌巾拉平,盖于无菌物品上边缘对齐

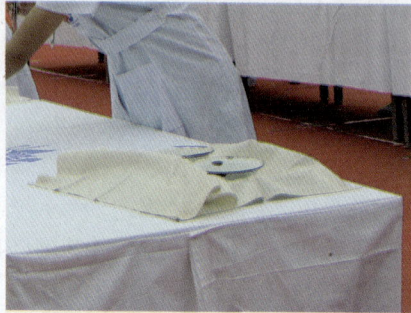

图 3-22　铺无菌盘法(单层底)

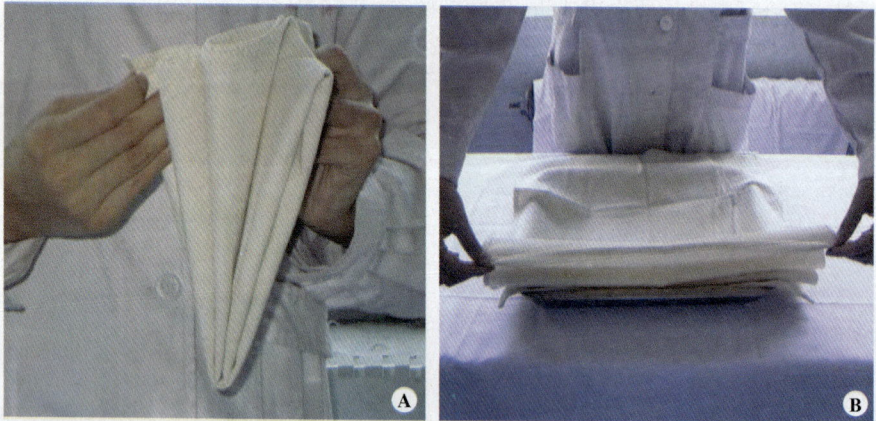

图 3-23　铺无菌盘法(双层底)

4. 注意事项

(1) 铺无菌盘的区域及治疗盘必须清洁干燥,避免无菌巾潮湿。

(2) 操作者的手、衣袖及其他非无菌物品不可触及和跨越无菌面。

(3) 注明无菌盘的名称、日期和时间,有效时间为4小时。

(六)戴脱无菌手套法

1. 目的　确保医疗护理无菌操作的安全,防止交叉感染。

2. 准备

（1）护士准备：衣帽整洁，修剪指甲、洗手、戴口罩。

（2）用物准备：无菌手套包（或一次性无菌手套）、弯盘、无菌持物钳、无菌缸（内置纱布块）。

（3）无菌手套包准备：①把手套包布和手套袋打开置于操作台面上；②在手套内面均匀涂上滑石粉；③将手套开口处向外反折 7～10cm，掌心向上或向下分别放入手套袋的左右口袋（图 3-24）；④按无菌包打包或置于贮槽，贴好标签，注明型号和灭菌日期，送灭菌处理。

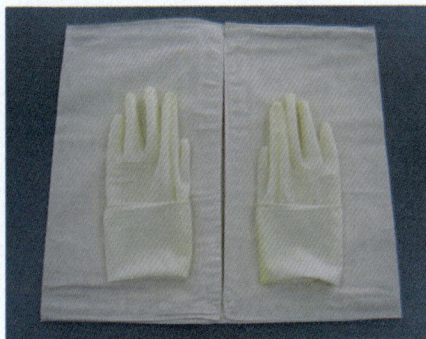

3. 操作步骤　见表 3-9。

图 3-24　手套的放置

表 3-9　戴脱无菌手套操作流程

操作步骤	具体操作程序
戴手套法	
核对检查	核对手套袋外的号码、灭菌日期，检查有无破损和潮湿
	（一次性手套检查手套封口的生产日期、有效期及手套型号，从标记"撕开处"将手套袋撕开，取出手套内袋放于操作台上）
取戴手套	**分次提取手套法**
	一手提起手套袋开口处外层，另一手伸入袋内，捏住手套反折部取出，对准戴上；用未戴手套的手同法提起另一口袋，已戴手套的手指插入另一手套的反折面取出手套，同法将手套戴好
	一次提取手套法
	双手同时提起手套袋开口处上层，分别捏住两只手套的反折部分，取出手套；将两只手套掌心相对，先戴一只手，再用已戴手套的手指插入另一手套的反折面（可将食指、中指、无名指分开呈三角形，以免手套边卷曲而污染），同法将手套戴好（图 3-25）
检查调整	将手套反折部套在工作服或手术衣的袖口上，手指交叉轻推与手贴合，检查无破损
准备操作	用无菌纱布擦去手套外面的滑石粉，或用生理盐水冲净，方可使用
脱手套	冲净手套表面的污渍和血渍，用戴手套的手捏住另一手套腕部外面翻转脱下；已脱下手套的手插入另一手套内，将其翻转脱下，浸泡消毒，洗手

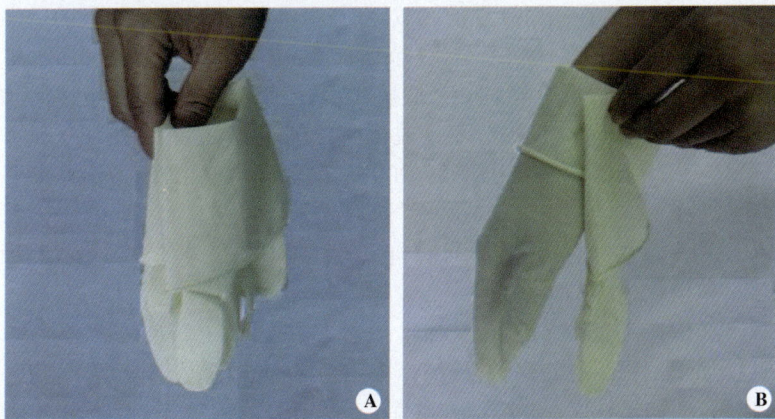

图 3-25　戴无菌手套法

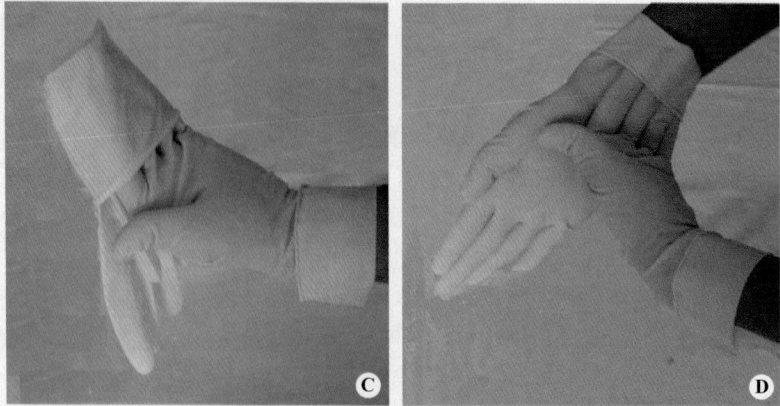

图 3-25 戴无菌手套法(续)

4. 注意事项

(1) 戴手套时应避免手套外面无菌面触及任何非无菌物品。

(2) 未戴手套的手不可触及手套的外面,已戴手套的手不可触及手套内面。

考点:戴手套的注意事项

(3) 戴手套和进行无菌操作时,如手套破损应立即更换。

(4) 戴手套后双手应在操作台面和腰部以上,视线范围以内,避免污染。

(5) 脱手套时,应洗净污渍,从手套翻转处脱下,不可强拉手指和手套边缘,以免损坏。

第4节 消毒供应中心

消毒供应中心是医院中的一个特殊科室,它虽然不直接服务于患者,但服务于临床各科室,担负着全院各临床科室可重复使用物品的回收、清洗、消毒、灭菌、保养与发放等工作,涉及范围广泛,其工作质量与医院感染有密切联系,直接影响医疗护理质量、患者的安危和医务人员的健康。它是现代化医院不可缺少的重要部分。因此,加强消毒供应中心的建设,严格执行消毒供应中心管理制度,掌握现代科学的消毒灭菌方法,以保证诊疗物品的完好齐全和消毒灭菌效果,对减少医院感染有重要意义。

一、消毒供应中心的建筑与布局

消毒供应中心最好设置在相对独立的区域,宜与手术室、临床科室相近的适中位置,或与手术室有物品传递专用通道,方便联系与供应。消毒供应中心应有净化和污水排放设施;周围环境无污染源,室内自然通风良好;地面、墙壁光滑,便于冲洗;工作区域遵循:物品由污染区—清洁区—无菌区单向流程,不交叉,不逆流;设空气净化装置,采取正压送风方式,空气流向由灭菌区—清洁区—污染区,各室压差 5~10kPa,以保证空气洁净;按洁净度要求不同,将消毒供应中心规划为:

1. 生活办公区 如办公室、更衣室、计算机室等。

2. 污染区 如接收、分类、洗涤室。

3. 清洁区 如检查、包装、灭菌室。

4. 无菌区 如无菌物品的储存、发放室。

5. 一般工作区 如器械库、被服库、敷料库。

6. 缓冲区 设在两工作区之间,在此洗手、更鞋、更衣等。

二、消毒供应中心的设施

　　医院应根据消毒供应中心的规模、任务及工作量,合理配置清洗消毒设备及配套设施;其设备、设施应符合国家相关标准或规定。如清洗消毒机(图 3-26)、空气净化器(图 3-27)、压力蒸汽灭菌器、污物清洗槽、器械检查台、密封下送车、连续封口机、纯水设备、污衣袋、平板货架、敷料柜等。

考点: *消毒供应中心的合理设置与布局*

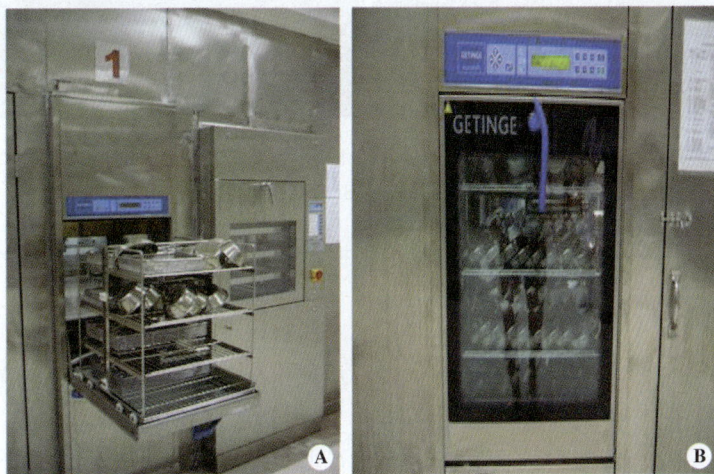

图 3-26　清洗消毒机
A. 物品清洗前;B. 物品清洗后

三、消毒供应中心的质量监测及管理

　　消毒供应中心的工作人员在护士长的领导下进行工作,工作人员应严格遵守物品洗涤、物品包装、环境管理、无菌物品管理、无菌室管理、污染物品处理等制度,定时下收下送,专人负责,定期监测消毒质量,并随时进行抽查。

四、消毒供应中心的工作内容

　　消毒供应中心应根据工作量及各岗位需求,科学、合理配备具有职业资格的护士、消毒员和其他工作人员;工作人员应当接受与其岗位职责相应的岗位培训,正确掌握相关知识与技能;消毒员经培训合格后持证上岗。各区的工作内容如下。

(一)污染区

　　1. 接收室　对各科室回收的污染物品分类放置。

　　2. 洗涤室　分为初洗间和精洗间。按要求清洗回收各类可重复使用的物品。

(二)清洁区(图 3-28)

　　1. 检查、包装区　对清洗干净的物品和加工的敷料进行检查、包装(包的中央须放置化学指示卡,包外贴化学指示胶带),并且标明物品的名称、灭菌日期,送灭菌处理。

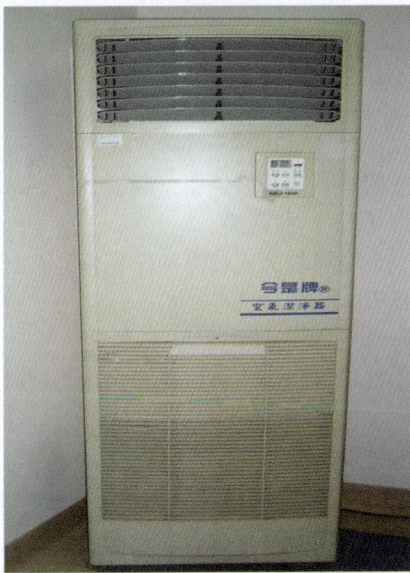

图 3-27　空气净化器

39

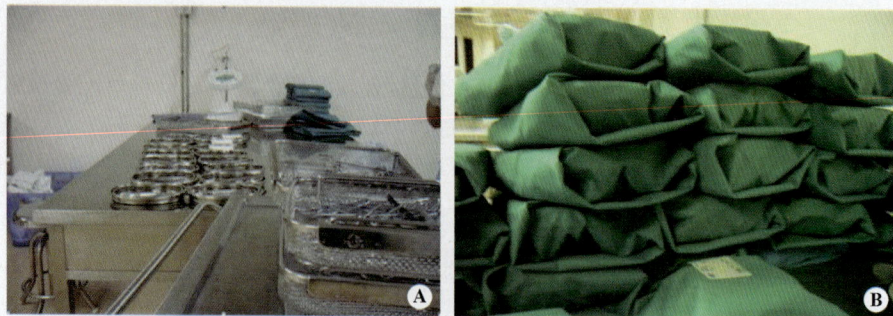

图 3-28　包装台
A. 物品包装前；B. 物品包装后

2. 灭菌室　由经过专门培训的工作人员根据物品的性能，进行有效、最佳的消毒灭菌。

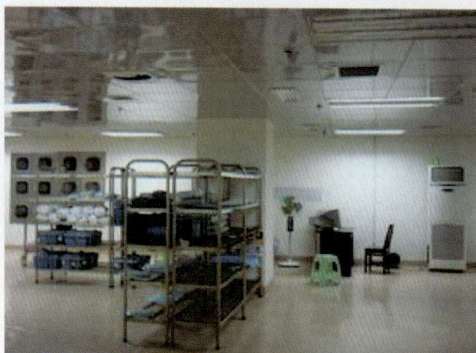

图 3-29　无菌区（无菌物品存放间）

考点：消毒供应中心各区域的工作内容

（三）无菌区（图 3-29）

经过灭菌的无菌物品从压力蒸汽灭菌器中取出后暂时直接存放于无菌间的储物架上，根据需要和规定发放供应。发放无菌物品时按照灭菌日期的先后，有序发放。

（四）一般工作区

储藏器械、被服、敷料等。

五、常用物品的保养

为了延长物品的使用寿命，节约资源，应根据物品性能妥善保养。

（一）搪瓷类

搪瓷类物品应该避免碰撞、避免与粗糙物摩擦、避免与强酸强碱接触，以防脱瓷生锈。

（二）金属类

金属类物品应该涂油保存，以防生锈；锐利器械应单独放置，刃面可用棉花包裹，以防损伤锋刃。

（三）玻璃类

玻璃类物品应该避免骤然冷热刺激导致收缩膨胀而炸裂；稳拿轻放，防磕破。

（四）橡胶类

橡胶类物品要防冷变硬，防热变软，防锐器刺破，防酸碱腐蚀变质。橡胶单洗净晾干后撒上滑石粉保存，橡胶袋如热水袋等洗净晾干后内装适量空气，避免粘连。橡胶管洗净晾干后撒上滑石粉平直存放。

（五）布、纱布、棉花类

对这类物品应防火、防霉。

第 5 节　层流洁净技术

层流洁净技术是物理消毒灭菌中的一种方法。此法虽然不能杀灭病原微生物，但可大大减少其数量和医院内感染的机会,是目前常用的室内空气洁净技术,适用于手术室、烧伤病室、脏器移植室、ICU等,使其成为层流洁净手术室和层流洁净病房。它是通过在送风口安装高效过滤器(图3-30),使室外空气通过孔隙小于$0.2\mu m$的高速过滤器以垂直或水平两种气流呈流线状流入室内,再以等速流过房间后流出,使室内产生的尘粒或微生物随气流方向排出房间。它的气流流动形式为层流,层流是一股细小、薄层的气流,以均匀的流速向同一方向输送。

层流洁净技术通过选择合理的气流方式,可除掉空气中$0.2\sim5\mu m$的尘埃或微生物,使空气中的细菌总数$\leqslant10cfu/cm^3$,空气洁净度达到99.98%,室内恒湿、恒温、恒压,换气600次/小时。据资料报道,在室内轻微活动时可散布尘埃约为$10^6\ cfu/cm^3$,快速步行时则达$10^7\ cfu/cm^3$,所以层流室内应尽量减少不必要的进出及医疗操作活动。

如应用于手术室(即层流手术室),其高效过滤器安装在手术床的正上方(图3-30),气流垂直吹送,回风口设在墙面的四角(图3-31),这样可以确保手术台的空气始终保持最洁净,而且能使手术室环境中的空气洁净度适宜于手术需要,是现代化、高标准的手术室。

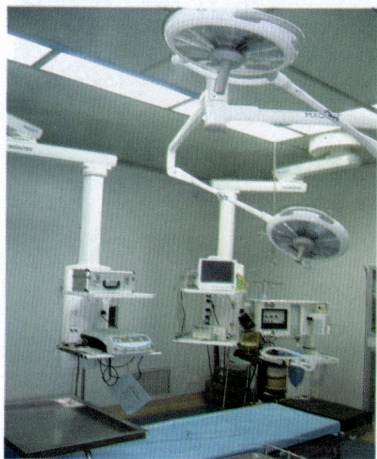

图3-30 高效空气过滤器

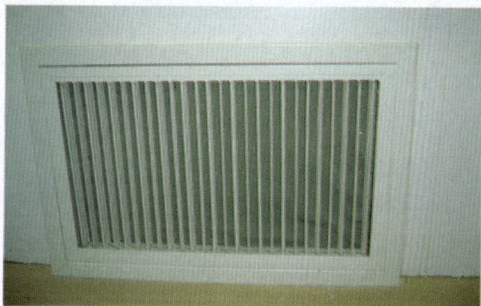

图3-31 回风口

链接

层流床的优势及用途

层流床(图3-32)构造了有效、可移动的洁净空间,有效降低了疾病在其工作空间内的感染概率。它是一种单向流局部的空气净化设备。主要由空气净化系统、照明灭菌系统、操作控制系统三部分组成。其整体结构为金属框架,顶部为空气净化系统,四周以高透明度的防静电塑胶垂帘围护。工作时顶部的风机吸入环境空气,经空气净化系统过滤成为洁净空气(过滤器效率99.99%),再以层流的方式送入工作区域,同时使工作区域内保持正压,以阻止外部空间的尘埃粒子进入工作区域。适用血液病、放化疗及其他免疫力低下的患者在设备内休息、疗养。

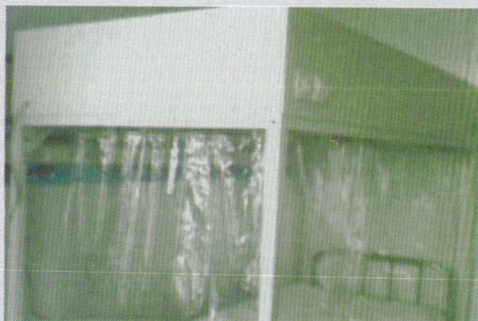

图3-32 层流床

考点: 高效空气过滤器的除尘功能及用途

第6节　手术室的无菌技术

手术室是外科患者进行手术治疗的重要场所(图 3-33),手术室护理工作具有业务面广、技术性强、无菌操作严格的特点。手术室的无菌技术要保证患者手术过程的顺利进行,保证患者手术的安全。

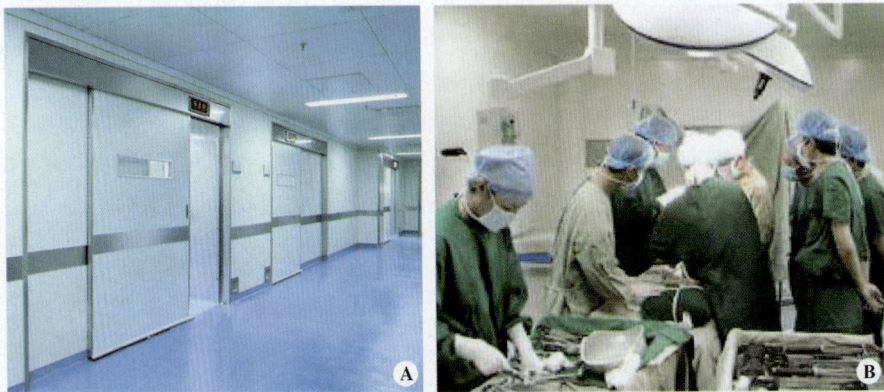

图 3-33　手术室

一、手术室的环境

(一)手术室的位置

手术室应设在安静、清洁、便于和相关科室联络的位置。以低平建筑为主的医院,应选择在侧翼;以高层建筑为主体的医院,宜选择主楼的中间层或较高层。手术室和其他科室、部门的位置配置原则是,靠近手术科室,方便接送患者;并与重症监护室、影像诊断科、实验诊断科、病理诊断科、血库等科室相距较近,便于工作联系;宜远离锅炉房、修理室、污水污物处理站等,以避免污染,减少噪声。手术室应有中心供氧系统、中心负压系统,配备多媒体视频、电子监视等。手术间应尽量避免阳光直接照射,以朝北为易,也可采用有色玻璃遮挡,以利于人工照明。手术室的朝向应避开风口,以减少室内尘埃密度和空气污染。通常是集中布置,构成一个相对独立的医疗区,包括手术部分和供应部分。

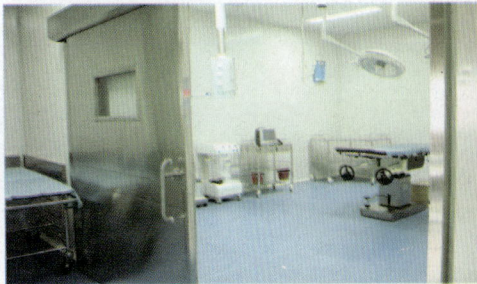

图 3-34　手术间

(二)手术间的设置

手术间数与手术台数和外科床位数成比例,一般为 1:25～1:20,每间大小为 40～60m²。走廊宽度不少于 2.5m。手术间门宜宽大,采用自动门,有双门出入,一个接送患者通向外走廊,一个通向洗手间等清洁区。墙面、地面应为光滑耐清洗的材质,墙角呈弧形,室内应设有隔音和空气净化装置,手术室的温度应保持 20～24℃,湿度为 50%～60%(图 3-34)。

（三）手术室布局、分区与要求

1. **手术室的布局应符合功能流程和无菌技术要求**　应设有三条出入路线：一为工作人员出入路线；二为患者出入路线；三为器械敷料等循环供应路线，相互隔离，避免交叉感染。

2. **手术室应严格划分非限制区、半限制区和限制区**

（1）限制区：设在手术室内侧。包括：无菌手术间、洗手间、无菌物品储藏室、急救药物间等。

（2）半限制区：设在限制区和非限制区中间或将限制区与半限制区分设在不同楼层的两部分。包括污染手术间及急诊手术间、办公室及附属房间，如器械室、敷料准备室、麻醉准备室（诱导室）、洗涤室、灭菌室、贵重仪器室、储物室。

（3）非限制区：设在手术室最外侧。包括接收患者区、鞋区、更衣室、休息室、复苏室、污物处理间、器械清洗室、麻醉医生办公室、值班室、家属等候室等。

3. **接收区平车入室转换处应设消毒地毯**　换鞋区应设有存放手术衣、裤、口罩、帽子和拖鞋设备。

（四）手术间的种类

按手术有菌或无菌的程度，手术间可划分成五类：Ⅰ类手术间：即生物洁净层流手术间，主要接受颅脑、心脏、脏器移植等手术。Ⅱ类手术间：即无菌手术间，主要接受脾切除手术、闭合性骨折切开复位术、眼内手术、甲状腺切除术等无菌手术。Ⅲ类手术间：既有菌手术间，接受胃、胆囊、肝、阑尾、肾、肺等部位的手术。Ⅳ类手术间：即感染手术间，主要接受阑尾穿孔腹膜炎手术、结核性脓肿、脓肿切开引流等手术。Ⅴ类手术间：即特殊感染手术间，主要接受铜绿假单胞菌（绿脓杆菌）、气性坏疽杆菌、破伤风杆菌等感染的手术。

二、手术室人员无菌准备

（一）手术前的一般准备

手术人员的无菌准备是避免患者伤口感染，确保手术成功的必要条件之一。手术人员进入手术室，首先在非限制区内换上手术室专用鞋，除去身上的所有饰物；穿上专用洗手衣和裤，将上衣扎入裤中，自身衣服不得外露；戴好专用手术帽和口罩，要求遮盖住头发、口鼻；指甲短且无甲下积垢，手臂皮肤无破损及感染，方可进入限制区进行手臂的洗刷与消毒。

（二）手的清洁与消毒

传统的外科洗手法有肥皂水刷手法和氨水洗手法。但研究证明，用有效的手清洁剂和消毒剂的新方法来进行手的清洁、消毒比传统方法更简捷、有效。因此，传统洗手法已被取代。新外科洗手消毒方法及操作流程见表3-10。

表 3-10　新外科洗手消毒操作流程

操作流程	操作要点
准备	（1）仪表端庄，着装整洁 （2）评估：环境、设施是否符合要求 （3）戴口罩 （4）用物准备：洗手液、手消毒剂、无菌毛巾，流动水及水池设备，小桶或污物桶

操作流程	操作要点
实施	(1) 修剪指甲,锉平甲缘,清除指甲下的污垢
	(2) 洗手前取下手表、卷袖过肘,流动水冲洗双手、前臂和上臂的下 1/3 处
	(3) 用肘或适宜方法打开水龙头,湿润双手,取洁净洗手液按七步洗手法清洗双手。顺序为:掌心→手背→指缝→指背→拇指→指尖→手腕→前臂→上臂的下 1/3 处
	(4) 从指尖往上臂用流动水冲干净,用无菌巾擦干,顺序如下: 双手掌→手背,将无菌巾折成三角形擦干一侧手腕→前臂→上臂下 1/3,用无菌巾另一面擦干对侧手腕→前臂→上臂下 1/3,无菌巾弃入污物桶
	(5) 取适量手消毒剂按七步洗手法揉搓双手、前臂和上臂下 1/3,至消毒剂干燥
操作后评价	(1) 按消毒技术规范要求分类整理使用后物品
	(2) 每个步骤搓洗时间不少于 10 秒
	(3) 全过程熟练、规范,符合操作原则

(三)穿手术衣

1. 拿取手术衣后,应面对手术区,并与周围人员与物品保持一定距离再穿,以免碰脏手术衣(图 3-35)。

2. 双手拿住手术衣两肩部,抖开手术衣,然后稍抛起顺势将两手同时伸入袖筒内,也可以分别先后穿入袖筒(图 3-36)。

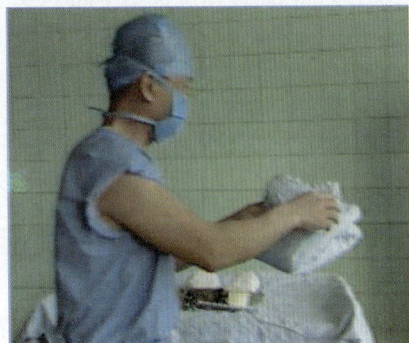

图 3-35 取手术衣

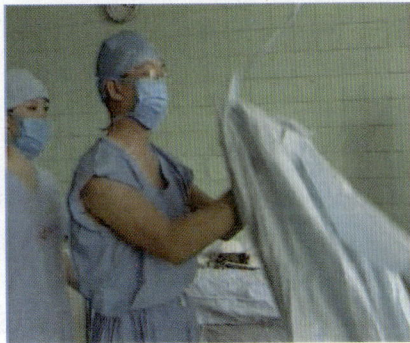

图 3-36 穿手术衣

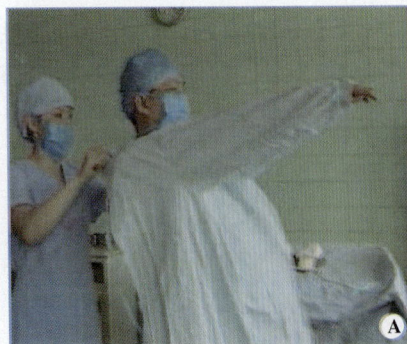

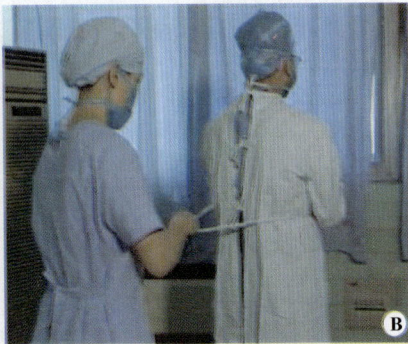

图 3-37 护士系带

3. 由巡回护士在身后帮助穿衣,并依次系好背部的带子和腰带(图 3-37),全遮式手术衣腰带由巡回护士用无菌持物钳传递给术者自己系扎。

4. 再戴干手套(湿手套则先戴)将手套口反折部上翻至袖口上。

5. 注意事项　穿好手术衣后,双手半前伸置于胸前,避免触碰周围的人或物。靠近器械台等待手术开始。如因故不能马上开始手术,应以无菌巾包盖双手,置于胸前。不可将手置于腋下、上举或下垂。若手术衣碰及周围的人或物,视为污染,必须立即更换。

考点: 穿手术衣的注意事项

（四）戴手套法

见本章第 3 节。

（五）接连进行手术时的洗手法

在施行无菌手术后,接连下一台手术时,要更换手术衣、口罩、手套并洗手(参照新外科洗手消毒操作流程)。

三、手术区皮肤准备

手术区皮肤准备又称备皮,包括剃除手术区毛发和清洁皮肤。

1. 目的　预防手术后切口感染。

2. 准备

(1)护士准备:衣帽整洁,修剪指甲、洗手、戴口罩。

(2)用物准备:弯盘、一次性备皮刀、纱布、肥皂水、软毛刷、治疗碗、一次性治疗巾、一次性手套、手电筒,必要时准备脸盆、毛巾及温水。

(3)环境准备:备皮室环境整洁,操作区域宽敞,物品摆放合理(如为病室须屏风遮挡)。

3. 操作步骤　见表 3-11。

表 3-11　外科备皮操作流程

操作步骤	操作说明	沟　通
核对解释	检查床号、患者姓名,解释备皮的目的和意义,关闭门窗,遮挡患者	护士:我已对操作环境、患者病情、意识状态、备皮部位、合作情况进行了评估。用物已准备好,报告老师(举手)开始操作
准备患者	消毒双手,戴手套,站于患者右侧 暴露备皮区,铺一次性手术巾,放置弯盘,注意保暖检查手术部位有无破溃和感染	
备皮	用软毛刷蘸肥皂水,涂于皮肤上,一手用纱布绷紧皮肤,另一手持备皮刀呈45°角自上而下顺着毛发生长方向剃尽,用纱布拭净放于弯盘内	护士:×××您好! 根据手术需要,现在要给你备皮,希望您能配合,有大小便吗? 操作中请不要乱动,以防损伤
检查	用手电筒照射,检查是否剃尽,皮肤有无损伤,如有伤口立即告知医生	护士:我检查一下你的皮肤,没有损伤、划痕,我帮你清洗一下,好吗?
清洁整理	用毛巾浸热水洗去局部的毛发和肥皂液,撤物,脱手套,帮助恢复体位,嘱患者备皮后沐浴,开窗通风	报告老师(举手)操作完毕

考点：备皮
刀角度及操
作方向

4.注意事项

（1）操作轻柔，剃刀与皮肤呈45°，避免损伤皮肤，同时注意保暖。

（2）按不同手术的要求备皮，原则是超出手术切口四周各20cm以上。

（3）婴幼儿一般不备皮，只做清洁护理。

（4）一般在手术前日或当日，如皮肤准备超过24小时，应重新备皮。

（5）四肢手术患者应指导浸泡清洗，剪去指（趾）甲，肿瘤患者备皮，要注意手法轻柔，避免挤压肿瘤，导致医源性扩散。

第7节 医院一次性用品的管理

一、概 述

一次性医疗用品已经普及所有的医疗机构，其管理（采购、发放、使用、回收、毁形及无害化处理）已成为医院感染防控的重要环节。使用一次性医疗用品所引起医院感染和医疗废物的处理问题，已被人们所重视，它不仅反映医疗护理质量，影响医院的声誉，还带给患者许多不必要的痛苦和经济负担。

一次性医疗用品是指使用一次后即丢弃的，深入人体组织或与皮肤黏膜患者表面接触并为治疗或诊断目的而使用的各种用品，分为灭菌的医疗用品和消毒的医疗用品。灭菌的医疗用品即进入人体组织，无菌、无热源、无异常毒性、检验合格、出厂前必须经无菌处理，可直接使用后丢弃的一次性医疗用品［如注射器、输液（血）器、注射针、静脉输液针、塑料血袋、采血针、口腔器械、扩阴器、营养袋、引流袋、塑料盐水瓶、换药碗（杯）、漱口杯等］；消毒的医疗用品即接触皮肤黏膜患者，无毒害、检验合格，出厂前必须经消毒处理，可直接使用后丢弃的一次性医疗用品（如口罩、帽子、手套、床罩、中单等）。

二、健全管理制度落实一次性医疗用品的管理措施

医院对一次性医疗用品的采购、储存、使用、处理等方面，必须有监督机构和管理制度。医院感染管理科须认真履行对一次性使用医疗用品的采购、管理和回收处理的监督检查职责。

（一）严格进货管理

1.医院所用一次性医疗用品必须由设备部门统一采购，禁止从非法渠道采购医疗器械及用品，使用科室不得自行购入。

2.通过公开招标，医院与中标企业签订合同，建立购销关系。设备科有计划购进产品。

3.采购时向生产或经营企业索取生产或经营企业的必要证件（卫生许可证、产品批准文号、营业执照、该批产品的检验报告单、产品合格证），以及销售人员的合法身份。

4.严格验收货物来源、包装标志及产品包装完好、无漏气和无肉眼可见异物等。

5.对产品质量抽样检测。随机抽取0.5%产品进行外观质量、性能、无菌、热原、化学等检测验收。

6.验收后的产品须专人负责建立登记账册，以备查验。

（二）严格储存管理

建立严格的储存管理制度，防止再污染。物品按不同种类、型号分别存放于阴凉、干燥、

通风良好的物架上，室内保持洁净并有消毒设备。

（三）严格发放及使用管理

发放及使用前检查包装、有效期等，严禁将包装破损、超过灭菌有效期及包装上未注明出厂日期和有效期的产品发放至使用科室；科室使用前应检查每一小包装有无破损、过期、产品有无不洁净等，使用时若发生热源反应、感染或其他异常情况时，须及时留样送检，详细记录，报告医院感染管理科、设备采购部门等；医院发现不合格产品或质量可疑时，应立即停止使用，并及时报告当地药品监督管理部门，不得自行作退、换货处理。

（四）严格回收、毁形、消毒处理

一次性医疗废物必须符合：洁污分流、人物分流、分类收集、分类存放、统一管理、无害处理的原则。禁止重复使用和回流市场。详见第 4 章第 3 节。

考点: 一次性医疗废物的初步毁形、分类、消毒

三、加强学习，提高认识

一次性医疗用品管理牵涉面广，医院要广泛宣传，提高管理自觉性；组织全体职工学习《传染病防治法》、《医院感染管理规范》、《消毒技术规范》等相关法规，增强对一次性医疗用品使用安全性意识及自我防护意识；感染管理科人员要全面掌握有关一次性使用医疗用品管理法规、动态、质量标准等；设备科要掌握一次性医疗用品的各项性能指标、国家标准、生产与消毒知识，提高鉴别能力。加强对一次性医疗用品的管理，既能保证一次性无菌医疗用品的使用质量，又能杜绝一次性医疗用品使用后再流入社会，确保医疗安全。

（张晓英　颜　萍）

第4章

隔 离 技 术

隔离是防止医院感染的重要措施之一。隔离技术是按照各种病原体的不同消毒要求和隔离原则而制定的,其目的是控制传染源,切断传播途径,保护易感人群。因此,医务人员应严格执行隔离技术,自觉遵守隔离原则,防止传染病的传播。

案例4-1

> 王大妈因发热,发冷,全身酸痛,头痛,食欲不振,咳嗽、鼻塞入院,经诊断为流行性感冒。护士应怎样为该患者安置病房?患者的用物该如何消毒处理,对患者护理时应注意哪些问题?经治疗痊愈出院,请问该患者居住的病室、用过的物品及床单位该怎样处理?

第1节　隔离操作技术和要求

一、什么是隔离

医学上的隔离可分为传染病隔离和保护性隔离两种。传染病隔离是将处于传染病期的传染病患者、可疑患者安置在指定的地点,暂时避免与周围人群接触,便于治疗和护理。通过隔离,可以最大限度地缩小传染范围,减少传染病传播的机会,如传染病流行时的疫区、传染病院等。保护性隔离是指将免疫功能极度低下的易感染者置于基本无菌的环境中,使其免受感染,如器官移植病区、无菌病房等。

隔离目的是控制传染源,切断传播途径,保护易感人群免受感染,也是防止传染性疾病传播的重要措施。因此护理人员必须重视和认真做好隔离工作,严格执行消毒隔离技术,并对患者及家属做好健康教育,使其了解隔离的意义,自觉遵守消毒隔离制度,积极配合实施各种隔离措施。

二、什么是隔离技术

将传染源传播者和高度易感人群安置在指定地点和特殊环境中,暂时避免和周围人群接触;对前者采取传染源隔离,对具有传染性的分泌物、排泄物、用品等物品进行集中消毒处理,防止传染病病原体向外传播;对后者采取保护性隔离,保护高度易感人群免受感染的技术。简单、直接而有效的中断传染链的方法是应用各种隔离技术切断传播途径。

隔离技术的目的是防止病原微生物在人群中扩散,最终控制和清除传染源。

三、隔离病区的管理

(一)传染病区隔离单位的设置

传染病区与普通病区分开并远离食堂、水源和其他公共场所,相邻病区楼房相隔30m,侧面防护距离为10m,以防空气对流传播;病区设多个出入口,使工作人员和患者分道进出;病区内配置有必要的卫生、消毒设备。

1. 以病员为隔离单位　每个患者有单独的环境与用具,与其他患者及不同病种患者间进行隔离。

2. 以病种为隔离单位　同种传染病的患者,安排在同一病室,与其他传染病的环境实行隔离。

3. 单独隔离　凡未确诊,发生混合感染,或有强烈传染性及危重患者应住单独隔离室。

(二)隔离区域的划分及隔离要求

按传染病患者所接触污染的程度及工作需要,隔离区域划分为"三区"、"二通道"和"一缓冲"。

1. 清洁区　凡未和患者直接接触、未被病原微生物污染的区域为清洁区,如更衣室、库房、值班室、配餐室等。隔离要求:患者及患者接触过的物品不得进入清洁区;工作人员接触患者后需消毒手、脱去隔离衣及鞋帽、方可进入清洁区。

2. 半污染区　凡有可能被病原微生物污染的区域为半污染区,如病区的走廊和化验室等。隔离要求:患者经过走廊时,不得接触墙壁、家具等物;各类检验标本有存放盘和架,检查完的标本及玻璃、玻片等严格按要求分别处理。

3. 污染区　凡和患者接触、被病原微生物污染的地方为污染区,如病室、浴室、厕所等。隔离要求:污染区的物品未经消毒处理,不得带到他处;工作人员进入污染区时,必须穿隔离衣,戴口罩、帽子,必要时换隔离鞋;离开时脱隔离衣、鞋帽,消毒双手。

4. 两通道　即医务人员通道、患者通道。医务人员通道入口设在清洁区一端;患者通道入口设在污染区一端。

5. 一缓冲　为清洁区与半污染区、半污染区与污染区之间专门设立的区域,是一个两侧均有门的通道。

四、隔离消毒原则

(一)一般的消毒隔离

1. 根据不同病种,在病室门口挂疾病标志。门口设脚垫经1%氯胺或其他消毒溶液浸湿,以供出入时消毒鞋底。门外设消毒溶液及清水各一盆,以及手刷、毛巾等消毒手用物;并设立柜以挂隔离衣。

2. 工作人员进入隔离室要按规定戴工作帽、口罩,穿隔离衣,并且只能在规定的范围内活动。不得进清洁区,且不同病种不能共用一件隔离衣。一切操作要严格遵守隔离规程,接触患者或污染物品后必须消毒双手。

3. 穿隔离衣前必须将所需用物备齐,并尽量将各项操作集中进行,以减少反复穿脱隔离衣及消毒洗手的次数。

4. 凡患者接触过的物品或落地的物品应视为污染,消毒后方可给他人使用;患者的衣物、信件、钱币等经消毒后方能交家属带回;排泄物、分泌物、呕吐物须消毒后排放;需送出处理的物品、污物袋应有明显的标志。

5. 病室每日进行空气消毒,可用紫外线照射或消毒液喷雾,每日于晨间护理后,用消毒液擦拭病床及床旁桌椅。

6. 污染物品不得放于清洁区,任何污染物必须先经消毒处理,然后进行常规清洁,以防病原体播散。

7. 在严格执行隔离要求的同时,要对患者热情、关心,尽力解除患者的恐惧感和因被隔离而产生的孤独、悲观等不良心理反应。向患者及家属解释隔离的重要性及暂时性,以取得其信任与合作。

8. 感染性分泌物三次培养结果均为阴性或已渡过隔离期,经医生开出医嘱后方可解除隔离。

(二) 终末消毒

终末消毒是对出院、转科或死亡患者及其用物、所住病室和医疗器械进行的消毒处理。

1. **患者的终末处理** 患者转科或出院前应洗澡,换上清洁的衣服,个人用物经消毒处理后方可带出隔离区。若患者已死亡,尸体须用消毒液擦洗,并用浸有消毒液棉球塞住口、鼻、耳、肛门或瘘管等孔道,更换伤口处敷料。用一次性尸体单包裹尸体,送传染科太平间。

2. **病室的终末处理** 患者用物须分类进行消毒(表4-1)。将病室的门窗封闭,打开床边桌,摊开棉被,竖起床垫,用消毒液熏蒸。熏蒸后打开门窗,用消毒液擦洗家具。被服类放入标明"隔离"字样的污物袋内,消毒后再清洗。床垫、棉被和枕芯还可用日光暴晒6小时或送消毒室进行处理。

表4-1 传染病污染物品消毒法

物品	消毒方法
病室空间	消毒剂熏蒸、喷雾、紫外线照射
地面、墙壁、家具	0.2%～0.5%过氧乙酸、0.5%～3%氯胺喷洒擦拭
医疗用金属、橡胶、搪瓷、玻璃类	消毒剂喷雾、浸泡、擦拭消毒、压力蒸汽灭菌
血压计、听诊器、手电筒	环氧乙烷熏蒸消毒或消毒剂擦拭
体温计	(1) 1%过氧乙酸溶液浸泡30分钟连续2次
	(2) 3%碘伏浸泡30分钟
餐具、茶具、药杯	(1) 煮沸15～30分钟
	(2) 环氧乙烷气体消毒
	(3) 0.5%过氧乙酸溶液浸泡
信件、书报、票证	甲醛、环氧乙烷气体熏蒸
布类、衣服	消毒剂浸泡、煮沸、压力蒸汽灭菌
被褥、枕芯、毛纺织品	熏蒸、日光暴晒、消毒室处理
便器、痰盂、痰具	3%漂白粉澄清液浸泡或0.5%过氧乙酸溶液浸泡
排泄物、分泌物	1) 用漂白粉或生石灰消毒
	2) 痰盛于蜡纸盒内焚烧
剩余食物	煮沸30分钟后倒掉
垃圾	焚烧

考点: 消毒隔离的原则

五、隔离技术基本操作

(一) 口罩、帽子的使用

1. **目的** 提供屏蔽保护,防止感染性血液、体液溅到医护人员口腔及鼻腔黏膜。口罩可保护患者和工作人员,避免互相传染,并防止飞沫污染无菌物品或清洁食物等;帽子防止工作人员的头发、头屑散落或头发被污染。

2. **准备**

(1) 护士准备:着装整洁,清洁双手。

（2）用物准备：帽子、口罩（用 6～8 层纱布缝制）。

（3）环境准备：环境清洁、安全。

3. 操作步骤　见表 4-2

表 4-2　口罩、帽子的使用

操作流程	操作要点
戴工作帽	洗手后取出清洁、合适的帽子戴上，帽子应遮住全部头发
取戴口罩	洗手后取出清洁口罩，罩住口鼻 将上段两条带子分别超过耳系于头后，下段两条带子系于颈后，系带松紧合适，口罩的下半部应遮住下颌（图 4-1）
取下口罩	洗手后解开口罩系带，取下口罩，将污染面向内折叠，放于胸前小口袋或小塑料袋内。一次性口罩取下后弃于污物桶内

4. 注意事项

（1）口罩使用时应遮住口鼻，不可用污染的手接触口罩；工作帽大小适宜，头发全部塞入帽内，不得外露。

（2）口罩用后立即取下，不可挂在胸前；取口罩时，手不可接触污染面。

（3）传染病区一般情况下，口罩使用 8 小时应更换。若接触严密隔离或呼吸隔离的患者，应每次更换。使用一次性口罩不得超过 4 小时。

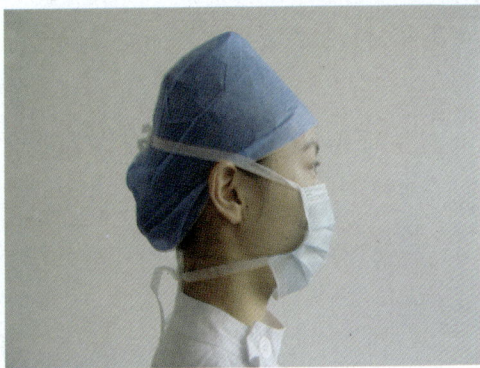

图 4-1　戴口罩、帽子

（二）开关水龙头法

1. 脚踏开关水龙头　用脚踏开关，可避免引起交叉感染。

2. 长臂水龙头当手污染时，用肘部或刷子开关。

3. 一般水龙头当手污染时，用刷子敲开，刷手毕，用清洁手关上水龙头。

（三）手的清洁与消毒

美国疾病控制中心（CDC）将洗手定义为：将手涂满肥皂，并对其所有表面进行强有力的短暂的摩擦，产生大量泡沫，然后用流水冲洗的过程，包括使用单纯的肥皂、清洁剂洗手和用含有消毒剂的洗涤洗手两种方法。前者为机械去污过程，能使皮肤脂肪乳化和微生物悬浮于表面，再用水冲洗干净；后者为化学去污过程，能杀死或抑制微生物的生长繁殖，达到消毒灭菌的目的。洗手是重要的隔离技术之一，为保护患者和保护医护人员，避免交叉感染，必须坚持认真洗手。

1. 手的清洁

（1）目的：除去手上的污垢及病原微生物，避免感染和交叉感染，避免污染无菌物品及清洁物品。

（2）准备

1）护士准备：着装整洁，符合隔离原则要求。

2）用物准备：流动水洗手设备，采用感应式、脚踏式或肘式开关（洗手设备不具备时，可备消毒液和清水各一盆）；10％肥皂液、消毒手刷 4 把、消毒小毛巾或纸巾，红外线干手机。

3）环境准备：环境整洁、宽敞、安全、物品放置合理。

（3）洗手操作步骤：见第3章第2节七步洗手法操作流程。

传染病区工作人员的刷手与手术室的刷手操作不同之处：用刷子蘸肥皂乳液或洗手液按前臂、腕关节、手背、手掌、指缝及指甲处顺序仔细刷洗2分钟后，再用流水冲净。

（4）洗手注意事项：洗手时身体勿靠近水池，以免隔离衣污染水池边缘或溅湿工作服；刷洗范围应超过被污染的部位，洗手后应避免双手直接接触污染水龙头；流水冲洗时，腕部应低于肘部，使污水从前臂流向指尖，并避免水流入衣袖内；肥皂液应每日更换，手刷及容器应每日消毒。

2. 手的消毒　适用于接触感染源后手的消毒。通过手的消毒能清除或杀灭手上暂住的微生物，以避免医务人员和患者交叉感染，避免污染清洁物品。

（1）刷手法：见表4-3。

表4-3　手的刷洗操作流程

操作流程	操作要点	备注
评估	手的污染程度、将要进行的操作、患者情况	如无洗手池设备，则备消毒液及清水各一盆或免洗手消毒液
准备	（1）操作者：着装整洁，剪指甲，取下手表及手上饰物 （2）用物：手刷、肥皂或洗手液、一次性消毒纸巾或小毛巾，必要时备消毒液及清水各一盆或免洗手消毒液 （3）环境：清洁、宽敞、安全；物品放置合理，取用方便	水龙头最好选用感应式、肘式或脚踏式开关 水流不可太大，避免溅湿工作服 毛巾一次一更换 肥皂液每日消毒，洗手液及时更换
实施	（1）湿润手：卷袖，流水浸湿双手 （2）刷洗：用手刷蘸肥皂液或洗手液，按前臂、腕部、手背、手掌、手指、指缝、指尖顺序刷洗双手，每只手刷2遍，每遍刷30秒，共2分钟，必要时更换手刷 （3）冲洗手：自上而下彻底冲洗，肘关节高于腕关节，防止浸湿衣袖 （4）擦干手：纸巾（或小毛巾）擦干或烘干	
整理	整理肥皂液或洗手液	
操作后、评估	手洗后卫生学检测达标 手离开消毒液时未触及容器边缘	

（2）消毒液揉搓法：将手消毒液原液2ml喷涂于双手表面及手指间，直至液体覆盖双手各部位，均匀揉搓1分钟，方法按七步洗手法步骤。注意消毒前双手无需水洗，将消毒液原液直接喷涂（或涂抹）于双手皮肤上，按照表4-3步骤操作，均匀涂抹至双手各部位皮肤上，充分揉搓至消毒液干燥，作用1分钟完成手部消毒，消毒后，双手无须再烘干或冲洗。

（3）消毒液浸泡法：适用于无洗手池设备的双手消毒。将双手浸在盛有消毒液的盆中，用小毛巾或手刷反复擦洗2分钟，再在清水盆内洗净，用纸巾或小毛巾擦干。

（4）手的消毒要求

1）医务人员在各种操作前，应用流动水肥皂洗手，如果手上有可见的污染，应延长洗手时间；重复上述方法连续2～3遍后擦干，再用含氯消毒液洗一遍后进行各种操作。

2）医务人员为特殊传染患者检查、治疗、护理之前，可戴好一次性手套或无菌乳胶手套，每接触一个患者应更换一副手套，操作结束可进行流水洗手，注意手的消毒。

3）若双手直接为传染病患者检查、治疗、护理或处理传染患者污物之后，应将污染的双手浸泡于消毒液内 2 分钟，再用肥皂流水洗手法洗 2 遍后擦干。

4）接连进行检查、治疗和护理患者时，每接触一个患者后都应用消毒液浸泡双手 2 分钟，然后用清水冲洗手；或用消毒剂擦双手后晾干。水龙头最好应用脚踏式或电磁感应开关。

5）接触污染物品、微生物实验室操作后手的消毒：医务人员接触污染物品之前，应戴好一次性手套或乳胶手套，然后进行操作，操作后脱掉手套，用流水肥皂冲洗即可。如手直接接触污物者，操作后应将污染的双手浸泡于消毒液内 2 分钟后，再用肥皂流水洗手法洗 2 遍后擦干。

（四）避污纸的使用

1．目的　避污纸是备用的清洁纸片。用避污纸垫着做简单的操作，保持双手或物品不被污染，以省略消毒手程序。如用清洁的手取用污染物品时，垫着避污纸可避免手被污染；用污染的手取有清洁的物品时，垫着避污纸可避免物品被污染。

2．操作步骤　取避污纸时，应从页面抓起，不可掀页撕取，以保持一面为清洁面（图 4-2）。避污纸用后随即弃于污物桶内，集中焚烧处理。使用过程中注意保持避污纸清洁以防交叉感染。

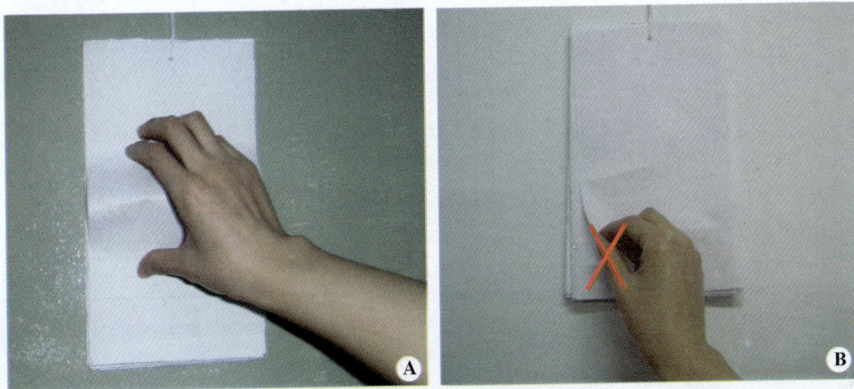

图 4-2　取拿避污纸的方法
A. 正确；B. 错误

（五）穿脱隔离衣

1．目的　防止病原体的传播，保护患者和工作人员免受病原体的侵袭。

2．准备

（1）护士准备：着装整洁，洗手，戴帽子、口罩。

（2）用物准备：隔离衣、挂衣架、消毒手的设备、污衣袋。

（3）环境准备：环境整洁、宽敞、安全、物品放置合理。

3．操作步骤　见表 4-4。

4．注意事项

（1）隔离衣长短要合适，需全部遮盖工作服，不可有破洞。

（2）保持衣领及内面清洁，污染的袖口不可接触衣领、面部和帽子。

（3）隔离衣挂在半污染区，清洁面向外；挂在污染区，则污染向外。

表 4-4　穿脱隔离衣操作流程

操作流程	操作要点
准备	（1）备齐操作用物，避免穿隔离衣后到清洁区取物 （2）取下手表，卷袖过肘，戴好帽子、口罩
实施	**穿隔离衣法**（图4-3） （1）持领取衣：手持衣领取下隔离衣，将衣领的两端向外折齐，露出袖口，清洁面向自己 （2）穿左右袖：右手持衣领，左手伸入袖筒举起手臂将衣袖抖上，右手上拉衣领，使左手露出袖口；左手持衣领，依上法穿好右袖 （3）扣好领扣：两手持衣领由领子中央，顺边缘向后将领扣扣好，注意污染袖口不可触及衣领、面部和帽子 （4）扣好袖扣：将左右袖口扣上，此时手已污染 （5）折襟系带：解开腰带活结，将隔离衣一边（约在腰下5cm处）腋中线拉住，然后渐向前拉，直到看到边缘，同法捏住另一侧边缘（注意手勿触及衣的内面），双手在后面将边缘对齐，向一侧折叠，以一手按住，另一手将腰带拉至背后压住折叠处，将腰带在背后交叉，回到前面打一活结，注意勿使折处松散 **脱隔离衣法**（图4-4） （1）松带打结：松开腰带，在前面打一活结 （2）解扣塞袖：解开两袖口，在肘部将部分袖子塞入工作服衣袖下，使两手露出来，便于刷洗消毒 （3）刷手消毒：按前臂、腕部、手掌、手背、指甲、指缝等顺序蘸肥皂水或消毒液刷洗，每只手刷半分钟后用流水冲净，再重复刷洗一次（共2分钟）。若为消毒液则每手各刷1分钟后清水冲净，擦干 （4）解领脱袖：解开领口，右手伸入左侧衣袖里拉下衣袖过手，用遮盖的左手握住右手隔离衣袖外面将袖拉下，两手在袖内对齐衣袖，并轮换握住两肩缝，渐渐自袖管中退出，用右手撑住工作衣肩缝撤出左手，随即用左手握住领子的外面再脱出右手 （5）持领挂衣：两手握住领子，将隔离衣两边对齐（如挂在半污染区的隔离衣，清洁面向外，挂在污染区的隔离衣，污染面在外），挂在衣钩上。脱不再穿的隔离衣方法同前
整理	脱下后将隔离衣的清洁面向外翻，卷好投入污衣袋中

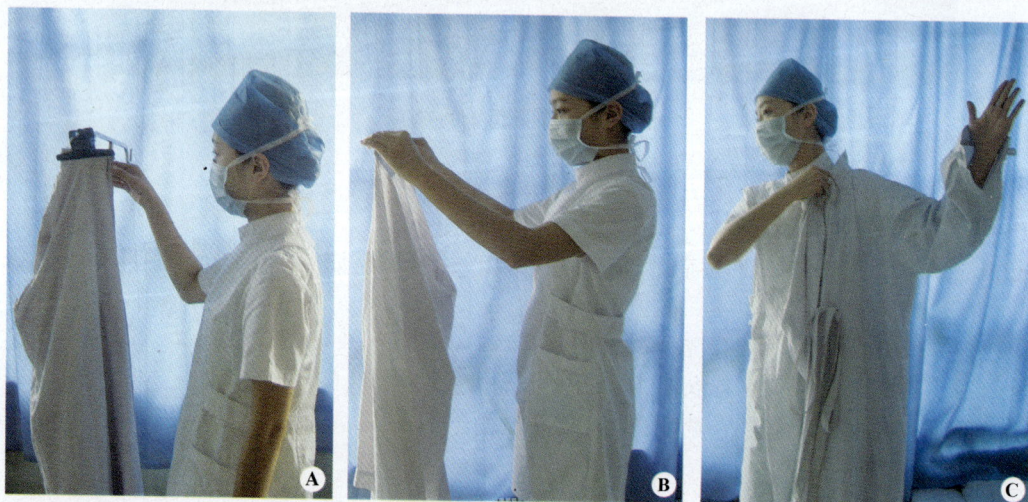

图 4-3　穿隔离衣法

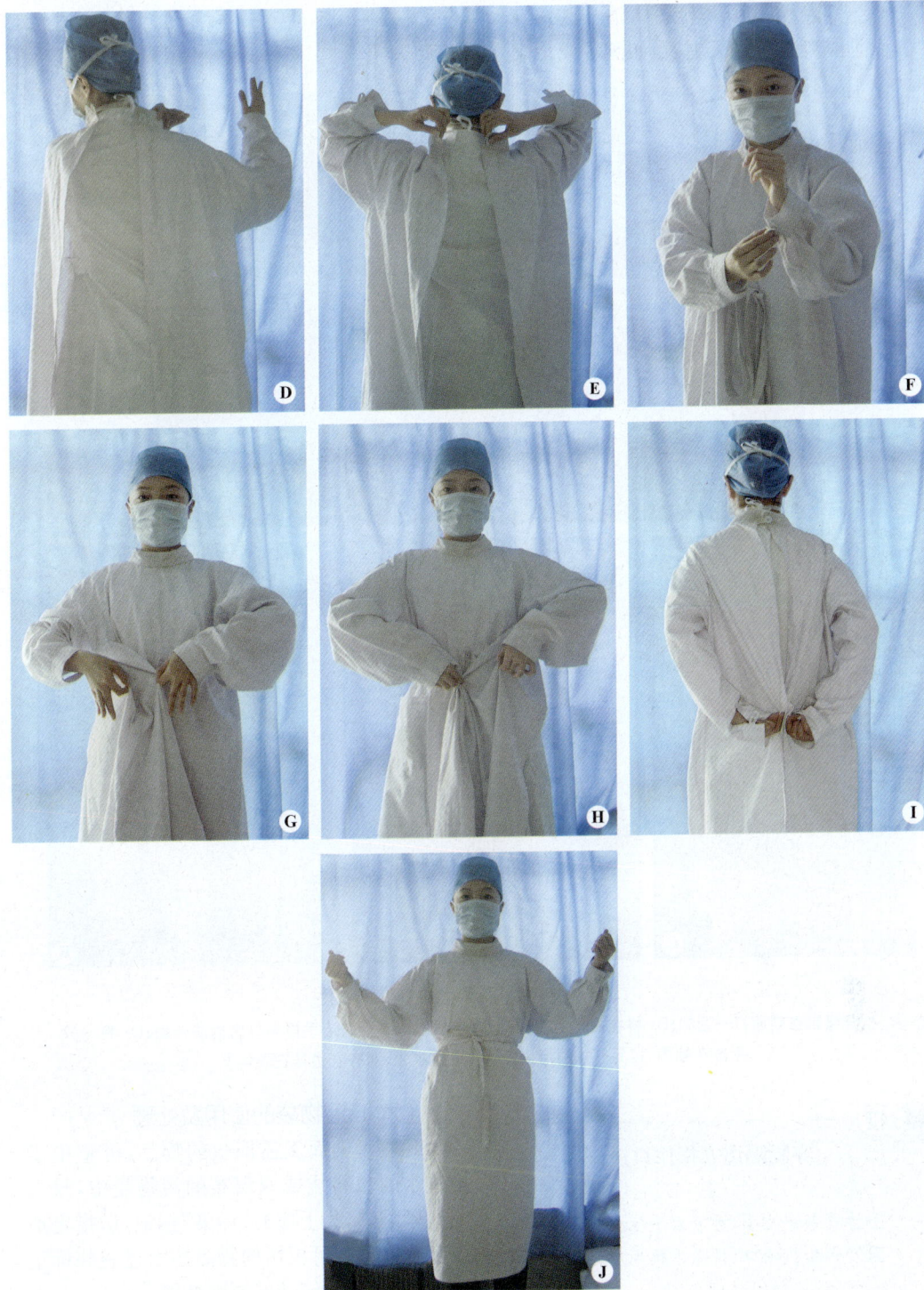

图 4-3　穿隔离衣法(续)

A. 取隔离衣;B. 清洁面朝自己;C. 穿上一袖;D. 穿上另一袖;E. 系领扣;F. 扣衣袖;G. 将一侧衣边捏至前面;
H. 同法捏另一边;I. 将两侧衣边对齐;J. 扎起腰带

（4）穿隔离衣后，不能进入清洁区。

（5）隔离衣应每天更换，如潮湿或污染立即更换。

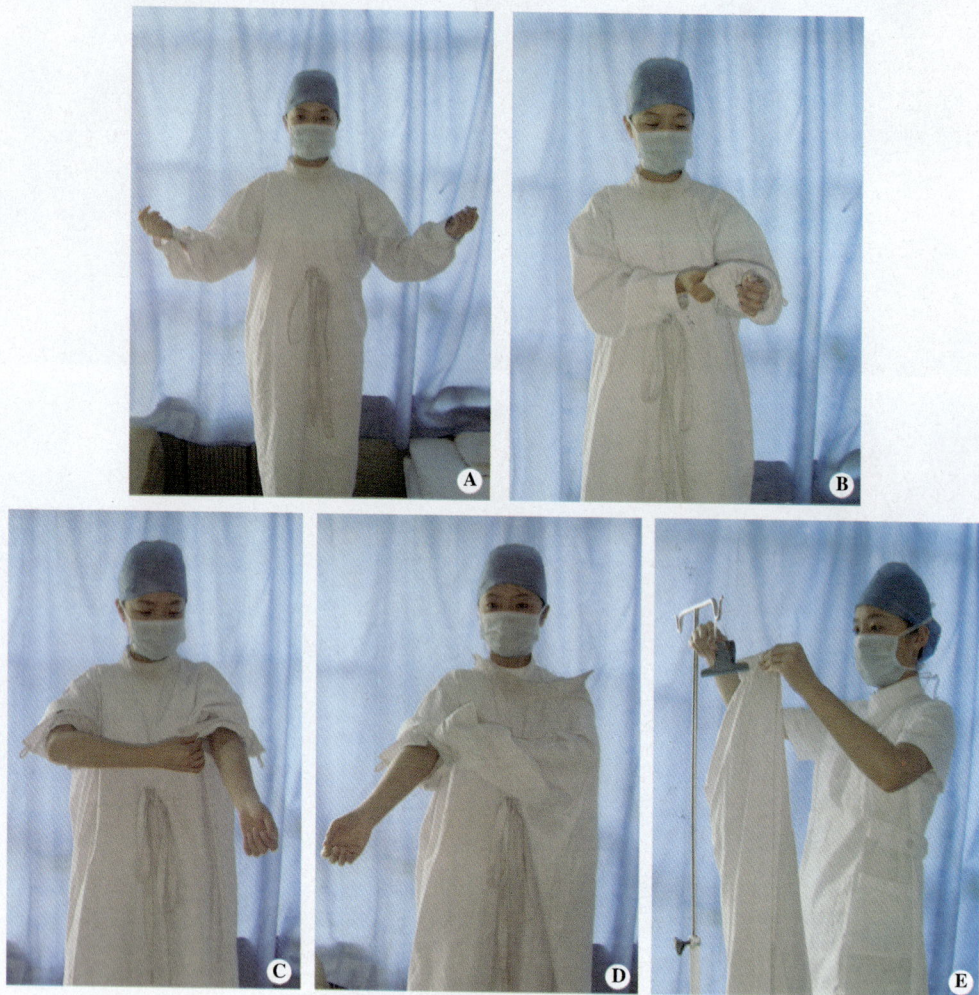

图 4-4 脱隔离衣法

A. 松开腰带在前面打一活结；B. 将衣袖向上，塞在上臂衣袖上；C. 用清洁手拉袖口内的清洁面；D. 将一只
手放在袖内，拉另一袖的污染面；E. 提起衣领，对齐衣边挂在衣钩上

链接

穿脱隔离衣操作口诀

穿

手持衣领穿左手，再穿右手往上抖，

系好领扣扎袖口，折襟系腰半屈肘。

脱

松开腰带解袖口，塞好衣袖消毒手，

解开领口脱衣袖，对好领子挂上钩。

（六）污物袋的使用及处理

凡被污染而无需回收的物品，可集中于不透水的塑料袋或双层布的污物袋中，封口或扎紧袋口，袋上应有"污染"标记，送指定地点焚烧处理。可再用的物品按上述袋装标记后，按先消毒后清洁的原则处理。

第2节　特殊感染患者的隔离及护理

　　李先生,40岁,中学教师,五天前出现发热,乏力、食欲减退伴呕吐,全身皮肤逐渐黄染。今天在上课时,学生发现老师表情异样,胡言乱语,即送来医院。诊断为:急性重型乙型肝炎,肝性脑病。护士王丽应怎样为该患者安置病房,患者带来的用物包括书、票证应该如何消毒处理,对患者护理时应注意哪些问题? 在执行医嘱时为尽快给药,王丽在未戴手套的情况下,为患者做静脉穿刺,因患者精神兴奋,躁动不安,使已刺入血管内的针头又拔了出来,刺伤了王丽的手,这时王丽应该怎么做? 在这次事件中我们应吸取什么教训?

　　特殊感染在本节中特指发病率高、传染性强的几种常见传染病,是由各种病原体引起的能在人与人、动物与动物或人与动物之间相互传播的一类疾病。由于传染病能够通过相互传染而对人们的健康甚至生命造成严重威胁,所以要通过控制传染源、切断传染途径、增强人的抵抗力等措施来有效地预防传染病的发生和流行。因此,护理人员必重视和认真做好隔离工作,掌握各种传染的特点、隔离及预防措施,严格执行隔离技术,防止传染病的传播。

一、隔离的种类

　　隔离种类按传播途径不同分为7种,作为切断传播途径、制定措施的依据。护理传染病患者时应该严格按要求实行相应的隔离措施。

（一）严密隔离

　　严密隔离适用于经飞沫、分泌物、排泄物直接或间接传播的烈性传染病,如霍乱、鼠疫等。凡传染性强、病死率高的传染病均需严密隔离。非典型肺炎必须严密隔离。

（二）呼吸道隔离

　　呼吸道隔离适用于通过空气中的飞沫传播的感染性疾病,如流行性感冒、肺结核、百日咳、流行性脑脊髓膜炎(简称流脑)等。

（三）肠道隔离

　　肠道隔离适用于由患者的排泄物直接或间接污染了食物或水源而引起传播的疾病,如伤寒、甲型肝炎、细菌性痢疾等。肠道隔离可切断粪-口传播途径。

（四）接触隔离

　　接触隔离适用于经体表或伤口直接或间接接触而感染的疾病,如破伤风、气性坏疽、狂犬病等。

（五）血液-体液隔离

　　血液-体液隔离适用于预防直接或间接接触血液和体液传播的传染性疾病,如艾滋病、梅毒、乙型肝炎等。

（六）昆虫隔离

　　昆虫隔离适用于以昆虫为媒介而传播的疾病,如疟疾、乙型脑炎(简称乙脑)、流行性出血热、斑疹伤寒、回归热等。

（七）保护性隔离

　　保护性隔离也称反向隔离,适用于抵抗力低下或极易感染的患者,如早产儿、严重烧伤、白血病、脏器移植、免疫缺陷等。

考点:隔离的分类

二、护理隔离患者时常用的操作方法

护士进入病室进行各项操作时,应先备好所需的用物,然后穿隔离衣。一切物件,接触传染病患者后或掉在地上,均应消毒。

1. 铺床　给不同病种铺床时,必须更换隔离衣,戴口罩,其余同普通病室铺床法。

2. 测量体温、脉搏、呼吸　隔离患者体温计应固定使用。给严密隔离患者测体温时,应穿隔离衣,手表置入有机玻璃盒内或装入透明袋内,以免污染。如给一般隔离(呼吸道、消化道、接触及昆虫隔离)患者测体温时,可不穿隔离衣,但要注意工作衣不能接触患者及床单位。另须备浸泡消毒液的小毛巾。护士保持一手清洁,以便记录;一手诊脉和取体温计,看清读数后,将体温计放入盛有1%过氧乙酸消毒液瓶中。每位患者测量体温、脉搏、呼吸后,经小毛巾擦手消毒,方可测另一患者。

3. 测量血压　严密隔离的患者或需密切观察血压的患者,血压计、听诊器应固定使用,最后作终末消毒。一般隔离患者使用的血压计,可在血压计臂带外加薄膜或布袖套。操作时将布袖套套于患者臂部,其余部分铺在床上及患者身上,成一清洁区,血压计放在清洁区内测量。测毕,取出血压计,将清洁面向外折叠,定期更换消毒。不同病种患者,用后即换下消毒,备用。

4. 服药、注射　将备好的服药盘、注射盘及服药本、注射本一并放在治疗车上,车下层放水壶及盛有消毒液的盆2个,推车至病室门口,核对无误后,为患者服药,药杯用避污纸取回放入专用消毒液盆内;然后为患者注射,注射毕,将注射器置入另一消毒液盆内。消毒双手,再为另一病种的患者注射。一次性药杯和注射器,用后可集中处理。

5. 搬运患者　用担架接送隔离患者去检查或治疗时,应在担架上铺清洁布单,移患者至担架上,盖好被子,将布单两边包住患者,到达诊疗室后,将布单连同患者一齐移至检查床上。用毕将布单清洁面向外卷好,投入污衣袋内。若为呼吸道隔离患者,应加戴口罩。

三、特殊传染患者的隔离技术

(一)传染性非典型肺炎的隔离技术

传染性非典型肺炎也称为非典,简称SARS,是一种因感染SARS相关冠状病毒而导致的以发热、干咳、胸闷为主要症状,严重者出现快速进展的呼吸系统衰竭,是一种通过近距离空气飞沫和密切接触传播的急性呼吸道传染病,具有高度的传染性,病死率极高。因此,属甲类传染病,按呼吸道传染病严密隔离。

1. 隔离措施

(1) 传染性非典型肺炎疑似患者和确诊患者分开安置并单间隔离。通向过道的门窗须关闭。室内用具力求简单、耐消毒,室外门上挂有明显隔离标志,禁止探视、陪护及患者出病室。

(2) 根据传染性非典型肺炎的传播途径,在实施标准预防措施的基础上,采取飞沫隔离、空气隔离与接触隔离措施。

(3) 患者的诊疗、护理物品应当专用,若条件有限时,用后应做好清洁和消毒工作。

(4) 凡入室者必须戴帽子、口罩、穿隔离衣和隔离鞋,戴手套,离开患者房间前应脱去,并保持工作服不受到污染。消毒措施必须严格。

(5) 减少患者的移动和转换病房,若确需转换病房时,应采取相应的措施防止患者对其他患者和环境造成污染。

(6) 接触患者或污染物品后及护理下一患者前要洗手,患者的分泌物、呕吐物及排泄物须严格消毒处理。

（7）污染敷料装袋标记后进行焚烧处理。

（8）病室内空气每天用消毒液喷洒或紫外线照射消毒 1 次，床头柜、床栏杆、门把手、水龙头、地面等应当每天用消毒剂消毒 2 次。一般情况下，采用 $500\sim1000mg/L$ 含氯消毒剂擦拭物体表面或地面。

2. 预防措施

（1）接触血液、体液、分泌物、排泄物等物质及被其污染的物品时应当戴手套，脱去手套后立即洗手。

（2）医务人员的工作服、脸部及眼睛有可能被血液、体液、分泌物等物质喷溅时，应当戴一次性外科口罩或者医用防护口罩、防护眼镜或者面罩；穿隔离衣、隔离裤，戴围裙，戴手套，穿雨鞋或鞋套。

（3）处理所有的锐器时应当特别注意，防止被刺伤。

（4）对患者用后的医疗器械、器具应当采取正确的消毒措施。

> **链接**
>
> ### 护理人员的"四勤一好"
>
> 　　**勤洗手**：这是预防病毒传染的第一道防线。**勤洗脸**：传染性非典型肺炎的病原体主要是通过鼻、咽和眼侵入人体的。**勤饮水**：可以使患者黏膜保持湿润，增强抵抗力。同时，勤饮水还便于及时排泄体内的废物，有利于加强机体的抗病能力。**勤通风**：室内经常通风换气，可稀释减少致病的因子。**戴好口罩**：戴 12 层以上的棉纱口罩。口罩最好"四小时一更换、一用一消毒"。

（二）病毒性肝炎的隔离技术

病毒性肝炎是由多种肝炎病毒引起的传染病，具有传染性强、传播途径复杂、流行面广泛、发病率较高等特点，在我国是一种多发病、常见病。

1. 传播途径

（1）甲、戊型肝炎主要通过粪便排出体外，通过直接或间接污染手、饮水、食物、食具等，经消化道传播。

（2）乙型肝炎主要通过输血及血制品以及消毒不严的注射器或针头传染，也可通过性传播。

（3）丙型肝炎通过输血和注射途径传染。

（4）病毒性肝炎均能通过母婴垂直传播。

2. 切断传播途径方法

（1）提倡用流动水洗手；注射时要一人一针一管，用后高压消毒；最好使用一次性注射器等一次性用品，不使用他人生活用具，搞好个人卫生。

（2）非必要时不输血及血制品；供血员要进行筛选。

（3）消毒也是切断传播途径，控制、消灭传染源的重要措施。

3. 隔离措施

（1）不同病种患者最好分室居住，如同居一室，须做好床边隔离，每张病床应加隔离标记，患者之间不可互换物品，以防交叉感染。

（2）接触不同病种患者时须分别穿隔离衣，接触污物时戴手套。

（3）病室应有防蝇设备，并做到无蟑螂、无鼠。

（4）患者的食具、漱口用具、毛巾等要煮沸 30 分钟，家具、物体表面、地面要用 3‰漂白粉

考点：乙肝患者的隔离措施

59

液擦拭。患者的粪便要用漂白粉（粪便 5 份,漂白粉 1 份）或生石灰（粪便 1 份,生石灰 1 份）进行搅拌后放 2 小时倒掉。患者使用的便器要专用,使用后,用 3% 漂白粉水浸泡 2 小时后再洗刷。患者饭前、便后用 2% 过氧乙酸溶液浸泡洗手 2 分钟。

（5）被粪便污染的物品要随时装袋,做好标记后送消毒或焚烧处理。

护考链接

患者,女性,40 岁,甲型肝炎痊愈出院。护士应对其所用的票证和钱币进行消毒,合适的方法是

A. 含氯消毒液喷洒　　　　B. 甲醛小柜熏蒸　　　　C. 过滤除菌

D. 过氧乙酸擦拭　　　　E. 压力蒸汽灭菌

分析:熏蒸消毒法适用于室内物品及空气消毒或精密贵重和不能蒸、煮、浸泡的物品,如血压计、听诊器及传染患者用过的票证等。故对肝炎患者用过的票证最好的消毒法是甲醛小柜熏蒸。本题答案为 B。

（三）狂犬病的隔离技术

狂犬病又称恐水症,是由狂犬病毒引起的急性传染病。属于动物的疾病,被病兽咬伤的人可患此病。其主要传染源是狂犬,其他动物如患本病的猫、狼和狐等也能传播此病。外貌健康而携带病毒的犬等动物也可起传染源的作用。临床出现为特有的恐水、怕风、兴奋、咽肌痉挛、流涎、进行性瘫痪等症状,最后因呼吸、循环衰竭而死亡。狂犬病是迄今为止人类病死率最高的急性传染病,一旦发病,病死率高达 100%。

1. **传播方式**　人狂犬病基本上是因为被唾液中含病毒的狂犬病动物咬伤而感染。病毒不能穿过非破损皮肤,但如果皮肤受到抓伤或擦伤可感染,被唾液中含病毒的犬等动物用舌舔人的黏膜、口腔、肛门、外生殖器黏膜和皮肤也可造成感染。狂犬病毒主要为接触性感染,也可经气溶胶而传播。

2. **预防措施**　控制传染源、切断传播途径和接种疫苗。

（1）管理传染源:做好家犬免疫及登记工作。消灭流浪犬,捕杀可疑病犬和猫。病死动物应焚烧或深埋,不可食用。

（2）伤口处理:早期的伤口处理极为重要。人被咬伤后应及时用 20% 肥皂水反复地清洗伤口,并不断擦拭。伤口较深者尚需用导管伸入,以肥皂水作持续灌注清洗。如有免疫血清,做皮试阴性后,可注入伤口底部和四周,伤口不宜缝合或包扎。

（3）预防接种:接种对象如下。

1）被狼、狐等野兽所咬者;

2）被伤人后发病死亡的动物（包括观察期内）或被下落不明的犬、猫所抓咬者;

3）为已被击毙和脑组织已腐败的动物所咬者;

4）皮肤伤口为狂犬唾液沾污者;

5）伤口在头、颈处,或伤口较大而深者。如咬人动物（指非流行区而言）5 日后仍安然无恙,注射即可中止;

6）医务人员的皮肤破损处被狂犬病患者沾污者等。

3. **隔离措施**

（1）患者应住单间病室,禁止接触他人;专人护理,安静卧床休息,防止一切声、光、风等不良刺激。

（2）接触患者时需戴帽子、口罩、手套、穿隔离衣;医务人员的手或皮肤有破损时应避免

60

接触患者。以防患者呼吸道感染或经皮肤黏膜破损处感染。

(3) 凡患者接触过的一切物品,如床单、被套、衣物、换药器械均应先灭菌,然后再进行清洁、消毒、灭菌。

(4) 被患者污染的敷料、分泌物、排泄物均须严格消毒并装袋,做好标记后焚烧处理。

(5) 装好床挡或准备好保护具,防止患者在痉挛发作中受伤。

护 考 链 接

患者,女性,52岁,不慎被含病毒的狂犬咬伤,入院后应采用
A. 严密隔离带 B. 接触隔离 C. 呼吸道隔离 D. 消化道隔离 E. 保护性隔离
分析:隔离分以下几种,严密隔离、昆虫隔离、呼吸道隔离、肠道隔离、接触隔离、血液-体液隔离、严密隔离、保护性隔离。狂犬病、破伤风、气性坏疽均应采取接触隔离。本题选B。

(四) 甲型 H1N1 流感的隔离技术

甲型 H1N1 流感是一种新的甲型 H1N1 病毒引起的急性呼吸道传染病,具有较强的传染性,可通过近距离飞沫和接触传播。我国已将甲型 H1N1 流感纳入《中华人民共和国传染病防治法》规定的乙类传染病,并采取甲类传染病的预防、控制措施。根据甲型 H1N1 流感的传播途径,在实施标准预防的基础上,采取飞沫隔离与接触隔离措施。

1. 传染源 甲型 H1N1 流感患者为主要传染源。

2. 传播途径 主要通过飞沫经呼吸道传播,也可通过口腔、鼻腔、眼睛等处黏膜直接或间接接触传播;接触患者的呼吸道分泌物、体液和被病毒污染的物品亦可能引起感染。

3. 隔离措施

(1) 对甲型 H1N1 流感疑似患者和确诊患者应当及时采取严密隔离措施。甲型 H1N1 流感疑似患者和确诊患者应当分开安置,并进行单间隔离。若条件不允许时,可以将确诊患者置于同一房间,床间距大于 1m;隔离病房的门必须随时保持关闭;禁止接触他人,活动应当限制在隔离病房内。

(2) 隔离病室应具备有效通风条件(至少每 5 分钟空气交换 1 次)。有条件的,可安置在负压病房内进行隔离。病室内空气用消毒液喷洒或紫外线照射消毒,每天 1 次。

(3) 隔离病房应当设立明确的标识。隔离病房门口放置速干手消毒剂,房门外放置有盖容器,收集需要消毒的物品;并设专用工作车或工作台,放置个人防护用品。

(4) 医务人员进入病室时,穿隔离衣、裤,戴口罩,并保持口罩干燥。尽量减少进入隔离病房的次数,医务人员的手或皮肤有破损时应避免接触患者,必要时戴手套。

(5) 隔离病房应设有专用的卫生间、洗手池。口、鼻分泌物须经消毒处理后方可排放。

(6) 医疗设备、器械(如听诊器、温度计、血压计等)实行专人专用。用于其他患者前应当进行彻底清洁和消毒。隔离病房内放置免触式医疗废物容器及利器盒。

(7) 尽量减少患者携带个人物品,餐具、杯子等日用品应置于患者伸手可及之处。凡患者接触过的一切物品,如床单、被套、衣物、换药器械均应先灭菌,然后再进行清洁、消毒、灭菌。

(8) 被患者污染的敷料应装袋,做好标记后焚烧处理。

(五) 艾滋病的隔离技术

艾滋病是获得性免疫缺陷综合征(AIDS)的简称,是 1981 年才被人们认识的一种新的性传播疾病。是由人类免疫缺陷病毒(HIV)引起的人体细胞免疫功能缺陷,导致一系列条件致病微生物感染和肿瘤发生的致命性综合征。具有很强的传染性,属于乙类传染病。传染源为艾滋病患者及 HIV 携带者。

1. 传播途径

（1）性交传播：包括同性及异性之间的性接触，肛交、口交有着更大的传染危险，其感染力最强。

（2）血液传播：输入污染了 HIV 的血液或血液制品或共用受 HIV 污染的未消毒的针头及注射器。

（3）母婴传播：携带有 HIV 的母亲可以经胎（胎内感染）、产道感染及经母乳传播给婴儿。

2. 隔离措施

（1）HIV 感染者和 AIDS 患者一般不要求住隔离病房，但不合作而用血和其他分泌物、排泄物污染环境者或合并肺结核等其他感染时的患者应单间隔离。

（2）注射器、针头、输液器、侵入性导管等必须严格按"一人一针一管一巾"的要求，进行各项检查、治疗及护理；若须回收用具应在病室内进行消毒处理，然后送到供应室交换；标本应醒目注明，以引起重视。

（3）接触患者的血液、体液以及接触黏膜和不完整的皮肤时，接触或处理任何被血液或体液污染的物件时，医务人员的皮肤有割伤、伤痕或者开裂、同时要进行抽血操作时均应戴手套。在接触每位患者后都应更换手套。手套发生撕裂、刺破等破损时应更换。要注意一副手套不可以用于不同的患者，脱去手套后应立即洗手。

（4）若患者的血液和（或）体液有可能污染工作服时需穿隔离衣，如在抢救消化道出血患者、处理外伤患者及供应室刷洗器械，必要时戴护目镜或面罩。

（5）护士操作前应向患者做好解释，取得合作。对不合作的患者或污染危险性较大的操作应由技术熟练的二人配合，操作尽量集中，严格规范，避免误伤自己。

（6）不能将针帽套回用过的针头，必要时用单手法；不能徒手拾捡破玻璃碎片；尽快就近和正确地丢弃所有用过的锐器。手持锐器行动时，要避免将锐器面对他人；操作后及时清理，不要留给他人处理。当估计操作会有血液或者体液溅出时，要戴护目镜和面罩。

（7）当进行侵入性治疗及护理操作时，如手术、穿刺、注射等，要注意对利器的处理，用过的利器必须放到特殊的容器中，器械须消毒液浸泡后再经高压灭菌。

（8）送检标本处理：患者的送检标本放在固定的容器里，容器外不得污染，并有特殊标记，专送检测。标本用过经消毒处理后再弃掉。

考点：艾滋病患者的隔离措施

（9）对废弃的血液、体液污染物品，如卫生巾、卫生护垫、棉签、敷料、手套等应放入结实的一次性袋内，如袋外有污染则须再加套一层，直接焚化处理或高压消毒后处理。

（10）尸体处理：处理尸体应戴手套、穿隔离衣，伤口及渗出部位需妥善处理。艾滋病患者死亡后，其口腔、鼻孔、耳、肛门及女性阴道用棉球填塞，防止体液流出，尸体用 1500mg/L 有效氯的含氯消毒剂擦拭或喷洒，消毒滞留 30～60 分钟，或用 0.2%～0.5% 过氧乙酸擦拭或喷洒，滞留 15～30 分钟。

第 3 节　医疗废物的管理

医院在为患者提供卫生保健、治疗、康复的同时，每天都产生大量的医院废物。这些废物是高危险、高污染的垃圾，它含有多种传染性病菌、病毒和化学污染物及放射性有害物质，具有极大的危害性，如处理不当，对医护人员有造成感染的危险；还会污染环境造成社会疾病的流行,增加医院内感染的机会,对患者的生命造成巨大的威胁。我国在 2003 年 6 月 4 日就通过了《医疗废物管理条例》,于 2003 年 6 月 16 日开始实施。加强了医疗垃圾的管理与处理工作,逐步完善了医疗垃圾污染控制流程的管理制度。

一、什么是医疗废物

医疗废物是指医疗卫生机构在医疗、预防、保健以及其他相关活动中产生的具有直接或间接感染性、毒性以及其他危害性的废物。

二、医疗废物的分类

根据每一类医疗废物的特征、废物名称将医疗废物分为 5 类。

链接

医疗废物化学消毒处理技术

医疗废物化学消毒处理技术适用于处理《医疗废物分类目录》中的感染性废物、损伤性废物和病理性废物(人体器官和传染性的动物尸体等除外)。不适用于处理《医疗废物分类目录》中的药物性废物和化学性废物。禁止将没有消毒的医疗废物混入生活垃圾或其他废物中进行填埋。

(一)感染性废物

感染性废物是指携带病原微生物具有引发感染性疾病传播危险的医疗废物,包括被患者血液、体液、排泄物污染的物品和传染病患者产生的生活垃圾等。

(二)病理性废物

病理性废物是指在诊疗过程中产生的人体废弃物和医学试验动物尸体,包括手术中产生的废弃人体组织,病理切片后废弃的人体组织、病理蜡块等。

(三)损伤性废物

损伤性废物是指能够刺伤或割伤人体的废弃的医用锐器,包括医用针头、解剖刀、手术刀、玻璃试管等。

(四)药物性废物

药物性废物是指过期、淘汰、变质或被污染的废弃药品,包括废弃的一般性药品,废弃的细胞毒性药物和遗传毒性药物等。

(五)化学性废物

化学性废物是指具有毒性、腐蚀性、易燃易爆性的废弃化学物品,如废弃的化学试剂、化学消毒剂、汞血压计、汞温度计等。

三、医疗废物的收集

(一)医疗废物分类收集

根据医疗废物的类别,将医疗废物分置于符合《医疗废物专用包装物、容器的标准和警示标识的规定》的容器内。设置三种以上颜色的污物袋:黑色袋装生活垃圾,黄色袋装医用垃圾(感染性废弃物),直接焚烧的污物、放射性废弃物和其他特殊的废弃物使用有特殊标志的污物袋进行收集

(二)医疗废物分类放置

医务人员在盛装医疗废物前应当对包装物或容器进行认真检查,确保无破损、渗液和其他缺陷。

1. 分类放置 对感染性废物、病理性废物、损伤性废物、药物性废物及化学性废物不能混合收集,要分别放置。

2. 锐器容器 锐器不与其他废物混放,必须稳妥安全地放入锐器容器中。

3. 包装要求 隔离的传染病患者或疑似传染病患者产生的医疗废物应当使用双层密封

包装物，并及时密封。已放入包装物或容器内的感染性废物、病理性废物、损伤性废物不得再次取出。在外面标注明显的标志符号"生物危险废物"。通常红色为感染性废物；黑色为病理性废物；蓝色为损伤性废物；紫色为药物性废物；黄色为化学性废物。

四、医疗废物处理

医疗废物处理是指对医院内部产生的对人或动物及环境具有物理、化学或生物感染性伤害的医用废弃物品和垃圾的处理流程。它包括对某些感染性强的医疗废弃物品的妥善消毒乃至彻底清除，严格执行《医疗废物管理条例》。

（一）收集

医疗卫生机构应当及时收集本单位产生的医疗废物，并按照类别分置于防渗漏、防锐器穿透的专用包装物或者密闭的容器内。

（二）消毒

1. 医疗卫生机构产生的污水、传染病患者或者疑似传染病患者的排泄物，应当按照国家规定严格消毒，达到国家规定的排放标准后，方可排入污水处理系统。

2. 医疗废物中病原体的培养基、标本和菌种、毒种保存液等高危险废物，应当首先进行压力蒸汽灭菌或化学消毒处理，然后按感染性废物收集处理。

3. 感染性废物的消毒处理

（1）液体废物：主要是指患者吃过的剩饭剩菜、排泄物、呕吐物等。有利用价值的须煮沸30分钟才能运出做动物饲料等，没有利用价值的加1/5的漂白粉搅匀后作用2小时，倒入专用化粪池或运出。特殊传染患者按相关规定作特殊处理。

（2）固体废物（如针头、空针等）：可燃性废物，在条件许可的情况下可采用焚烧处理；非可燃性固体废物应先消毒，再处理；消毒方法：用含有效氯2000mg/L的消毒液，或0.5%过氧乙酸消毒液，浸泡60分钟。

（三）贮存

医疗卫生机构应当建立医疗废物的暂时贮存设施、设备，不得露天存放医疗废物，应用医疗废物处理专用箱收集，医疗废物暂时贮存的时间不得超过2天，由医疗废物处置中心的专业人员按时回收处理，医疗废物交接时必须核对废物的标签、废物的数量，然后登记造册，保留存档。医疗废物的暂时贮存设施、设备应当远离医疗区、食品加工区和人员活动区以及生活垃圾存放场所，并设置明显的警示标识和防渗漏、防鼠、防蚊蝇、防蟑螂、防盗以及预防儿童接触等安全措施。

医疗废物的暂时贮存设施、设备应当定期消毒和清洁。

（四）运送

医疗卫生机构应当使用防渗漏、防遗撒的专用运送工具，按照本单位确定的内部医疗废物运送时间、路线，将医疗废物收集、运送至暂时贮存地点。

（五）处置

医疗卫生机构应当根据就近集中处置的原则，及时将医疗废物交由医疗废物处置中心集中处置。不具备集中处置医疗废物条件的农村，医疗卫生机构应当按照县级人民政府卫生行政主管部门、环境保护行政主管部门的要求，按规范要求自行就地处置其产生的医疗废物。

（刘爱芸）

第5章

门诊患者就诊基本护理技术

门诊是一所集医疗、预防、检测、康复为一体的综合性医疗机构,是医院对伤病员进行早期诊断、及时治疗的第一线,也是医护人员践行全心全意为伤病员服务,体现良好医德医风的窗口。门诊具有人员多、流动性大、病种复杂、季节性短,就诊时间短的特点,护理人员应给患者提供优质的服务,使患者在短时间内得到及时诊断和治疗。

案例5-1

王女士,35岁,胃部感到不适,时有恶心、呕吐两个月,不思饮食,疲乏,最近症状加重,到医院门诊就医。当患者到医院时,导医护士应如何引导该患者到相应的科室就诊?如何根据患者的病情做好分诊?

第1节 门诊部布局和环境要求

门诊布局以方便患者就诊为原则,并具有科学性、合理性,以缩短患者就诊的时间,让患者满意。

一、门诊部布局

医院门诊设有与医院各科室相对应的诊室,同时设有挂号室、收费室、药房、治疗室等。诊室内配有诊察床,床前设有隔离设备,室内设有洗手池和检查桌,桌面上有各种检查用具及检查申请单、处方等;治疗室备有必要的急救设备,如氧气、急救药品等,备有醒目的标志和指示路牌。可设立总服务台、导医处,使就诊人员感到亲切、放松,对医院有安全感、信任感。

二、门诊部的环境要求

门诊就诊环境以方便患者为目的,注重公共卫生为原则,体现人文关怀为宗旨。做到美化、绿化、整洁、安静、舒适、安全、布局合理,创造良好的流通空间,给就诊人员创造一个宽阔敞亮的通道。

第2节 导医护士职责和导诊流程

导医,就是引导患者就医。具体地说就是主动、热情、耐心地帮助患者从选择医生到接受治疗、离开医院的整个诊疗的过程;并在引导患者诊疗过程中,充当咨询者、健康教育者、管理者、护理者等角色功能的门诊护理人员。

一、导医护士职责

1. 应佩戴胸卡,做到文明用语,礼貌待人,着装整洁,微笑服务,态度和蔼。
2. 每日提前15分钟,负责器械(体温表、压舌板、血压计等)的消毒和开诊前的准备。
3. 按疾病轻、重、缓、急及病种有序地排号分诊。指导患者挂号,对初诊者协助患者填写门诊病历首页。
4. 对危急重症患者来诊,应立即通知值班医生,直接进入绿色通道就诊。
5. 候诊时注意收集患者的基本信息,简单询问病史,观察病情,做好健康宣教。
6. 协助患者划价、取药,告知用药方法和注意事项。
7. 对疑似传染患者进行隔离,做好传染病疫情登记和报告。
8. 负责诊室的整洁、安静,维持候诊秩序和环境。

二、导诊流程

　　导诊是医院的第一形象,是医疗活动的第一组织者。大厅导诊护士对患者礼貌热情,并按一定流程为患者服务,为各诊室导诊护士的工作做好铺垫。导诊流程包括:准备、迎接患者、分诊挂号、候诊就诊、划价检查、取药治疗、离院或住院几个环节。导诊流程见表5-1。

表5-1　导诊流程

操作流程	操作要点	沟　　通
准备	(1)导诊护士:着装整洁,佩戴胸卡,做到文明用语,礼貌待人 (2)用物准备 备好有关资料和文件、日记本、分诊本、挂号本、笔等 (3)环境准备 检查工作环境是否干净,安全	护士:您好!我是导医护士,您有什么需要我帮忙吗
迎接患者	大厅导诊护士统一着装,佩戴胸卡,以热情的态度,亲切的微笑、和蔼的言语招呼就诊患者	护士:请问您哪里不舒服
分诊挂号	仔细询问患者病情,根据患者的主诉、性质确定就医科室,协助挂号。必要时指导初诊患者填写门诊病历首页	护士:您这几天恶心、呕吐、胃部不适,您要去看内科了。您要挂专家号,还是主治医生的号呢
候诊就诊	安排患者依次等候就诊,进行必要的检查(测体温、脉搏、血压、测视力等)。对病情较重较急的患者及时安排优先就诊。做健康宣传教育工作	护士:这是内科诊疗室,王医生在内科疾病治疗方面经验丰富。您先等候,这是一本有关内科疾病的宣传资料,您了解一下
划价检查	指导患者到收费处划价交费,并到相应科室检查。检查完毕回到诊室	
取药治疗	患者治疗前,诊室导诊护士要安抚患者,增强其治疗信心	护士:医生开出化验单,我们先去划价交费,再到检验科检查
离院或住院	诊室导诊护士要灵活掌握患者的情况,礼貌地对患者进行迎来送往。如需住院则护送患者进入病区	
记录	作小结	

第 3 节　分诊护士职责和护理工作

门诊患者繁多,如何能在较短的时间内,各自找到相应的诊室就医,这就是分诊护士的技能。患者在健康受到威胁后,到医院的第一站便是门诊部,分诊护士根据病情急、缓缩短患者就诊时间,为患者提供方便、快捷的服务,使患者尽快适应环境、减少痛苦,维护患者心身平衡。

一、分诊护士职责

1. 统一着装,佩戴胸卡,做到文明用语,礼貌待人,着装整洁,微笑服务,态度和蔼。
2. 提前 15 分钟上岗,做好各科诊室就诊前的各项准备工作,查各种申请单、报告单。
3. 仔细询问患者的病情,根据病情,准确分诊、挂号。
4. 指导患者就诊,热情耐心地解答患者提出的问题。
5. 宣传普及卫生保健知识,提高人民群众的自我保健能力。
6. 随时为患者提供方便的服务。

二、分诊护士护理工作

1. 开诊前备好各种诊察器械及用物,创造良好的候诊与诊疗环境。
2. 分理初、复诊门诊病案,收集整理各种检验报告单。
3. 按先后顺序叫号就诊。

考点: 分诊护士的工作内容

4. 根据病情测量体温、脉搏、呼吸,记录在门诊病案上。
5. 随时观察候诊患者病情,遇到高热、剧痛、呼吸困难、出血、休克等患者,应立即安排提前就诊或送急诊室处理;对病情较严重或年老体弱者可适当调整就诊顺序。

（梁　党）

第6章

急诊患者就诊常见救护技术

急诊是指医护人员在医院急诊科（室）对急症患者或伤员采取急诊检查、诊断和处理的过程。实施救护技术能使患者在突发疾病、意外伤害时，在最短的时间内得到专业、科学的救治。护理人员对常用的急救技术掌握的程度可以直接影响到对急诊患者抢救方案的实施，因此护理人员必须掌握急救的知识和常见的救护技术。

第1节 急诊科布局和环境要求

急诊科是医院急症诊疗的首诊场所，也是社会医疗服务体系的重要组成部分。实行24小时开放，承担急诊患者的紧急诊疗服务，为患者及时获得后续的专科诊疗服务提供支持和保障。急诊科应当具备与医院级别、功能和任务相适应的场所、设施、设备、药品和技术力量，以保障急诊工作及时有效地开展。

一、急诊科设置与布局

急诊科设有医疗区和支持区。医疗区包括分诊处、诊疗室、治疗室、处置室、抢救室和观察室，三级综合医院和有条件的二级综合医院应当设急诊手术室和急诊重症监护室；支持区包括挂号、各类辅助检查部门、药房、收费等部门。医疗区和支持区应合理布局，缩短急诊检查和抢救距离的半径，形成一个相对独立的单元，以保证急救工作的顺利进行。

（一）医疗区

1. 预检分诊处　设有分诊台，备有相关生命体征的测量用物；设专人24小时热线电话，负责对院前或院内呼救信息的接收。

2. 抢救室　抢救室应临近急诊分诊处，根据需要设置相应数量的抢救床，每床净使用面积不少于 $12m^2$；抢救室内应当备有急救药品、器械及心肺复苏、监护等抢救设备，并应当具有必要时施行紧急外科处置的功能。

3. 各科诊疗室　设有内科、外科、妇产科、儿科、眼科等诊室。妇产科应另接诊区；儿科急诊应当根据儿童的特点，提供适合患儿的就诊环境；五官科、眼科应有相应的特殊的设备；传染病应有隔离措施等。

4. 治疗室　设有治疗台、治疗车；患者治疗用的无菌物品，并设输液室，室内具有一定数量的输液床等。

5. 处置室　设有处置床，无菌物品专柜，洗手池等。

6. 观察室　急诊科应当根据急诊患者流量和专业特点设置观察床，收住需要在急诊临时观察的患者；观察床数量根据医院承担的医疗范围和急诊患者量确定，急诊患者留观时间原则上不超过3～7天。

（二）支持区

设有挂号、各类辅助检查部门、药房、收费等部门,同时应设急诊通信装置(电话、传呼、对讲机),设有专用电话,专用急救车及运送患者的用具,有条件的医院可建立急诊临床信息系统,为医疗、护理、感染控制、医技、保障和保卫等部门及时提供信息,并逐步实现与卫生行政部门和院前急救信息系统的对接。在医院挂号、化验、药房、收费等窗口应当有抢救患者优先的措施。

二、环境要求

（一）位置

急诊科应当设在医院内便于患者迅速到达的区域,并接近大型影像检查等急诊医疗依赖较强的部门。设有专用路线和宽敞的通道通往医院各临床科室。

（二）无障碍通道

入口应当通畅,设有无障碍通道,方便轮椅、平车出入,并设有救护车通道和专用停靠处;有条件的可分设普通急诊患者、危重伤病患者和救护车出入通道。

（三）环境宽敞明亮

通风良好,候诊区宽敞明亮,就诊流程便捷通畅,建筑格局和设施应当符合医院感染管理的要求。

（四）抢救物品的要求

确保急诊的抢救物品如药物、仪器、设备及其他用品的充足、完好,做到"五定",即定数量品种、定点安置、定人保管、定期消毒灭菌和定期检查维修,急救物品完好率应达100%;急诊科抢救物品一律不准外借,值班护士要班班交接并做好记录,物品用后放回原处,及时清理补充。

（五）标识醒目

有醒目的路标和标识,以方便和引导患者就诊。

第 2 节　院前心肺脑复苏术

院前急救是急、危、重伤病员进入医院前的急救,是院内急救的先导。院前急救处理正确与否,直接关系到患者的生存率和致残率。心跳、呼吸骤停是临床上最紧急的病情,如能及时、正确地抢救,则部分患者的生命可被挽救;相反,患者可因严重缺氧而导致死亡。

案例6-1

患者,男性,62岁,嗜好烟酒。于2010年1月4日晨起自觉疲乏无力、心烦、口渴,没有重视。下午1时左右更觉不适,左胸前区憋闷,左上腹、左肩部剧烈疼痛,家人立即打120电话,5分钟后120赶到现场,医生发现患者心跳呼吸已停止,此时应立即采取什么措施?为什么行胸外心脏按压的部位一定要准确?

一、概　念

心肺脑复苏术指对由外伤、疾病、中毒、意外低温、淹溺和电击等各种原因导致的呼吸、心跳停搏采取紧急重建和促进心脏、呼吸功能恢复,从而保存和促进大脑功能恢复的一系列措施。一般心脏停搏5~10秒钟之间因脑缺氧而导致昏迷,停搏10秒以上可致抽搐,停搏4~6分钟后大脑出现不可逆的损伤。因此,对心跳、呼吸骤停的患者的抢救应在4分钟内尽快实施心肺复苏,复苏的时间越早,则存活率越高。

二、目 的

恢复猝死患者的自主循环、自主呼吸和意识。

三、实 施

(一)操作步骤

主要包括:开放气道、人工呼吸、胸外心脏按压,即 ABC 三个步骤,见表 6-1。

表 6-1 心肺脑复苏术操作流程

操作流程	操作要点	沟 通
评估	确认现场环境安全	
判断患者意识、呼救	轻拍患者肩部,大声呼救。如已确认患者意识丧失,立即呼救,寻求他人的帮助。患者仰卧在坚实表面(地面或垫木板)	抢救者:先生,先生,你怎么啦,快来人啊,有人昏倒了
安置体位	暴露胸腹部,松开腰带	
开放气道(A)	采取仰头举颏法(对于创伤患者使用推举下颌法)开放气道。方法是:抢救者一手置于患者的前额用手往后压使其头后仰,另一手指置于患者的下颌骨下方,将颏部向上抬起(图 6-1)。此法为最常用的开放气道的方法 推举下颌法开放气道:抢救者位于患者的头部,双肘支持在患者仰卧平面上,双手紧紧推双下颌角,将下颌上移,拇指牵引下唇,使口张开,此法适合于颈部有外伤者(图 6-2) 如呼吸道有分泌物,应当清除口腔、气道内分泌物或异物	
判断呼吸	抢救者可将耳贴近患者口鼻处,并侧头注视胸腹部,用一看(胸部有无起伏)、二听(有无呼吸音)、三感觉(有无气流逸出)去判断患者的呼吸是否存在。判断时间为 10 秒钟内。如患者无反应表示呼吸停止,应立即给予人工呼吸	判断 10 秒钟的方法:抢救者口中数数:一千零一、一千零二……一千零十
人工呼吸(B)	(1)口对口人工呼吸:抢救者用一手的拇指与示指紧捏患者的鼻孔,一手分开患者的口,深吸一口气,张开嘴巴,双唇包绕住患者的嘴,用力向患者口内吹气,每次吹气时能看到患者的胸部上抬。连续吹气 2 次,频率为 12~16 次/分,每次吹气量约 800ml (2)简易呼吸器的使用:一手固定面罩,使面罩与患者面部紧密衔接,另一手挤压气囊 1 秒,使胸廓抬举,连续 2 次,通气频率 8~10 次/分	
触摸颈动脉搏动	抢救者示指和中指尖触及患者气管正中部(相当于喉结的部位),旁开两指,至胸锁乳突肌前缘凹陷处。判断时间为 10 秒钟内。如无触及到患者颈动脉搏动,应立即进行胸外心脏按压术	
胸外按压(C)	(1)按压部位:胸骨中下 1/3 交界处。即以两肋弓交点上两横指挤压处或患者双乳头连线的胸骨中心(图 6-3) (2)按压手法:将一手掌根部紧贴在按压部位,另一手掌根部重叠放于其手背上,双臂伸直,垂直按压(图 6-4) (3)按压深度:使胸骨下陷至少 5cm,每次按压后使胸廓完全反弹,放松时手掌不能离开胸壁 (4)按压频率:至少 100 次/分	

续表

操作流程	操作要点	沟　通
按压和通气	反复进行 5 个循环,按压和通气比 30∶2(每个循环包括 30 次按压和 2 次人工呼吸)	
判断	再判断颈动脉搏动及人工呼吸,判断时间不超过 10 秒,如已恢复,进一步进行加强生命支持;如未成功,则继续进行心肺复苏术(CPR),5 个循环后再判断,直至高级生命支持人员及仪器设备的到达	心肺复苏的有效指征:①能触及大动脉搏动;②面色、口唇、甲床色泽转为红润;③瞳孔缩小,神经反射出现,有自主呼吸
观察记录	观察心肺复苏的有效指征	
操作后评价	人工呼吸、胸外心脏按压操作准确。无并发症发生	

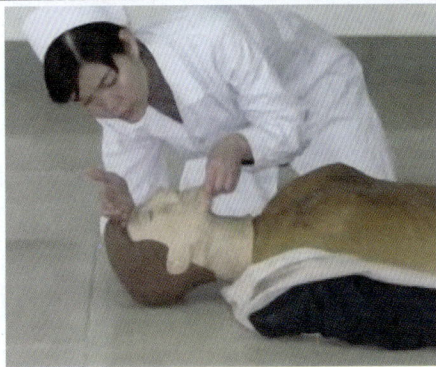

图 6-1　仰头举颏法

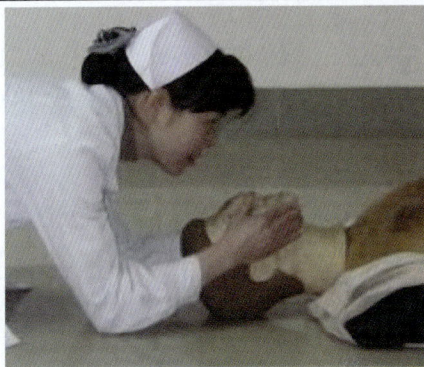

图 6-2　推举下颌法

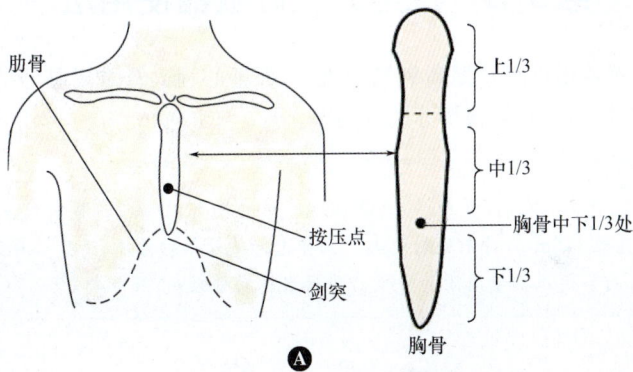

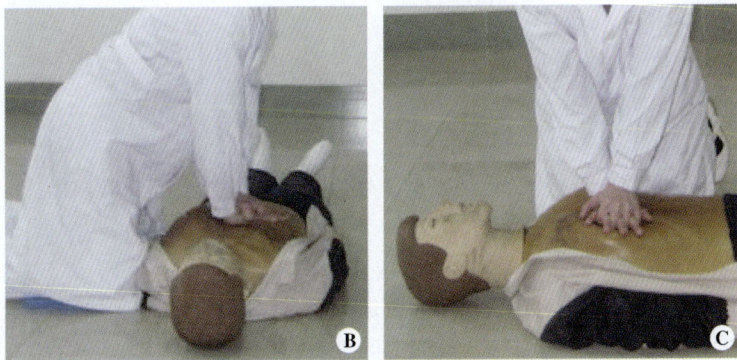

图 6-3　胸外按压部位

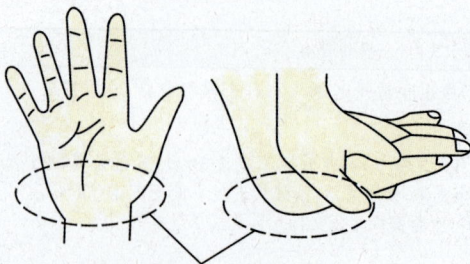

图 6-4　按压手法

（二）注意事项

1. 对呼吸、心搏骤停判断要迅速，时间<10 秒。

2. 实施人工呼吸前必须开放和清理呼吸道，保证气道通畅，才能达到人工呼吸的目的。

3. 胸外心脏按压必须是仰卧在地面或者硬板上。

4. 胸外心脏按压的部位一定要准确，过高可伤及大血管，偏离胸骨可能导致肋骨骨折；过低可伤及腹部脏器或引起胃内容物反流。

5. 胸外心脏按压用力要适度，过重易造成损伤，过轻没有作用。

6. 心肺复苏术要连续进行不可间断，抢救过程中换人应在心脏按压、吹气间隙进行，抢救工作中断时间不得超过 5～7 秒。

第3节　简易人工呼吸器使用法

简易人工呼吸器使用可有效提高氧气的吸入，保证心、脑、肾重要脏器的氧气供应，为后续抢救赢得了时间，提高了心肺脑复苏的成功率。

案例6-2

张某，24 岁，因服有机磷农药（量不详）急诊入院。患者面部、口唇、四肢末梢发绀，心跳、呼吸停止，瞳孔等大等圆，直径 1.5mm，对光反射消失。立即进行胸外心脏按压，清除口鼻分泌物，使用简易呼吸器辅助呼吸，请问如何正确使用简易呼吸器为患者辅助呼吸？

一、目　　的

1. 增加机体通气量。

2. 纠正威胁生命的低氧血症。

二、适　应　证

用于窒息复苏、危重患者抢救、转运以及使用呼吸机时的过渡性急救。

三、评　　估

1. 患者有无自主呼吸及呼吸形态，呼吸道是否通畅，有无义齿。

2. 患者的意识、脉搏、血压、血气分析的情况等。

3. 解释操作目的，取得患者合作。

四、准　　备

1. 护士准备　着装整洁,洗手,戴口罩,了解患者病情,掌握简易人工呼吸器的使用方法。
2. 患者及家属准备　能清楚应用简易人工呼吸器的目的和意义,情绪稳定,愿意配合。
3. 用物　简易呼吸器(呼吸囊、呼吸活瓣、患者适宜的面罩、固定带及衔接管,图 6-5),氧气装置、手套等。
4. 环境准备　病室整洁、安静、明亮、通风。

五、实　　施

1. 操作步骤　见表 6-2。

表 6-2　简易人工呼吸器使用法操作流程

操作流程	操作要点	沟　　通
备物	准备用物,检查简易人工呼吸器	护士:我已对操作环境、患者病情、呼吸状态、合作情况、意识状态情况进行了评估。用物已准备好,报告老师(举手)开始操作
核对解释	核对患者床号、姓名,解释应用人工呼吸器的目的,以取得患者的合作	
与氧连接	检查连接是否正确、呼吸囊有无漏气。调氧流量:高流量 10~12L/min	护士:现在我帮您解开衣领、腰带
戴手套、取体位	戴手套,清除上呼吸道分泌物及呕吐物,如有义齿取下,给患者取适宜体位	
打开气道	解开患者衣领、腰带,操作者站于患者的头侧,手托起患者下颌,使患者头后仰	
	在患者口、鼻部扣紧面罩并固定(E-C 钳夹法,图 6-6)	护士:现在我要将面罩扣在您的口、鼻部,有些不适,请您忍耐一下
挤压气囊	以每分钟 10~12 次的频率有规律地反复挤压呼吸气囊,每次挤压气体量 500~1000ml(挤压气囊凹陷 1/2 以上)	
观察	胸廓是否起伏,判断通气量是否合适;使用呼吸器后呼吸是否改善	
整理脱手套	清洁患者口鼻及面部,脱手套,协助患者取适宜体位,整理床单位。致谢	
记录	洗手,记录	报告老师(举手)操作完毕
操作后评估	患者呼吸功能改善,患者和家属理解、配合,用后物品处置符合消毒技术规范	

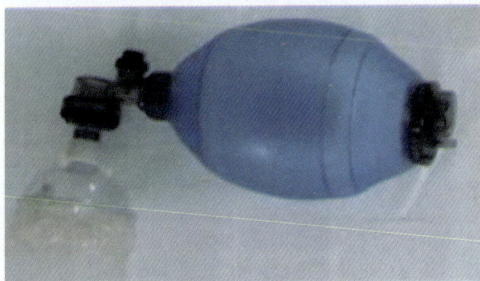

图 6-5　简易呼吸器

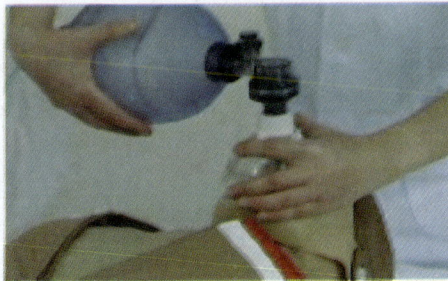

图 6-6　E-C 钳夹法

2. 注意事项

(1) 保持气道通畅,及时清理分泌物。

(2) 使用期间注意观察患者胸廓起伏、双肺呼吸音、脉搏、血氧及患者的呼吸是否有改善。

(3) 观察胃区是否胀气,避免过多气体挤压到胃部而影响呼吸的改善。

(4) 密切观察生命体征、神志、面色等变化。

第4节 急救绿色通道

随着社会的进步、经济的发展,人们的生活节奏加快,各种危重症患者的人数逐年增高,为了突出急病急治,提高危重患者的抢救成功率,必须建立和完善急诊绿色通道。急救绿色通道的建立,是我国医疗卫生事业发展的体现,也是我国综合国力在以人为本方面的具体体现。

一、概　　念

急诊绿色通道是指医院为急危重症患者提供快捷高效的服务系统。包括急诊预检、抢救室、手术室、ICU、药房、血库、体液检验和影像检查等在内的快速、有效的急救医疗体系。

绿色通道各部门都应有醒目的标志,收费处、化验室、药房设有绿色通道患者专用的窗口,其他绿色通道门旁均贴有绿色通道患者优先的标志。对急危重患者一律实行优先抢救、优先检查和优先住院原则,医疗相关手续根据情况补办。

二、适　应　证

1. 心跳呼吸骤停。

2. 休克。

3. 心力衰竭(心衰)、呼吸衰竭(呼衰)、肾衰竭(肾衰)等脏器功能衰竭。

4. 多发伤,急性大出血。

5. 急性中毒。

6. 电击伤、溺水。

7. 其他急性病引起生命体征不稳定的患者。

三、进入绿色通道方式

1. 患者或者陪同家属持医保卡、身份证、工作证、离退休证、保险卡、银行卡等有效证卡可直接进入"绿色通道"先行抢救,再补交收费手续。

2. 急危重症手术患者在30分钟内由急诊科或抢救室、放射科、B超室、心电图室等直接进入手术室、ICU或导管室进行检查、抢救。

3. 对急危重症的患者,应立即直接送入抢救室先进行抢救。外伤后有活动性出血的患者,应立即送清创室,并通知外科医师前来处置。

4. 中毒、电击伤、溺水,需心肺复苏或紧急手术挽救生命的急危重患者,可直接进入急诊绿色通道进行救治。患者检查、转诊、住院和手术由医务人员陪送。

5. 如需紧急抢救或紧急手术的患者,包括无姓名、无家庭地址、无医疗费的"三无"人员,实行先抢救后交费。事后由患者家属及时补交诊疗或住院费用,相应专科协助催交,如确实难以追缴,报医务科按医院有关政策处理。

四、绿色通道工作人员要求

1. 绿色通道的医务人员均应具有高度责任心,严格执行首诊负责制,使患者顺利进入急诊绿色通道,为患者提供高效的服务。

2. 明确各自职责,坚守工作岗位,具有时间就是生命的观念,随时做好急救准备。

3. 医务人员技术娴熟,具备各种抢救技能,能开展心肺复苏术、除颤术、气管插管术、洗胃术、胸腔穿刺术、腹腔穿刺术等。

4. 医生口头医嘱要准确、清楚,护士执行口头医嘱时必须向医生复诵一遍,双方确认无误后方可执行。抢救完毕后及时补写医嘱和处方。抢救中使用过的药品空安瓿、输液空瓶、输血空袋等应集中放置,需经两人核对后方可弃去。

5. 急诊室的值班护士如遇有危急重的患者立即通知值班的医生;遇意外灾害事件通知护士长和有关科室;遇有法律纠纷、刑事案件、交通事故等应与医院保卫科部门或公安部门联系,并请家属或陪护人员留下。在医生未到之前,护士应根据病情做出初步判断,给予紧急处理;医生到达后,立即汇报处理情况,积极配合抢救。

考点:绿色通道工作人员要求

（梁　党）

第7章

入院患者护理技术

患者在门诊或急诊科（室）就诊，经医生诊察，确定需要住院治疗时，需要办理住院手续。护士应掌握入院护理的一般程序，按照整体护理的要求，对患者进行评估，了解患者对护理的需求，并给予针对性的护理，使患者尽快适应环境，并建立起良好的护患关系，积极配合医疗护理活动，从而缩短病程，促进康复。

第1节　办理入院手续流程

案例7-1

患者，男性，68岁，退休教师，有高血压病史十余年。早晨起床时左边身体失去感觉，同时不能活动，家人急送来医院就诊。经医生检查，初步诊断为"脑血栓"，需住院治疗。请问患者家属办理住院手续的依据是什么？患者入院的程序有哪些？护士在患者入病区后需要做哪些护理工作？

患者经门诊或急诊医生检查诊断后，因病情需要住院做进一步治疗时，医生签发住院证，护理人员根据患者情况提供相关的护理措施，协助患者入院。

一、住院处的护理管理

（一）办理入院程序

患者或家属凭医生签发的住院证到住院处办理入院手续，如缴纳住院保证金、填写登记表格等。住院处接收患者后，立即电话通知相关病区值班护士，根据患者病情做好新患者入院准备工作。对急、危重症患者，可进入急诊绿色通道先抢救再补办入院手续（图7-1）。

（二）实施卫生处置

根据患者的病情、身体状况及医院条件，对患者进行卫生处置，如沐浴、更衣等。危急重症患者、即将分娩、体质虚弱者可酌情免浴。如有虱、虮者，先行灭虱灭虮，再做常规卫生处置。对于传染病患者或疑似传染病者，应送隔离室处置。患者换下的衣服和不需要用的物品（包括贵重钱物）可交给家属带回或按手续存放。

（三）护送患者入病区

由专人陪送患者至病房。能步行者可扶助步行，不能行走者视病情用轮椅或平车护送。如系重症患者在护送途中应注意保暖，不中断输液或给氧。护送外伤者应注意其卧位，保证安全。送至病房后，应向病区值班护士当面交代患者病情、所采取的治疗护理措施、物品和患者入院心理状态等。

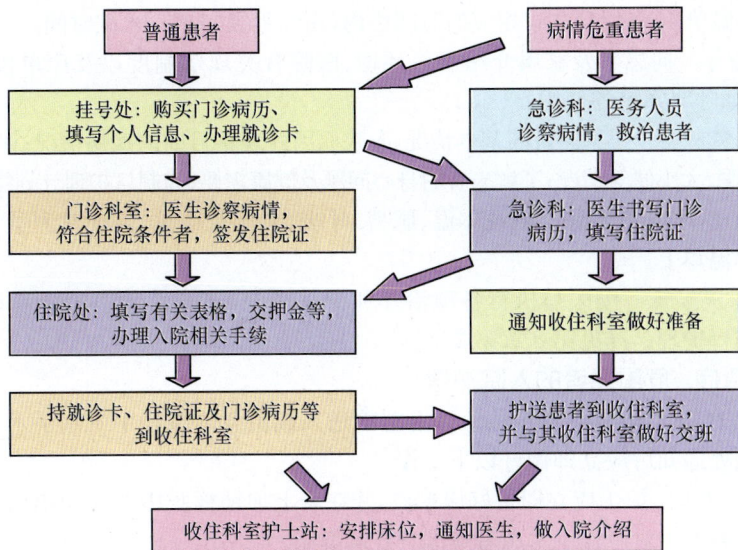

图 7-1　患者入院流程

二、患者入病区后的初步护理

（一）一般患者的入院护理

1. 准备床单位　接住院处通知后，病区值班护士应根据病情需要准备床单位，将备用床改为暂空床，备齐患者所需用物，如水杯、药杯、热水瓶等。

2. 迎接新患者　护士应热情迎接新患者，与门诊护士就患者的病情等进行交接班。向患者进行自我介绍及介绍主管医生、护士、病区护士长，妥善安置患者于病床，为患者介绍同室病友。护士以自己的语言和行动消除患者的不安情绪，使患者有宾至如归的感觉（图 7-2）。

3. 通知医生接诊　通知负责医生诊查患者，必要时协助医生为患者体检。

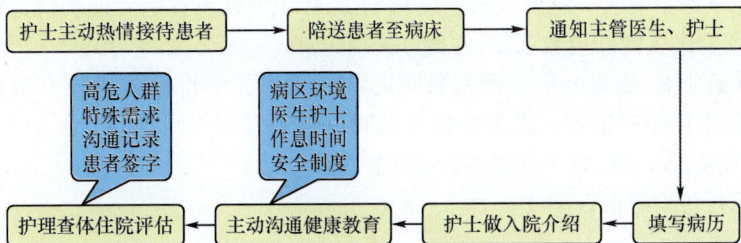

图 7-2　新患者入院护理服务流程

4. 建立患者住院病历、填写有关护理表格

（1）排列住院病案：顺序为体温单、医嘱单、入院记录、病史及体格检查、病程记录（手术、分娩记录单等）、会诊记录、各种检验检查报告单、护理病案、住院病案首页、住院证及门诊病案。

（2）填写患者入院登记本、诊断卡、一览表卡、床头（尾）卡。

> **链接**
>
> **执行患者入院"八个一"活动**
>
> 　一个热情的问候，一张真诚的笑脸，一杯温暖的开水，一次耐心周到的入院介绍，一次准确规范的入院评估，一次详细全面的健康教育，一个亲切的称呼，一张整洁的病床。

（3）在体温单 40～42℃之间相应的时间栏内，用红笔纵向填写入院时间。

5. 入院指导　向患者及家属介绍病区环境、医院有关规章制度以及床单位和相关设备的使用方法（如呼叫系统的使用）。

6. 进行入院评估　了解患者的基本情况，入院原因并观察目前的疾病情况；评估皮肤、意识状态、饮食、睡眠、大小便等情况；了解患者的身心问题及健康需要，为制订护理计划提供依据。

7. 测量生命体征并记录　测量体温、脉搏、呼吸、血压及体重，需要时测量身高；将测量数值记录于体温单上。

8. 处理入院医嘱　按医嘱执行各项治疗和护理措施，通知营养室为患者准备膳食，按"分级护理"进行护理。详见第 8 章第 2 节。

（二）急症、危重患者的入院护理

病区接收的急诊、危重患者多从急诊室直接送入或由急诊室经手术室手术后转入，病区护士接到住院处通知后应立即做好以下工作。

1. 准备床单位　护士应立即备好床单位，并在床上加铺橡胶中单和中单，将患者安置在危重病室或抢救室。对急诊手术患者应准备好麻醉床。

2. 备好急救物品及药品　如氧气、吸引器、输液器具、急救车等，通知相关医生做好抢救准备。

3. 配合抢救　患者入病室后，护士应积极配合医生进行抢救，并密切观察病情变化，做好护理记录。

4. 暂留陪送人员　不能正确叙述病情和要求的患者，如语言障碍、听力障碍、意识不清的患者或婴幼儿等，须暂留陪送人员，以便询问病史等有关情况。

（三）传染病患者的入院护理

传染病有很多不同与其他疾病的特点，特别是由于传染病具有传染性，在一定条件下可以造成传播，故对传染病患者的护理除做好常规护理外，还要严格做好消毒隔离工作。

1. 安置新患者　应安排患者单人单间，有自己单独的用物，与其他患者之间实行隔离。根据患者的病情准备好床单位。

2. 密切观察病情变化　患者入病室后，护士应密切细致观察患者的病情，及时发现病情的变化，积极配合医生做好抢救工作，并做好护理记录。

3. 严格执行消毒、隔离制度　病室通向走廊的门窗须关闭，病室外挂有醒目的标志，禁止患者出病室，禁止探视患者。患者使用过的物品须消毒后方可带出。医护人员进入病室时，必须穿隔离衣、戴口罩、帽子等做好自我防护。

4. 严格执行传染病报告制度。

考点：患者入病区后的初步护理

护考链接

1. 一般病员入院，值班护士接住院处通知后，应首先

A. 准备病床单位　　　B. 迎接新患者　　　　C. 填写入院病历

D. 通知医生　　　　　E. 通知营养室

2. 李某，女性，53岁，因哮喘急性发作，急诊入院。护士在入院初步护理中，下列哪项不妥

A. 护士自我介绍，消除陌生感　　　B. 立即给患者氧气吸入　　　C. 安慰患者，减轻焦虑

D. 详细介绍环境及规章制度　　　　E. 通知医生，给予诊治

分析：对于一般患者与急诊患者的入院护理是护考的重点，同学们应学会区别对待，特别是急诊入院的患者应首先进行抢救。因此，上述习题 2 根据李某的病情当时不宜详细介绍环境及规章制度。故答案 1. A，2. D。

第2节 搬运患者的技术

案例7-2

患者王某,由于车祸急诊入院,怀疑颈椎损伤,左下肢开放性骨折。患者经急诊室抢救后病情基本稳定。现要护送患者入病区,请问护士应使用什么方法护送患者入病区?护送患者过程中应注意什么?

对不能自行活动的患者在入院、出院、外出检查治疗或室外活动时,护士可根据其病情选用不同的运送方法。常用的有:轮椅运送法、平车运送法和担架运送法。在运送过程中护理人员必须熟练掌握搬运和护送患者的技术,并正确运用人体力学原理,以减轻护患双方疲劳,确保安全。

一、轮椅运送法

1. 目的
(1) 护送不能行走但能坐起的患者入院、出院、检查、治疗或室外活动。
(2) 助患者离床活动,促进血液循环和体力恢复。
2. 操作步骤 见表7-1。

表7-1 轮椅运送技术操作流程

操作流程	操作要点	沟 通
评估	评估患者病情、意识状态、损伤部位与肢体活动受限情况,有无伤口、骨折等 评估患者是否了解轮椅运送技术,能否主动配合 评估轮椅各部件的性能是否完好	护士:我已对操作环境、患者病情、意识状态、损伤部位、合作情况、伤口及管道情况进行了评估。用物已准备好,报告老师(举手)开始操作
准备	(1) 操作者:仪表端庄、着装规范、剪指甲、洗手、戴口罩 (2) 患者:了解使用轮椅的目的、注意事项及配合方法 (3) 用物:轮椅、毛毯或外套(根据季节准备)、布鞋或不滑的拖鞋、别针、软枕(按需要准备) (4) 环境:地面整洁、干燥、平坦,环境宽敞,便于轮椅通行	护士:(患者床前)××床×××您好!现在移至平车上去检查,过程中可能会有点不舒服,我们会尽量轻点,过床过程中请您不要随意晃荡,平车较窄,请您双手交叉放在胸前,不要伸出平车外,以免碰伤,不要随意翻身,希望您能配合,有大小便吗
实施	(1) 查对:核对床号,姓名 (2) 解释:告知患者轮椅使用的目的和方法,以取得患者配合,按需要给予便器 (3) 固定轮椅:使轮椅靠背与床尾平齐,面向床头,将车闸制动,翻起脚踏板,如无车闸,护士应站在轮椅后固定轮椅,防止车轮滑动 (4) 协助上椅:扶患者坐于床缘,嘱双手掌撑在床面上维持坐姿,协助穿衣裤、鞋袜,护士面对患者双脚分开站立,嘱患者双手置于护士肩上,护士双手环绕患者的腰部,协助患者下床站立、移向轮椅,让患者扶住轮椅把手,转身坐入轮椅(图7-3),双脚踏于脚踏板上	护士:请您用双手撑在床面上维持坐姿,我帮您穿衣裤、鞋子和袜子。请您双手扶在我肩上,扶好不要放松,我协助您站立,移向轮椅

操作流程	操作要点	沟通
实施	(5) 包裹毛毯:天气寒冷时铺毛毯于轮椅上,毛毯上端高过患者颈部 15cm,将毛毯上边缘翻折约 10cm 围在患者颈部,用别针固定,两侧用毛毯围住双臂做成两个袖筒各用别针固定在腕部,再用毛毯将身体和下肢(脱鞋)包裹好(图7-4) (6) 整理床单位:将床铺成暂空床 (7) 推轮椅:嘱咐患者扶着轮椅的扶手,身体置于椅座中部向后靠坐稳,系好安全带,松闸,推推者至目的地。推行中注意患者情况,下坡应减速,嘱患者不可前倾、自行站起或下轮椅,过门槛时翘起前轮,嘱患者抓紧扶手,保证患者安全(图7-5) (8) 协助下椅:推轮椅至病床尾,将轮椅椅背与床尾平齐,患者面向床头,固定车闸,翻起脚踏板;解除患者身上固定的毛毯和别针,护士立于患者面前,两脚前后分开,屈膝曲髋,两手置于患者腰部,患者双手放于护士肩上。协助患者站立、转身、慢慢坐回床缘,帮助患者脱去鞋子和外衣,协助患者取舒适卧位,盖好盖被	护士:请您双手扶住轮椅把手,慢慢坐下。请问您这样坐舒服吗 护士:请您双手扶住轮椅扶手,身体尽量向后靠,我来帮您系好安全带!请您注意身体不要前倾、自行站起或下轮椅,过门槛时一定要抓紧扶手,好吗
整理	协助患者取舒适的卧位,整理床单位。交代注意事项,致谢! 推轮椅回原处放置,洗手	护士:我帮您把被子盖好,这样睡舒服吗? 如果您觉得有哪里不舒服请按床头灯告诉我们,我们会随时巡视您的,谢谢您的合作
操作后评估	患者坐于轮椅上舒适,无疲劳、不适感,无病情改变;搬运安全、顺利;患者和家属理解、配合,用后物品处置符合消毒技术规范	报告老师(举手)操作完毕

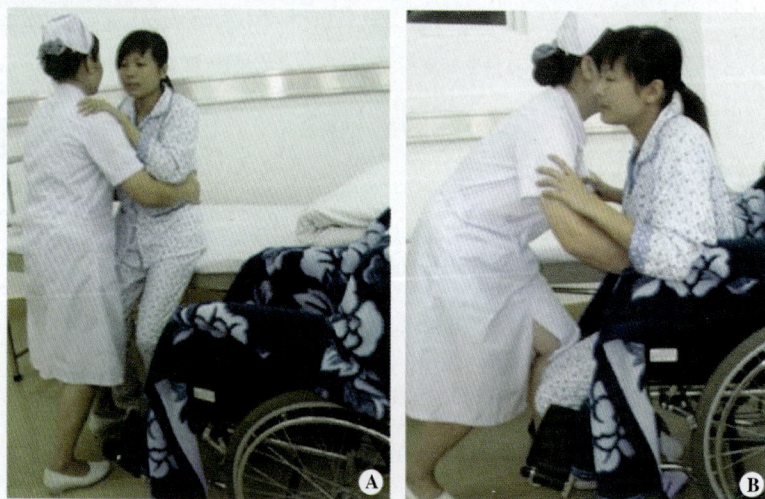

图 7-3　协助患者坐轮椅

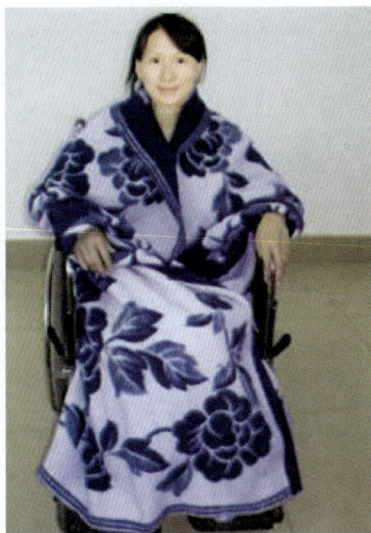

图 7-4　轮椅上包裹保暖法　　　　　　图 7-5　运送患者

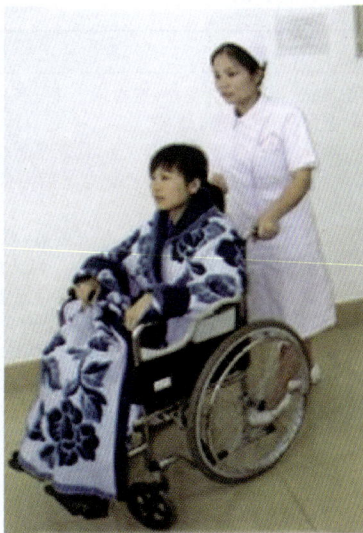

3. 注意事项

(1) 使用轮椅前应检查性能是否良好,确保患者安全。

(2) 根据室外温度适当增加衣服,盖被,注意保暖,防止受凉。

(3) 推轮椅时应控制车速,保持平稳,使患者舒适。

(4) 运送过程中注意观察患者病情变化,以免患者感觉不适和发生意外。

二、平车运送法

1. 目的　运送不能起床的患者入院、做各种特殊检查、治疗、手术或搬运等。

2. 操作步骤　见表 7-2。

表 7-2　平车运送技术操作流程

操作流程	操作要点	沟　　通
评估	患者的年龄、体重、病情与躯体活动能力及患者的病变部位患者对平车运送技术的认识与理解合作程度平车的性能是否良好	护士:我已对操作环境、患者病情、意识状态、损伤部位、合作情况、伤口及管道情况进行了评估。用物已准备好,报告老师(举手)开始操作
准备	(1) 操作者:仪表端庄、着装规范、剪指甲、洗手、戴口罩,根据患者情况决定搬运人数 (2) 患者:神志清醒的患者应清楚使用平车的目的、注意事项及配合方法 (3) 用物:平车(性能良好,上置大单和橡胶中单包好的垫子和枕头),带套的毛毯或棉被。如为骨折患者,应有木板垫于平车上,并将骨折部位固定稳妥;如为颈椎、腰椎骨折或病情较重的患者,应备有帆布中单或布中单 (4) 环境:地面整洁、干燥、平坦,环境宽敞,便于平车通行	护士:(患者床前)××床×××您好!现在移至平车上去检查,过程中可能会有点不舒服,我们会尽量轻点,过床过程中请您不要随意晃荡,平车较窄,请您双手交叉放在胸前,不要伸出平车外,以免碰伤,不要随意翻身,希望您能配合,有大小便吗

操作流程	操作要点	沟　　通
实施	**挪动法**:适用于病情允许,能在床上适当配合的患者 (1) 查对:核对床号,姓名 (2) 解释:告知患者挪动的方法,以取得患者配合,按需要给予便器 (3) 检查导管:妥善固定好患者身上的导管、输液管等,避免导管脱落、受压或液体逆流 (4) 放置平车:移开床旁桌椅,松开盖被,嘱患者自行移至床边,将平车与病床纵向紧靠,平车贴近床边,大轮靠床头,轮闸制动 (5) 协助上车:护士在旁抵住平车,协助患者依次移动上半身、臀部、下肢于平车上,此时患者头部卧于大轮端(图7-6);协助患者躺好,用被单及盖被包裹患者,先盖脚部,然后两侧,露出头部,上层边缘反折成衣领(图7-7)。铺暂空床,保持病室整洁、美观,松闸,平稳地推患者到指定地点 (6) 协助回床:自平车移回床上时,先帮助其移动下肢,再移动上半身于床上,安置舒适卧位,整理病床单位	护士:请您按上身、臀部、下肢的顺序慢慢往平车上移动,我会扶住您的身体协助您移动
	一人搬运法:适用于小儿或体重较轻,不能自行移动的患者 (1) 查对:核对床号,姓名 (2) 解释:告知患者及家属搬运的方法,以取得配合,按需要给予便器 (3) 检查导管:妥善固定好患者身上的导管、输液管等,避免导管脱落、受压或液体逆流 (4) 放置平车:移床旁桌椅,松开盖被,协助患者穿好衣服将平车推至患者床尾,使平车头端与床尾呈钝角(图7-8),轮闸制动 (5) 搬运患者:护士一手自患者腋下伸向对侧肩部,另一手伸至患者大腿下;患者双臂交叉于护士颈部后;然后护士抱起患者,移步转向平车,将患者臀部放于平车中央,再放脚及上身(图7-9);协助患者躺好,用被单及盖被包裹患者(方法同上);铺暂空床,保持病室整洁、美观;松闸,平稳地推患者到指定地点 (6) 协助回床:回床搬运与离床搬运方法相同	护士:请把双手放在胸前,双膝屈曲,我协助您移到床边 护士:您的双手交叉放在我的颈后,扶好不要松开,我帮助您移动到平车上
	二人搬运法:适用于不能活动,体重较重者 (1) 查对:核对床号,姓名 (2) 解释:告知患者及家属搬运的方法,以取得配合,按需要给予便器 (3) 检查导管:妥善固定好患者身上的导管、输液管等,避免导管脱落、受压或液体逆流 (4) 放置平车:移床旁桌椅,松开盖被,协助患者穿好衣服将平车推至患者床尾,使平车头端与床尾呈钝角,轮闸制动 (5) 搬运患者:护士甲、乙站在床的同一侧,将患者双手交叉于胸腹部,协助其移至床边护士甲一手托住患者的头、颈、肩部,另一手托住患者腰部;护士乙一手托住患者臀部,另一手托住患者膝部(腘窝处)。两人同时抬起,使患者身体稍向护士倾斜,移步将患者轻放于平车中央(图7-10);协助患者躺好,用被单及盖被包裹患者(方法同上);铺暂空床,保持病室整洁、美观,松闸,平稳地推患者到指定地点 (6) 协助回床:回床搬运与离床搬运方法相同	护士:请您把双手交叉于胸腹部,我们协助您移向床边 护士:请您全身放松,我们现在将您移到平车上
	三人搬运法:适用于病情较重或不能活动、体重超重的患者 (1) 查对:核对床号,姓名 (2) 解释:告知患者及家属搬运的方法,以取得配合,按需要给予便器 (3) 检查导管:妥善固定好患者身上的导管、输液管等,避免导管脱落、受压或液体逆流 (4) 放置平车:移床旁桌椅,松开盖被,协助患者穿好衣服将平车推至患者床尾,使平车头端与床尾呈钝角,轮闸制动	

操作流程	操作要点	沟通
实施	(5) 搬运患者:护士甲、乙、丙站在床的同一侧,将患者双手交叉于胸腹部,协助其移至床边护士甲一手托住患者头、颈、肩部,另一手托住背部;护士乙一手托住患者的腰部,另一手托住臀部;护士丙一手托住患者的腘窝,另一手托住小腿。由一人发出口令,三人同时用力抬起,使患者身体向护士倾斜,同时移步将患者轻放于平车中央(图7-11);协助患者躺好,用被单及盖被包裹患者(方法同上);铺暂空床,保持病室整洁、美观;松闸,平稳地推患者到指定地点	护士:请您把双手交叉于胸腹部,我们协助您移向床边
	(6) 协助回床:回床搬运与离床搬运方法相同	护士:请您全身放松,我们现在一起用力将您移到平车上
	四人搬运法:适用于颈椎、腰椎骨折的患者或病情危重的患者 (1) 查对:核对床号,姓名 (2) 解释:告知患者及家属搬运的方法,以取得配合,按需要给予便器 (3) 检查导管:妥善固定好患者身上的导管、输液管等,避免导管脱落、受压或液体逆流 (4) 放置平车:移开床旁桌椅,松开盖被,在患者腰部、臀部下铺帆布中单或大单将平车与病床纵向紧靠,大轮靠床头,轮闸制动 (5) 搬运患者:护士甲站于床头,握住大单头端,或托住患者的头、颈、肩;护士乙站于床尾,握住大单尾端,或托住患者双腿;丙、丁分别站于病床及平车两侧,紧握大单,四人同时用力抬起患者轻轻移放于平车中央(图7-12);协助患者躺好,用被单及盖被包裹患者(方法同上);铺暂空床,保持病室整洁、美观;松闸,平稳地推患者到指定地点 (6) 协助回床:回床搬运与离床搬运方法相同	护士:我们在您身体下铺上中单,请您将双手放于胸前,我们协助您移到平车上 护士:请您全身放松,我们现在将您移到平车上
整理	询问患者是否舒适,整理床单元。交代注意事项,致谢! 推平车回原处放置,洗手	护士:好了,现在我帮您把被盖好,这样睡舒服吗? 谢谢您的配合
操作后评估	患者体位舒适,无不适感觉,患者的持续性治疗不受影响;患者和家属理解、配合,用后物品处置符合消毒技术规范	

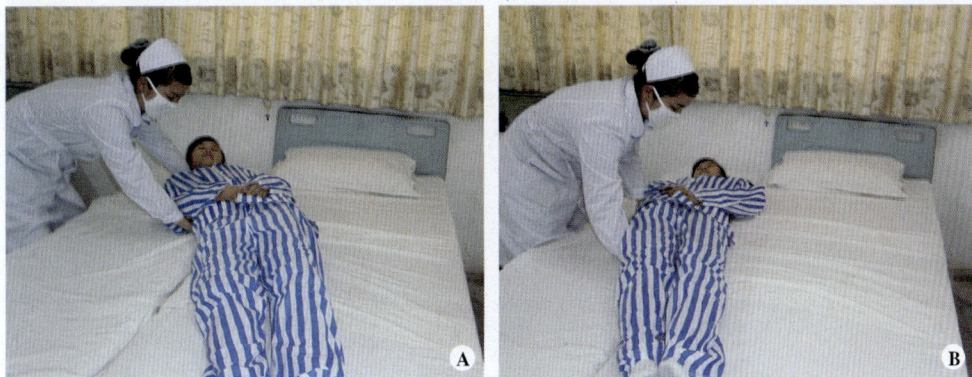

图 7-6 患者挪动于平车上

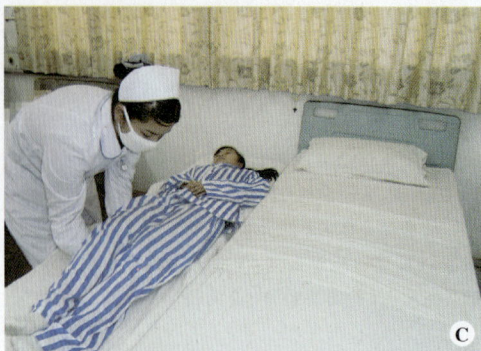

图 7-6　患者挪动于平车上(续)

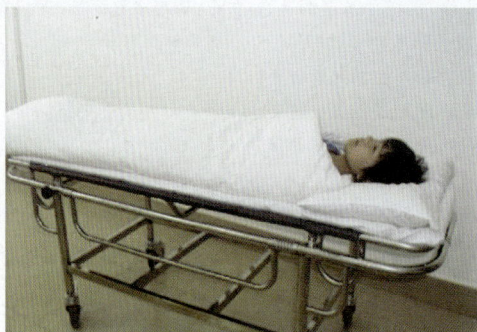

图 7-7　平车上患者包裹法

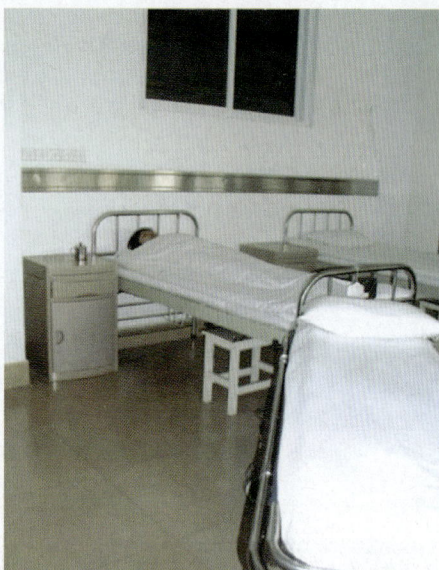

图 7-8　平车头端与床尾成钝角

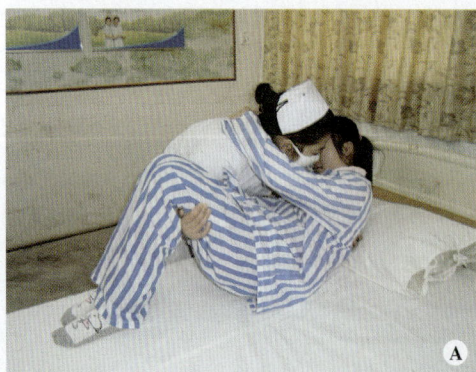

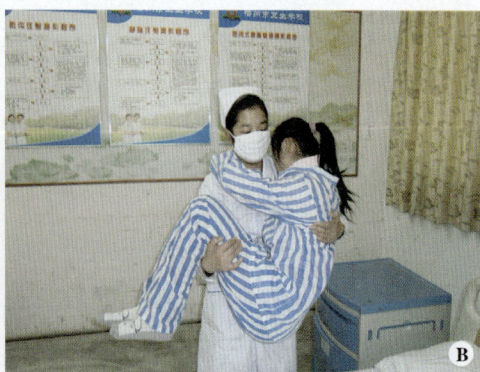

图 7-9　一人搬运法

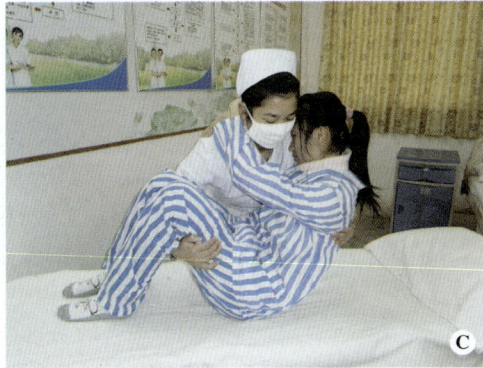

图 7-9　一人搬运法(续)

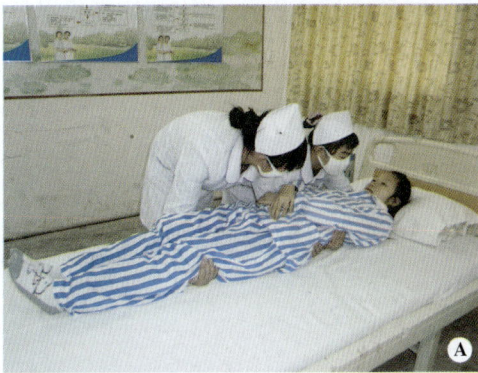

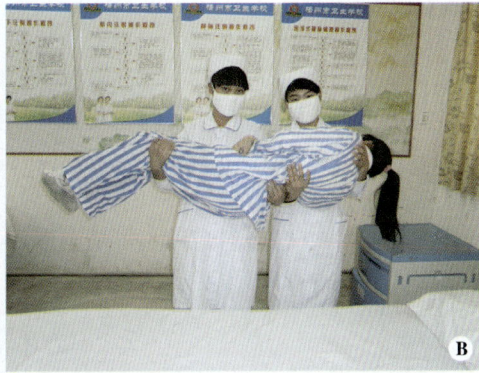

图 7-10　二人搬运法

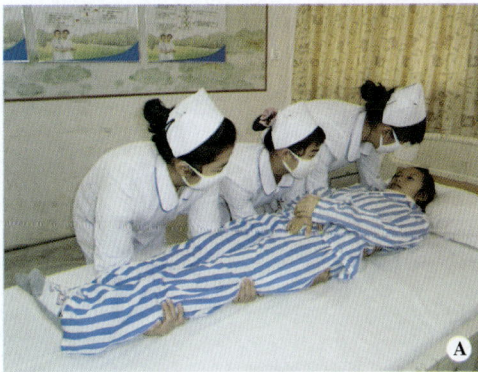

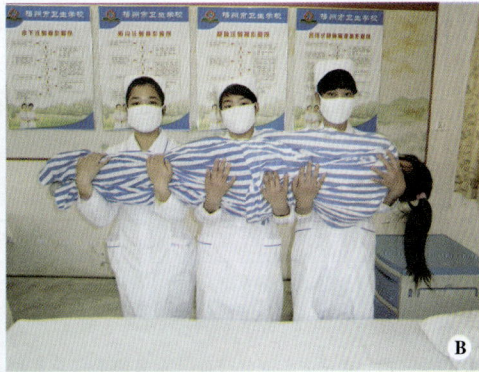

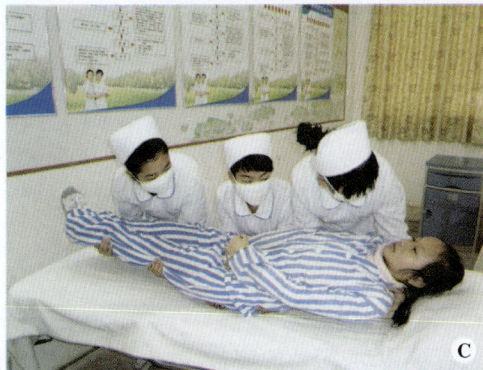

图 7-11　三人搬运法

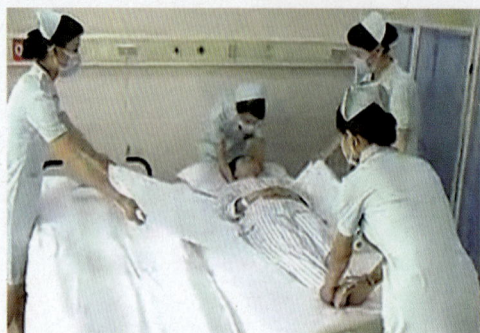

图7-12 四人搬运法

3. 注意事项

（1）搬运前要仔细检查平车，以确保患者安全。

（2）搬运中遵循节力原则，身体尽量靠近患者，同时两腿分开，以扩大支撑面。搬运患者时动作要注意轻、稳，多人搬运时应协调一致，以保证患者的安全、舒适。

（3）运送过程中注意以下几点

1）患者的头部应卧于平车的大轮端（因大轮转动次数少，可减少颠簸）。

2）护士站在患者头端，便于观察患者面色、呼吸、脉搏及病情的变化。

3）平车上、下坡时，患者的头部应在高处，以防引起不适。

4）有引流管及输液管时，要固定妥当并保持通畅。

5）运送骨折患者，平车上要垫木板，并将骨折部位固定好。

6）运送过程中要保持车速平稳。

7）进出门时应先将门打开，不可用车撞门，避免患者不适或损坏建筑物。

8）冬季要注意保暖，以免受凉。

三、过床器的使用

过床器又称过床易，是目前应用于临床辅助搬运、过床的器具。它是采用轻型材料作载体，并利用特殊的光滑材料作外罩，利用两者之间的平滑移动帮助患者平稳、安全地达到过床或移位的目的。

过床器主要用于卧床患者，适用于患者在病床、平车、手术台、各种检查台之间的换床、移位等，具体方法见表7-3。

表7-3 过床器使用操作流程

操作流程	操作要点
评估	同平车运送技术操作流程
准备	过床器，余同平车运送技术操作流程
实施	（1）移开床旁桌、椅，推平车与床平行并紧靠床边（沟通内容同平车运送技术） （2）平车与床的平面处于同一水平，固定平车 （3）护士分别站于平车与床的两侧，抵住床和平车的边缘防止滑动，站于床侧护士协助患者向床侧翻身 （4）将过床器平放在患者身下1/3或者1/4，向斜上方45°轻推患者 （5）站于车侧护士，向斜上方45°轻拉协助患者移向平车（图7-13） （6）待患者上平车后，协助患者向车侧翻身，将过床器从患者身下取出
整理	同平车运送技术操作流程
操作后评估	同平车运送技术操作流程

过床器的使用可减轻患者被移动、搬动的痛苦，避免在搬运患者过程中造成不必要的损

伤;有利于提高护理质量,降低护理人员搬运患者的劳动强度,提高工作效率。

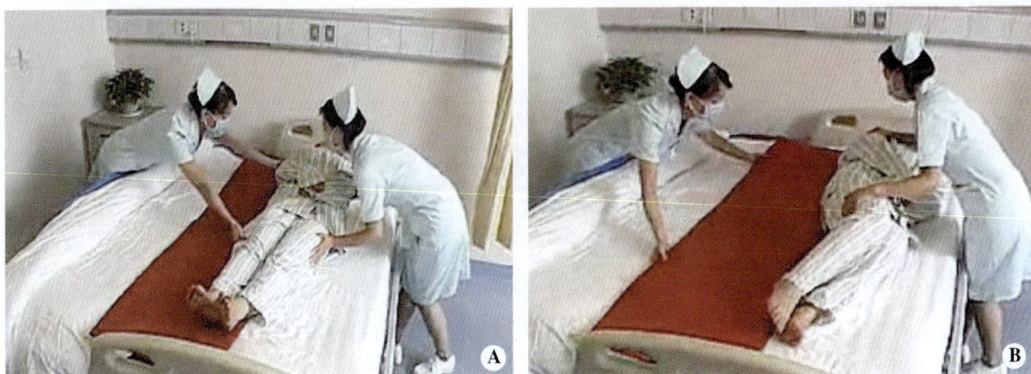

图 7-13　过床器的使用

四、担架运送法

用于搬运不能起床的患者入院、检查、治疗或转运患者等,特别在急救过程中,担架是运送患者最基本、最常用的工具。其特点是运送患者舒适平稳,乘各种交通工具时上下方便,且不受地形、道路等条件限制。

担架运送的目的、操作同平车运送技术。由于担架位置较低,应先由两人将担架抬起(高个子在头端,矮个子在脚端)与病床平齐,便于搬运患者。运送时步伐一致,确保平稳(图 7-14)。

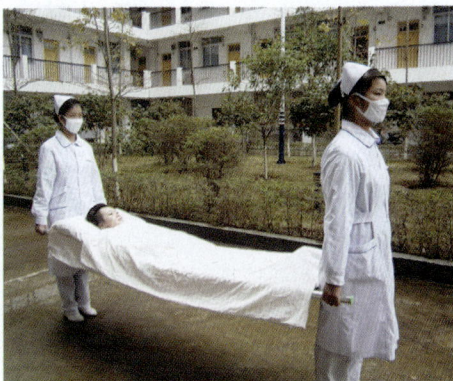

图 7-14　担架运送法

考点: 搬运患者的方法

(闫　静)

第8章

接诊患者护理技术

病区值班护士接到住院处通知后,根据患者病情做好接诊的准备。接诊过程是患者认识住院环境的开始,患者在这个过程中所获得的印象将会影响到以后接受治疗和护理的态度。护理人员要以热情的态度帮助新患者尽快适应医院的环境,评估患者的身心情况,制订护理计划,进行个体化与整体化的护理活动,使患者和家属感受到是受欢迎和被尊重的。

第1节 铺 床 法

案例8-1

某医院某天有三位患者入院:李某,男性,21岁,颅骨骨折,急诊手术入院;王某,男,68岁,肺性心脏病(简称肺心病)入院;陈某,女性,2岁,疑流行性脑脊髓膜炎(简称流脑)入院。问题:护士应将患者分别安置在什么病室,安置在何种床上? 护士应掌握哪些操作要点才能准确、快捷地为患者准备好床单位? 铺床过程中应注意哪些问题?

一、病床单位及设备

病床单位是医疗机构提供给患者使用的家具和设备。它是患者住院期间用以休息、睡眠、饮食、排泄、活动和治疗的最基本的生活单位。病房设有数量不等的病床单位,病床之间的距离应为1m,每个病床单位应配备固定的设施,包括:病床、全套卧具、床旁桌椅及跨床小桌,另外床头墙壁上有照明灯、呼叫装置或对讲机、供氧和负压吸引管道等(图 8-1)设施。病床单位设置齐全,病区管理科学,有利于促进患者的康复。

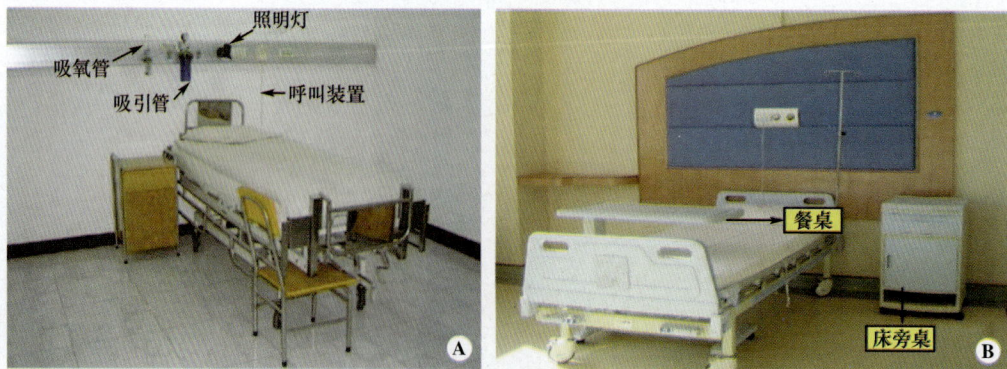

图 8-1 病床单位及设备

1. 病床　床是生活环境中最重要的设备之一,医院的病床一定要符合实用、耐用、安全、舒适的原则。另外,医院的病床还必须具备以下特点。

(1) 能升降高度的病床:一般病床长为 200cm、宽 90cm、高 60cm;将病床升高可以满足医护人员操作的需要,防止工作时身体过度伸展或弯曲,避免工作人员腰背部肌肉过度疲劳,导致肌肉损伤的发生;病床降低又能方便患者上下床,避免跌床的危险。

(2) 能够调整床上下部分的高度:病床可以根据患者的需要分别摇起床头、床尾或膝下支架,方便患者睡卧和休养,减轻不适症状和方便与其他人员的交往。

(3) 装置脚轮:病床的四脚设置脚轮,以方便移动;同时脚轮装有固定器,可以防止病床移动。

(4) 床挡:病床的两侧装有活动的护栏,可以防止老人、儿童或烦躁、意识不清的患者从床上跌落,以保证患者的安全。

2. 床上用品　床上用品包括床垫、床褥、床单、橡胶中单和中单(需要时)、棉胎或毛毯、被套、枕芯、枕套等。具体规格和要求见表 8-1。

表 8-1　床上用品的规格和要求

物品名称	规格	要求
床垫	长宽与床规格相同,厚 9～10cm	用棕丝或海绵做垫芯,垫面选用牢固的布料制作
床褥	长宽与床规格相同	用棉花作褥芯,棉布作褥面
棉胎	长 230cm、宽 160cm	多用棉花胎,也可用人造棉或羽绒被
枕芯	长 60cm、宽 40cm	内装木棉、蒲绒、羽绒或人造棉,以棉布作枕面
大单	长 250cm、宽 180cm	用棉布制作
被套	长 250cm、宽 170cm	用棉布制作,开口应在尾端或侧端并有布带或纽扣
枕套	长 65cm、宽 45cm	用棉布制作
橡胶中单	长 85cm,两端各加白布 40cm,宽 65cm	中间用橡胶制作,两端用棉布制作
中单	长 170cm、宽 85cm	用棉布制作

3. 床旁桌　放置在病床旁的小桌,长 45cm、宽 45cm、高 85cm,主要放置患者日常生活的物品。上层抽屉,下层是有门柜子,两侧或后面设有金属杆晾挂毛巾。在桌面与抽屉之间可设置能拉出的桌板,以代替桌面使用。床旁桌的脚应装置有固定器的橡胶轮,方便移动(图 8-1)。

4. 床旁椅　患者单位至少有一张床旁椅,供患者或探视者坐用。

5. 餐桌　由附着在地面的金属支架支托,可移动、可调节高度。长 80cm、宽 45cm,可供患者在床上进食、写字、阅读之用。也可以暂时放置医护人员所需的清洁或无菌物品。用毕须将桌面清洁并放回原处(图 8-1)。

6. 跨床桌　是一个小桌面,可直接架放在两侧床缘上。用途与餐桌相同,用毕可直接放回床尾即可(图 8-2)。

二、铺　床　法

病床是患者休息和睡眠的地方,由于疾病的限制和治疗的需要,患者许多活动只能在床上进行,所以病床一定要符合实用、耐用、舒适、平整、安全的原则。

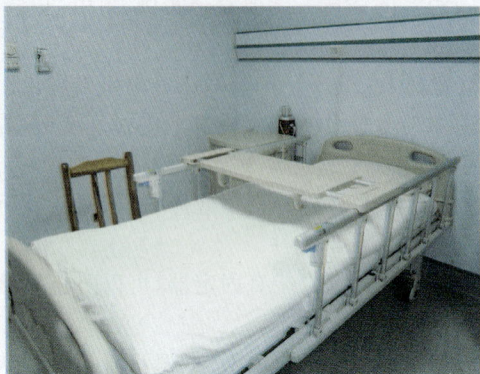

图 8-2　跨床桌

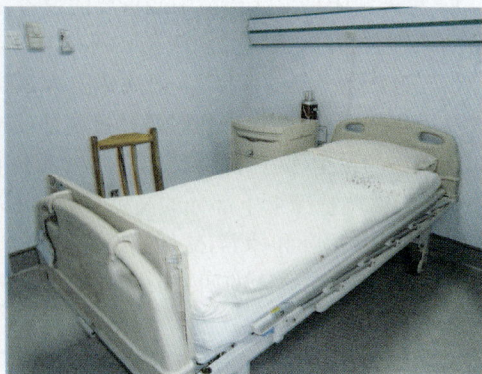

图 8-3　备用床

常用的铺床法有：备用床、暂空床和麻醉床。

（一）铺备用床法（图 8-3）

1. 目的

（1）保持病室整洁、舒适和美观。

（2）准备迎接新患者。

2. 操作步骤　见表 8-2。

表 8-2　铺备用床操作流程

操作流程	操作要点	沟　通
评估	检查床单位设施是否完好，病床及床垫有无损坏和不安全因素检查床上用品是否符合病床规格要求、适应季节的需要病室内患者有无进行治疗或进餐	护士：经过检查，病床是完好无损的，病房内没有人在进食、治疗和换药。用物已经准备好，报告老师（举手）开始操作
准备	（1）操作者：仪表端庄、着装规范、剪指甲、洗手、戴口罩 （2）用物：床、床垫、床褥、枕芯、棉胎或毛毯、大单、被套、枕套 （3）环境准备：病室清洁、通风，无患者进行治疗或进餐	
实施	（1）准备：备齐用物，按取用顺序放于治疗车上（自下而上放置枕芯、枕套、棉胎或毛毯、被套、大单），推车至床旁 （2）移桌椅：移开床旁桌，距床头约 20cm，移椅置床尾正中，距床约 15cm，用物按顺序放于椅上 （3）翻床垫：上缘平床头，用纵翻法或横翻法翻转床垫，按需铺床褥 （4）铺大单：将大单放床正中处，中线与床中线对齐，分别向床头、床尾、近侧、对侧展开先铺近侧床头，面向床角，两脚前后分开，成弓步，一手将床头床垫托起，一手伸过床头中线，将大单包塞于床垫下（图 8-4A）；铺床角，在距床头约 30cm 处，向上提起大单边缘，使其与床边垂直，呈一等边三角形，以床沿为界将三角形分为两半，上半三角覆盖于床上，下半三角平整地塞于床垫 1）下斜角法：将上半三角翻下塞于床垫下，使之成一斜角（图 8-4B～G）	

操作流程	操作要点	沟　　通
实施	2）直角法：将上半三角底边直角部分拉出，拉出部分的边缘与地面垂直，将拉出部分塞于床垫下，使之成一直角（图 8-5） 双手握住大单下缘，向床尾方向用力平拉，同法铺近侧床尾的床角拉紧大单中部，双手掌心向上，将大单平塞于床垫下转至床对侧，同法铺对侧大单。对侧的床尾在开始折叠前，沿对角线的方向用力绷紧大单，把皱褶拽开（图 8-6） （5）套被套：被套正面向外，中线正，封口端齐床头，开口端朝床尾（"S"型）将被套开口端上层打开至 1/3 处 将折好的棉胎放于开口处，拉棉胎上缘中部至被套封口处（图 8-7），棉胎上缘与被套封口紧贴，将竖折的棉胎向两边打开和被套平齐，对好两上角，盖被的上缘平齐床头 至床尾，逐层拉平盖被，系带 将盖被的两侧边缘向内折与床沿平齐，折成被筒，将盖被尾端向内折叠齐床尾或塞于床垫下 （6）套枕套：于床尾处或护理车上套枕套，四角要充实，系带整理枕头，平放于床头，枕套开口处背门	
整理	将床旁桌、椅放回原处，保持床单位整洁美观洗手	报告老师（举手）操作完毕
操作后评价	病床符合实用、耐用、舒适、安全的原则，病室及患者单位环境整洁、美观	

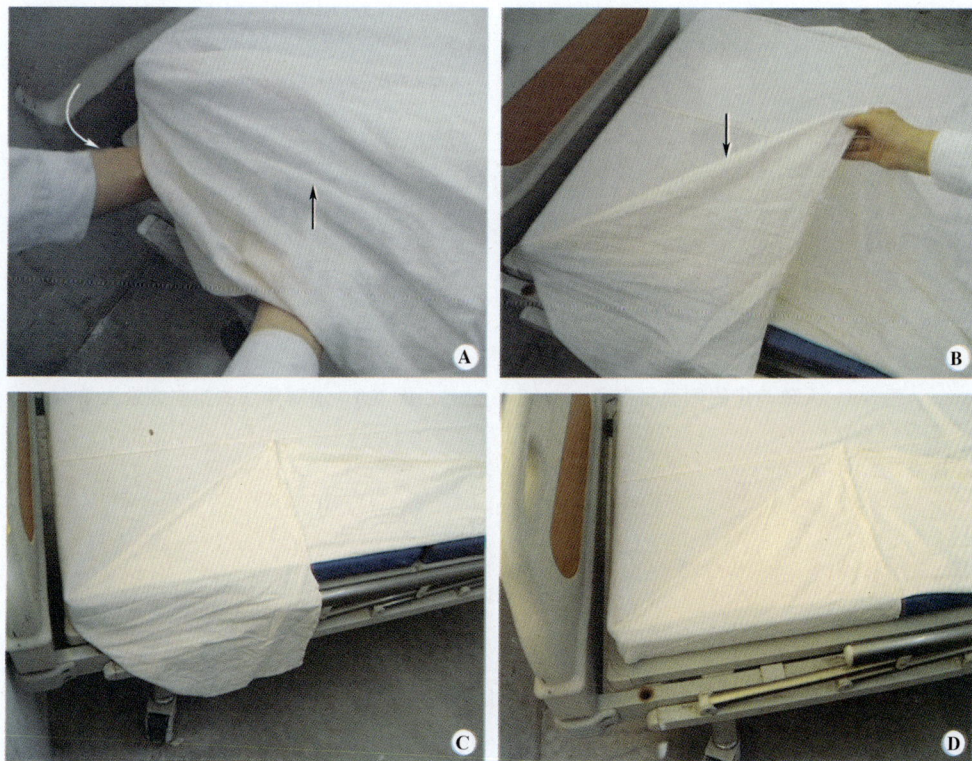

图 8-4　铺床法（斜角法）

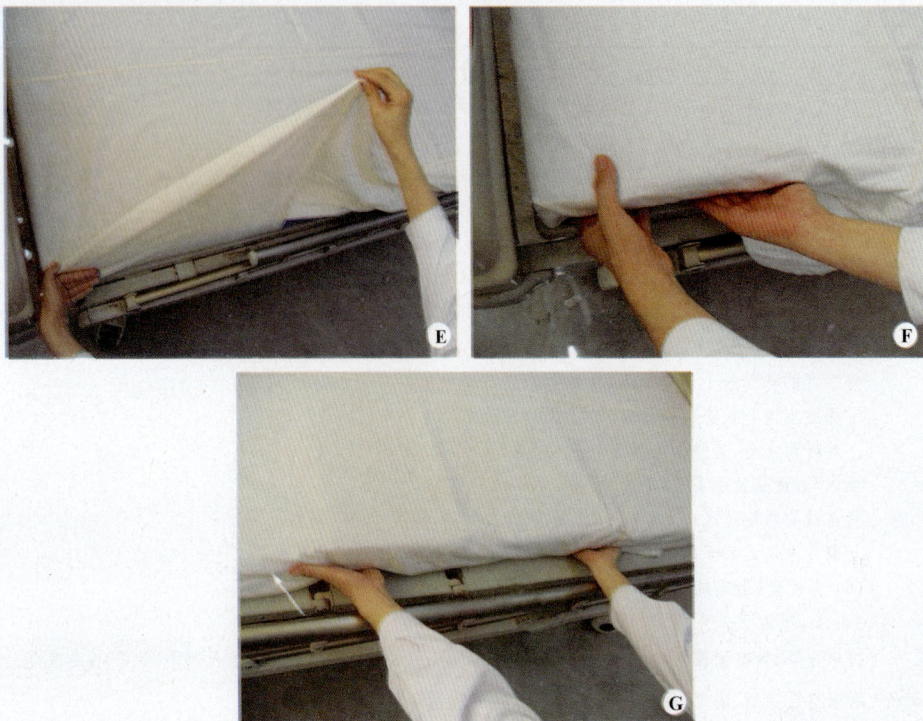

图 8-4　铺床法(斜角法)(续)

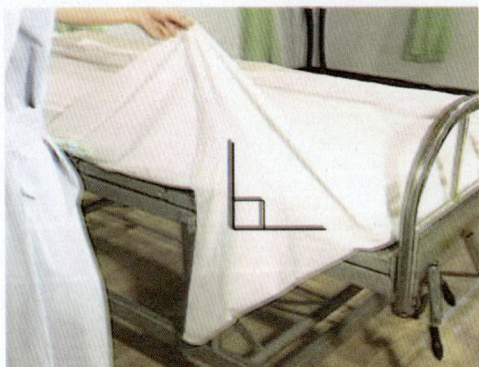

图 8-5　大单与床的侧面呈直角

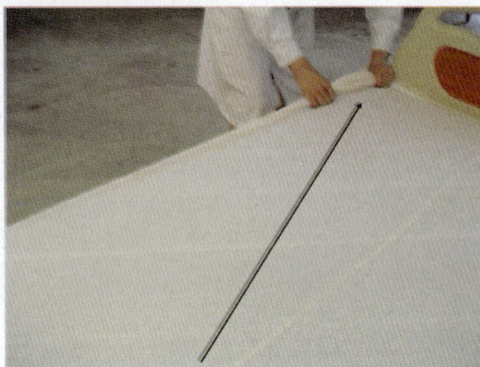

图 8-6　沿对角线的方向绷紧大单

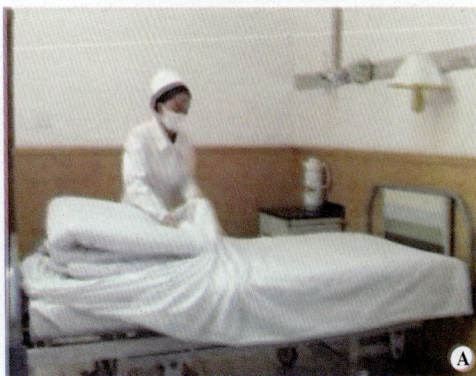

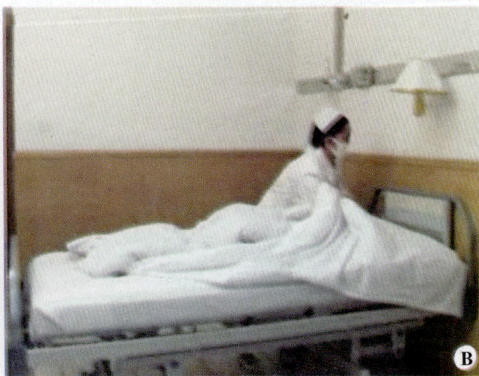

图 8-7　"S"式套被套法

3. 注意事项

（1）病室内如有患者进行治疗、护理或进餐应暂停铺床。

（2）操作中，动作要轻、稳，避免抖动、拍打等动作，以免微生物传播。

（3）遵循节力原则

1）能升降的床，应将床升起，以免腰部过度弯曲。

2）铺床时护士身体尽量靠近床边，上身保持直立，两膝稍弯曲以降低重心，两脚根据活动情况左右或前后分开，以扩大支撑面，有利于操作及维持身体的稳定性。

3）操作中使用肘部力量，动作要平稳连续，有节律。

4）先铺床头，后铺床尾，再铺中部；铺好一侧，再铺另一侧，避免多余无效动作，减少走动次数。

附1　套被套（卷筒式）

1. 将被套正面向内平铺于床上，开口端朝床头（图8-8）。

2. 将棉胎平铺在被套上，上缘与被套封口边对齐。

3. 将棉胎与被套一起自床尾卷至床头，自开口处翻转，向床尾展开拉平各层，系带。

4. 余同"S"形式折成被筒，被尾向内折叠齐床尾或塞于床垫下。

附2　套被套（开口在侧边）

我们平时用的被套开口大多数在后面，现在介绍一种被套开口在侧面的套被套的方法。

图8-8　卷筒式套被套法

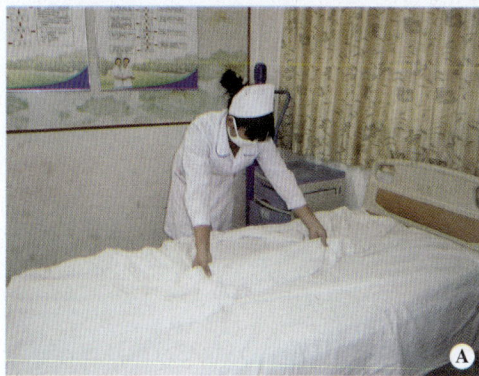

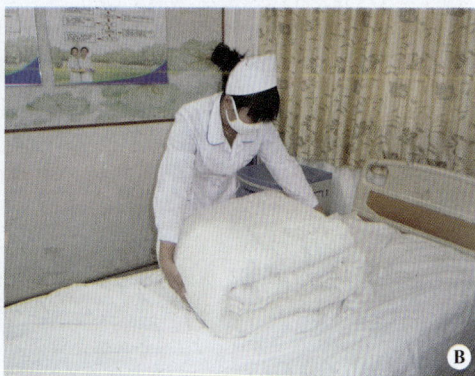

1. 将被套正面向外平铺于床上，开口端朝近侧。

2. 将被套开口端的上层往对侧尽量打开（图8-9A）。

3. 将折好的棉胎置于被套开口处（图8-9B），先床头后床尾将棉胎打开，把棉胎上缘中部拉至床头被套封口处，棉胎上缘与床头被套封口紧贴，同法将棉胎下缘打开，将竖折的棉胎先床头后床尾向两边展开，对齐两上角（图8-9C），与被套边平齐，盖被的上缘平齐床头，系带（图8-9D）。

4. 将盖被的两侧向内折叠与床沿齐，折成被筒，盖被尾端向内折叠与床尾平齐。

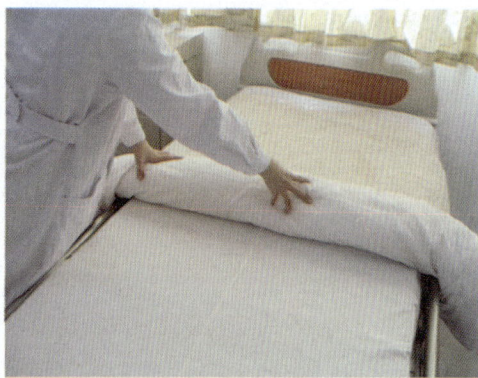

图8-9　套被套（开口在侧边）

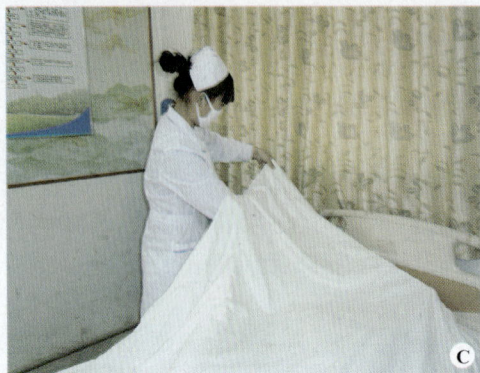

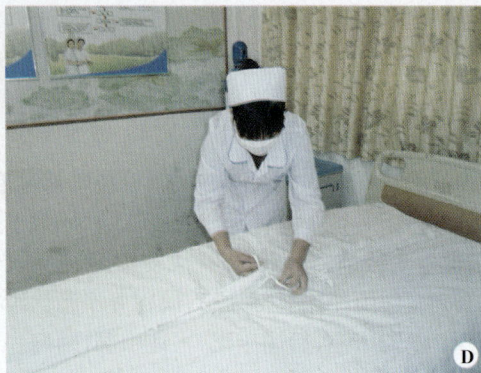

图 8-9　套被套(开口在侧边)(续)

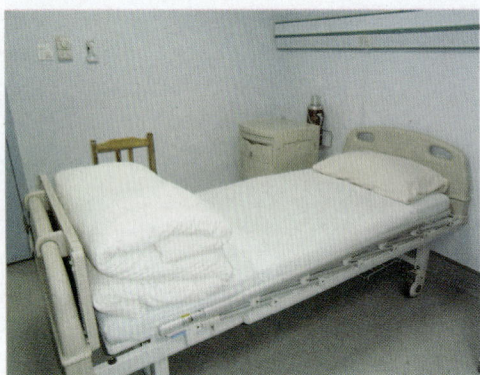

图 8-10　暂空床

（二）铺暂空床法(图 8-10)

1. 目的

（1）供新入院患者使用。

（2）供暂离床活动的患者使用。

（3）维持病室整洁、美观。

2. 操作步骤　见表 8-3。

3. 注意事项

（1）同铺备用床法各项注意事项。

（2）橡胶中单及中单按患者需要放置。

表 8-3　铺暂空床操作流程

操作流程	操作要点	沟　　通
评估	根据新入院患者的病情需要准备用物评估患者的病情是否可以暂时离开病床活动	护士:经过检查,病床是完好 无损的,病房内没有人在进食、治疗和换药。用物已经准备好,报告老师(举手)开始操作
准备	（1）操作者:着装整洁、剪指甲、洗手、戴口罩,取下手表 （2）用物:同备用床,必要时准备橡胶中单、中单 （3）环境准备:病室清洁、通风,无患者进行治疗或进餐	
实施	**改备用床为暂空床** （1）准备:备齐用物,按序放置,推车至床旁 （2）折叠盖被:移椅置床尾正中,距床约 15cm,用物按顺序放于椅上将备用床的盖被头端向内折 1/4,再扇形三折于床尾,与床尾平齐(图 8-10) （3）酌情铺单:根据病情需要铺橡胶中单和中单:取橡胶中单放于床上,上缘距床头 45～55cm,中线与床中线齐,展开;取中单以同法铺在橡胶中单上,两单边缘下垂部分一起拉紧整塞入床垫下;转至对侧,同法拉紧橡胶中单和中单,铺平	

操作流程	操作要点	沟　　通
实施	（4）整理：将枕头放回床头，移回床旁椅，洗手	
	铺暂空床法	
	（1）准备：备齐用物，按取用顺序放于治疗车上（自下而上放置枕芯、枕套、棉胎或毛毯、被套、中单、橡胶中单、大单），推车至床旁	
	（2）移桌椅：同备用床	
	（3）翻床垫：同备用床	
	（4）铺大单、橡胶单、中单：按备用床法展开大单，铺近侧大单（床头、床尾、中部），需要时按"改备用床为暂空床"法铺近侧橡胶中单和中单，转至对侧，同法拉紧橡胶中单和中单，铺平	
	（5）套被折齐：按备用床法套被套，折成被筒按"改备用床为暂空床"法折叠盖被	
	（6）套枕套：同备用床	
整理	将床旁桌、椅放回原处，保持床单位整洁美观洗手	报告老师（举手）操作完毕
操作后评价	病床符合实用、耐用、舒适、安全的原则，病室及患者单位环境整洁、美观	

（三）铺麻醉床法（图 8-11）

1. 目的

（1）便于接受和护理麻醉手术后的患者。

（2）使患者安全、舒适，预防并发症。

（3）保持床铺整洁，不被血液、呕吐物、排泄物等污染。

2. 操作步骤　见表 8-4。

3. 注意事项　同备用床法各项注意事项。

（1）铺麻醉床时应更换洁净的被单，保证患者术后舒适，避免感染的发生。

（2）中单要遮盖橡胶单，避免橡胶单与患者皮肤接触，而引起患者的不适。

（3）护理术后患者所需用物应齐全，以便实施抢救和护理。

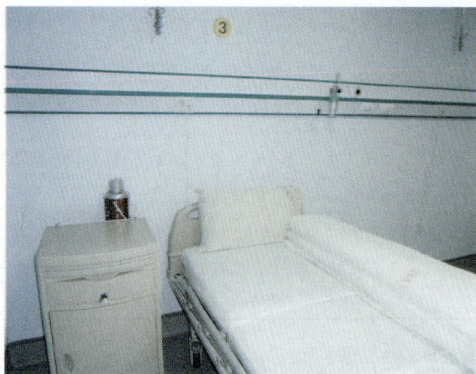

图 8-11　麻醉床

表 8-4　铺麻醉床操作流程

操作流程	操作要点	沟　　通
评估	患者的诊断和病情、手术部位、麻醉方式、术后需要的抢救和治疗准备等	护士：我已对操作环境、患者病情、手术部位、麻醉方式、目前健康状况等进行了评估。用物已准备好，报告老师（举手）开始操作
	呼叫系统、供氧管道、负压吸引管道是否完好通畅	
	病室环境符合铺床操作的实施	
准备	（1）操作者：着装整洁、剪指甲、洗手、戴口罩，取下手表	
	（2）用物：同备用床。另备橡胶中单和中单各两条，麻醉护理盘，输液架，必要时备负压吸引器；氧气、胃肠减压器；冬天按需备热水袋及布套、毛毯	

操作流程	操作要点	沟 通
准备	麻醉护理盘用物:无菌治疗巾内置张口器、压舌板、舌钳、牙垫、通气导管、治疗碗、镊子、输氧导管、吸痰导管和纱布数块。无菌巾外放血压计、听诊器、护理记录单和笔、弯盘、棉签、胶布、手电筒 (3) 环境准备:病室清洁、通风,无患者进行治疗或进餐	
实施	(1) 拆除原物:拆除原有枕套、被套、大单等物,放于污物袋内 (2) 准备:洗手或用消毒毛巾擦拭双手备齐用物,按取用顺序放于治疗车上(自下而上放置枕芯、枕套、棉胎或毛毯、被套、中单、橡胶中单、大单),推车至床旁 (3) 移桌椅:同备用床法 (4) 翻床垫:同备用床法 (5) 铺大单、橡胶单、中单:按备用床法展开大单,铺近侧大单按暂空床法将橡胶单及中单分别对好中线铺在床中部。根据病情和手术部位的需要铺好橡胶单和中单。可将另一橡胶单及中单分别对好中线,铺在床头或床尾。铺在床头时,上缘平齐床头,下缘压在中部橡胶单及中单上,边缘塞入床垫下。铺床尾时,则下缘齐床尾,余同上至对侧用同样的方法铺好大单、橡胶单和中单 (6) 套被套:同备用床法套好被套后,上端齐床头,两侧边缘内折与床沿齐,被尾向内折叠与床尾齐,将盖被纵向扇形三折叠于一侧床边,开口处向门 (7) 套枕套:按备用床法套好枕套,将枕头横立放置于床头,枕套开口背门	
整理	移回床旁桌,椅子置于盖被折叠侧(对侧)将麻醉护理盘置于床旁桌上,其他用物按需要放置	报告老师(举手)操作完毕
操作后评价	病床符合实用、耐用、舒适、安全的原则,病室及患者单位环境整洁、美观,患者感觉舒适、安全。护理术后患者的物品齐全,患者能得到及时抢救和护理,用后物品处置符合消毒技术规范	

护考链接

张某,男性,35岁,因交通意外致右下肢开放性骨折,需急诊手术。

1. 术后病区护士为其准备麻醉床时不正确的操作是
  A. 将备用床改为麻醉床   B. 床中部及床尾部铺橡胶中单和中单
  C. 将盖被扇形三折于床尾   D. 将枕头横立于床头,开口背门
  E. 麻醉护理盘置于床旁桌上

2. 铺麻醉床操作,错误的步骤是
  A. 换铺清洁被单   B. 按要求将橡胶中单和中单铺于床头、床中部
  C. 盖被纵向三折于门同侧床边 D. 枕头横立于床头,开口背门
  E. 椅子置于门对侧床边

3. 全身麻醉护理盘内需准备的用物不包括
  A. 压舌板   B. 吸痰管   C. 导尿管
  D. 血压计、听诊器   E. 护理记录单、笔

考点: 各种铺床法

分析: 护士需正确实施各种铺床法,其中铺麻醉床法是护考的重点,同学们应认真学习。答案:1. C,2. C,3. C。

附3　床单两头打结铺床法(图8-12)

目前临床上很多医院在铺床时采用床单两头打结铺床法。此法操作简单,操作者将床单对齐床中线散开,双手持床头的床单与床基齐平后,按床垫边缘将床单返折至床垫下,将床单头端压于床单的两角下,抬起床垫将床单的两角进行打结;同法将床单床尾部分的另两角进行打结,最后将床单中间塞于床垫下。其中床单两头打结均为死结;避免打结不牢而影响床单固定的作用。床单平整、床基四角紧密无松散为基本要求。

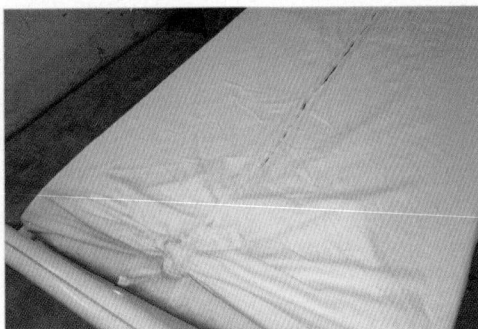

图 8-12　床单两头打结铺床法

此铺床法的优点:由于床单的两头均已打结,患者床上活动后床单不易松散,晨、午护理时床单平整,无需再次进行整理床单位,既减少了护士的工作量,也减少因整理床铺对患者休息时间的干扰,提高患者满意度。同时床垫随着使用周期也要进行定期更换,原有的床罩式床单与新床垫常常存在不相匹配的情况,而且新床罩在洗涤后容易出现缩水、变形现象,常需重新制作。床单两头打结法,无需改制床单,并可适应多种型号的床垫,节约了成本。

附4　拆床单法

1. 移开床旁桌椅。

2. 拆下枕套,置于污衣袋内,枕芯放于椅面上。

3. 一手抬起近侧床垫中部,另一手自垫下向床头松单;随即换手向床尾垫下松单。

4. 将近侧棉被松开。

5. 转至对侧,同法松开大单、棉被。

6. 解开被套系带,从被套开口处将棉胎一侧纵行向上折叠1/3,同法折对侧棉胎,手持棉胎前端,呈"S"形折叠,将折好的棉胎拉出,放于椅面上。

7. 将大单、被套、枕套由两端和两侧污面向内卷起。

8. 将枕芯、棉胎放回床垫上,移回床旁桌椅。

9. 污单放入污衣袋送洗。

附5　床垫罩铺床法

目前临床上铺床趋向用床垫罩代替大单。此法操作简便,即将布制床垫罩从床头套向床尾即可。床垫罩的使用使得患者上下床或抬高床头、床尾时致床单松散现象明显减少,从而减少了每天反复整理床单位的时间,使实际花费在铺床上的时间减少,保持了医院安全、高效、整洁、舒适的医疗环境。

第 2 节　分级护理制度

案例8-2

　　患者王某,56岁,退休工人,入院诊断为胃癌。2天前行胃大部切除术,术后生命体征平稳,需密切观察病情变化。请问应给予患者何种护理级别的护理? 护士在实施该级别的护理时,应间隔多长时间巡视患者一次?

分级护理是指患者在住院期间,医护人员根据患者病情的轻、重、缓、急和患者自理能力的不同,确定并实施不同级别的护理。护理级别分为四级,即特别护理、一级护理、二级护理和三级护理。临床护士应实施与病情相适应的护理,保障患者安全,提高护理质量。

1. 分级护理标准按照卫生部颁发的《综合医院分级护理指导原则》为指导制定。

2. 由医师根据病情开护理等级医嘱,护士执行。

3. 护士长及护士可根据病员病情变化及时与医师联系,提出合理建议。

4. 护理级别可分为特别护理及一、二、三级护理,分别设有标记。

(一)特别护理

1. 适用对象

(1)病情危重,随时可能发生病情变化需要进行抢救的患者。

(2)重症监护患者。

(3)各种复杂或者大手术后的患者。

(4)严重创伤或大面积烧伤的患者。

(5)使用呼吸机辅助呼吸,并需要严密监护病情的患者。

(6)实施连续性肾脏替代治疗(CRRT),并需要严密监护生命体征的患者。

(7)其他有生命危险需要严密监护生命体征的患者。

2. 护理要求

(1)安排专人24小时护理,严密观察患者病情及生命体征的变化,备齐急救用物,以便随时急用。

(2)根据医嘱,正确实施治疗、给药措施。

(3)根据医嘱,准确测量出入量。

(4)制订护理计划或护理重点,有完整的特别护理记录,详细记录患者的病情变化。

(5)根据患者病情,正确实施基础护理和专科护理。每天整理床单位;对非禁食患者协助进食、水;根据患者需求进行面部清洁和梳头、口腔护理、床上使用便器、更衣、洗头等;实施安全措施,进行气道护理及管路护理等,严防并发症,确保患者的安全。

(6)保持的患者舒适和功能体位:协助患者翻身及有效咳嗽、床上移动、做好压疮预防及护理。

(7)实施床旁交接班。

(二)一级护理

1. 适用对象

(1)病情趋向稳定的重症患者。

(2)手术后或者治疗期间需要严格卧床的患者。

(3)生活完全不能自理且病情不稳定的患者。

(4)生活部分自理,病情随时可能发生变化的患者。

2. 护理要求

(1)每小时巡视患者一次,严密观察患者病情变化,备齐急救用物,以便随时急用。

(2)根据患者病情,测量生命体征。

(3)根据医嘱,正确实施治疗、给药措施。

(4)制订护理计划,有完整的护理记录,详细记录患者的病情变化。

(5)根据患者病情,正确实施基础护理和专科护理。每天整理床单位;对非禁食患者协助进食、水;根据患者需求进行面部清洁和梳头、口腔护理、床上使用便器、更衣、洗头等;实施安全措施,进行气道护理及管路护理等,严防并发症,确保患者的安全。

(6) 提供护理相关的健康指导。

(三)二级护理

1. 适用对象

(1) 急性症状消失,病情趋于稳定,仍需卧床休息的患者。

(2) 慢性病限制活动或生活大部分可以自理的患者。

2. 护理要求

(1) 每 2 小时巡视患者一次,观察患者病情变化。

(2) 根据患者病情,测量生命体征。

(3) 根据医嘱,正确实施治疗、给药措施。

(4) 根据患者病情,正确实施护理措施和安全措施:整理床单位;根据自理情况协助面部清洁和梳头、会阴护理、足部护理、翻身及有效咳嗽、压疮预防及护理等,给予患者必要的生活及心理支持,满足患者的身心需要。

(5) 提供护理相关的健康指导。

(四)三级护理

1. 适用对象

(1) 生活完全自理且病情稳定的患者。

(2) 生活完全自理且处于康复期的患者。

2. 护理要求

(1) 每 3~4 小时巡视患者一次,观察患者病情变化。

(2) 根据患者病情,测量生命体征;整理床单位;做好患者安全护理。

(3) 根据医嘱,正确实施治疗、给药措施。

(4) 提供护理相关的健康指导。

护 考 链 接

1. 叶先生,20 岁,建筑工人,不慎自脚手架跌下,造成严重颅脑损伤,需随时观察、抢救,应给与的护理等级是

A. 特别护理 B. 一级护理 C. 二级护理 D. 三级护理 E. 个案护理

2. 下列不属于一级护理的是

A. 高热患者 B. 瘫痪患者 C. 昏迷患者 D. 休克患者 E. 病情较重,生活不能完全自理者

3. 一级护理的内容,下述哪项错误

A. 每 2 小时巡视患者   B. 严密观察病情变化   C. 及时填写护理记录单

D. 按需要备齐急救药品和器械   E. 认真做好各项基础护理

4. 病情较重但尚稳定应给予

A. 监护 B. 一级护理 C. 二级护理 D. 三级护理 E. 特级护理

分析:分级护理适用对象及护理要求是历年护考的重点。特别护理适合病情危重,需随时观察,以便进行抢救的患者,需设立 24 小时专人护理;一级护理适合病情危重需绝对卧床休息的患者,每 15~30 分钟巡视患者一次;二级护理适合病情较重,生活不能自理的患者,每 1~2 小时巡视一次;三级护理适合轻症患者。生活基本自理,每 3~4 小时巡视患者。故答案 1.A,2.B,3.A,4.C。

考点:分级护理适用对象及护理要求

(闭 静)

第9章

生命体征的观察及测量技术

同学们,知道生命体征包括哪些吗?生命体征是体温(T)、脉搏(P)、呼吸(R)、血压(BP)的总称。它是机体内在活动的客观反映,也是衡量机体状况正常与否的可靠指标。正常情况下,生命体征在一定范围内相对稳定,当机体患病时生命体征会发生不同的变化。护士通过观察其变化可以了解疾病的发生、发展及转归,为临床诊断治疗、护理提供可靠依据。因此,正确掌握生命体征的观察及护理是临床护理工作的重要内容之一,也是护士应掌握的基本技能。

第1节　体温的评估及护理

案例9-1

患者张先生,46岁,教师。咽喉疼痛、恶心4天,伴发热、吞咽困难2天,自行服用"感冒清、复方板蓝根"等药未见好转,到医院就诊。查体:T 39.2℃,P 90次/分,R 22次/分,BP 138/86mmHg。神志清楚,精神较差,扁桃体Ⅱ°肿大,以"扁桃体炎Ⅱ°"收住院。入院后护士应如何护理患者?应采取何种方法为患者降温?在降温过程中护士应如何监测患者?

一、体温的评估

(一)体温的产生与生理调节

1. **体温的产生**　体温(body temperature,T)指人体内部的温度,是机体新陈代谢和骨骼肌运动过程中不断产生热能的结果。相对恒定的体温是机体新陈代谢和生命活动的重要条件。

2. **体温的生理调节**　正常人的体温是相对恒定的,它通过大脑与丘脑下部的体温调节中枢的调节和神经体液的作用,使产热和散热保持动态平衡。

3. **散热方式**

(1)辐射:是指热能由一个物体表面通过电磁辐射向另一个与之不接触的物体表面的传递。在安静状态下及低温环境中,辐射是主要的散热方式。由身体辐射所散出的热量与自身的温度、体表面积等因素有关。

(2)对流:液体或气体中较热部分和较冷部分之间通过循环流动使温度趋于均匀的过程。对流是液体和气体中热传递的特有方式。散热量与液体或气体的流动速度成正比。

(3)传导:机体的热量直接传到与其直接接触且温度较低的物体的一种散热方式,如高热时用冰袋、冰帽等降温,就是利用传导散热。

(4)蒸发:是指由液态转化为气态,同时带走大量热量的过程。在环境温度等于或高于皮肤温度时,蒸发是主要的散热方式。高热患者酒精拭浴,就是利用酒精的蒸发带走热量,以起到降低体温的作用。

（二）正常体温及其影响因素

考点:机体的散热方式

1. 正常体温　临床上常以测量口腔、直肠、腋下等处的温度来代表体温。在三种测量方法中直肠温度最接近人体深部的温度,而日常工作中采用口腔、腋下测量温度更为方便。正常体温是一个温度范围,而不是一个具体的体温点,其正常范围见表 9-1。

表 9-1　成人体温正常范围及平均值

部位	正常范围	平均温度
腋温	36.0～37.0℃	36.5℃
口温	36.3～37.2℃	37.0℃
肛温	36.5～37.7℃	37.5℃

考点:不同部位成人体温正常范围

2. 影响正常体温的因素　体温可随昼夜、年龄、性别、运动、用药等因素而出现生理性波动,但其变化范围很小,一般不超过 0.5～1.0℃。

（1）生理性变化影响

1）昼夜变化:一般清晨 2～6 时体温最低,下午 2～8 时体温最高。

2）年龄差异:由于基础代谢水平不同,不同年龄的人体温也不同。儿童、青少年体温略高于成年人;老年人体温略低于成年人;新生儿尤其是早产儿,由于中枢体温调节功能尚未发育完善,体温易受环境温度的影响而变化。

3）性别差异:一般女性体温稍高于男性 0.3～0.5℃。女性基础体温受孕激素水平的影响,随月经周期而发生规律性变化。在排卵前体温较低,排卵日体温最低,排卵后体温逐渐升高。

4）活动状态:人体活动时体温升高,与肌肉活动时代谢增强,产热量增加有关。

5）其他:情绪激动、精神紧张、进食、环境温度的变化等都会对体温产生影响。

（2）药物影响:麻醉药物可抑制体温调节中枢,使体温调节发生障碍,并能扩张血管,导致散热增加,使体温降低。有些药物通过抑制汗腺分泌而使体温升高如阿托品等。

（3）其他影响因素

1）未将水银柱甩至 35℃ 以下,测出的仍是上次体温。

2）腋下有汗,未夹紧或时间不足 5 分钟,使测出体温比实际体温低。

3）刚喝完热水,或附近有热水袋或其他热源,使测出体温会比实际体温高。另外,剧烈活动后、精神紧张、洗澡后都能使体温一次性升高一些,所以,测体温应在饭后半小时,安静状态下进行。

考点:影响正常体温的因素

（三）异常体温的评估及护理

1. 体温过高　又称发热,指机体在致热原作用下,体温调节中枢的调定点上移而引起的调节性体温升高。当体温上升超过正常值的 0.5℃ 或一昼夜体温波动在 1℃ 以上即可称为发热。

（1）临床分级:以口腔温度为标准,发热程度可划分为:①低热:37.3～38.0℃;②中度热 38.1～39.0℃;③高热:39.1～41.0℃;④超高热:41.0℃ 以上。

考点:发热程度的临床分级

（2）发热过程：发热的临床过程可分为以下三个阶段。

1）体温上升期：其特点为产热大于散热。患者主要表现为畏寒、皮肤苍白、无汗、皮肤温度下降，有些患者可出现寒战。体温上升有骤升和渐升两种方式。如体温在数小时内迅速升至高峰称为骤升，见于肺炎球菌性肺炎、疟疾；如体温在数小时内逐渐上升称为渐升，见于伤寒等。

2）高热持续期：其特点是产热和散热在较高水平上趋于平衡，体温维持在较高状态。患者主要表现为颜面潮红、皮肤灼热、口唇干燥、呼吸和脉搏加快、尿量减少等。

考点： 发热过程不同阶段的临床表现

3）退热期：其特点是散热增加而产热趋于正常，体温调节水平恢复至正常。此期患者表现为大量出汗和皮肤温度降低。退热有骤退和渐退两种方式，骤退时由于体温急剧下降，大量出汗体液丧失，年老体弱和心血管患者易出现血压下降、脉搏细速、四肢湿冷等虚脱或休克现象，应严密观察并及时给予处理。

（3）常见热型：热型是根据绘制在体温单上的体温曲线波动的特点所分的类型。不同的发热性疾病可表现出不同的热型，加强观察有助于疾病的诊断。常见热型如下（图 9-1）。

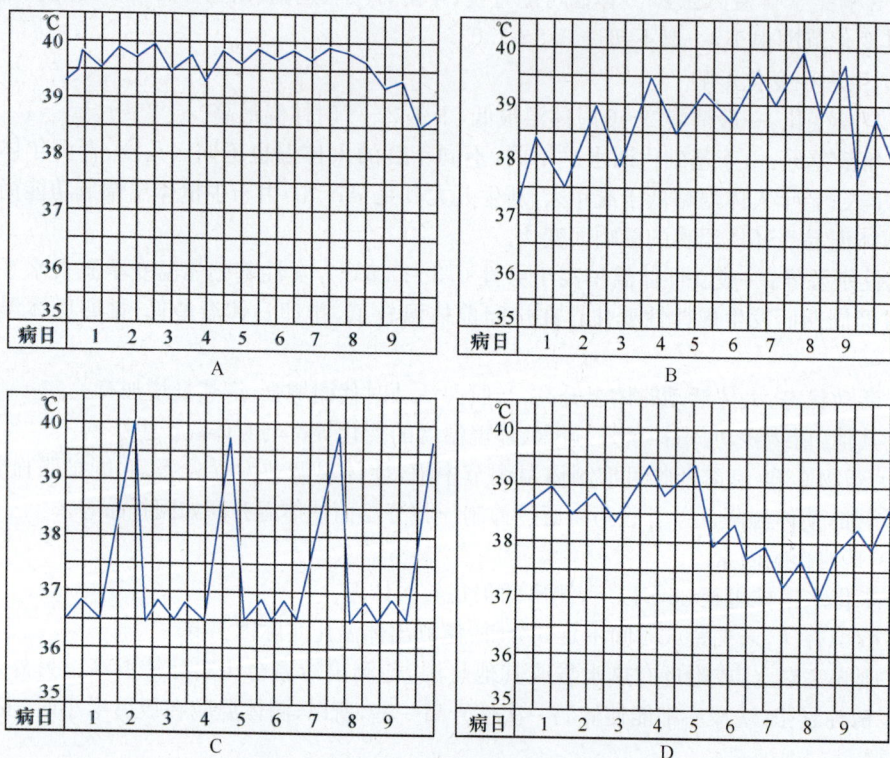

图 9-1　常见热型
A. 稽留热；B. 弛张热；C. 间歇热；D. 不规则热

1）稽留热：体温持续升高达 39.0～40.0℃左右，持续数日或数周，24 小时波动范围不超过 1℃。常见于伤寒、肺炎球菌性肺炎等。

2）弛张热：体温在 39.0℃以上，但波动幅度大，24 小时内温差超过 1℃，但最低温度仍高于正常水平。常见于败血症、化脓性感染等。

3）间歇热：高热与正常体温交替有规律地反复出现，间歇数小时、1 天、2 天不定。常见于疟疾等。

4) 不规则热:体温在一天中变化不规则,持续时间不定。见于流行性感冒、肿瘤性发热等。

考点:各种常见热型的特点

(4) 护理措施

1) 观察:定时测量体温,高热患者每 4 小时测量体温 1 次,待体温恢复正常 3 天后,改为每日 2 次。同时,注意观察发热的临床过程、热型、伴随症状及治疗效果等,如患者的面色、脉搏、呼吸、血压及出汗等体征。小儿高热易出现惊厥,应密切观察,如有异常及时与医生联系。

2) 保暖:体温上升期,患者如伴寒战,应及时通过调节室温、卧具和衣着等方式提供保暖。

3) 降温:根据病情及医嘱为患者采取物理或药物降温。若体温超过 39.0℃ 可用冰袋冷敷头部;体温超过 39.5℃ 给予酒精拭浴、温水擦浴或大动脉冷敷。给予药物降温时应注意防止体温骤退大量出汗引起虚脱或休克。采取降温措施 30 分钟后应测量体温,并做好记录和交班。

4) 补充营养和水分:病情允许时,应给予高热量、高蛋白、高维生素、易消化的流质或半流质饮食,注意食物的色、香、味,嘱患者少量多餐。同时鼓励患者多饮水,以补充大量消耗的水分,促进毒素和代谢产物的排出。对不能进食的患者,遵医嘱给予鼻饲或静脉输液,以补充水分、电解质和营养物质。

5) 口腔护理:高热患者由于唾液分泌减少,口腔黏膜干燥,且自身抵抗力下降,极易引起感染。护士应协助患者在清晨、餐后及睡前漱口,或用生理盐水棉球清洁口腔,口唇干裂应涂润滑油保护。

6) 皮肤护理:应及时为高热患者擦干汗液,更换衣服和床单,以保持皮肤清洁、干燥,防止着凉。对长期高热卧床的患者,还应预防压疮和坠积性肺炎等并发症的发生。

7) 卧床休息:发热患者由于消耗增加,进食量少,可酌情减少活动,适当休息。高热者应绝对卧床休息,并为患者提供温湿度适宜、安静舒适、通风良好的修养环境。

8) 心理护理:经常与高热患者交流,了解其不适的感受,对体温变化及伴随症状等耐心解答,关心体贴患者,尽量满足患者的需要,以缓解其紧张情绪。

9) 健康教育:讲解有关发热方面的自我护理知识,教会患者测体温,合理安排饮食及休息等。

考点:体温过高患者的护理措施

2. 体温过低 体温在 35℃ 以下称为体温过低。常见于早产婴儿及重度营养不良及极度衰竭的危重患者。此外,长时间暴露在低温环境中使机体散热过多过快,导致体温过低;颅脑外伤、脊髓受损、药物中毒等导致的体温调节中枢功能受损也是造成体温过低的常见原因。体温过低是一种危险的信号,常提示疾病的严重程度和不良预后。

考点:体温过低的概念

(1) 临床分级:以口腔温度为标准,体温过低可划分为

①轻度:32~35℃;②中度:30~32℃;③重度:<30℃(瞳孔散大,对光反射消失);④致死温度:23~25℃。

(2) 临床表现:体温过低时患者常表现为体温不升、皮肤苍白、四肢冰冷、呼吸减慢、脉搏细弱、血压下降,感觉和反应迟钝、嗜睡、甚至昏迷等。

(3) 护理措施

1) 保暖措施:采取适当的保暖措施,首先应提高室温在 24~26℃;其次可采取局部保暖措施,如给患者加盖被、给予热饮料、足部放置热水袋等方法,以提高机体温度。但对老人、小儿及昏迷患者,保暖的同时要注意防烫伤。

2) 观察病情:密切观察患者的生命体征,加强体温监测,每小时测量体温一次,直至体温

恢复正常并稳定;同时注意呼吸、脉搏、血压的变化及其伴随症状。

3)病因治疗:采取积极的治疗措施,去除引起体温过低的原因,使体温逐渐恢复至正常。

4)抢救准备:随时做好抢救准备工作。

5)健康教育:指导患者避免导致体温过低的因素,正确实施保暖措施,加强锻炼,增强营养等。

考点:体温过低患者的护理措施

二、体温测量法

(一)体温计的种类及构造

常用的体温计种类为玻璃汞柱式体温计(图9-2),包括口表、腋表和肛表,分别用来测量口腔、腋下、直肠温度。玻璃汞柱式体温计是一种外标刻度的真空毛细玻璃管。管末端为汞槽,当储汞槽受热后,汞膨胀沿毛细管上升,其上升高度与受热程度成正比。毛细管和储汞槽之间的凹陷处可使水银柱遇冷时不致下降,以便检视温度。摄氏体温计温度范围为35～42℃,每一度之间分为10个小格,每一小格为0.1℃,分别在0.5℃、1℃处用较粗长的线标记,有的在37℃处以红线标记(图9-2)。另外,还有电子体温计、感温胶片、非接触红外额温计(图9-3)等。

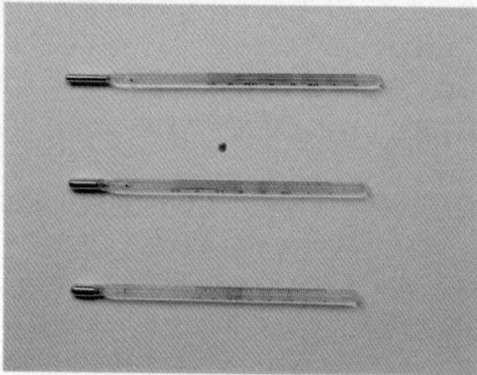

图9-2 玻璃汞柱式体温计

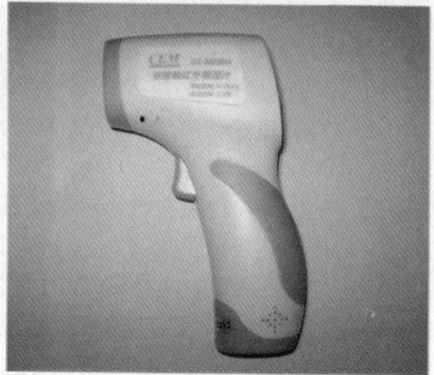

图9-3 非接触红外额温计

(二)体温测量方法

操作步骤见表9-2。

表9-2 体温测量操作流程

操作流程	操作要点	沟通
评估	评估病情、意识状态、合作程度;测温部位的皮肤状况;有无影响测量体温的因素;确定测量体温的方法	护士:我已对操作环境、患者病情、意识状态、操作部位、合作情况进行了评估。用物已准备好,报告老师(举手)开始操作
准备	(1)操作者:着装整洁,洗手,戴口罩 (2)用物:清点体温计,水银柱甩至35℃,存放于一清洁干燥容器内;一个盛有消毒液的容器(用于回收用后的体温计)、消毒液纱布、弯盘、手消毒液、记录本、笔及有秒针的表。如测肛温须另备润滑油、棉签、卫生纸 (3)环境准备:病室安静、整洁,光线充足,必要时关闭门窗或屏风遮挡	护士:您好!请问您叫什么名字?为了了解您的病情,现在需要为您测量体温,刚才您有没有吃过冷或过热的食物

操作流程	操作要点	沟 通
实施	(1) 查对:核对患者身份,意识不清者核对腕带(科别、床号、姓名、性别、年龄、住院号及诊断) (2) 解释:解释体温测量的目的、配合方法及注意事项,以取得患者的配合 (3) 选择适宜的测量方法:根据患者情况,选择合适的测量方法 1) 口腔测温法:将口表水银端斜放于舌下热窝,即舌系带两侧,闭口勿咬,用鼻呼吸,3分钟后取出(图9-4) 2) 腋下测温法:擦干腋下汗液,将体温计水银端放于腋窝深处紧贴皮肤,屈臂过胸,10分钟后取出(图9-5) 3) 直肠测温法:协助患者取侧卧位、俯卧位或屈膝仰卧位,露出臀部,用20%肥皂液或油剂润滑肛表水银端,轻轻插入肛门3～4cm,3分钟后取出,用卫生纸擦净肛门	护士:您的病情适合口腔测温。请张开口,抬高舌头(将口表水银端斜放于舌下热窝),请您闭口含住口表,不要用牙咬体温计,用鼻呼吸,请坚持3分钟,您做得很好 护士:时间到了(手扶体温计),请您张嘴,取下体温计
读数	体温计消毒纱布擦净,准确读数,将体温计甩至35℃以下,放到消毒液容器内消毒	护士:您的体温是36.8℃,属正常体温。您好好休息,谢谢您的配合
整理	为患者整理衣物、床单位,协助患者卧于舒适体位	
记录	洗手,记录体温值	报告老师(举手)操作完毕
操作后评价	患者无不适,能理解、配合操作;操作后用物处置符合消毒技术规范	

考点: 三种测量体温的具体步骤

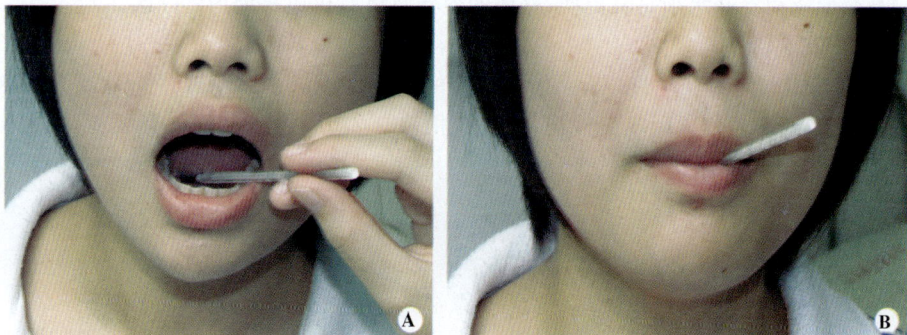

图 9-4 口腔测温法

（三）测量体温的注意事项

1. 测量体温前,应认真清点体温计的数量,并检查体温计是否完好,水银柱是否在35℃以下。

2. 根据患者病情选择合适的测量体温的方法:①精神异常、昏迷、婴幼儿、口鼻腔手术或呼吸困难及不合作者,不宜测口温。②腋下出汗较多、腋下有创伤、手术、炎症,肩关节受伤或极度消瘦夹不紧体温计者,不宜测腋温。③腹泻、直肠或肛门手术者禁忌测肛温;心肌梗死患者不宜测肛温,以免刺激肛门引

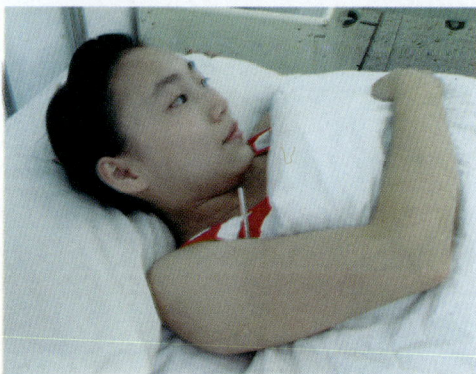

图 9-5 腋下测温法

起迷走神经兴奋,导致心动过缓。

3. 患者进食、面部冷热敷后等,须间隔 3 分钟后测口温;腋窝局部冷热敷后应隔 30 分钟再测量腋温;灌肠、坐浴后间隔 30 分钟方可测肛温。

4. 发现体温和病情不相符时,应当复测体温,并在病床旁监测,必要时测肛温或口温作对照。

考点: 测量
体温的注意
事项

5. 患者不慎咬破汞体温计,应立即清除口中玻璃碎片,再口服蛋清水或牛奶以延缓汞的吸收。若病情允许,服用富含粗纤维食物(如芹菜等)以促进汞的排出。

6. 凡给婴幼儿、昏迷、危重患者及精神异常者测体温时,应有专人看护,以免发生意外。

7. 认真做好体温计的清洁消毒工作,传染患者的体温计应固定使用,并单独进行清洁消毒,以防止交叉感染。

(四)水银体温计的清洁与消毒

体温计是临床护理常用工具,须注意做好体温计的日常清洁与消毒,以防止交叉感染。

考点: 体温
计消毒常用
的消毒液;
体温计的清
洁与消毒
要求

(1)常用的消毒溶液:70%乙醇、1%过氧乙酸、含氯消毒剂等。

(2)清洁与消毒法:水银体温计使用后,全部浸泡于消毒容器内,5 分钟后取出,用冷开水冲洗、擦干后,将体温计的水银柱甩至 35℃以下,再放入另一盛有消毒液容器内浸泡,30 分钟后取出,用冷开水冲洗,擦干后存放于清洁的容器内备用。

(3)口表、腋表、肛表须分别消毒、清洗与存放。

(4)消毒液和冷开水须每日更换,盛放的容器及离心机应每周消毒一次。

(五)体温计的检测

定期检查体温计的准确性,将所有体温计的汞柱甩至 35℃以下,并同时放入已测好的 40℃以下的温水中,3 分钟后取出检视,将读数相差 0.2℃以上或玻璃管有裂隙、水银柱自动下降的体温计取出,不再使用。

护考链接

患者,男性,60 岁。诊断为伤寒,持续高热 6 天,每天晨起体温为 39.3℃左右,傍晚体温为 39.8℃左右,24 小时波动范围不超过 1℃。此热型是

A. 稽留热 B. 弛张热 C. 间歇热 D. 不规则热 E. 超高热

分析: 稽留热的热型特点是体温持续升高达 39～40℃,持续数日或数周,24 小时波动范围不超过 1℃,常见于伤寒、肺炎链球菌性肺炎等。答案为 A。

第 2 节 脉搏的评估及护理

案例9-2

患者,刘先生,59 岁,冠心病。因过度劳累,加之与家人吵架,情绪激动,心悸、胸闷、心前区压榨性疼痛,在家舌下含服"速效救心丸"效果不佳,加重半小时,急症入院。查体:T 37.2℃,P 104 次/分,R 20 次/分,BP 138/88mmHg,HR 150 次/分,心音强弱不等,极不规则。患者脉搏是否正常?护士应如何护理该患者?

一、脉搏的评估

（一）正常脉搏及影响因素

1. 正常脉搏

（1）脉搏的概念：脉搏（pulse，P）是指随着心脏节律性的收缩和舒张，在表浅动脉上可触到的搏动，称为脉搏。

（2）脉率：即每分钟脉搏搏动的次数。正常成人安静状态下，脉率为 60～100 次/分，它可随内外环境因素变化而在一定范围内波动。正常情况下，脉率与心率一致，当脉搏微弱不易测量时，可测量心率。

（3）脉律：指脉搏的节律性。它反映了心脏的舒缩功能，正常脉搏搏动均匀规则，间隔时间相等。

（4）脉搏的强弱：指血流冲击血管壁的力量强度的大小。正常情况下脉搏强弱相同。脉搏的强弱取决于心排血量、动脉的充盈程度、脉压大小、动脉壁的弹性和外周血管的阻力。

（5）动脉壁的情况：正常动脉管壁光滑、柔软，富有弹性。

2. 脉搏的影响因素

（1）生理性变化

1）年龄差异：一般新生儿、婴幼儿的脉率较快，成人逐渐减慢、平稳，老年人稍增快，见表 9-3。

2）性别差异：女性的脉率比男性稍快，一般每分钟相差 5 次左右。

3）活动与情绪：运动、激动等可使脉率增快，休息、睡眠时脉率减慢。

（2）药物、饮食影响：使用兴奋剂、饮浓茶或咖啡及进食可使脉率增快，使用洋地黄、镇静剂或禁食可使脉率减慢。

表 9-3　不同年龄段平均脉率

年龄	平均脉率（次/分）	
出生至 1 个月	120	
1～12 个月	120	
1～3 岁	100	
3～6 岁	100	
6～12 岁	90	
	男	女
12～14 岁	85	90
14～16 岁	80	85
16～18 岁	75	80
18～65 岁	72	
65 岁以上	75	

考点：正常成人脉率范围

（二）异常脉搏的评估及护理

1. 异常脉搏

（1）频率异常

1）速脉：在安静状态下，成人脉率超过 100 次/分，又称心动过速。常见于发热、休克、甲状腺功能亢进（甲亢）、大出血等患者。一般体温每升高 1℃，儿童脉率约增加 15 次/分，成人脉率约增加 10 次/分。

2）缓脉：在安静状态下，成人脉率少于 60 次/分，又称心动过缓。常见于颅内压增高、房室传导阻滞、甲状腺功能减退或服用某些药物（如地高辛）等患者。

（2）节律异常

1）间歇脉：指在一系列正常均匀的脉搏中出现一次提前而较弱的脉搏，其后有一较正常延长的间歇（代偿性间歇），称间歇脉，亦称过早搏动。当每隔一个正常搏动后出现一次过早搏动，称为二联律。每隔两个正常搏动后出现一次过早搏动，称为三联律。常见于各种器质性心脏病或洋地黄中毒等患者,正常人在过度疲劳、精神兴奋时偶尔也会出现间歇脉。脱落脉为正常脉搏后出现一个长时间的间歇(但没有提前的搏动),脱落脉的出现,说明患者心脏出现了Ⅱ°房室传导阻滞。

考点:脉搏频率、节律异常的特点

2)绌脉(脉搏短绌):指在同一单位时间内脉率少于心率,称绌脉或脉搏短绌。其特点是听诊时心律完全不规则,心率快慢不一,心音强弱不等。常见于心房纤维颤动的患者。

(3)强弱异常

1)洪脉:当心排血量增加、外周阻力小、动脉充盈度和脉压较大时,脉搏搏动强大有力,称洪脉。常见于高热、主动脉瓣关闭不全、甲状腺功能亢进等患者。

2)丝脉:当心排血量减少、周围动脉阻力较大,动脉充盈度降低时,脉搏搏动细弱无力,扪之如细丝,称丝脉。常见于心功能不全、主动脉瓣狭窄、大出血、休克等患者。

3)交替脉:指节律正常而强弱交替出现的脉搏。交替脉主要由于心室收缩强弱交替出现而引起,是左心室衰竭的重要体征。常见于高血压性心脏病、冠心病、主动脉瓣关闭不全等患者。

考点:脉搏强弱异常的特点

4)奇脉:当平静吸气时脉搏明显减弱或消失称为奇脉。由于左心室排血量减少所致。常见于缩窄性心包炎、心包积液等患者。

5)水冲脉:脉搏骤起骤落,急促而有力称水冲脉。由于脉压增大所致。常见于甲状腺功能亢进、先天性动脉导管未闭、主动脉瓣关闭不全等患者。

考点:动脉壁异常的特点

(4)动脉壁异常:正常动脉用手指压迫时,其远端动脉壁不能触及,若仍能触到者,提示动脉硬化。早期动脉硬化表现为动脉管壁变硬,失去弹性,触诊呈条索状,如同按在琴弦上,严重时出现动脉迂曲或结节。

2.护理措施

(1)休息与活动:根据病情指导患者增加卧床时间,酌情适量运动,以减少心肌耗氧量。

(2)观察病情:密切观察脉搏有无频率、节律和强弱的异常,动脉壁的弹性有无改变;观察药物疗效及不良反应;对安装起搏器的患者应做好相应的护理。

(3)备齐急救物品:备齐各种急救物品,抢救仪器处于良好的备用状态。

(4)心理护理:进行有针对性的心理护理,以缓解患者的紧张、恐惧情绪。

(5)健康教育:指导患者合理饮食,戒烟戒酒;认识脉搏监测的重要性。

二、脉搏测量法

脉搏测量部位多选用浅表、靠近骨骼的大动脉,常选择桡动脉,其次颞动脉、颈动脉、肱动脉、腘动脉、足背动脉、胫后动脉和股动脉等(图9-6)。

操作步骤:见表9-4。

考点:常选择的脉搏测量部位

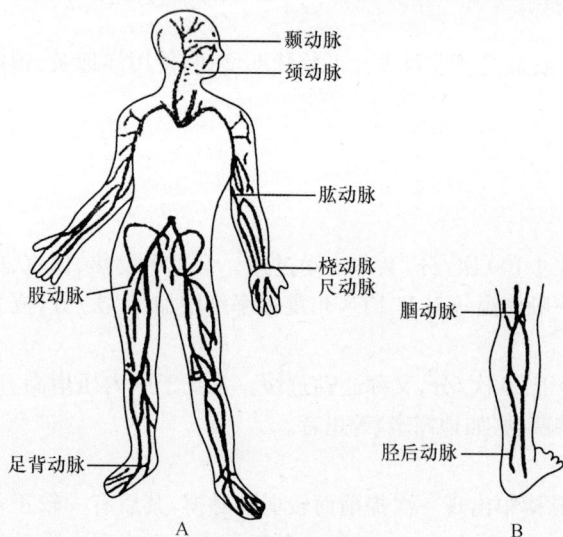

图9-6 常用诊脉部位

表 9-4 脉搏测量操作流程(以测桡动脉为例)

操作流程	操作要点	沟 通
评估	评估病情、意识状态、合作程度、活动状态;测脉搏部位的皮肤状况;有无安装起搏器;测量前 20~30 分钟内有无剧烈活动或情绪波动情况	护士:我已对操作环境、患者病情、意识状态、操作部位、合作情况进行了评估。用物已准备好,报告老师(举手)开始操作
准备	(1) 操作者:着装整洁,洗手,戴口罩 (2) 用物:治疗盘内有秒针的表、记录本、笔,必要时备听诊器 (3) 环境准备:病室安静、整洁,光线充足	护士:您好!请问您叫什么名字?为了了解您的病情,现在需要为您测量脉搏。刚才您有没有做过剧烈运动
实施	(1) 查对:核对患者,意识不清者核对腕带(科别、床号、姓名、性别、年龄、住院号及诊断) (2) 解释:解释脉搏测量的目的,配合方法及注意事项,以取得患者的配合 (3) 安置体位:协助患者卧位或坐位,手臂置于舒适位,腕部伸展,嘱患者放松 (4) 选择适宜的测量部位:靠近骨骼、浅表的大动脉均可作为测量脉搏的部位,首选桡动脉 (5) 测量方法:护士以示指、中指、环指的指端放于桡动脉搏动处,压力大小适中,以清楚触及脉搏搏动为宜,若触摸不清可用听诊器测心率。注意脉搏的节律、强弱、动脉壁的弹性、紧张度 脉搏短绌:出现脉搏短绌时,应由两名护士同时测量,一人听心率,另一人测脉率。由听心率者发出"开始"与"停止"的口令,计数 1 分钟(图 9-7)	护士:请把您的右手伸出来,请放松,这个体位您舒服吗
计数	正常情况下测 30 秒,将所测得数值乘 2,即为每分钟脉率。异常脉搏、危重患者等应测 1 分钟。如触摸不清可用听诊器听心率 1 分钟	护士:您的脉搏 75 次/分。您好好休息,谢谢您的配合
整理	整理床单位,协助患者取舒适体位	
记录	洗手,记录 脉率:次/分(如 75 次/分) 绌脉:心率/脉率(如 90/70 次/分)	报告老师(举手)操作完毕
操作后评价	患者能理解、配合操作	

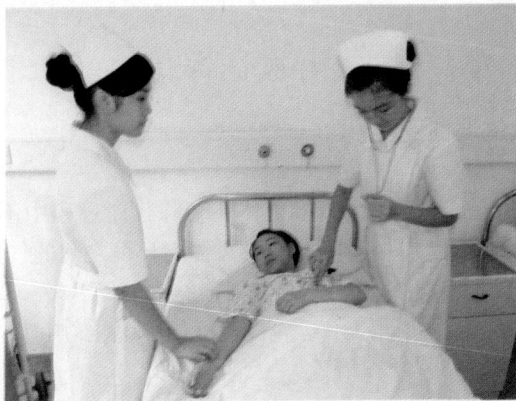

图 9-7 绌脉测量法

考点:脉搏短绌测量方法;绌脉的记录方式

三、测量脉搏的注意事项

1. 诊脉前,患者有剧烈活动或情绪激动时,应休息20~30分钟后再测。

2. 不可用拇指诊脉,以防拇指小动脉搏动与患者脉搏相混淆。

3. 为偏瘫或肢体有损伤的患者测脉搏,应选择健侧肢体。因患侧肢体血液循环不良会影响测量结果的准确性。

4. 婴幼儿应先测脉搏、呼吸后再测量体温。因测量体温婴幼儿易哭闹不配合而影响脉搏和呼吸的测量结果。

考点:脉搏测量注意事项

5. 手术后,病情危重或接受特殊治疗者需15~30分钟测量一次。

6. 异常脉搏、危重患者需测1分钟。

7. 脉搏弱难测时,用听诊器听心率1分钟。

8. 脉搏出现短绌时,应由2人同时测量,记录方法为"心率/脉率"。

护考链接

脉搏短绌常见于

A. 心房纤颤者　B. 高热患者　C. 洋地黄中毒患者

D. 甲状腺功能亢进患者　E. 窦房结综合征患者

分析: 绌脉(脉搏短绌)指在同一单位时间内脉率少于心率,听诊时心律完全不规则,心率快慢不一,心音强弱不等。常见于心房纤颤的患者。由于心肌收缩力强弱不等,有些心排出量少的搏动只产生心音,而不能引起周围血管的搏动,造成脉率低于心率。答案为A。

第3节　呼吸的评估及护理

案例9-3

患者,男性,60岁,肺源性心脏病2年。近日因受凉后咳嗽、咳痰、气促,稍活动感心悸、呼吸困难、乏力,神志清楚。查体:T 38.4℃,P 108次/分,R 26次/分,BP 140/86mmHg。听诊:两肺闻及湿啰音。患者呼吸是否异常?护士应如何护理该患者?

一、呼吸的评估

(一)正常呼吸及生理性变化

1. 正常呼吸

(1)呼吸的概念:呼吸(respiration,R)指机体在新陈代谢过程中不断地从外界环境中摄取氧气,并把机体产生的二氧化碳排出体外,这种机体与环境之间的气体交换过程称为呼吸。

(2)正常呼吸:正常成人安静状态下,呼吸频率为16~20次/分,节律规则,均匀无声,不费力,呼吸与脉搏频率之比为1:5~1:4。一般女性多为胸式呼吸,男性和儿童多为腹式呼吸。

考点:正常呼吸频率的范围

2. 生理性变化　可随年龄、性别、运动、情绪、环境等因素而发生生理性变化。另外,呼吸的频率和深浅度还受意识控制。

（1）年龄：年龄越小，呼吸频率越快，如新生儿呼吸约 44 次/分。随着年龄的增长，呼吸逐渐减慢并保持平稳。

（2）性别：女性较同龄男性呼吸稍快。

（3）运动：剧烈的运动可使机体代谢增加而引起呼吸加快，而休息、睡眠时则呼吸减慢。

（4）情绪：强烈的情绪变化，如恐惧、愤怒、害怕、悲伤或兴奋等可引起呼吸加快。

考点：影响呼吸频率的因素

（5）其他：环境温度升高可使呼吸加深加快；气压的变化也会影响呼吸，如在高空低氧环境时，吸入的氧气不足以维持机体的耗氧量，呼吸会代偿性地加深加快。

（二）异常呼吸的评估及护理

1. 异常呼吸

（1）频率异常

1）呼吸增快：在安静状态下，成人呼吸频率超过 24 次/分，称为呼吸增快。常见于发热、缺氧、疼痛等患者。一般体温每升高 1℃，呼吸频率每分钟约增加 3～4 次。

考点：呼吸频率异常的特点及常见疾病

2）呼吸缓慢：在安静状态下，成人每分钟呼吸频率少于 10 次/分，称为呼吸缓慢。常见于颅脑疾病、巴比妥类药物中毒等患者。

（2）节律异常

1）潮式呼吸（陈-施呼吸）：是一种周期性的呼吸异常。其特点为开始呼吸浅慢，以后逐渐加深加快，达到高潮后又逐渐变浅变慢，然后暂停数秒（5～30 秒）之后又出现上述状态的呼吸，如此周而复始，呼吸运动呈潮水涨落样，故称为潮式呼吸。潮式呼吸是呼吸中枢兴奋性降低或高度缺氧的表现，常见于中枢神经系统疾病，如脑膜炎、脑炎、颅内压增高、巴比妥类药物中毒等患者。

考点：呼吸节律异常的特点及常见疾病

2）间断呼吸（毕奥呼吸）：呼吸与呼吸暂停现象交替出现。其特点为有规律呼吸几次后，突然停止呼吸，间隔一段时间后又开始呼吸，如此反复交替出现。间断呼吸是呼吸中枢兴奋性显著降低的表现，比潮式呼吸更为严重，多在呼吸停止前出现，常见于颅内病变或呼吸中枢衰竭等患者见，表 9-5。

表 9-5　正常呼吸与异常呼吸比较

呼吸类型	呼吸形态	呼吸特点
正常呼吸	吸气 呼气	规则、平稳
呼吸过速		规则、快速
呼吸过缓		规则、缓慢
深度呼吸		深而大
潮式呼吸		潮水般起伏
间断呼吸		呼吸和呼吸暂停交替出现

（3）深浅度异常

考点：呼吸深浅度异常的特点及常见疾病

1）深度呼吸（库斯莫呼吸）：是一种深而规则的大呼吸，可伴有鼾声。常见于糖尿病酮症酸中毒、尿毒症等引起的代谢性酸中毒的患者。

2）浅快呼吸：是一种浅表而不规则的呼吸，有时呈叹息样。常见于呼吸肌麻痹、胸膜疾病、肋骨骨折、腹水或濒死的患者。

（4）声音异常

考点：呼吸声音异常的特点及常见疾病

1）蝉鸣样呼吸：吸气时伴有一种高音调似蝉鸣样的音响，多因声带附近有阻塞，使空气进入发生困难所致。常见于喉头水肿、痉挛、喉头异物等患者。

2）鼾声呼吸：由于气管或支气管内有较多的分泌物蓄积，使呼吸时发出粗大的鼾声，常见于深昏迷、脑出血等患者，也可见于睡眠呼吸暂停综合征患者。

（5）呼吸困难：呼吸困难是指呼吸频率、节律和深浅度的异常。患者主观感觉空气不足、胸闷、呼吸费力、不能平卧等；客观表现为烦躁、鼻翼扇动、张口呼吸、端坐呼吸及发绀等。主要由于气体交换不足、机体缺氧所致。临床上可分为以下三种。

1）吸气性呼吸困难：患者表现为吸气费力，吸气时间显著长于呼气时间，伴有明显的三凹征（胸骨上窝、锁骨上窝、肋间隙或腹上角凹陷）。由于上呼吸道部分梗阻，气体进入肺部不畅，呼吸肌收缩，肺内负压增高所致。常见于喉头水肿、喉头有异物的患者。

2）呼气性呼吸困难：患者表现为呼气费力，呼气时间显著长于吸气时间。由于下呼吸道部分梗阻，气体呼出不畅所致。常见于阻塞性肺气肿、支气管哮喘发作等患者。

考点：各种呼吸困难的特点及常见疾病

3）混合性呼吸困难：患者表现为吸气和呼气均感费力，呼吸频率加快而表浅。由于肺部广泛性的病变使有效呼吸面积减少，影响换气功能所致。常见于广泛性肺纤维化、重症肺炎、大面积肺不张、大量胸腔积液等患者。

2. 护理措施

（1）严密观察病情：密切观察呼吸的频率、节律、深浅度等有无异常改变，有无呼吸困难、发绀、咳嗽、胸痛等表现。

（2）卧床休息：根据病情需要取半坐卧位或端坐位，卧床休息，以减少耗氧量。调节室内温度、湿度，保持空气清新。

（3）保持呼吸道通畅：协助患者及时清除呼吸道分泌物，指导患者有效咳嗽，进行体位引流，对痰液黏稠者给予雾化吸入以稀释痰液，必要时给予吸痰以保持呼吸道通畅。

（4）改善缺氧状况：酌情给予氧气吸入或使用人工呼吸机辅助呼吸，提高动脉血氧饱和度，促进气体交换，改善呼吸困难。

（5）按医嘱给药：注意观察疗效及不良反应。

（6）心理护理：根据患者的情况，有针对性地做好患者的心理护理，消除恐惧和不安，使患者情绪稳定，有安全感，主动配合治疗及护理。

考点：异常呼吸的护理要点

（7）健康教育：讲解有效咳嗽的重要性，指导患者取坐位或半坐位，放松双肩，上肩前倾，护士用双手固定患者腹部或手术切口，嘱患者深吸气后用力咳嗽1～2次，能咳出痰液；教会患者正确的呼吸训练方法如腹式呼吸、缩唇呼吸等。

二、呼吸测量法

操作步骤：见表9-6。

表 9-6　呼吸测量操作流程

操作流程	操作要点	沟　通
评估	评估病情、意识状态;有无影响测量呼吸的因素;测量前呼吸状况;活动状态及体位;使用呼吸机者,需评估呼吸机的运转状况、患者的呼吸情况;测量前 30 分钟内有无剧烈活动或情绪波动情况	护士:我已对操作环境、患者病情、意识状态进行了评估。用物已准备好,报告老师(举手)开始操作
准备	(1) 操作者:着装整洁,洗手,戴口罩 (2) 用物:治疗盘内有秒针的表、记录本、笔,必要时备棉签 (3) 环境准备:病室安静、整洁,光线充足	
实施	(1) 查对:核对患者身份,意识不清者核对腕带(科别、床号、姓名、性别、年龄、住院号及诊断) (2) 测量体位:根据患者病情选择舒适的体位 (3) 测量方法:护士保持诊脉手势,分散患者注意力,使患者处于自然呼吸的状态,观察患者胸部或腹部的起伏(一起一伏为一次呼吸),计数呼吸的频率,观察呼吸的节律、深浅度、音响及有无呼吸困难等	
计数	一般情况测量 30 秒,将所测得的数值乘 2,即为呼吸频率,异常呼吸、婴幼儿或危重患者测量 1 分钟 危重患者呼吸微弱不易观察时,可用少许棉花置于患者鼻孔前,观察棉花纤维被吹动的次数,计数 1 分钟	护士:您的呼吸是 18 次/分。谢谢您的配合
整理	整理床单位,协助患者卧于舒适体位	
记录	洗手,记录 记录方式:次/分(如 18 次/分)	报告老师(举手)操作完毕
操作后评价	患者处于自然呼吸状态	

三、测量呼吸的注意事项

1. 呼吸的速率会受到意识的影响,测量时不必告诉患者,以分散患者的注意力,使其处于自然呼吸状态,确保测量结果的准确性。

2. 观察呼吸频率同时,要注意节律、深浅度、声音和有无异常气味等。

3. 如患者有紧张、剧烈运动、哭闹等,需稳定后测量。

4. 呼吸不规律的患者及婴幼儿应当测量 1 分钟。

5. 呼吸微弱或危重患者,可用少许棉花置于鼻孔前,观察棉花被吹动的次数,测 1 分钟。

考点: 测量呼吸的注意事项

护考链接

蝉鸣样呼吸常见于
A. 巴比妥类药物中毒患者　　B. 颅内压增高患者　　C. 高热患者
D. 喉头水肿患者　　　　　　E. 尿毒症患者
分析:蝉鸣样呼吸发生机制,多由于声带附近有阻塞,使空气进入发生困难所致。多因常见于喉头水肿、痉挛、喉头异物等患者。答案为 D。

第4节　血压的评估及护理

案例9-4

患者,女性,62岁,"原发性高血压"3年。近期由于劳累,感觉头痛、眩晕、易疲劳、心悸、耳鸣,血压波动大,到医院就诊。查体:T 36.2℃,P 98 次/分,R 20 次/分,BP 180/88mmHg。患者血压是否正常?护士应如何为该患者测血压?如何对患者进行护理?

一、血压的评估

（一）血压的概念

1. 血压(blood pressure,BP)　血压是血液在血管内流动时对血管壁的侧压力,一般指动脉血压。如不特别注明,均指肱动脉血压。在一个心动周期中,动脉血压随心脏的收缩和舒张而发生规律性的波动。

2. 收缩压　当心脏收缩时,血液射入主动脉,此时动脉管壁所受到的压力的最高值称为收缩压。

3. 舒张压　当心脏舒张时,动脉管壁弹性回缩,此时动脉管壁所受到的压力的最低值称为舒张压。

4. 脉压　收缩压和舒张压之差称为脉压。

（二）正常血压及生理性变化

1. 正常血压（以肱动脉血压为标准）　在安静状态下,正常成人的收缩压为90～139mmHg(12.0～18.5kPa),舒张 60～89mmHg(8.0～11.8kPa),脉压为 30～40mmHg(4.0～5.3kPa),平均动脉压 100mmHg(13.3kPa)左右。血压的计量单位有 kPa 和 mmHg 两种,kPa 和 mmHg 之间的换算关系:1mmHg=0.133kPa,1kPa=7.5mmHg。

考点: *正常成人的收缩压、舒张压、脉压的范围*

2. 生理性变化　正常成人的动脉血压经常在一个较小的范围内波动,保持相对恒定,但可因各种因素的影响而发生改变。

（1）年龄:血压随年龄的增长而逐渐增高,儿童血压比成人低,新生儿血压最低。

（2）性别:青春期前男女之间血压差异较小,更年期以前女性血压略低于男性,更年期后,男女无明显差别。

（3）昼夜:一天中,清晨血压一般最低,然后逐渐升高,至傍晚血压最高,但在正常范围内波动。

（4）睡眠:安静休息时,血压平稳;过度劳累或睡眠不佳时,血压稍有升高。

（5）环境:在寒冷环境中,由于末梢血管收缩,外周阻力增加,血压可上升;在高温环境下由于皮肤血管扩张,外周阻力降低,血压可略下降。

考点: *影响血压变化的因素*

（6）部位:一般右上肢血压比左上肢高 2～4mmHg(0.3～0.5kPa),因右侧肱动脉来自主动脉弓的第一大分支无名动脉,左侧肱动脉来自主动脉弓的第三大分支左锁骨下动脉,由于能量稍有消耗造成。下肢血压比上肢高 20～40mmHg(2.6～5.3kPa),这是因为股动脉的管径较肱动脉粗,血流量较多。主要是收缩压的差异,舒张压相对不变。

（7）其他:情绪激动、紧张、恐惧、兴奋、劳累、运动或疼痛等均可使血压升高,但以收缩压为主,舒张压无明显变化。此外,饮酒和盐摄入过多等也可使血压偏高。

（三）异常血压的评估及护理

1. 异常血压

（1）高血压：在正常状态下，成人收缩压≥140mmHg(18.7kPa)和(或)舒张压≥90mmHg (12kPa)见表 9-7。

（2）低血压：在正常状态下，成人收缩压<90mmHg(12kPa)，舒张压<60mmHg(8kPa)称为低血压。常见于大量失血、休克、急性心力衰竭等患者。

（3）脉压异常

1）脉压增大：脉压>40mmHg 称脉压增大。多见于主动脉瓣关闭不全、主动脉硬化、甲状腺功能亢进等患者。

2）脉压减小：脉压<30mmHg 称脉压减小。多见于心包积液、主动脉瓣狭窄、缩窄性心包炎等。

表 9-7　血压水平的定义和分类

类　别	收缩压（mmHg）	舒张压（mmHg）
正常血压	<120	<80
正常高限	120～139	80～89
Ⅰ级（轻度）	140～159	90～99
Ⅱ级（中度）	160～179	100～109
Ⅲ级（重度）	≥180	≥110
单纯收缩期高血压	≥140	<90

考点： 高血压概念及分类；低血压、脉压异常的概念及常见疾病

2. 护理措施

（1）观察血压：测量的血压值异常时，护士应保持神态镇静，与患者的基础血压值对照后，给予合理的解释和安慰；及时与医生联系并协助处理，加强血压监测，及时了解血压变化，同时观察有无其他伴随症状，并做好记录。

（2）劳逸结合：根据患者血压情况合理安排休息与活动，高血压初期不限制一般的体力活动，可进行散步、打太极拳等适度运动。患者血压较高时应嘱其卧床休息；如血压过低，应迅速安置患者平卧位，并针对病因给予应急处理。

（3）心理护理：长期抑郁或情绪激动、强烈的精神创伤等因素可使血压升高。因此，应提供针对性的心理护理，消除患者紧张和压抑的心理，保持良好的心理状态，积极主动配合治疗及护理。

（4）合理饮食：协助患者选择高维生素、低胆固醇、低脂、低盐、富含纤维素、易消化的饮食。控制烟、酒、咖啡和浓茶的摄入。

（5）健康教育：介绍高血压的相关知识，教会患者及家属学会自我监测血压与紧急情况的处理方法。指导患者建立良好的生活行为习惯，帮助患者消除影响血压变化的不良生活方式，如应戒烟戒酒等。低血压的患者应注意适度运动，增强体力，注意营养均衡，避免受凉，必要时应用中药调治。

二、血压测量法

（一）血压计的种类

常用的血压计有：①汞柱式血压计（分台式和立式）。优点是准确可靠，是评价血压的标准工具；缺点是携带不便且易造成水银溢出，影响准确性（图 9-8）。②表式血压计（弹簧式）。优点是携带方便；缺点是长期使用易造成弹簧疲劳引起误差。③电子血压计。可分为臂式、腕式和指套式。优点是测量时不需听诊且测量方法简单易学；缺点是测量准确性较差，尤其电池不充足时可能更为严重（图 9-9）。

考点： 异常血压的护理要点

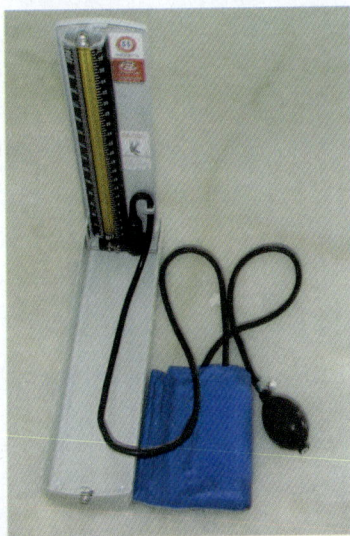

图 9-8　汞柱式血压计

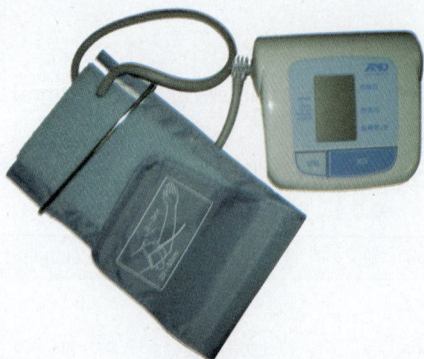

图 9-9 电子血压计

（二）血压计的构造

血压计是根据血液通过狭窄的动脉管道而形成涡流时发出响声的原理而设计的，主要由三个部分组成。

（1）输气球及调节空气压力的阀门。

（2）袖带：为长方形扁平橡胶袋，有外层包布套与尼龙搭扣两种。橡胶袋上有2根橡胶管，1根接输气球，1根与压力表相接。

（3）测压计

1）汞柱式血压计：有立式和台式两种。由玻璃管，标尺、水银槽三部分组成。在盒盖内壁上有一根玻璃管，管面左侧标明mmHg值（0～300mmHg），右侧标明kPa值（0～40kPa），每小格相当于2mmHg（0.5kPa）。玻璃管上端和大气相通，下端和水银槽相通，槽内装有水银，由一调节开关控制，使用时将开关打开，输气球送入空气后，水银由玻璃管底部上升，水银柱上缘所指刻度即为压力刻度。

2）表式血压计（弹簧式）：外形似表，有一袖带（同汞柱式血压计）与有刻度的圆盘表相连接，表盘面上标有度数20～300mmHg，盘中央有一指针指示血压数值。

3）电子血压计：袖带内有一换能器，具有自动采样，微电脑控制数字运算，自动放气数秒钟内便可获得血压数值。

（三）血压测量法

操作步骤：见表9-8。

表9-8 测量血压操作流程

操作流程	操作要点	沟　通
评估	评估患者病情、意识状态；评估有无影响测量血压的因素（测量前30分钟内有无剧烈活动或情绪波动等情况）。测量前检查血压计、听诊器	护士：我已对操作环境、患者病情、意识状态、操作部位、合作情况进行了评估。用物已准备好，血压计检测合格。报告老师（举手）开始操作
准备	（1）操作者：着装整洁，洗手，戴口罩 （2）用物：血压计、听诊器、笔、记录本 （3）环境准备：病室安静、整洁，光线充足	
实施	**上肢肱动脉测量法** （1）查对：核对患者身份，意识不清者核对腕带（科别、床号、姓名、性别、年龄、住院号及诊断） （2）解释：解释测量血压的目的，配合方法及注意事项，以取得患者的配合 （3）测量体位：协助患者取坐位或仰卧位，被测肢体与心脏处于同一水平（坐位时肱动脉平第四肋软骨，仰卧位时平腋中线）， （4）测量方法：为患者卷衣袖至肩部，必要时脱袖，露出上臂，伸直肘部，掌心向上 放平血压计，打开盒盖呈90°直位置，开启汞槽开关，驱尽袖带内空气，将袖带平整无折地缠于上臂中部，袖带下缘距肘窝2～3cm，松紧以能放入一指为宜（图9-10）	护士：为了了解您的病情，现在需要为您测量血压，您在半小时内剧烈运动过吗？请您躺下，我帮您把左手的衣袖卷起来

操作流程	操作要点	沟　　通
实施	戴听诊器,先于肘窝略偏内侧处触及肱动脉搏动,再将听诊器胸件紧贴肱动脉搏动最强点(听诊器胸件不可塞在袖带内),用手指稍加压固定(图 9-11)	
	关闭气门,充气到肱动脉搏动音消失再升高 20~30mmHg(2.67~4.00kPa)	
	松开气门,以每秒 4mmHg(0.53kPa)的速度,缓慢均匀放气,使汞柱缓慢下降,双目平视汞柱所指刻度	
	听到第一声搏动音时汞柱所指刻度值即为收缩压,随后搏动音逐渐增强,一直到声音突然减弱或消失,此时汞柱所指刻度值即为舒张压	
	下肢腘动脉测量法	
	(1)、(2)同上肢肱动脉测量法	
	(3) 测量体位:取仰卧位、俯卧位或侧卧位	
	(4) 测量方法:协助患者卷裤或脱去一侧裤子,露出测量部位。将袖带缠于大腿下部,其下缘距腘窝 3~5cm,松紧以能放入一指为宜。将听诊器置于腘动脉搏动处,其余同肱动脉测量法	
	整理记录同肱动脉测量法,注明下肢血压	
整理	测毕,解开袖带,协助患者拉下衣袖,排尽袖带内余气,关闭气门,整理袖带放入盒中(气门开关向下或侧向一侧),将血压计右倾 45°使水银回流汞柱内,关闭汞槽开关,盖上盒盖,平稳放置	护士:您的血压是 120/80mmHg,属正常。谢谢您的合作
	协助患者穿衣和取舒适卧位,告知患者测量结果及注意事项,异常时作出合理解释,感谢患者合作	
记录	为患者整理衣物及床单位,清理用物,按消毒原则处理	报告老师(举手)操作完毕
	洗手。记录测量结果,以分数式记录,即收缩压/舒张压 mmHg 表示,如变音和消失音之间有差异时,同时记录两个读数,记录方法为:收缩压/(变音至消失音)mmHg,如 160/80-40mmHg	
操作后评价	患者能理解、配合操作,操作后用物处置符合消毒技术规范	

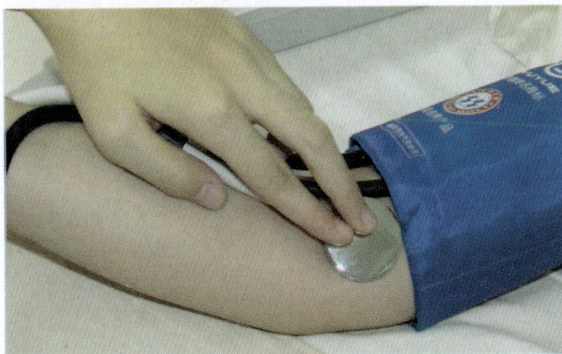

图 9-10　袖带与手臂位置

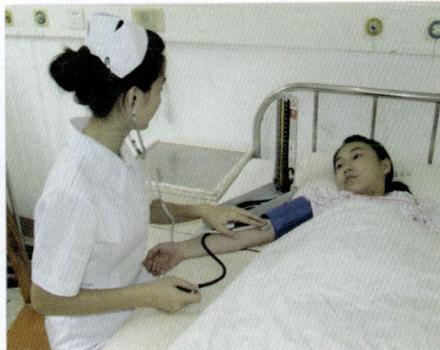

图 9-11　上肢肱动脉血压测量

（四）测量血压的注意事项

1. 测量血压前,常规检查血压计　检查血压计的汞柱玻璃管是否损坏,汞柱是否在"0"

处,橡胶管、输气球有无老化、漏气,水银是否充足等;听诊器是否完好,以保证测量结果的准确性。

2. 做到"四定" 需长期密切观察血压的患者应做到"四定",即定时间、定部位、定体位、定血压计,以确保所测血压的准确性及可比性。

3. 偏瘫患者测血压时应选择健肢 因患侧肢体肌张力减低及血循环障碍,不能真实反映血压的变化。

4. 排除影响血压值的外界因素 若衣袖过紧或者太多时,应当脱掉衣服,以免影响测量结果。排除影响血压的因素:①袖带太窄需要较高的压力才能阻断动脉血流,故测得血压值偏高。②袖带过宽使大段血管受压,以致搏动音在达到袖带下缘之前已消失,故测出血压值偏低。③袖带过松使橡胶袋充气后呈球状,以致有效的测量面积变窄,测得血压偏高。④袖带过紧使血管在未充气前已受压,故测出血压偏低。⑤肱动脉高于心脏水平,测得血压值偏低;肱动脉低于心脏水平,测得血压值偏高。⑥视线低于汞柱,使血压读数偏高;视线高于汞柱,使血压读数偏低。

考点:肱动脉血压测量的注意事项

5. 充放气速度均不宜过快 充气不可过猛、过高,防止水银外溢和患者不适。放气不可过快,以免看不清或听不清搏动音变化而使测得的血压值不准确。

6. 必要时需重新测量 如所测血压异常或搏动音听不清时,应重新测量。先将袖带内气体驱尽,使汞柱降至"0"处,稍待片刻再进行测量,一般连续测 2~3 次,取其最低值。

7. 防止血压计本身造成的误差 如水银不足、汞柱上端通气小孔被阻等。

护考链接

血压可能偏高的情况是

A. 高温环境下　　　B. 袖带过紧时　　　　C. 袖带过松时

D. 水银不足时　　　E. 输气球漏气时

分析:血压受环境的影响,一般在高温环境中,血压可略下降;袖带过紧时使血管在袖带未充气前已受压,测得的血压值偏低;袖带过松时使袖带呈气球状,导致有效测量面积变窄,测得的血压值偏高;水银不足、输气球漏气都使测得的血压值偏低。答案为 C。

第 5 节　体温单的绘制

案例9-5

患者,李明,40 岁,男,消化内科 16 床,住院号:2148177,入院日期:2009 年 9 月 8 日,入院时间:9 时 40 分,入院测得:腋温 38.5℃,脉搏 86 次/分,呼吸 22 次/分,血压 110/70mmHg,体重 58kg,身高 168cm,患者有青霉素过敏史。请问护士应怎样将以上的测量结果记录于体温单上? 绘制体温、脉搏符号和连线时应注意什么?

体温单记录了患者的生命体征和其他情况,医护人员通过阅读可以了解患者疾病的变化和转归,为迅速掌握病情提供重要依据。因此,患者在住院期间,体温单应放于住院病历首页,以便查阅。

（一）体温单的内容

体温单主要用于记录患者的生命体征及有关情况,内容包括患者的姓名、年龄、性别、科别、床号、入院日期、住院病历号（或病案号）、日期、住院天数、手术后天数、出入院、手术、分娩、转科或死亡时间、脉搏、体温、呼吸、血压、出入量、大便次数、体重、身高、过敏试验结果、页码及其他情况等。

（二）体温单的填写方法（附录）

按照体温单项目分为眉栏、一般项目栏、生命体征绘制栏、特殊项目栏。填写说明如下。

1. 眉栏、一般项目栏、特殊项目栏均使用蓝色、蓝黑色或黑色水笔书写;数字除特殊说明外,均使用阿拉伯数字表述,不书写计量单位。

2. 眉栏项目包括姓名、年龄、性别、科别、床号、入院日期、住院病历号,均使用正楷字体书写。

3. 一般项目栏包括日期、住院天数、手术后天数等。

（1）"日期"栏:住院日期首页第 1 日及跨年度第 1 日需填写年-月-日（如:2010-03-26）。每页体温单的第 1 日及跨月的第 1 日需填写月-日（如 03-26）,其余只填写日。

（2）"住院天数"栏:自入院当日开始计数,直至出院。

（3）"手术后天数"栏:自手术次日开始计数,连续书写 14 天,若在 14 天内进行第 2 次手术,则将第 1 次手术天数作为分母,第 2 次手术天数作为分子填写。

4. 体温、脉搏描记栏　包括体温、脉搏描记及呼吸记录区。

（1）体温

1）40～42℃之间的记录:应当用红色笔在相应时间栏内纵向填写患者入院、转入、手术、分娩、出院、死亡的时间。如"入院——九时四十分",其中破折号占两小格。如果时间与体温单上的整点时间不一致时,填写在靠近侧的时间栏内。如"八时十分入院"则填写在"10"栏内。除手术不写具体时间外,其余均按 24 小时制,精确到分钟。转入时间由转入科室填写,死亡时间应当以"死亡于×时×分"的方式表述。

2）体温符号:口温以蓝"●"表示,腋温以蓝"×"表示,肛温以蓝"⊙"表示。

3）每小格为 0.2℃,按实际测量度数,用蓝色笔绘制于体温单 35～42℃之间,相邻温度用蓝线相连。

4）体温不升,低于 35℃者,可用蓝笔将"不升"二字竖写在 35℃线以下。

5）物理降温 30 分钟后测量的体温以红圈"○"表示,划在物理降温前温度的同一纵格内,以红虚线与降温前温度相连。

（2）脉搏

1）脉搏符号:以红点"●"表示,每小格为 4 次/分,相邻的脉搏以红直线相连。心率用红"○"表示,两次心率之间也用红直线相连。

2）脉搏与体温重叠时,先划蓝色体温符号,再用红色笔在体温符号外划"⊗"。

3）脉搏短绌时,脉搏仍以红点表示,用红线相连,心率用红圈表示,相邻的心率也用红线相连,脉率与心率二者之间用红色画线填满。

（3）呼吸

1）用红色笔以阿拉伯数字表述每分钟呼吸次数。

2）如每日记录呼吸 2 次以上,应当在相应的栏目内上下交错记录,第 1 次呼吸应当记录在上方。

3）使用呼吸机患者的呼吸以"Ⓡ"表示,在体温单相应时间内呼吸 30 次横线下顶格用黑色笔画"®"。

5. 特殊项目栏包括血压、入量、出量、大便、体重、身高等需观察和记录的内容。

(1) 血压

记录频次：新入院患者当日应当测量并记录血压，根据患者病情及医嘱测量并记录，如为下肢血压应当标注。

记录方式：收缩压/舒张压(130/80)。

单位：毫米汞柱(mmHg)。

(2) 入量

记录频次：应当将前一日 24 小时总入量记录在相应日期栏内，每隔 24 小时填写 1 次。

单位：毫升(ml)。

(3) 出量

记录频次：应当将前一日 24 小时总出量记录在相应日期栏内，每隔 24 小时填写 1 次。

单位：毫升(ml)。

(4) 大便

记录频次：应当将前 1 日 24 小时大便次数记录在相应日期栏内，每隔 24 小时填写 1 次。

特殊情况：患者无大便，以"0"表示；灌肠后大便以"E"表示，分子记录大便次数，例：1/E 表示灌肠后大便 1 次；0/E 表示灌肠后无排便；1¹/E 表示自行排便 1 次灌肠后又排便 1 次；"※"表示大便失禁，"☆"表示人工肛门。

单位：次/日。

(5) 体重

记录频次：新入院患者当日应当测量体重并记录，根据患者病情及医嘱测量并记录。

特殊情况：如因病情重或特殊原因不能测量者，在体重内可填上"卧床"。

单位：千克(kg)。

(6) 身高

记录频次：新入院患者当日应当测量身高并记录。

单位：厘米(cm)。

(7) 空格栏：可作为需观察增加内容和项目，如记录药物过敏情况、管路情况等。使用 HIS(医院信息系统)系统的医院，可在系统中建立可供选择项，在相应空格栏中予以体现。

（三）体温单填写注意事项

考点：体温单的填写要求

1. 每页体温单都应在相应的地方用蓝色钢笔注明页码。

2. 填写体温单各项时，应仔细核对姓名、床号、日期、时间。绘制体温、脉搏符号要求数据正确，字迹清醒，圆点线直。

链接

电子体温单的应用

目前国内一部分医院启动了电子病历，由电脑绘制体温单(电子体温单)，代替了使用多年的手工绘制体温单。其优势可体现在：①手工绘制受多种因素影响，容易发生错误；而电子体温单因为只需从键盘中输入生命体征等相关数据，不容易犯错，即便输入有误，更改起来也非常方便，避免护士不必要的重复劳动。②绘制方法与手工绘制不同，不必在体温单方格上绘制点、叉，而直接输入数据值，电脑自动连线方式。错格、错行的错误方式不再发生，且点、叉、线整齐划一，页面整洁美观。③绘制时间明显缩短，减轻了护士工作量，可为护士节约更多时间到患者床前服务。

附　疼痛的测量

疼痛(pain)是一种复杂的生理心理活动,是临床上最常见的症状之一。它包括伤害性刺激作用于机体所引起的痛感觉,以及机体对伤害性刺激的痛反应(躯体运动性反应和/或内脏植物性反应,常伴随有强烈的情绪色彩)。痛觉可作为机体受到伤害的一种警告,引起机体一系列防御性保护反应。但另一方面,疼痛作为报警也有其局限性(如癌症等出现疼痛时,已为时太晚)。而某些长期的剧烈疼痛,对机体已成为一种难以忍受的折磨。因此,镇痛是医务工作者面临的重要工作任务。

有必要从多方面对疼痛进行评估和测量,包括疼痛的严重程度,治疗疼痛的缓解,患者的精神痛苦,患者对疼痛的感受程度等。

1. 疼痛的测量方法

(1) 视觉模拟评分法(VAS):视觉模拟评分法用来测定疼痛强度,它是由一条100mm直线组成。线左端(或上端)表示"无痛",线右端(或下端)表示"无法忍受的痛"。患者将自己感受的疼痛强度以"工"标记在直线上,线左端(或上端)至"工"之间的距离为该患者的疼痛强度。每次测定前,让患者在未有画过的直线上再做标记,以避免患者比较前后标记而产生主观性误差。VAS简单、快速、精确、易操作,在临床上广泛应用评价治疗的效果。它不仅用来测定疼痛的强弱程度,也可以测定疼痛的缓解程度。

(2) 数字疼痛评分法(NRS):数字疼痛评分法是用数字计量评测疼痛的幅度或强度。数字范围为0~10。0代表"无痛",10代表"最痛",患者选择一个数字来代表他自觉感受的痛。无痛=0,1,2,3,4,5,6,7,8,9,10＝无法忍受的痛。NRS常用于下腰痛、类风湿关节炎及癌痛。

(3) 口述分级评分法(VRS):口述分级评分法是由简单的形容疼痛的字词组成1到4级或5级,每增加1级即增加1分。此类方法简单,适用于临床简单的定量评测疼痛强度以及观察疗效的指标。

四点口述分级评分法(VRS-4)将疼痛分为四级:①无痛;②轻微疼痛;③中等度疼痛;④剧烈的疼痛。每级1分。此法便于患者理解,简单,但不够精确,缺乏灵敏度,适于临床。

五点口述分级评分法(VRS-5)将疼痛分为:①轻微的疼痛;②引起不适感的疼痛;③具有窘迫感的疼痛;④严重的疼痛;⑤剧烈的疼痛。此法因简单常用于临床。

(4) 行为疼痛测定法(BRSS):如六点行为评分法(BRS 6),目前临床上多用于测定头痛或其他身体部位的疼痛。该方法将疼痛分为6级:1级无疼痛;2级有疼痛但可被轻易忽视;3级有疼痛,无法忽视,不干扰正常生活;4级有疼痛,无法忽视,干扰注意力;5级有疼痛,无法忽视,所有日常活动都受影响。但能完成基本生理需求:如进食和排便等;6级存在剧烈疼痛,无法忽视,需休息或卧床休息。每级定为1分,从0分(无痛)至6分(剧痛)。此法不仅对疼痛强度进行分级,还将疼痛对患者日常生活自理能力之间的联系进行了评定,较为客观,更适于临床慢性疼痛的康复治疗的疗效观察及患者在院外的自我评定。

(5) 疼痛日记评分法:由护士、患者或患者家属对每天不同时段及日常活动出现的疼痛进行记录。一般为每4或2或1小时记录患者坐、卧、行等活动时的疼痛情况。表中还包括记录患者活动时使用止痛药的名称和剂量。疼痛可采用0~10的数字量级来表示,睡眠过程按无痛记分为0分。其特点:每天记录,可连续动态观察疼痛,便于比较;医患均可使用,较为客观;便于发现疼痛与日常生活活动,疼痛与药物之间的关系。

2. 痛阈的测定

(1) 机械伤害感受阈：参考国际标准制作的机械伤害感受阈测量仪作为患者对外来伤害性刺激反映能力的客观标准。该仪器为一带有弹簧和刻度的尖端较锐的压力棒。使用时将尖端抵于患者皮肤并缓缓加压，令患者在感到疼痛时即报告并记录此时的压力数值，即为机械伤害感受阈值。

(2) 温度痛阈（热痛阈、冷痛阈）：温度痛阈是一种可控制的、重复性好、较为客观的评测方法。热、冷痛阈在临床实践和科学研究中使用。能够评测感觉传导神经，特别是传导热痛和冷痛的细感觉传导纤维的 Aδ 和 C 纤维。

1) 限定法：指当外界温度刺激不断增加或不断减少时，患者刚刚感觉到热痛或冷痛时的温度值，作为热痛阈或冷痛阈。限定法被认为是简便、快速测定方法。

2) 选择法：让患者在两次不同时间里用两个不同外界温度刺激，选择一个能感觉到的温度刺激。

(3) 电刺激痛阈：各种类型的电流均可作为引起疼痛的刺激，目前常用的电刺激测痛阈的仪器多采用恒流型低频脉冲电刺激，波形采用方波。因为方波电流的上升与下降速率极高，刺激强度（波幅）瞬时间内便可达最大值或下降为零，而且方波的波形规则，便于测量和计算。测量时，应用波宽为 5ms，频率为 100Hz，调制频率为 120ms 的脉冲电流，缓慢加大电流输出，从弱到强，至患者刚感觉疼痛时，记录此时电流强度，作为电刺激痛阈。

（丁仁艳　闭　静）

第10章

卧位和安全的护理技术

同学们,什么是卧位? 对正常人来说,是指人们在休息时的各种睡姿。而通常的卧位是指患者休息和为适应医疗护理需要所采取的卧床姿势。正确的卧位可以增加患者舒适,并且对减轻症状、治疗疾病、预防并发症有良好的作用。不正确的卧位可引起并发症,甚至会危及患者的生命。那么医院里各种各样的患者,护士怎样为他们采取舒适、正确的卧位呢?

第1节　患者的卧位

案例10-1

患者,女性,因子宫肿瘤入院,医生开出医嘱,为了方便检查,要求给这位患者采取仰卧位。如果是你去执行医嘱,你该如何操作? 医嘱是明天上午将给该患者行子宫切除术,术前需留置尿管,护士在操作过程中应为患者安置什么卧位? 患者蛛网膜下隙阻滞麻醉(腰麻)手术后回病房6小时内护士应协助患者采取何种卧位? 为什么? 由于种种原因,患者术后第二天医生查房时发现其血压突然下降至50/40mmHg,医生要求马上给患者取休克卧位。你怎么落实医嘱? 经治疗,患者病情稳定,血压恢复正常,医嘱取消休克卧位,你又为患者采取什么卧位?

一、卧位的性质

(一)根据卧位的自主性

1. 主动卧位(自由卧位)　是患者身体活动自如,体位可随意改变的卧位。患者可以根据自己的意愿采取最舒适、最随意的卧位。

2. 被动卧位(治疗卧位)　是患者自身无变换卧位的能力,躺在被安置的卧位。如昏迷、极度衰弱或意识丧失者。

3. 被迫卧位　患者意识清楚,也有变换卧位能力,由于疾病的影响或治疗的需要而被迫采取的卧位。如支气管哮喘发作时,患者由于呼吸极度困难而采取端坐位。

(二)根据卧位的平衡稳定性

1. 稳定性卧位　支撑面大,重心低,平衡稳定,患者感到舒适(图10-1)。

2. 不稳定性卧位　支撑面小,重心较高,难以平衡。患者为保持一定的卧位造成肌肉紧张,易疲劳,不舒适。如两腿并齐伸直,两臂交叉在胸前或在两侧伸直的侧卧位(图10-2)。

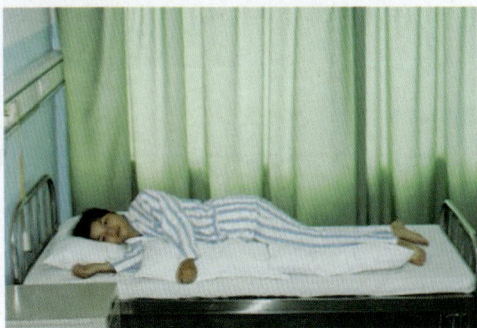

图 10-1　稳定性卧位

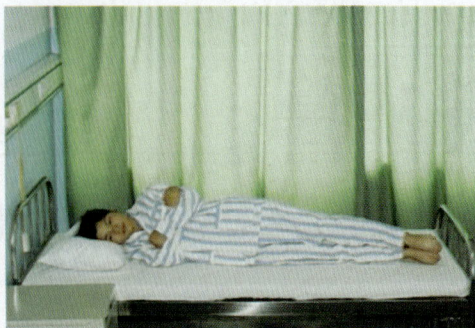

图 10-2　不稳定性卧位

（三）操作流程

为患者安置各种不同的稳定性卧位其操作步骤为：评估、准备、实施、整理、操作后评估。具体详见表 10-1。

表 10-1　协助患者安置卧位操作流程

操作流程	操作要点	沟　　通
评估	评估患者的病情、意识状态、肢体肌力及配合能力评估患者有无约束、伤口及各种管道情况	护士:我已对操作环境、患者病情、意识状态、损伤部位、合作情况、伤口及管道情况进行了评估。用物已准备好,报告老师(举手)开始操作
准备	(1) 操作者:仪表端庄、着装规范、剪指甲、洗手、戴口罩 (2) 用物:枕垫、大单、背靠架、跨床小桌、木墩或其他支托物,根据患者病情准备其他物品 (3) 环境准备:环境整洁、安静、舒适,根据需要使用屏风或床帘遮挡	护士:您好!(患者床前)请问您叫什么名字? ××床×××您好! 根据病情需要,现在要给你安置××卧位,希望您能配合,有大小便吗
实施	(1) 查对:核对床号,姓名 (2) 解释:告知患者更换卧位的目的和方法,以取得患者配合 (3) 移桌椅:移开床旁桌、椅,放下护栏。松被尾,妥善放置引流管 (4) 安置卧位:根据患者病情采取各种不同卧位 (5) 观察病情:如采取特殊卧位时应注意观察患者病情变化 (6) 妥善放置枕头	护士:现在我检查一下你受压的皮肤,您的皮肤没有潮红、破溃,我帮你按摩一下
整理	询问患者是否舒适,整理床单位。交代注意事项,致谢	护士:好啦,现在我帮您把被盖好,这样睡舒服吗? 谢谢您的配合
记录	洗手,如危重患者应准确记录安置特殊卧位时间	
操作后评估	患者卧位没有不适,身体各部位和关节维持良好的功能位置,局部皮肤干燥、没有潮红。患者和家属理解、配合,用后物品处置符合消毒技术规范	报告老师(举手)操作完毕

链接

协助患者安置卧位的注意事项

1. 卧床姿势应符合人体力学要求,使体重平均分布于身体的各部位。
2. 在病情允许的情况下,应经常更换卧位,避免局部组织长期受压而形成压疮。
3. 患者身体各部位每天应进行活动,改变卧位时,应做全范围的关节运动,有禁忌证者除外。
4. 加强受压部位皮肤的护理。
5. 保护患者隐私,促进患者身心舒适。
6. 注意保暖,防止坠床。

二、常 用 卧 位

(一) 仰卧位

仰卧位又可称平卧位,是一种自然的休息姿势,也适用于胸部检查。患者仰卧,头下放枕,双臂放身体两侧,双腿伸直自然放置(图 10-3)。

根据病情或检查需要,仰卧位又可分为:屈膝仰卧位、去枕仰卧位、仰卧中凹卧位。

1. 屈膝仰卧位　是把膝盖弯曲贴近大腿与病床面垂直,身体仰卧在病床上,面部向上。屈膝仰卧后腹部的肌肉处于松弛状态,便于医生用手触摸腹腔内器官的情况或进行有关检查。

(1) 方法:患者仰卧,两臂放于身体两侧,两膝屈曲,稍向外分开(图 10-4)。

(2) 适用范围:用于腹部检查、女患者导尿及会阴冲洗。

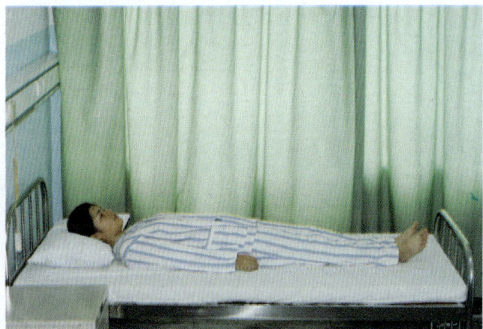

图 10-3　仰卧位

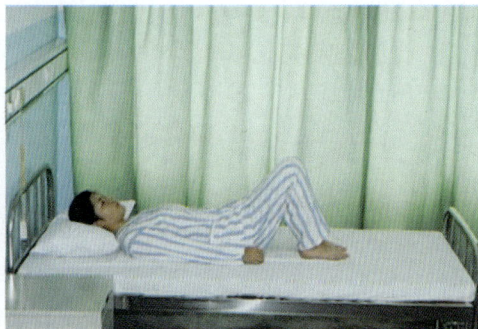

图 10-4　屈膝仰卧位

2. 去枕仰卧位

(1) 方法:患者去枕仰卧,头偏向一侧,两臂放于身体两侧,枕立于床头。昏迷或全身麻醉未清醒时,头部转向一侧(图 10-5)。

(2) 适用范围

1) 昏迷或全身麻醉未清醒患者,防止呕吐物流入气管而引起窒息或肺部并发症。

2) 椎管内麻醉或脊髓腔穿刺后的患者,预防脑压减低而引起的头痛。

3. 休克卧位(仰卧中凹卧位)

(1) 方法:患者平卧,以枕垫高头胸部 10°～20°,垫高下肢 20°～30°(图 10-6)。

(2) 适用范围:用于休克患者,抬高头部,有利于呼吸;抬高下肢,有利于静脉回流,增加心排血量。

考点:去枕仰卧位的适用范围

考点:休克卧位的方法和适用范围

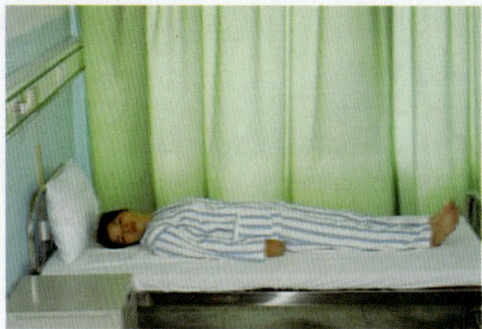

图 10-5　去枕仰卧位

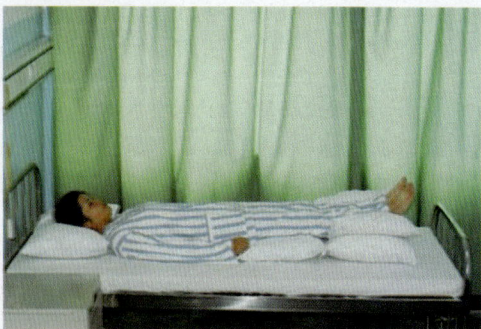

图 10-6　中凹卧位

链接

孕妇为什么不适宜仰卧位?

因为仰卧时,孕妇增大的子宫压迫下腔静脉,使盆腔和下腔静脉的血液回流受阻,到达心脏的血液骤减,导致心排血量迅速下降,血压随之降低;增大的子宫还会压迫膈,引起迷走神经兴奋,使心跳减慢,心脏血管扩张,同样导致血压下降,导致仰卧位低血压综合征。

(二)其他卧位

1. 侧卧位　是向一侧自然侧卧,上面的下肢向前屈曲,下边的下肢向后微屈,手臂屈曲放于身旁,髋部向后移,胸前及两腿间各置一枕。

(1)方法:患者侧卧,双臂屈肘,一手放在枕旁,一手放在胸前,下腿伸直,上腿弯曲,为稳定性卧位。必要时在两膝之间、胸腹部、背部可放置软枕支撑患者,使患者感觉舒适。臀部肌内注射时,下腿弯曲,上腿伸直(图 10-7)。

(2)适用范围

1)自然翻身侧卧。

2)用于灌肠、肛门检查及臀部肌内注射的患者。

3)体位引流、术后预防肠粘连、配合胃镜检查等。

4)侧卧位与平卧位交替使用,以预防压疮。

2. 俯卧位

(1)方法:患者俯卧,头偏向一侧,两臂屈肘于头的两侧,两腿伸直,胸腹部、髋部及踝部各垫一软枕,也可半俯卧位(图 10-8)。

(2)适用范围

1)腰背部、臀部的检查、手术或有伤口的患者。

2)缓解胃肠胀气。俯卧位时腹腔容积相对增大,可减轻胃肠胀气对腹腔的压力而缓解腹胀腹痛。

3. 半坐卧位

(1)方法

1)摇床:先摇起床头支架 30°～50°,再摇起膝下支架,以防止身体下滑。床尾置一软枕,以免患者足底碰撞床挡。放平时,先摇平膝下支架,再摇平床头支架(图 10-9)。

2)靠背架:将患者上半身抬高,在床头垫褥下放一靠背架,患者下肢屈膝,用中单包枕垫于膝下,中单两端固定于床缘(图 10-10)。余同摇床。

护考链接

李女士因便秘需要进行大量不保留灌肠,应采取何种卧位进行灌肠?

A. 屈膝仰卧位　　　B. 右侧卧位

C. 左侧卧位　　　　D. 头低足高位

E. 膝胸位

分析:大量不保留灌肠时应采取左侧卧位,主要是根据肠道的解剖位置,取左侧卧位时乙状结肠、降结肠处于下方,利用重力作用使灌肠液能顺利流入肠道。答案为 C。

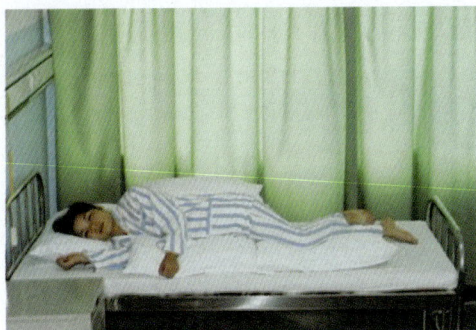
图 10-7　侧卧位

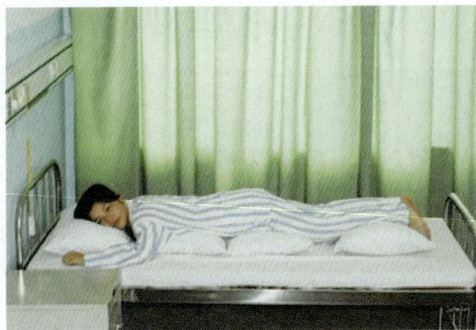
图 10-8　俯卧位

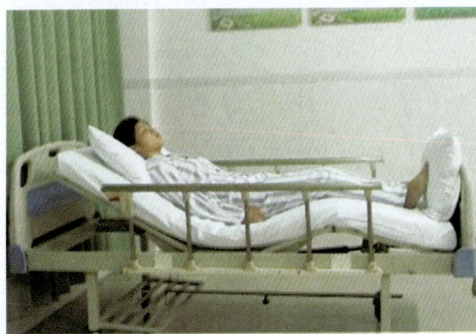
图 10-9　半坐卧位——摇床

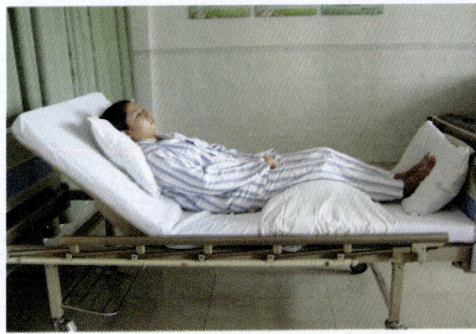
图 10-10　半坐卧位——靠背架

（2）适用范围

1）面部及颈部手术后或有伤口的患者：半坐卧位使心脏的位置低，静脉血回流加快，局部充血和出血减少。

2）心肺疾患引起呼吸困难的患者：半坐卧位可使膈肌由于重力作用而下降，胸腔容量相对扩大，腹内脏器对心肺的压力减轻，利于呼吸；急性心衰患者采取半坐卧位，可使静脉血回流减少，减轻心脏负担和肺部淤血，从而缓解呼吸困难。

3）盆腹腔手术后或有炎症的患者：半坐卧位使腹腔渗出物滞留于盆腔，使感染局限化，因盆腔腹膜较腹腔腹膜吸收能力差，可减少炎症的扩散和毒素的吸收，从而减轻中毒反应，同时又可防止感染向上蔓延而引起膈下脓肿。

4）腹部手术后患者：半坐卧位可减轻腹部切口缝合处的张力，利于切口愈合及缓解疼痛。考点：半坐卧位的适用范围

5）恢复期体质虚弱的患者：半坐卧位是患者起床站立的过渡阶段。

4. 端坐位

（1）方法：患者坐起，先摇床头支架呈 70°～80°，再摇起膝下支架呈 15°～20°。床上放一跨床小桌，患者靠床端坐，患者身体稍前倾，可伏在小桌上休息；头部垫枕，使患者背部能向后依靠，同时膝部稍抬高垫以软枕，防止身体下滑（图 10-11）。考点：端坐位适用范围

（2）适用范围：急性肺水肿、心包积液及支气管哮喘发作的患者。由于患者极度呼吸困难而被迫端坐，与半坐卧位减轻患者呼吸困难的机制相同。

5. 头低足高位

（1）方法：患者仰卧，枕立床头，防止头部碰伤，床尾脚垫高 15～30cm（图 10-12）。

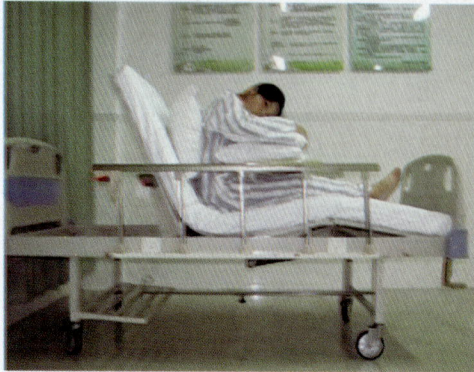

图 10-11　端坐位

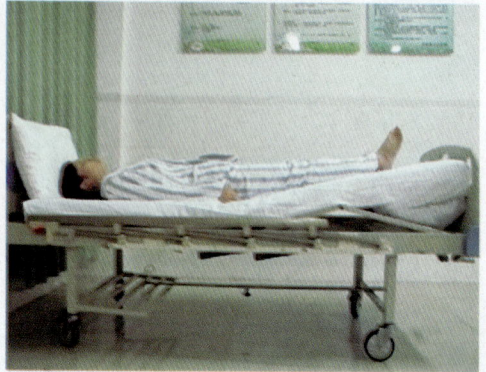

图 10-12　头低足高位

（2）适用范围

1）肺部分泌物引流：使痰液顺位向低处引流，易于咳出（图 10-13）。

2）十二指肠引流：有利于胆汁引流。

3）孕妇胎膜早破：头低足高位可提高宫口的位置，减轻腹压，降低羊水流出的冲力，防止脐带滑入阴道而致脐带脱垂，危及胎儿生命（图 10-14）。

考点：头低足高位的适用范围

4）下肢骨折牵引：给患者跟骨或胫骨一定的牵引力，并利用患者身体自然下坠所形成的反牵力，以固定骨折部位。

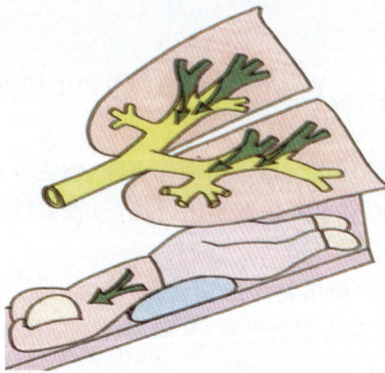

图 10-13　肺部痰液顺位引流

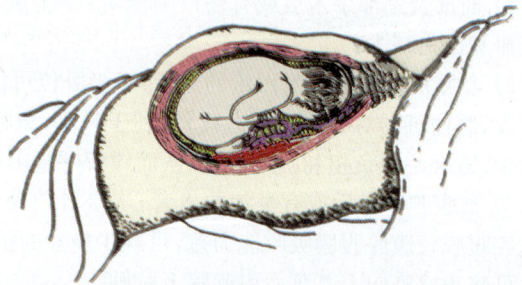

图 10-14　孕妇胎膜早破头低足高位

6. 头高足低位

（1）方法：患者仰卧，床头垫高 15～30cm，枕立于床尾，以防足部碰撞床栏（图 10-15）。

（2）适用范围

考点：头高足低位的适用范围

1）颈椎骨折患者：给患者头部一定的牵引力，并利用患者身体自然下坠所形成的反牵张力，以固定颈椎骨折部位（图 10-16）。

2）颅脑损伤或颅脑术后患者：头部抬高预防脑水肿，减轻颅内压。

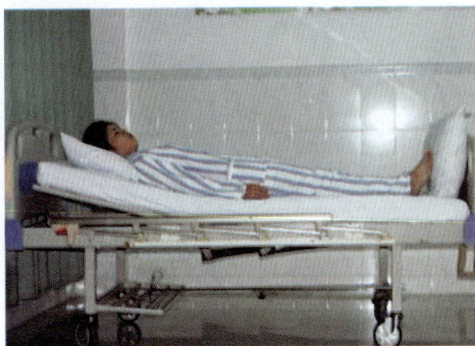

图 10-15　头高足低位

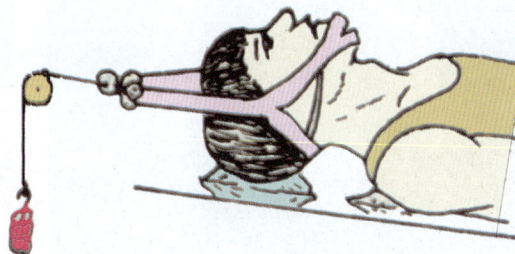

图 10-16　颈椎骨折牵引

7. 膝胸位

（1）方法：患者跪卧，两小腿平放床面稍分开；大腿垂直，胸贴床面，腹部悬空，臀部抬高，头面部转向一侧；两臂屈肘于头的两侧（图 10-17）。

（2）适用范围

1）肛门、直肠、乙状结肠的检查及治疗。

2）矫正子宫后倾：膝胸位使后位子宫自然前倾，每天坚持数次，后位子宫可得以矫正。

3）矫正胎位不正：如将孕妇胎儿臀先露转为头先露（图 10-18）。

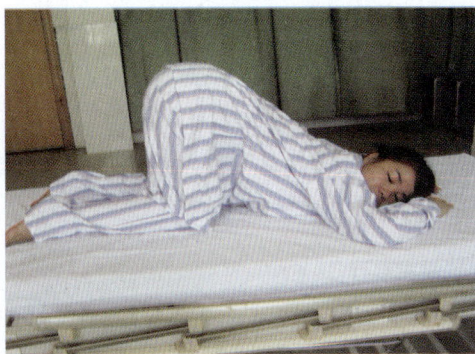

图 10-17　膝胸位

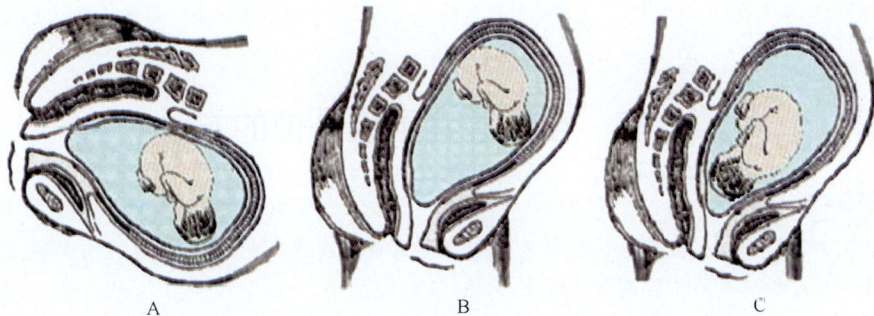

图 10-18　胸位时胎儿臀先露在宫腔内移动转为头先露示意

4）缓解胃肠胀气：患者臀部抬高，气体向上游走而易于排出。

8. 截石位

（1）方法：患者仰卧于检查台上，两腿分开支于腿架上，臀部齐床边，两手放在胸前或身体两侧。双脚套入腿套，注意保暖和遮挡（图 10-19）。

（2）适用范围：会阴、肛门部的检查、治疗或手术，如膀胱镜检、阴道冲洗、妇产科检查和产妇分娩。

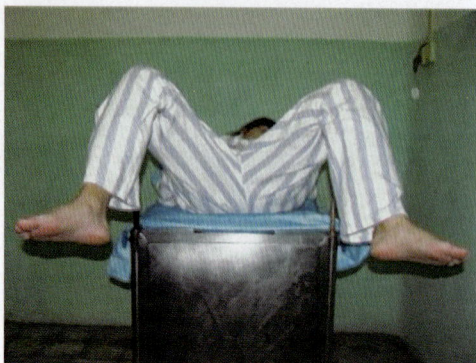

图 10-19　截石位

链接

膝胸位为什么能矫正胎位不正?

膝胸位使人体躯干部呈倒立姿势,此倒立体位致胎儿臀部由于重力的作用而离开盆底,胎儿在羊水中缓慢移动至宫底(腹部)较宽松的位置;当孕妇站立后,又由于胎头的重心作用,使胎头向下移动回到盆底而矫正胎位。每天坚持 2～3 次,每次 15 分钟,一周后复查,有可能使臀先露矫正为头先露(图 10-18)。

护考链接

1. 李某,男性,55 岁,腹腔感染术后取半坐卧位,是为了

A. 防止发生呼吸困难　　B. 有利于腹腔引流,使炎症局限　　C. 防止呕吐物流入呼吸道

D. 使切口张力增加　　E. 减少术后出血

2. 患者,男性,47 岁,诊断"流行性乙型脑炎"。查体:神志处于深度昏迷状态。该患者应采取的卧位应该是

A. 俯卧位　　　　　　　B. 侧卧位　　　　　　　　　　C. 头高足低位

D. 头低足高位　　　　　E. 去枕仰卧位

3. 心肺复苏成功后,为使患者保持呼吸道通畅,应采取的体位是

A. 侧卧位　　　　　　　B. 俯卧位　　　　　　　　　　C. 头低足高位

D. 仰卧位,头偏向一侧　E. 半坐卧位

分析:护士需正确指导和协助患者取舒适和安全的卧位。常用卧位是护考的重点,其中去枕仰卧位、半坐卧位、端坐卧位、中凹卧位、头高足低位和头低足高位等考试概率很高。答案:1. B;2. E;3. D。

第 2 节　帮助患者更换卧位的方法

案例10-2

患者,男,65 岁,不慎从高处坠落,神志不清,入院诊断为颈椎骨折,左上肢、右下肢骨折,行颅骨牵引,上下肢骨折用石膏固定,现静脉输液、鼻饲、留置尿管。

问题:护士应如何为患者翻身? 翻身的过程中如何处理各种管道、应注意什么?

患者若长期卧床,局部组织持续受压,呼吸道分泌物不易咳出,易发生压疮、坠积性肺炎、消化不良、便秘、肌肉萎缩等,因此,护士应定时为患者变换卧位,以预防并发症的发生。

一、帮助患者翻身侧卧法

(一)目的

更换卧位使患者身心舒适、安全,减轻局部组织持续受压,预防和减少并发症的发生。

（二）评估

1. 患者的神志、年龄、体重、对变换卧位的作用和方法的认识、配合程度。

2. 患者的病情及治疗,躯体和四肢活动能力,局部皮肤受压情况,手术部位、伤口及引流情况,有无骨折固定、牵引及其他管道等。

（三）准备

1. 护士准备　护士 1～2 名,衣帽整洁,了解患者病情,解释恰当。

2. 用物准备　根据所取卧位需要准备枕头等。

3. 患者准备　向患者及家属解释目的、过程,询问患者是否需要便盆。

4. 环境准备　整洁、安静、舒适,根据需要使用屏风或床帘遮挡。

（四）实施

1. 一人协助法　用于体重较轻的患者。

（1）将患者两手放于腹部,两腿屈曲;护士双脚分开站立,双臂分别托住患者颈肩及腰,将患者上半身移向自己一侧,然后双臂分别托住患者臀及双膝,再将患者下半身移向同侧床边。

（2）将患者腿放平,近侧腿搭于远侧腿上,护士一手扶肩,一手扶膝,轻轻推患者转向对侧,背向护士(图 10-20A,图 10-20B);护士也可转至对侧,一手扶肘,一手扶膝,轻轻将患者拉向近侧,面向护士(图 10-20C);用枕头将患者背部和肢体垫好,使之舒适、安全。

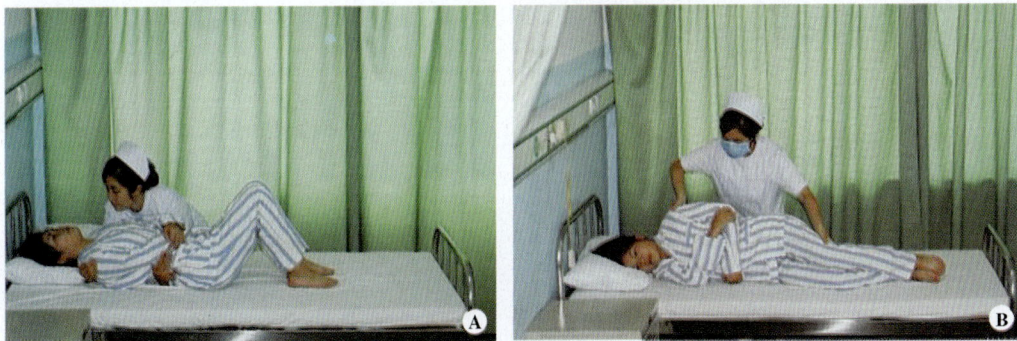

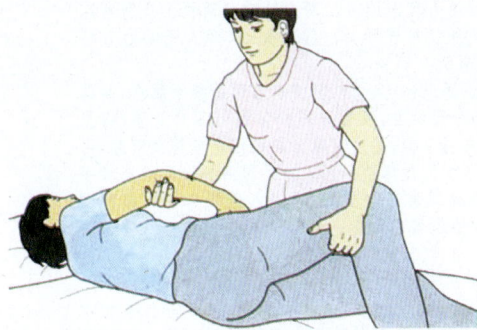

图 10-20　一人协助翻身侧卧法

131

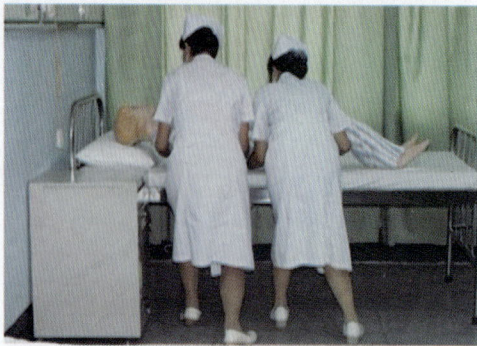

图 10-21 两人协助翻身侧卧法

2. 两人协助法 用于体重较大或病情较重的患者。

（1）两个护士站于患者一侧，一人托住患者颈肩部和腰部，另一人托住患者臀部和腘窝，两人同时将患者抬起移向近侧。

（2）然后两人分别扶住患者肩、腰、臀和膝部，轻推患者转向对侧，其他同一人法（图10-21）。

3. 操作流程 详见操作流程表10-2。

表 10-2 更换卧位法操作流程

操作流程	操作要点	沟 通
评估	患者的病情、意识、损伤部位、合作程度、伤口及管道情况	护士：您好！（患者床前）请问您叫什么名字？××床×××您好！根据病情需要，现在要给你采静脉血，希望您能配合
备物	(1) 操作者：仪表端庄、着装规范、剪指甲、洗手、戴口罩 (2) 用物：洗手液、颈围、翻身卡、笔、钟表、小枕1个、枕头2个、垫圈2个、医嘱卡（药物）。根据同病情需要准备用物 (3) 患者：向患者或家属解释操作目的和方法 (4) 环境：宽敞	
核对、解释	核对床号，姓名。告知患者翻身的目的和方法，以取得患者的配合	护士：您好！（患者床前）请问您叫什么名字？××床×××您好！根据病情需要，现在要给你翻身到另一边，希望您能配合，有大小便吗
移桌椅、去枕	移开床旁桌、椅，放下护栏 协助患者去枕，松被尾，妥善放置引流管	护士：现在我帮您先把尿管、输液管放好，然后帮您翻身。您背部皮肤没有潮红、破溃，我帮你按摩一下
翻身、观察	根据患者的不同病情需要改变卧位 (1) 协助患者移向床头法：视病情放平靠背架，枕立于床头，避免碰伤。一人协助时患者仰卧屈膝，双手握住床头栏杆，双脚蹬床面。护士一手托住患者肩背部，一手托住患者臀部助力，与患者同时用力移向床头。两人协助时两护士分别站在床的两侧，交叉托住患者颈、肩、腰和臀部，两人同时协力将患者抬起移向床头 (2) 协助患者翻身侧卧法：一人协助时将患者两手放于腹部，两腿屈曲，护士双脚分开站立，双臂分别托住患者颈肩及腰，将患者上半身移向自己一侧，然后双臂分别托住患者臀及双膝，再将患者下半身移向同侧床边。两人协助时两护士站于患者一侧，一人托住患者颈肩部和腰部；另一人托住患者臀部和腘窝，同时将患者抬起移向近侧。然后分别扶住肩、腰、臀和膝部，轻推患者转向对侧，其他同一人法 (3) 轴线翻身法：操作者同于患者一侧，患者有颈椎损伤时。第一操作者双手固定患者头、颈、肩部，沿纵轴向上略加牵拉。第二操作者将双手分别置于肩部及腰部。第三操作者双手分别置于腰部及双膝部，使头、颈、肩、腰、髋部在同一水平线上，由第二操作者发出口令同时将患者平移近操作者并翻转至侧卧位。同时检查受压部位皮肤情况。患者无颈椎损伤时，可由两位操作者完成轴线翻身。翻身角度不宜超过60°。翻身过程中注意观察病情及受压部位皮肤并询问患者主诉。翻身过程中注意观察病情并询问患者主诉	

操作流程	操作要点	沟　通
妥善放置枕头	根据病情的不同妥善放置枕头 轴线翻身患者应注意： 第一操作者先将一小枕放于患者头颈部 第二操作者固定患者躯干部 第三操作者将一软枕置于患者背部以支持身体，另一软枕置于两大腿之间并使双膝呈自然弯曲状，注意保护足部骨凸部位，妥善放置引流管	
整理	询问患者是否舒适，整理床单元。交代注意事项，致谢洗手，准确记录翻身时间	护士：现在我帮你把被盖好，这样睡舒服吗？谢谢你的配合
操作后评估	翻身手法正确，动作协调一致，床单元整洁，患者体位舒适，无护理并发症发生	操作后评价：翻身手法正确，动作协调一致，床单位整洁，患者体位舒适，无护理并发症发生。用后物品处置符合消毒技术规范。报告老师（举手）操作完毕

（五）评价

1. 护患沟通有效，患者舒适、安全，皮肤受压情况得到改善。

2. 护士操作轻稳、节力、协调，无并发症发生。

二、协助患者移向床头法

（一）目的

帮助滑向床尾而自己不能移动的患者移向床头，恢复正常而舒适的卧位。

（二）评估

1. 患者病情、意识状态、体重、肢体活动情况、对操作的认识、能否配合。

2. 患者有无输液、约束或石膏、夹板固定、牵引及各种管道的情况。

（三）准备

1. 护士准备　护士 1～2 名，衣帽整洁，了解患者病情，解释恰当。

2. 用物准备　根据所取卧位需要准备枕头等。

3. 环境准备　整洁、安静、舒适，根据需要使用屏风或床帘遮挡。

（四）实施

1. 一人帮助患者移向床头法　用于体重小或能配合的患者。

（1）视病情放平床头，将枕横立于床头，避免撞伤患者。

（2）患者仰卧屈膝，双手握住床头栏杆，双脚蹬床面。

（3）护士一手托住患者肩背部，一手托住患者臀部，嘱患者两脚蹬床面，护士与患者同时用力移向床头（图 10-22）。

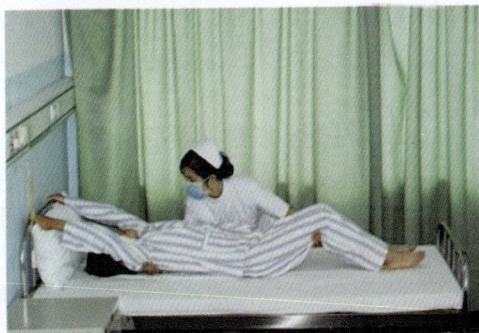

图 10-22　一人协助移向床头法

（4）放回枕头，按需要抬高床头，整理床铺，使患者舒适。

2.两人帮助患者移向床头法　用于体重较大或活动不便的患者。

（1）视患者病情放平床头，将枕头横立于床头，避免撞伤患者。

（2）护士两人分别站在床的两侧，交叉托住患者颈、肩、腰和臀部，两人同时协力将患者抬起移向床头。亦可两人同侧，分别托住颈肩、腰部、臀部及腘窝，同时协力抬起患者移向床头（图 10-23）。

（3）放回枕头，抬高床头，整理床单元。

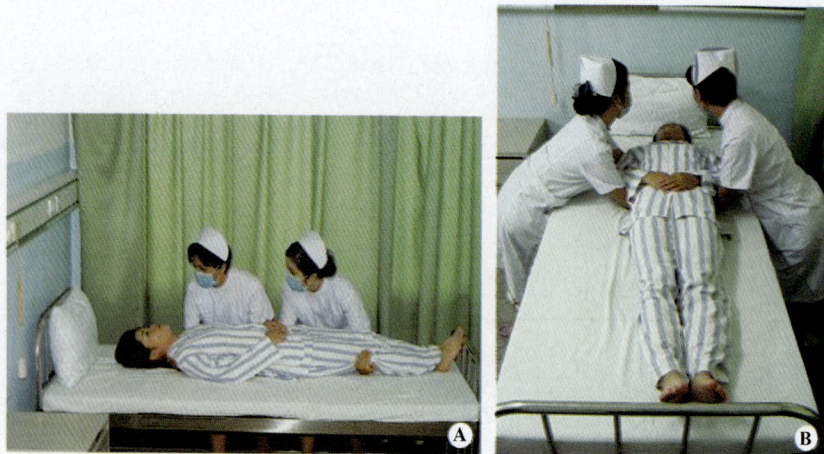

图 10-23　两人协助移向床头法

3.指导患者

（1）告知患者操作目的、方法、取得配合。

（2）指导患者与护士同时用力。

（五）评价

1.护患沟通有效，患者舒适，安全，皮肤受压情况得到改善。

2.护士操作轻稳、节力、协调，无并发症发生。

三、帮助患者更换卧位的注意事项

（一）注意节力安全原则

1.帮助患者更换卧位时先固定床轮及拉起对侧的床挡以保证安全。

2.协助患者翻身时，应注意节力原则。两人协助更换卧位应注意动作轻稳、节力、协调，以保存体力。

（二）注意皮肤情况及病情变化

1.帮助患者更换卧位时应将患者身体稍抬起，再行翻身移位，切忌拖、拉、推等动作，以免擦伤皮肤。两人协助翻身时，需注意动作要协调、轻稳。以免患者擦伤皮肤或关节脱位，移动体位后，需用软枕垫好背部及膝下，以维持其舒适体位。

2.根据病情及局部皮肤受压情况，确定翻身间隔时间。如发现皮肤发红或破损，应增加翻身次数以防压疮发生，同时做好交接班。

3. 对特殊患者翻身时应特别注意

（1）患者身上置有多种导管：应先将导管安置妥当，翻身后检查各导管是否脱落、移位、扭曲、受压，以保持通畅。

（2）手术后患者：翻身前先检查敷料是否脱落，如分泌物浸湿敷料，先更换再翻身。

（3）颅脑手术后患者：一般只能卧于健侧或平卧，头部翻转动作要轻稳，过于剧烈可引起脑疝，压迫脑干，导致突然死亡（图 10-24）。

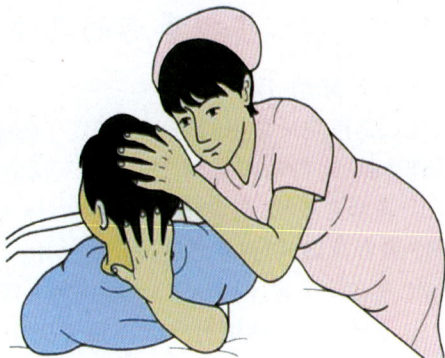

图 10-24　头部翻转动作轻稳

（4）颈椎和颅骨牵引的患者：翻身时不可放松牵引，翻身后注意牵引位置、方向及牵引力是否正确。如患者不能翻身，可将其轻轻抬离床面，以手掌托背进行按摩。

（5）石膏固定和伤口较大的患者：翻身后将患处置于适当的位置，防止受压。

4. 轴线翻身时

（1）翻转患者时，应注意保持脊椎平直。翻身角度不可超过 60°。

（2）患者有颈椎损伤时，勿扭曲或者旋转患者的头部，以免加重神经损伤引起呼吸机麻痹而死亡。

（3）翻身时注意观察患者病情及受压部位皮肤并询问患者主诉。

（4）准确记录翻身时间，注意保暖，防止坠床。

考点：帮助患者更换卧位的注意事项

护考链接

郑军，男性，55 岁，颅内手术后，护士协助患者卧于健侧或平卧，嘱头部翻转不可过于剧烈，目的是防止可能引起的并发症为

A. 休克　　　B. 脑疝　　　C. 脑栓塞

D. 脑出血　　E. 脑干损伤

分析：颅脑手术后的患者，在翻身时头部转动过于剧烈可引起脑疝，导致突然死亡。因此答案为 B。

第 3 节　保护具的应用

在临床护理工作中如果患者出现高热、躁动、谵妄、昏迷、精神异常或是婴幼儿及危重患者，为防止患者因意识不清或其他原因而发生坠床、撞伤及抓伤等意外伤害，通常使用保护具确保患者安全和治疗、护理工作的顺利进行。保护具是用来限制患者身体或机体某部位活动，以达到维护患者安全与治疗、护理效果的各种器具。

案例10-3

闫先生，出租车司机，因醉酒驾车发生车祸致左膝开放性骨折，全身多处软组织挫伤，狂躁不安，乱喊乱叫。为防止患者坠床、撞伤及抓伤等意外伤害，护士应该采取哪些护理措施？使用保护具时应该注意什么？

一、目　　的

1. 对自伤或可能伤及他人的患者　对高热、谵妄、昏迷、躁动、精神异常及危重患者限制其身体或者肢体活动，其目的是确保患者安全，保证治疗、护理顺利进行。

2. 防止患儿过度活动　以利于诊疗操作顺利进行或者防止损伤肢体。

考点：保护具应用的目的

二、根据患者的具体情况选择最适合的保护具

（一）床挡（床护栏）

床挡是医院最常用的防止患者发生坠床的保护具。根据材质和设计不同有多种样式，如多功能床挡、半自动床挡、木杆床挡、不锈钢床挡等。

1. 多功能床挡（图10-25）　使用时插入两侧床缘，不用时插于床尾。必要时可将床挡取下垫于患者背部，做胸外心脏按压时使用。

2. 半自动床挡（图10-26）　可按需升降。

3. 木杆床挡　使用时将床挡稳妥固定于两侧床边。床挡中间为活动门，操作时将门打开，平时关闭。

4. 不锈钢床挡　使用时插入两侧床缘，不用时插于床尾。

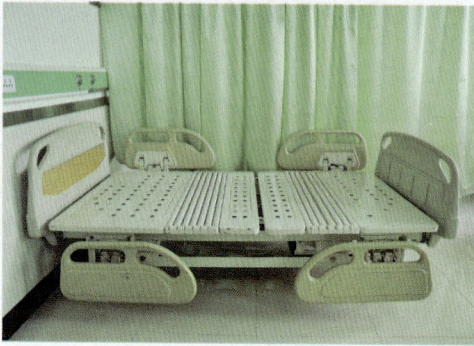

图 10-25　多功能床挡

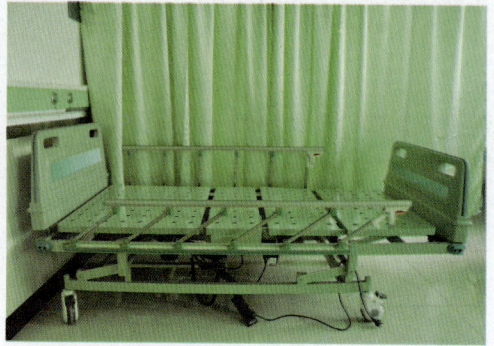

图 10-26　半自动床挡

（二）约束带

约束带是固定身体某一部位或限制身体及肢体活动的一种保护患者安全的装置。用于躁动或精神科患者，有自伤或坠床的危险；儿科患者尤其是不满6岁的儿童因认知及自我保护能力尚未发育完善，容易发生坠床、抓伤、撞伤等意外和治疗不配合行为；因治疗需要使用约束带。

1. 肢体约束法（宽绷带约束）　用于固定患者腕部和踝部；使用时患者取平卧位，先用棉垫包裹腕部或者踝部，再用保护带或宽绷带打成双套结，套在棉垫外稍拉紧，以不影响血液循环为宜，使肢体不脱出为度，然后再将保护带或宽绷带的两端系于两侧床缘。关心体贴患者，整理床单位及用物（图10-27）。

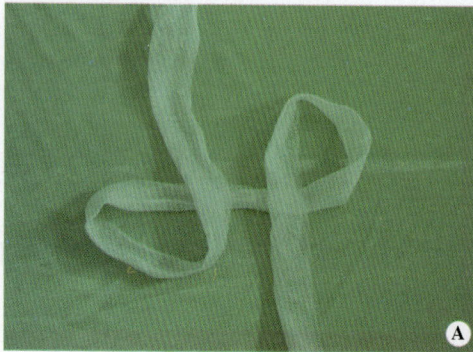

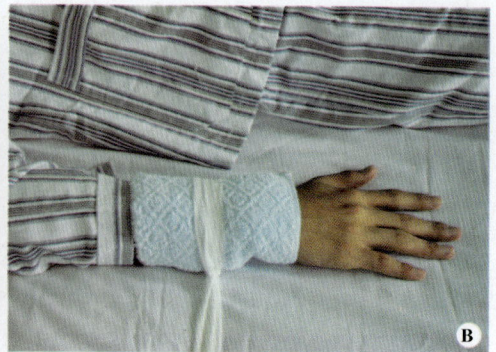

图 10-27　肢体约束法（宽绷带）

2. 尼龙搭扣约束带　用于固定手腕、上臂和踝部。约束带由尼龙搭扣和宽布带制成。约束时局部衬棉垫，对合尼龙搭扣，松紧适宜，带子系于床缘。

3. 约束手套法（图 10-28）　可限制患者手指的活动，以避免抓伤自己或扯掉敷料及导管。

4. 肩部约束法（图 10-29）　用于固定双肩，限制患者坐起。肩部约束带用宽布制成，宽 8cm，长 120cm，一端做成袖筒并有固定细带。亦可将大单斜折成长条做肩部约

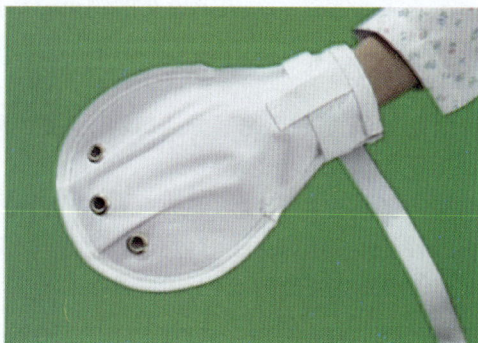

图 10-28　约束手套法

束。使用时，将患者双侧腋下垫棉垫；再将肩部约束带袖筒套在双肩，在背部交叉后分别固定于床头；两袖筒上的细带在胸前打结固定；必要时将软枕横立床头。为患者盖好被，整理床单位及用物。

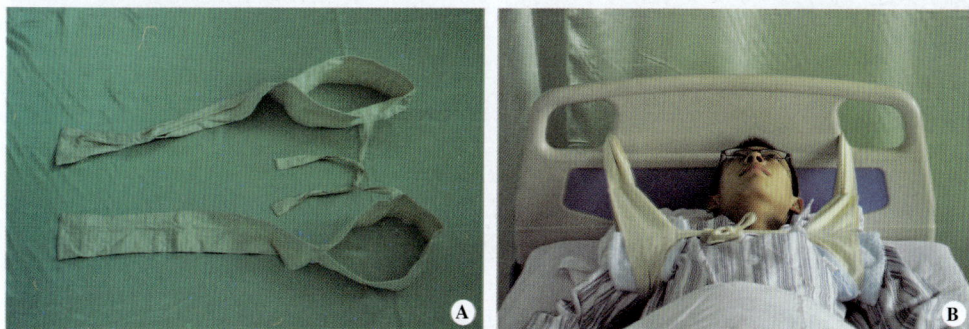

图 10-29　肩部约束带

5. 膝部约束法（图 10-30）　用于固定膝部，限制下肢活动。膝部约束带用宽布制成宽 10cm，长 250cm，宽带中部相距 15cm 分别缝制两条双头带。约束时两膝先用棉垫包裹好，再将约束带横放于两膝上，在膝关节外侧固定宽带下的两条双头带，宽带两端系于床缘上。

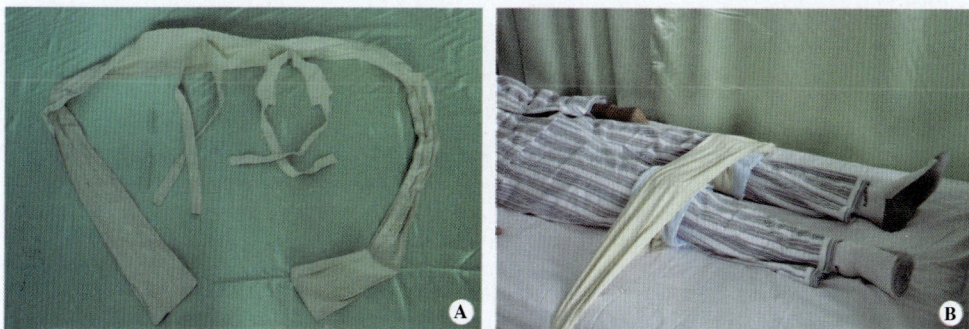

图 10-30　膝部约束带

6. 背心约束法　背心约束带类似婴儿睡衣（去掉两袖），背心可前后面对调；如开口在前，可给予最大的约束力；开口在背后，可给予较小的约束力。

7. **全身约束法** 多用于患儿的约束。具体方法是:将大单折成自患儿肩部至踝部的长度,将患儿放于中间;护士用身体近侧的大单紧紧包裹同侧患儿的手足至对侧腋窝下,将大单多余部分腋于身下;再将对侧大单包裹对侧患儿手臂及身体后,将大单多余部分紧掖于靠护士一侧患儿身下;如患儿过分活动,可用绷带系好。

(三)支被架(图10-31)

用于肢体瘫痪、极度虚弱的患者,防止盖被压迫肢体而致的不舒适或足下垂等;亦可用于烧伤患者暴露疗法需保暖时。根据需保护的部位及损伤大小选择合适的支被架。使用时将支被架罩于防止受压的部位,盖好盖被。

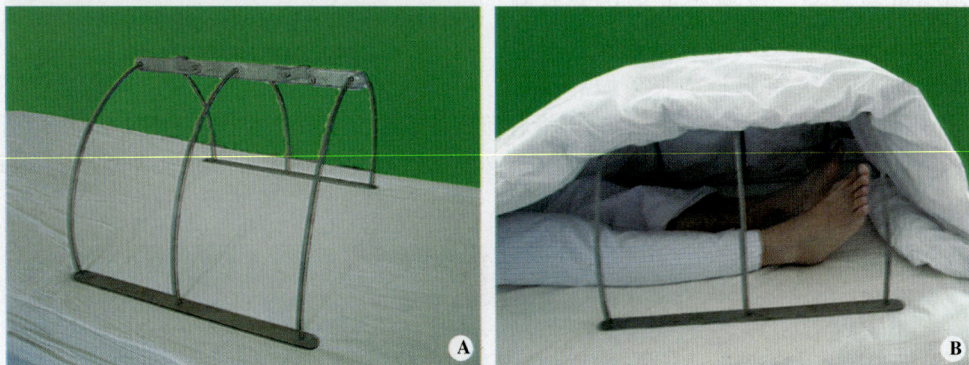

图 10-31 支被架

三、患者使用保护具操作流程(表10-3)

表 10-3 患者使用保护具操作流程

操作流程	操作要点	沟 通
评估	(1)评估患者病情、意识状态、肢体活动度、约束部位有无损伤、皮肤色泽、温度及完整性等 (2)评估患者及家属的心理状态,对约束患者的接受程度 (3)评估需要使用保护具的种类和时间	护士:我已对操作环境、患者病情、意识状态、损伤部位、合作情况、伤口及管道情况进行了评估。用物已准备好,可以开始操作了
准备	(1)操作者:仪表端庄、着装规范、剪指甲、洗手、戴口罩 (2)患者:理解进行约束的必要性,了解保护具作用及使用方法,积极配合接受约束。排空大小便 (3)用物:酌情准备床挡、枕头、约束带、宽绷带、背心约束带、棉垫、小毛巾等 (4)环境准备:环境整洁、安静、舒适、安全	护士:您好!(患者床前)请问您叫什么名字?××床×××您好!根据病情需要,现在要给你使用×××约束带,希望您能配合,需用便盆吗
实施	(1)查对:核对床号、姓名 (2)解释:告知患者及家属使用保护具的目的和方法,以取得患者配合 (3)移桌椅:移开床旁桌、椅,松被尾,妥善放置引流管 (4)安置卧位:根据患者病情采取各种不同卧位,妥善放置枕头 (5)安装保护具:根据患者病情选用床挡、约束带、支被架 (6)观察病情:注意观察患者病情变化及约束部位的皮肤颜色、温度、活动及感觉	护士:我已经用约束带固定了您的手腕和脚踝,这是短时的保护性制动措施,我会定时来观察

续表

操作流程	操作要点	沟　通
整理	询问患者是否舒适,交代注意事项,整理床单元。致谢	护士:现在我帮你把被盖好,这样睡舒服吗?谢谢你的配合
记录	洗手,如危重患者应准确记录安置特殊卧位时间	

操作后评估　(1) 患者及家属了解使用保护具的原因和目的,接受约束并使用保护具

(2) 患者使用保护具期间的基本需要得到满足,患者感觉舒适

(3) 患者约束部位无血液循环不良、皮肤破损、骨折等意外发生

(4) 患者各项检查、治疗和护理能够顺利进行

四、使用保护具注意事项

1. 严格掌握保护具使用指征　保护患者自尊。使用前要向患者及家属解释使用保护具的必要性取得患者及家属的理解,使用时做好患者心理护理。

2. 保护性约束是制动措施　只能短期使用,且要定时松解,一般 2 小时放松 1 次,并协助患者翻身及活动肢体,保证患者安全舒适;病情稳定或者治疗结束后,应及时解除约束。

3. 患者肢体及关节应处于功能位置　约束带下应放衬垫,松紧适宜,以能伸进 1～2 手指为宜。每 15～30 分钟观察 1 次约束部位的皮肤颜色、温度、活动及感觉,发现肢体苍白、麻木、冰冷时应立即放松约束带;并协助患者翻身活动肢体,必要时局部进行按摩,以促进血循环。

4. 准确记录　使用保护具的原因、时间、约束带的数目、约束部位、约束部位皮肤状况、停止时间等应作好详细准确的记录,并做好交接班。

考点:使用保护具的注意事项

护考链接

(1～2题共用题干)

患者,李女士　因肺心病住院,近日有时神志不清,静脉输液时有躁动。

1. 为确保患者的输液治疗可采用的护理措施是

A. 专人守护　　　B. 双膝约束法　　　C. 全身约束法

D. 肢体约束法　　E. 肩部约束法

分析:用肢体约束法固定患者腕部,防止患者因躁动拔出输液针头。答案:D。

2. 使用约束带时,错误的是

A. 保护患者自尊　　　B. 制动只能短期使用　　　C. 肢体处于功能位置

D. 注意被约束肢体的皮肤颜色　E. 每 4 小时可松解 1 次

分析:严格掌握保护具使用指征,保护患者自尊。保护性约束属制动措施,只能短期使用,且定时松解,一般 2 小时放松 1 次,患者肢体及关节应处于功能位置,每 15 分钟至 30 分钟观察 1 次。答案:E。

(陈照坤　刘伟玲　陈宝华)

139

第11章

给 药 技 术

药物疗法是临床最常用的一种治疗手段,其目的包括治疗疾病、减轻不适、协助诊断、维持正常生理功能、预防疾病以及促进健康。护士是药物疗法的直接执行者,又是患者用药安全的监护者。为保证患者准确、安全、有效的用药,护士必须了解用药的基本知识,熟练掌握正确的给药技术,指导患者安全用药,并观察用药后的疗效与反应。

第1节 给药的基本原则和病区药物管理

案例11-1

> 王某,女性,30岁,因发热、咳嗽、胸痛、咳铁锈色痰入院。医疗诊断:肺炎球菌性肺炎。医嘱:青霉素(PG)皮试(一),青霉素560万U加入0.9%氯化钠溶液250ml静脉滴注每日1次连续5天。护士黄灵认真准备药物,严格执行查对制度,规范实施治疗措施。输液后不久,患者即感头晕眼花、胸闷、气促,面色苍白,脉搏细数,血压下降。请问该患者发生了什么情况? 护士应掌握哪些方面的药疗知识和技术为患者服务呢?

一、药物的种类、领取与保管

(一)药物的种类

1. 内服药 有片剂、胶囊、溶液、酊剂、合剂、丸剂、散剂等。

2. 注射药 有水溶剂、粉剂、油剂、结晶、混悬剂等。

3. 外用药 有软膏、滴剂、酊剂、洗剂、擦剂、涂膜剂等。

4. 新型制剂 有胰岛素泵、植入慢溶片、粘贴敷片等。

由于药物的制剂不同,生物利用度不同,药物作用的强度和速度也不同。就吸收速度而言,一般情况下,注射液>溶解剂>散剂>颗粒剂>胶囊>片剂。

(二)药物的领取

1. 口服药由中心药房专人负责查对配药、核对;病区护士负责核对领回后,再次进行核对,无误后发药。

2. 注射药、抢救药、临时医嘱的口服药等,由病区护士专人负责。病区内应备有一定基数的常用药物,根据消耗量填写领药单,定期到药房领取补充。

3. 贵重药、剧毒药、麻醉药须凭医生处方领取(麻醉药用专门红色处方)。

(三)药物的保管原则

1. 药柜位置应符合要求 药柜应放在通风、干燥、光线明亮处,避开阳光直射。药柜由专人负责并保持其整洁。

2. 药物应分类放置 柜内所有药物应按注射、内服、外用、剧毒等分类放置,注意药物的有效期、顺序排列、计划使用,以免浪费。剧毒药、麻醉药管理要实行"五专":即专人负责、专柜加锁、专用账册、专用处方、专册登记进行保管,并列入交班内容。

3. 药瓶标签应明显 药瓶应有明显的标签,标签上的药名字迹要清晰,应用中、外文对照书写,并标明浓度和剂量。一般内服药用蓝色边标签,外用药用红色边标签,剧毒药、麻醉药用黑色边标签。凡没有标签或标签模糊的药品均不可使用。

4. 药物质量须保证 药物使用前要按规定检查药品的质量和有效期,如药物发生混浊、沉淀、发霉、变色、异味、潮解、超过有效期等情况,均不可使用。

5. 药物须妥善保管

(1)根据药物的性质妥善保管:①易氧化和遇光变质类药物。口服药应装有色瓶中盖紧,放阴凉处,如氨茶碱、维生素 C 等;针剂类药的盒内用墨纸遮盖,如氢化可的松、盐酸肾上腺素等。②容易挥发、潮解或风化的药物,须装瓶并盖紧瓶盖,如糖衣片、酵母片、乙醇等。③容易被热破坏的药物,须放 2~10℃的冰箱内冷藏,如各种疫苗、胎盘球蛋白、抗毒血清等生物制品。④容易燃烧的药品,应远离明火处放置,以防意外,如乙醇、乙醚等。

(2)患者专用药物:应单独存放,并注明床号、姓名。医护人员不可随意借用他人。

考点:药物的保管原则

二、给 药 原 则

给药过程与患者健康、安全乃至生命密切相关,护士在执行药疗时应严格执行查对制度,严格遵守给药原则,确保患者安全有效用药。

(一)严格按医嘱给药

护士在用药前必须查对医嘱,严格按照医嘱执行,不可擅自更改医嘱。对有疑问的医嘱,须向医生了解清楚后方可给药,切不可机械执行医嘱,严格执行"三查八对一注意五准确"。

三查:服药、处置、操作前查;服药、处置、操作中查;服药、处置、操作后查。

八对:床号、姓名、药名、浓度、时间、剂量、用法、有效期。

一注意:用药后反应。

五准确:准确的药物、准确的剂量、准确的方法、准确的时间、准确的患者。

(二)正确安全合理给药

1. 准确安全给药 护士在给药操作过程中做到"五准确":即准确的患者、准确的药物、准确的剂量、准确的浓度、准确的时间、准确的途径。

2. 合理及时给药 根据药效学及药物动力学的原理,护士应科学合理地安排给药时间。药物配好后要及时分发使用,避免药品久置引起污染和药效降低。

3. 注意配伍禁忌 两种或两种以上药品配伍使用时,要注意配伍禁忌,避免发生药源性疾病。

4. 做好过敏试验 对易发生过敏反应的药物,使用前要了解用药史、过敏史、家族史,必要时做过敏试验。

(三)观察疗效与反应

要注意观察药物的疗效及不良反应,对易引起过敏及毒副反应较大的药物,更应加强用药前的询问和用药后的观察,必要时做好记录。

考点:给药原则

(四)指导患者用药

护士应用熟练的技术及沟通技巧,指导患者用药,介绍相关用药知识及自我保护措施。

三、给药途径

不同的给药途径可以影响药物吸收的速度和生物利用度。给药途径应根据药物的性质、剂型、病变部位、组织对药物的吸收、患者的病情等情况而定。常用的给药途径有：口服、舌下含化、注射（皮内、皮下、肌内、静脉）、吸入、直肠给药、外敷等。

机体对药物吸收速度由快至慢顺序为：静脉注射＞吸入＞舌下含化＞肌内注射＞皮下注射＞直肠给药＞口服＞外敷。

四、给药时间及时间间隔

为了维持血液中有效药物浓度，保证药物的有效和无毒，发挥最大药效，应根据药物的半衰期确定给药次数与间隔时间。例如，抗结核药物异烟肼，半衰期为 6 小时，每日给药 4 次；磺胺嘧啶半衰期为 13 小时，每日给药 2 次。药疗和护理工作中常用外文缩写来表示用药次数与间隔时间。医院常用的外文缩写见表 11-1，给药时间缩写与时间安排见表 11-2。

表 11-1　医院常用的外文缩写及中文译意

外文缩写	中文译意	外文缩写	中文译意
qd	每日一次	qod	隔日一次
bid	每日二次	biw	每周二次
tid	每日三次	qm	每晨一次
qid	每日四次	qn	每晚一次
q1h	每 1 小时一次	am	上午
q2h	每 2 小时一次	pm	下午
q3h	每 3 小时一次	st	立即
q4h	每 4 小时一次	DC	停止
q6h	每 6 小时一次	prn	需要时（长期）
hs	临睡前	sos	需要时（临时）
ac	饭前	Aa	各
pc	饭后	ID	皮内注射
12n	中午 12 点	H	皮下注射
12mn	午夜 12 点	IM 或 im	肌内注射
gtt	滴	IV 或 iv	静脉注射

表 11-2　给药时间缩写与时间安排

给药时间缩写	给药时间安排	给药时间缩写	给药时间安排
qm	6:00	q2h	6:00,8:00,10:00,12:00,2:00,4:00…
qd	8:00	q3h	9:00,12:00,15:00,18:00
bid	8:00,4:00	q4h	8:00,12:00,16:00,20:00
tid	8:00,12:00,4:00	q6h	8:00,14:00,20:00,2:00
qid	8:00,12:00,4:00,8:00	qn	20:00

考点：医院常用的外文缩写及中文译意，给药时间缩写与时间安排

五、药物剂量换算

在临床用药过程中,护士应了解和掌握溶液的稀释和混合有关的计算方法,确保药物安全、有效地应用。

(一)溶液稀释的计算

临床上常将较浓溶液稀释为较稀溶液使用,当溶质不变时,可根据溶液浓度与溶液容量成反比的原理来进行换算。

C:浓度　　　V:体积

$C_1:C_2=V_2:V_1$ 稀溶液浓度:浓溶液浓度=稀溶液体积:浓溶液体积

或 $C_1×V_1=C_2×V_2$ 稀溶液浓度×稀溶液体积=浓溶液浓度×浓溶液体积

通过上述公式可以得出:所需浓溶液体积=稀释浓度×稀溶液体积/浓溶液浓度

例:将5%苯扎溴铵(新洁尔灭)原液配置成0.1%2000ml,怎样配制?

根据公式:所需浓溶液体积=稀溶液浓度×稀溶液体积/浓溶液浓度

所需5%苯扎溴铵溶液体积=0.1%×2000/5%=40(ml)

用5%苯扎溴铵溶液40ml加蒸馏水至2000ml即可。

(二)百分比浓度与比例浓度的换算

百分比浓度即表示在100分溶液中所含溶质的份数,用符号%表示。比例浓度是用溶质与溶剂质量之比来表示的浓度,用符号1:X表示。百分比浓度与比例浓度的换算公式:

$$百分比浓度(\%)=比例浓度的比值×100\%$$

例:求1:2000苯扎溴铵溶液的百分浓度。

根据公式:1:2000苯扎溴铵溶液的百分浓度

$$=1/2000×100\%$$
$$=0.05$$

即1:2000苯扎溴铵溶液换算成百分浓度为0.05%。

(三)以不同浓度溶液混合配制的计算方法

临床上所用葡萄糖浓度规格甚多,有时病房储存药品品种不全时,需将不同浓度葡萄糖液混合,一般采用十字交叉法或简便公式计算。

1. 简便公式　需加入浓溶液量=低浓度与所需浓度之差/高浓度与低浓度之差×所需溶液体积

2. 十字交叉法　用高浓度(A)、低浓度(B)、所需浓度(C),按下图画"×"型,求两斜线之差及两差之和。两个差数分别为低、高浓度溶液量,差数之和为总量。最后用比例关系求所需量中高低浓度溶液各需多少?

$$\begin{matrix} A & & C-B \\ & C & \text{和} \\ B & & A-C \end{matrix}$$

例:抢救一患者需25%葡萄糖溶液400ml,现只有10%葡萄糖溶液及50%葡萄糖溶液,如何混合?

公式计算:

需加入浓溶液量=低浓度与所需浓度之差/高浓度与低浓度之差×所需溶液体积

代入公式:所需 50%葡萄糖溶液＝(25－10)/(50－10)×400ml ＝150ml

所需 10%葡萄糖溶液＝400－150＝250ml

十字交叉法计算:

$$50 \qquad\qquad 15$$
$$\qquad 25 \qquad\qquad 40$$
$$10 \qquad\qquad 25$$

设所需 50%葡萄糖溶液为 X,则 40:15＝400:X　　X＝150ml

所需 10%葡萄糖溶液为:400－150＝250ml

或设所需 10%葡萄糖溶液为 Y,则 40:25＝400:Y　　Y＝250ml

(四)已知输液瓶中的稀溶液量,求加入多少浓溶液可得所需浓度

1. 公式计算

需加浓溶液量＝低浓度与所需浓度之差/高浓度与所需浓度之差×已知稀溶液量

例:输液瓶中现余 10%葡萄糖溶液 300ml,需加入 50%葡萄糖溶液多少 ml 方可达 25%浓度?

代入公式:需加入 50%葡萄糖溶液液量＝(25－10)/(50－25)×300＝180ml

2. 十字交叉法计算

$$50 \qquad\qquad 15$$
$$\qquad 25$$
$$10 \qquad\qquad 25$$

已知 10%葡萄糖溶液 300ml,则 50%葡萄糖溶液＝(15×300)/25＝180ml

(五)根据已知的溶质和溶媒,计算所需的溶质和溶媒

1. 公式法

已知溶质:已知溶媒 ＝所需溶质:所需溶媒

或已知溶质×所需溶媒＝已知溶媒×所需溶质

2. 十字交叉法

已知溶质　　　所需溶质

已知溶媒　　　所需溶媒

例:头孢呋辛粉每瓶 1g,溶媒 5ml,现需用 0.4g,应从中取多少 ml?

公式法:已知溶质:已知溶媒＝所需溶质:所需溶媒

设从中取 Xml

$$1g:5ml＝0.4g:X$$
$$X＝5×0.4/1＝2ml$$

十字法:

已知溶质　　　所需溶质

已知溶媒　　　所需溶媒

$$1 \qquad\qquad 0.4$$
$$5 \qquad\qquad X$$

$$1×X＝5×0.4$$
$$X ＝5×0.4/1＝ 2ml$$

头孢呋辛粉每瓶 1g,溶媒 5ml,现需用 0.4g,应从中取 2ml。

第 2 节　注射给药技术

案例11-2

> 　　患者,张先生,男,60 岁,2 型糖尿病患者,给予普通胰岛素治疗。近半个月以来,患者出现左侧前臂疼痛,皮肤有轻度麻木感。经检查,为糖尿病并发周围神经病变。医嘱:维生素 B_{12} 0.5mg 肌内注射每日 1 次。
>
> **问题**:护士如何合理执行给药? 护士为患者注射药物应遵守哪些操作规程? 护士应做好哪些注射前的准备工作?

　　注射法是将一定量的无菌药液或生物制品用无菌注射器注入体内,达到预防、诊断、治疗疾病目的的技术。

　　在临床上常用的注射法有:皮内注射、皮下注射、肌内注射、静脉注射(图 11-1)。注射给药药物吸收快,血药浓度迅速升高,适用于需要药物迅速发挥作用、因各种原因不宜口服给药、某些药物易受消化液影响而失效或不能经胃肠黏膜吸收的患者。但注射给药会造成患者一定程度的组织损伤,引起疼痛,产生感染等潜在并发症。

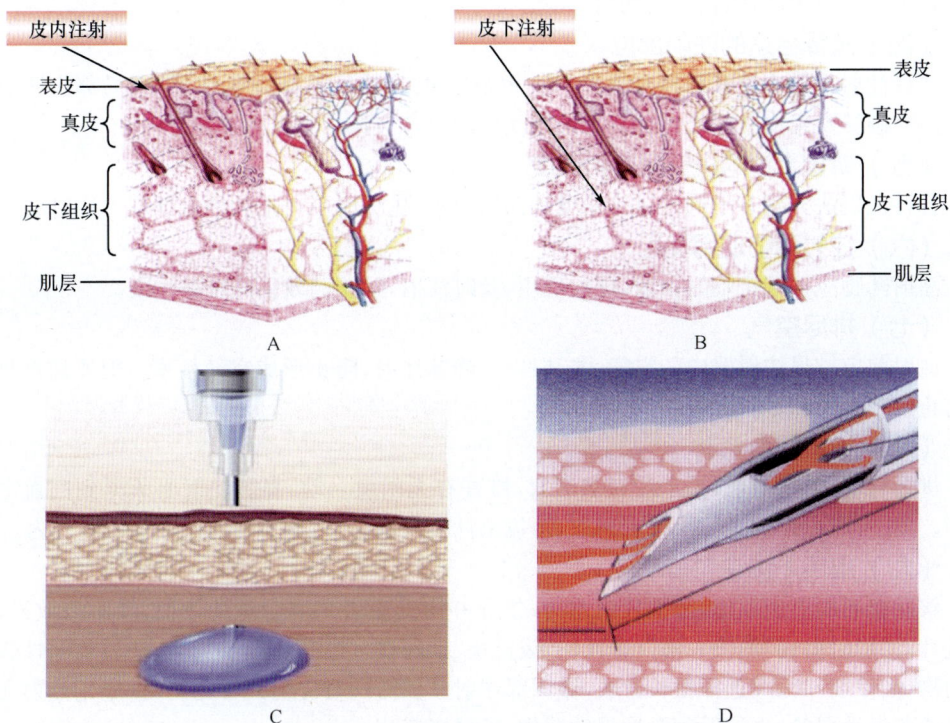

图 11-1　各种注射法的进针深度
A. 皮内注射;B. 皮下注射;C. 肌内注射;D. 静脉注射

一、注射原则

（一）严格遵守无菌操作原则

环境清洁、干燥、宽敞，无尘埃飞扬，符合无菌操作的基本要求。操作者注射前护士必须洗手，戴口罩，保持衣帽整洁；注射器空筒内壁、活塞体、活塞轴、乳头和针头的针梗、针尖、针栓内壁必须保持无菌；注射部位按要求消毒，并保持无菌，常规消毒用棉签蘸2%碘酊，以注射点为中心，由内向外螺旋式涂擦消毒，直径大于5cm，待干（约20秒）后再用75%乙醇以同样的方法脱碘，范围略大于碘酊消毒范围，乙醇挥发后方可注射。另外还可以用0.5%碘伏以同样方法消毒2次，无须脱碘。

（二）严格执行查对制度

严格执行"三查八对一注意五准确"。仔细检查药物质量，发现药物有变质、浑浊、沉淀、变色，药物有效期已过或安瓿有裂隙等现象，均不可使用。注意药物配伍禁忌，需要同时注射几种药物，应确认无配伍禁忌才可备药。

（三）选择合适的注射器和针头

根据药物的剂量、黏稠度和刺激性的强弱选择合适的注射器和针头。注射器应完好无裂缝，不漏气；针头应锐利、无钩、不弯曲、型号合适；注射器和针头的衔接必须紧密；一次性注射器的包装应密封无破损，在有效期内。

（四）选择合适的注射部位

选择注射部位应避开神经和血管（动、静脉注射除外），不能在化脓感染、局部皮肤有炎症、瘢痕、硬结及患皮肤病处进针。需长期注射的患者应经常更换注射部位。

（五）掌握合适的进针角度和深度

各种注射法分别有不同的进针角度和深度要求，进针时不可把针梗全部刺入注射部位。

（六）注射药物现用现配

注射药物应按规定临时抽取，现配现用，及时注射，防止药效下降或被污染。

（七）排尽空气

注射前应排尽注射器内的空气，尤其是动、静脉注射，防止形成空气栓塞。但要注意排气时防止浪费药液和针头污染。

（八）检查回血

进针后、注射药液前，抽动注射器活塞，检查有无回血。动、静脉注射必须见到回血才能推药。皮下、肌内注射时如回抽有回血，须拔出针头重新进针，切不可将药液注入血管内。

（九）应用无痛注射技术

解除患者的思想顾虑，分散其注意力；指导并协助患者采取合适的体位，使肌肉放松，易于进针；注射时做到"两快一慢"（进针快、拔针快、推药慢），推药速度要均匀；注射刺激性较强的药物（如油剂）时，应选择粗长针头，做深部注射。如需同时注射几种药物时，应先注射无刺激性或刺激性弱的，再注射刺激性强的药物，以减轻疼痛。

（十）严格执行消毒隔离制度

考点：注射原则

注射时做到一人一套物品，包括注射器、针头、小垫枕、止血带，避免交叉感染；所有物品须按消毒隔离制度和一次性用物处理原则进行处理，不可随意丢弃。

二、注射用物

（一）治疗车上层

基础注射盘。常规放置物品如下。

1. 皮肤消毒液　常用2％碘酊和70％～75％乙醇，0.5％碘伏等。

2. 无菌持物镊　浸泡于消毒液内或放于灭菌后的干燥容器中。

3. 其他物品　无菌治疗巾或无菌纱布（放于敷料罐内）、消毒棉签、砂轮、启瓶器、弯盘等，静脉注射时另加止血带、小垫枕。

（二）注射器和针头

1. 注射器和针头的构造（图11-2）　注射器由乳头、空筒、活塞（包括活塞、活塞轴、活塞柄）构成。其中乳头、空筒的内壁、活塞、活塞轴应保持无菌，不得用手触摸；针头分针尖、针梗和针栓三部分，除针栓外壁以外，其余部分应保持无菌，不得用手触摸。目前广泛使用一次性注射器。

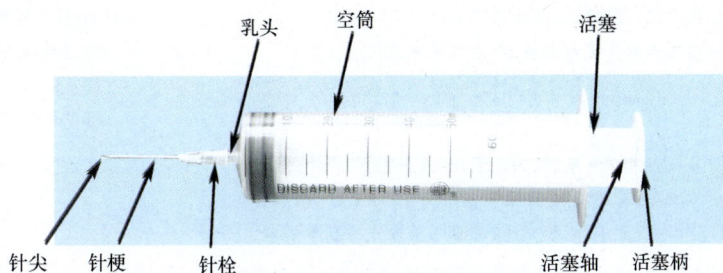

图11-2　注射器和针头的构造

2. 注射器和针头的规格　见表11-3。

表11-3　各种注射法选用注射器和针头的规格

注射法	注射器	针　头
皮内注射	1ml	4～5 号
皮下注射	1ml、2ml	5～6 号
肌内注射	2ml、5ml	6～7 号
静脉注射	5ml、10ml、20ml、30ml、50ml 或 100ml	6～9 号（或头皮针）
静脉采血	2ml、5ml、10ml 视采血量而定	6～16 号

（三）注射药物

按医嘱准备。常用的注射药剂型有：溶液、油剂、混悬剂、结晶、粉剂，结晶和粉剂需溶解后方可使用。

（四）注射本或注射卡

根据医嘱准备注射本或注射卡，是注射给药的依据，便于查对，以避免给药错误的发生。

（五）治疗车下层

污物桶 1 个,放置感染性废弃物(用过的注射器),利器盒 1 个,放置损伤性废弃物(用过的注射器针头)。

三、药液抽吸法

药液抽吸应严格按照无菌操作原则和查对制度进行。

（一）目的

遵医嘱准确抽吸药液,为各种注射作准备。

（二）操作流程

药液抽吸法操作分为以下几个步骤:评估、准备、实施、整理、操作后评价。

具体操作流程详见表 11-4。

表 11-4　药液抽吸法操作流程

操作流程	操作要点	沟　通
评估	(1) 给药目的、药物性能及给药方法 (2) 治疗室内的环境是否清洁,光线是否充足	护士:我已对操作环境、给药目的、药物性能及给药方法进行了评估。用物已准备好,报告老师(举手)开始操作
准备	(1) 护士准备:着装(衣、帽、鞋)整洁,修剪指甲,洗手,戴口罩 (2) 用物准备:基础注射盘、注射器和针头、注射卡,按医嘱备药 (3) 环境准备:清洁,光线充足,符合无菌操作的基本要求	
实施	(1) 核对药物:核对药物名称与注射卡,检查药物质量及有效期 (2) 抽吸药液 自安瓿内吸药(图 11-3,图 11-4) 1) 消毒、折断安瓿:轻弹安瓿顶端,将药液弹至体部,用消毒砂轮在安瓿颈部划一锯痕,消毒安瓿及拭去玻璃细屑,折断安瓿 2) 吸药:检查并取出注射器和针头,将针头斜面向下放入安瓿内的液面下抽动活塞,吸取药液 自密封瓶内吸药(图 11-5) 1) 消毒瓶塞:用启瓶器去除铝盖中心部分,用 2%碘酊、75%乙醇消毒瓶塞及周围,待干 2) 注入空气:检查注射器后向瓶内注入与所需药液等量空气 3) 吸药:倒转药瓶使针头斜面在液面下,吸取所需药液量,以示指固定针栓,拔出针头 (3) 排尽空气:将针头垂直向上,先回抽活塞使针头内的药液流入注射器内,并使气泡集中在乳头根部,轻推活塞,排出气体(图 11-6) (4) 保持无菌:将安瓿或密封瓶套在针头上,再次核对后放于无菌巾或无菌棉垫内备用	护士:×××(同事),请与我一起核对药物 护士:经核对,药物合格。谢谢
整理	整理治疗台,清理用物,洗手	报告老师(举手)操作完毕
操作后评价	(1) 严格按照操作程序抽吸药液,操作规范,手法正确,药量准确 (2) 吸药过程中无污染和差错发生	

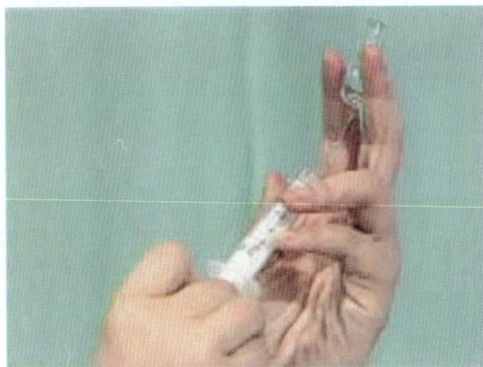

图 11-3 自小安瓿内吸取药液

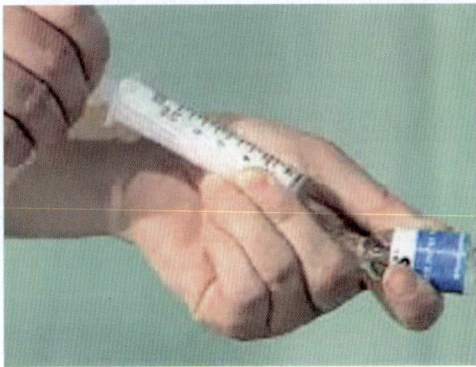

图 11-4 自大安瓿内吸取药液

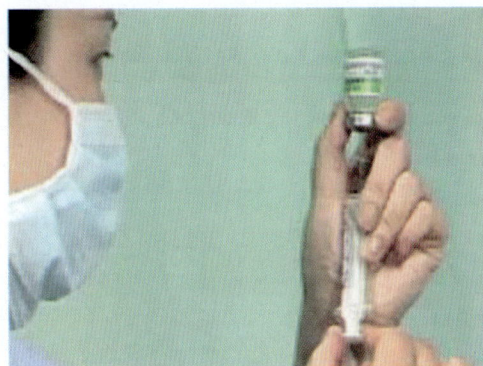

图 11-5 自密封瓶内吸取药液

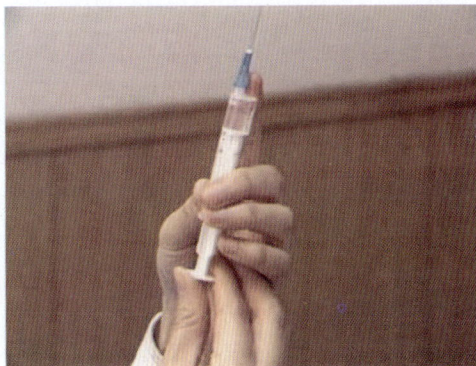

图 11-6 排气

（三）注意事项

1. 严格执行查对制度，遵守无菌操作原则。

2. 吸药时手只能触及活塞柄，不能触及活塞；只能触及针栓，不能触及针梗和针尖；不可将针栓插入安瓿内，以防污染药液。

3. 针头在进入和取出安瓿时，不可触及安瓿口外缘。

4. 排气时示指固定针栓，不可触及针梗。轻推活塞排气，不可浪费药液以免影响药量的准确性。**考点：** 药液抽吸的方法

5. 药液抽吸时间，最好是现用现抽吸，避免药液污染和效价降低。

四、常用注射技术

（一）皮内注射法（ID）

皮内注射法是将小量无菌药液或生物制剂注射于表皮与真皮之间的方法。

1. 目的及部位

（1）各种药物过敏试验：在前臂掌侧的下段。因该处皮肤较薄，易于注射，且皮肤色泽浅，便于观察药物过敏的皮肤反应。

（2）预防接种：常选用上臂三角肌下缘。

（3）局部麻醉的前驱步骤：实施局部麻醉处的皮肤。

2. 操作流程　皮内注射法操作分为以下几个步骤：评估、准备、实施、整理、操作后评价。具体操作流程详见下表11-5。

表11-5　皮内注射法操作流程

操作流程	操作要点	沟　　通
评估	（1）患者的病情、治疗情况及"三史"（用药史、过敏史、家族史） （2）患者的意识状态、心理状态，对注射的认知及合作程度 （3）患者注射部位的皮肤情况，有无红肿、硬结、瘢痕等异常 （4）环境是否清洁，光线是否充足	护士：我已对操作环境、患者病情、意识状态、合作程度、注射部位等情况进行了评估，患者无药物过敏史。用物已准备好，报告老师（举手）开始操作
准备	（1）护士准备：着装（衣、帽、鞋）整洁，洗手、戴口罩；熟悉药物的用法及药理作用 （2）患者准备：了解皮内注射的目的、方法、注意事项及配合要点；取舒适体位并暴露注射部位 （3）用物准备：基础注射盘、1ml注射器、4½针头、按医嘱备药，注射卡，如做药物过敏试验需备0.1%盐酸肾上腺素及2ml注射器 （4）环境准备：清洁、安静，光线充足	
实施	（1）备药：核对医嘱及注射卡，检查药液质量并吸取药液 （2）核对解释：携用物至床旁，核对患者床号、姓名，查对无误后，解释操作目的和过程 （3）选择部位：协助患者取合适的体位，选择并暴露注射部位 （4）消毒：70%乙醇消毒注射部位皮肤，待干 （5）再次核对：再次进行核对，排尽空气 （6）进针：左手绷紧皮肤，右手持锥法持注射器，示指固定针栓，针头斜面向上与皮肤呈5°刺入皮内（图11-7A） （7）推药：左手拇指固定针栓，右手推注药液0.1ml，使局部隆起呈半球状皮丘，皮肤发白并显露毛孔（图11-7B） （8）拔针：注药毕，快速拔针，再次核对床号、姓名 （9）指导患者：告知患者注意事项	护士：×××（同事），请与我一起核对药物 护士：3床，您好，为了操作安全，请再说一遍您的姓名好吗 护士：我帮您把衣袖卷起来，现在给您消毒了，会有点凉 护士：×××，看见这个皮丘了吗？不要用手按，也不要用手揉。皮试后，请您卧床休息，不要离开，我们要在20分钟后判断皮试结果。如果您感觉到有皮肤发痒、起疹或有胸闷的感觉，请及时告诉我。我也会随时来看您的
整理	清理用物，协助患者取舒适卧位，致谢	
记录	密切观察患者用药后反应，洗手，记录	护士：您这样睡舒服吗？谢谢您的配合
操作后评价	（1）护士操作技术熟练，进针深度、选择部位及注入药物剂量准确，皮丘符合要求 （2）患者理解皮内注射的目的，能积极配合，无不适，护患沟通有效	报告老师（举手）操作完毕

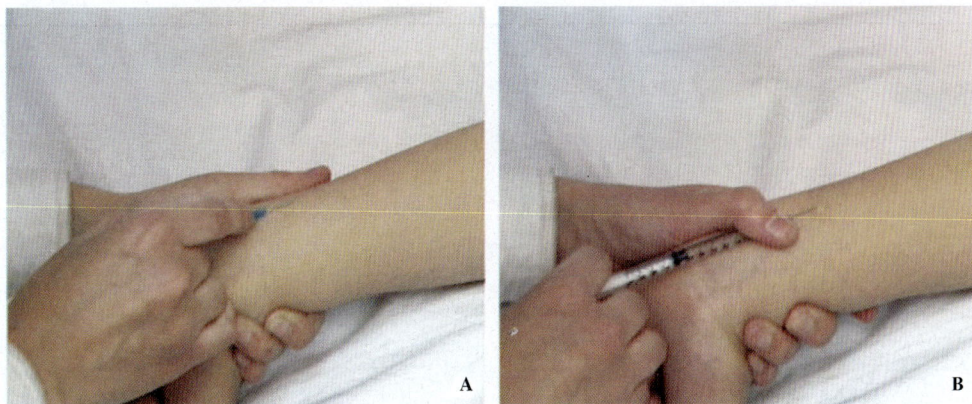

图 11-7 皮内注射

A. 进针;B. 推药

3. 注意事项

(1) 做药物过敏试验前必须询问患者的"三史"(用药史、过敏史、家族史)。如对所用药物过敏,严禁做药物过敏试验并与医生联系,更换其他药物。

(2) 药物过敏试验禁用含碘消毒剂,防止脱碘不彻底或患者对碘过敏,影响对局部反应的观察。

(3) 进针角度不宜太大,以免将药液注入皮下,影响药物作用的效果及对局部反应的观察和判断。

(4) 皮试结果不确定时,可做对照试验:在另一前臂相同部位注射 0.1ml 的生理盐水,20分钟后对照观察反应。

(5) 在为患者做药物过敏试验前,要备好急救药品,以防发生意外。

(二)皮下注射法(H)

皮下注射法是将少量无菌药液或生物制剂注入皮下组织的方法。

1. 目的

(1) 用于某些不宜经口服给药,又需在短时间内发挥药效的药物治疗,如肾上腺素、胰岛素等药物。适合小剂量及刺激性弱的药物注射,以免吸收不良造成局部硬结、疼痛等反应。

(2) 局部给药:如局部麻醉、封闭疗法。

(3) 各种疫苗、菌苗的预防接种。

2. 操作流程 皮下注射法操作分为以下几个步骤:评估、准备、实施、整理、操作后评价。具体操作流程详见表 11-6。

表 11-6 皮下注射法操作流程

操作流程	操作要点	沟 通
评估	(1) 患者病情及治疗情况 (2) 患者的意识状态、肢体活动能力,对药物治疗的认知及合作程度 (3) 注射部位皮肤和皮下组织情况。根据注射目的选择部位:常选用上臂三角肌下缘,也可选上臂外侧(中 1/3)、腹部、后背、臀部、大腿前侧及外侧(图 11-8) (4) 环境是否清洁,光线是否充足	护士:我已对操作环境、患者病情、意识状态、合作程度、注射部位情况进行了评估。用物已准备好,报告老师(举手)开始操作

操作流程	操作要点	沟　通
准备	(1) 护士准备:着装(衣、帽、鞋)整洁,修剪指甲,洗手、戴口罩;熟悉药物的用法及药理作用 (2) 患者准备:了解皮下注射的目的、方法、药物作用、注意事项及配合要点;取舒适体位并暴露注射部位 (3) 用物准备:基础注射盘,1ml、2ml 注射器,5 号、6 号针头,按医嘱备药,注射卡 (4) 环境准备:清洁、安静、温度适宜,光线充足	
实施	(1) 备药:核对医嘱及注射卡,检查药液质量并吸取药液 (2) 核对解释:携用物至床旁,核对患者床号、姓名,查对无误后,解释操作目的和过程 (3) 选择部位:协助患者取合适的体位,选择并暴露注射部位 (4) 消毒:常规消毒注射部位皮肤,待干 (5) 再次核对:再次进行核对,无误后排尽空气 (6) 进针:左手拇指向下绷紧皮肤,夹一干棉签于环指与小指之间,右手持锥法持注射器,示指固定针栓,针头斜面向上与皮肤呈 30～40°角,快速将针梗的 1/2～2/3 刺入皮下(图 11-9A) (7) 抽回血:右手保持原姿势,松开左手抽动活塞 (8) 推药:如无回血,缓慢、均匀注入药液(图 11-9B) (9) 拔针:注药毕,用干棉签轻压穿刺点,快速拔针后按压片刻,再次核对床号、姓名	护士:×××(同事),请与我一起核对药物 护士:1 床李先生,请再说一遍您的名字好吗? 护士:我帮您把衣袖挽至肩部,充分暴露注射部位。请您将胳膊叉于腰部,现在给您消毒,会有点凉 护士:1 床李刚,您好! 现在我准备进针了,进皮肤时会有点疼,您忍耐一下 护士:1 床李先生,皮下注射胰岛素 8U
整理	清理用物,协助患者取舒适卧位,致谢	
记录	密切观察患者用药后全身和局部反应,洗手,记录	护士:李先生,您配合得很好,请不要摩擦注射部位,15～30 分钟就可以吃饭了,请您一定按时吃,否则会造成低血糖。有事您可随时按呼叫器找我。谢谢您的合作
操作后评价	(1) 护士操作技术熟练规范,进针深度、选择部位以及注入药物剂量准确,注射部位未出现硬结、感染 (2) 患者理解皮下注射的目的及药物作用相关知识,能积极配合,无不适,护患沟通有效	报告老师(举手)操作完毕

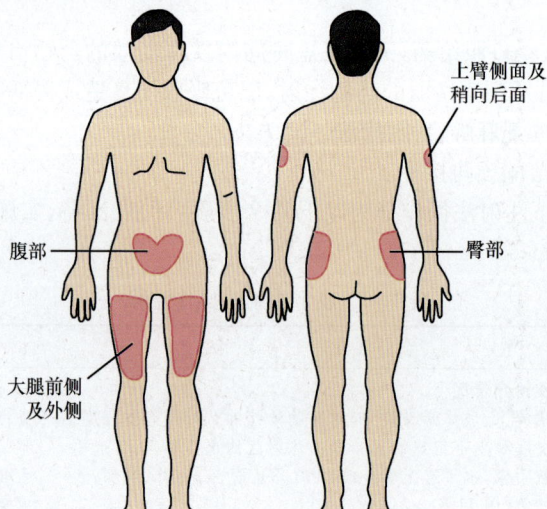

图 11-8　皮下注射部位

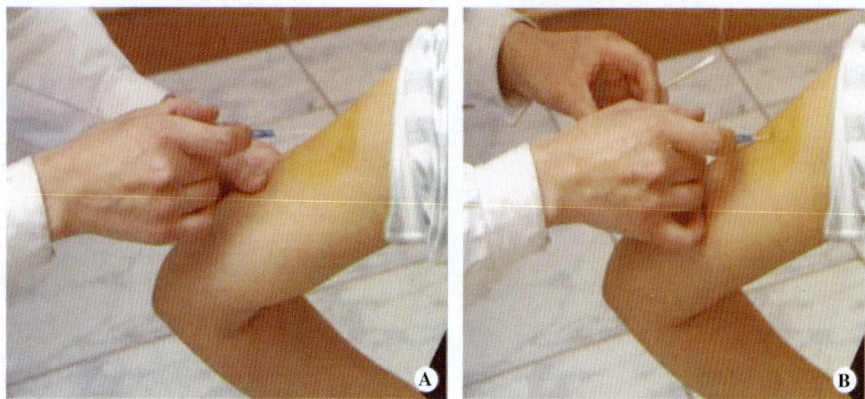

图 11-9　皮下注射
A. 进针；B. 推药

3. 注意事项

(1) 针头刺入角度不宜大于 45°，以免刺入肌层。

(2) 尽量避免应用对局部组织刺激性强或剂量较大的药物做皮下注射。

(3) 需要长期皮下注射者，应有计划地更换注射部位，轮流注射，以促进药物充分吸收。

(4) 注射少于 1ml 的药液时，应选择 1ml 注射器，以保证注入药液剂量准确。

（三）肌内注射法（IM 或 im）

肌内注射法是将一定量的无菌药液注入肌肉组织的方法。人体肌肉组织有着丰富的毛细血管网，毛细血管壁是多孔的类脂质膜，药物透过的速度较透过其他生物膜快，自肌内注射的药物通过毛细血管壁到达血液内，吸收较完全而迅速。

1. 目的

(1) 不宜或不能口服或静脉注射，且要求短时间内迅速发挥疗效者。

(2) 注射刺激性较强或药量较大的药物，不宜皮下注射者。

2. 部位及定位方法　一般选择肌肉丰厚且距大血管、神经较远处，避免表面有炎症、瘢痕、损伤等部位。其中最常用的部位为臀大肌，其次为臀中肌、臀小肌、股外侧肌及上臂三角肌（图 11-10）。

(1) 臀大肌注射定位法：臀大肌起自髂后上棘（图 11-11）与尾骨尖之间的部位，肌纤维平行斜向外下方止于股骨上部，坐骨神经被臀大肌覆盖，注射时要避免损伤坐骨神经。具体定位方法有以下两种。

1) 十字法：从臀裂顶点向左或向右划一水平线，然后自髂嵴最高点做一垂线，将一侧臀部分为四个象限，其外上象限避开内角（髂后上棘与股骨大转子连线）为注射部位（图 11-12）。

2) 联线法：取髂前上棘与尾骨联线的外上 1/3 处为注射部位（图 11-13）。

(2) 臀中肌、臀小肌注射定位法：此处血管、神经较少，脂肪组织也较薄，可用于小儿、危重或不能翻身的患者。目前使用日趋广泛，定位方法有两种。

1) 三横指法：髂前上棘外侧三横指处（以患者自体手指宽度为标准）。

2) 示指、中指定位法：掌根置于股骨大转子上，示指尖和中指尖尽量分开，分别置于髂前上棘和髂嵴下缘处，此时示指、中指和髂嵴之间构成一个三角形区域，此区域即为注射部位（图 11-14）。

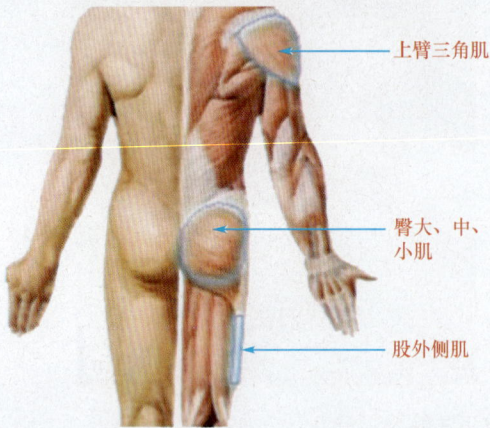

图 11-10　常用肌内注射部位

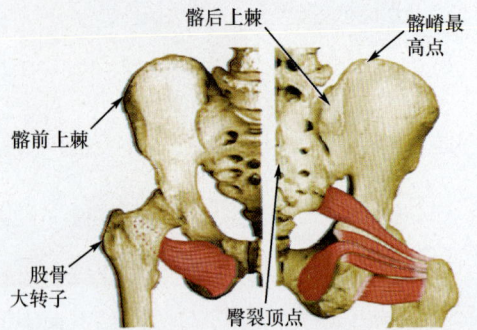

图 11-11　臀部骨性标志

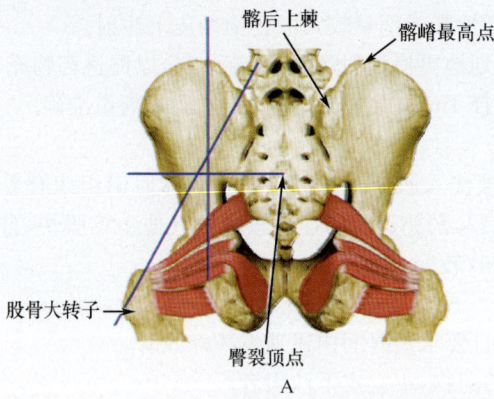

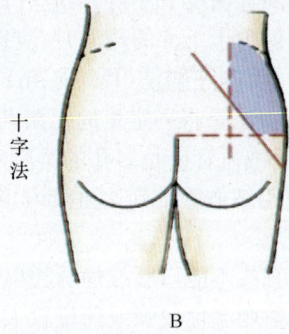

图 11-12　臀大肌注射定位法(十字法)

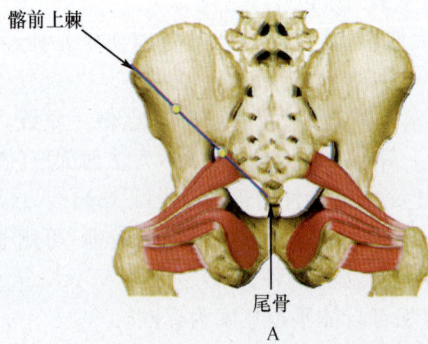

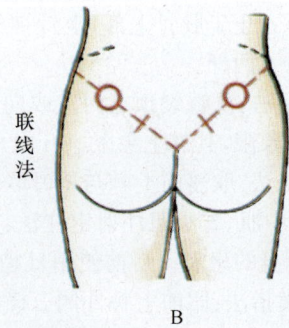

图 11-13　臀大肌注射定位法(联线法)

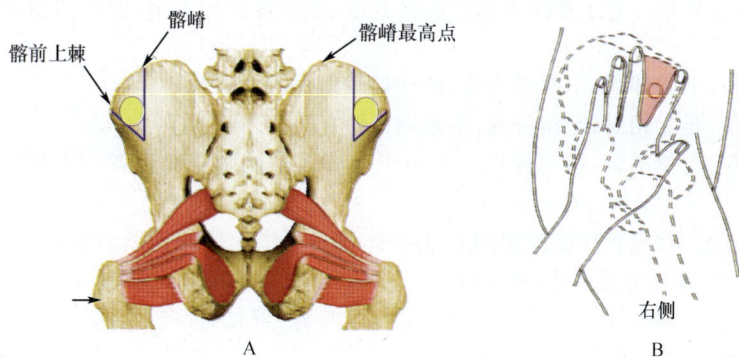

图 11-14　臀中肌、臀小肌注射定位法

（3）股外侧肌注射定位法：取大腿中段外侧，膝关节上 10cm，髋关节下 10cm，宽约 7.5cm 的范围（图 11-15）。此处范围较广，较少有大血管、神经干通过，适用于多次注射者。

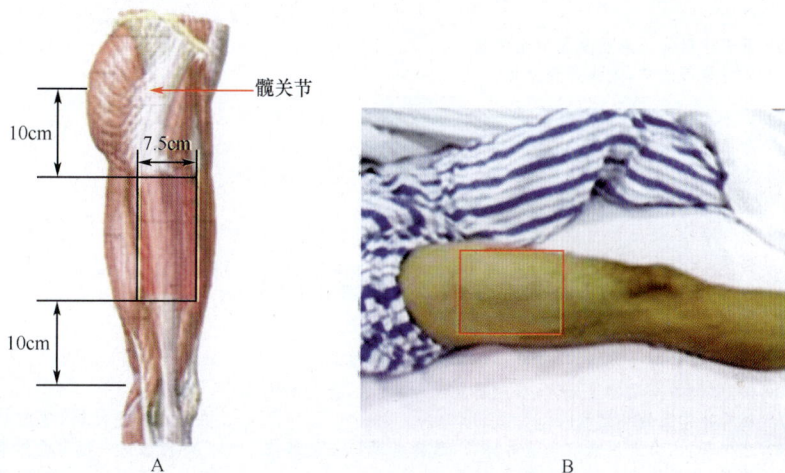

图 11-15　股外侧肌注射定位法

（4）上臂三角肌注射定位法：上臂外侧，肩峰下 2～3 横指处（图 11-16）。此处肌肉较薄，只能做小剂量注射。

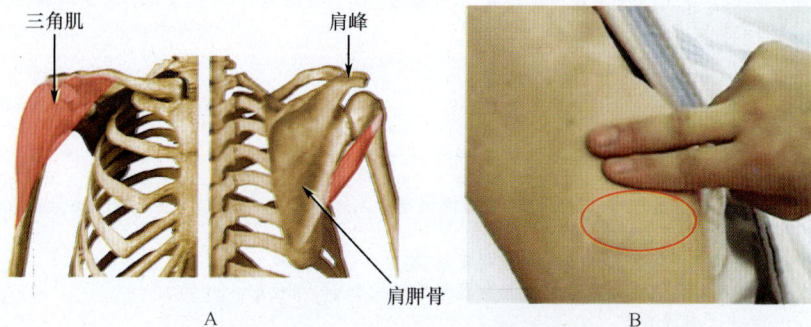

图 11-16　上臂三角肌注射定位法

3. 肌内注射体位 为了使注射部位肌肉放松,减轻疼痛与不适,肌内注射时患者可采用以下体位。

(1) 侧卧位:上腿伸直,下腿稍弯曲,使注射一侧臀部肌肉放松。

(2) 俯卧位:足尖相对,足跟分开,头偏向一侧。

(3) 仰卧位:自然平卧,肌肉放松。常用于危重及不能翻身的患者,采用臀中、小肌注射较为方便。

(4) 坐位:为门诊患者接受注射时常用的体位。可供上臂三角肌或臀部肌内注射,如为后者,患者坐的位置要稍高一些,便于操作。

4. 操作流程 肌内注射法操作分为以下几个步骤:评估、准备、实施、整理、操作后评价。具体操作流程详见表11-7。

表11-7 肌内注射法操作流程

操作流程	操作要点	沟　　通
评估	(1) 患者病情、治疗情况、用药史、过敏史和家族史 (2) 患者的意识状态、肢体活动能力,对药物治疗的认知及合作程度 (3) 患者注射部位皮肤及肌肉组织状况 (4) 环境是否清洁,光线是否充足	护士:我已对操作环境、患者病情、意识状态、合作程度、注射部位情况进行了评估。用物已准备好,报告老师(举手)开始操作
准备	(1) 护士准备:着装(衣、帽、鞋)整洁,修剪指甲,洗手、戴口罩;熟悉药物的用法及药理作用 (2) 患者准备:了解肌内注射的目的、方法、药物作用、注意事项及配合要点;取舒适体位并暴露注射部位 (3) 用物准备:基础注射盘,2ml注射器,6号、7号针头,按医嘱备药,注射卡 (4) 环境准备:清洁、安静,温度适宜,光线充足,必要时以屏风或围帘遮挡	
实施	(1) 备药:核对医嘱及注射卡,检查药液质量并吸取药液 (2) 核对解释:携用物至床旁,核对患者床号、姓名,查对无误后,解释操作目的和过程 (3) 选择部位:协助患者取合适的体位,选择并暴露注射部位 (4) 消毒:常规消毒注射部位皮肤,待干 (5) 再次核对:再次进行核对,无误后排尽空气 (6) 进针:左手环指与小指之间夹一干棉签,拇指和示指绷紧皮肤,右手握笔式持注射器,中指固定针栓,针头与皮肤呈90°角,快速刺入2.5~3cm(相当于针梗的2/3)(图11-17A) (7) 抽回血:右手中指固定针栓,松开左手抽动活塞 (8) 推药:如无回血,缓慢、均匀推注药液(图11-17B) (9) 拔针:注药毕,用干棉签轻压穿刺点,快速拔针后按压片刻,再次核对床号、姓名	护士:×××(同事),请与我一起核对药物 护士:2床王阿姨,要打针了,我要跟您再核对一遍您的姓名 护士:2床王玲,您好! 请您侧卧,把裤带解开,上面的腿伸直,下面的腿稍弯曲,全身放松,这样注射时就不会太痛 护士:现在给您消毒,有点凉,放松点。现在准备给您进针了,可能有点痛,我会尽量慢慢推药的 护士:我们再核对一遍,2床王玲,复方柴胡注射液2ml肌内注射
整理	清理用物,协助患者取舒适卧位,致谢	护士:好啦,现在我帮您把被盖好,这样睡舒服吗? 谢谢您的配合
记录	密切观察患者用药后全身和局部反应,洗手,记录	
操作后评价	(1) 护士操作技术熟练,进针深度、选择部位及注入药物剂量准确,能按无痛注射法进行操作 (2) 护士无菌观念强,注射部位未出现硬结、感染 (3) 患者理解肌内注射的目的及药物作用的相关知识,积极配合,护患沟通有效	报告老师(举手)操作完毕

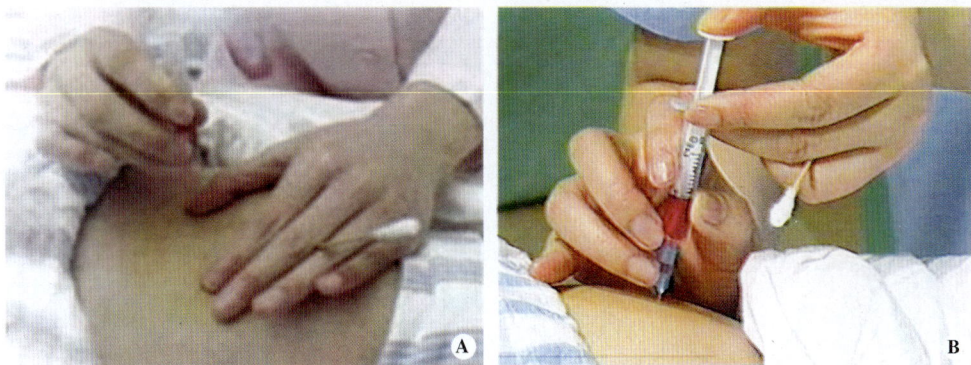

图 11-17　肌内注射
A. 进针；B. 推药

5. 注意事项

（1）2岁以下婴幼儿不宜选用臀大肌注射。因为婴幼儿在独立行走之前，臀部肌肉发育不完善，进行臀大肌注射时有损伤坐骨神经的危险。一般应选择臀中、小肌注射。

（2）两种药物同时注射时，注意配伍禁忌。

（3）需长期肌内注射者，应经常更换注射部位，选用细长针头，并注意观察局部对药物的吸收情况；如吸收差、有硬结者可做局部热敷、理疗等处理。

（4）勿将针梗全部刺入，以免发生断针。若针梗折断，应先稳定患者情绪，嘱患者保持原体位不动，防止断针移动，迅速用无菌血管钳取出断针。如断端全部埋入肌肉内，应速请外科处理。

（四）静脉注射法（Ⅳ）

静脉注射法是指将一定量无菌药液注入静脉的方法。药液直接进入血液循环，是发挥药效最快的给药方法。

1. 目的

（1）药物不适于口服、皮下或肌内注射，又需迅速发挥药效时。

（2）静脉输液、输血或静脉高营养治疗。

（3）作诊断、试验检查时，由静脉注入造影剂作诊断性检查，如对肝、肾、胆囊造影检查。

2. 部位　一般选择粗、直、弹性好、相对固定的静脉，避开关节及静脉瓣。

（1）四肢浅静脉：上肢常选用腕部、手背静脉（图 11-18A）及肘部浅静脉（贵要静脉、正中静脉、头静脉）（图 11-18B）；下肢常选用大隐静脉、小隐静脉和足背静脉（图 11-18C）。

（2）头皮静脉：小儿头皮静脉极为丰富，分支甚多，互相沟通交错成网且静脉表浅易见，易于固定，方便患儿肢体活动，故患儿静脉注射多采用头皮静脉。临床常用的头皮静脉有：颞浅静脉、额前正中静脉、耳后静脉和枕后静脉（图 11-19）。

（3）股静脉：股静脉位于股三角内，髂前上棘和耻骨结节联线的中点为股动脉定位，股动脉的内侧 0.5cm 处为股静脉（图 11-20）。护士应熟记股静脉的解剖位置及其与毗邻组织的关系，以防操作时误伤重要的神经和血管。

3. 操作流程　静脉注射法操作分为以下几个步骤：评估、准备、实施、整理、操作后评价。具体操作流程详见表 11-8。

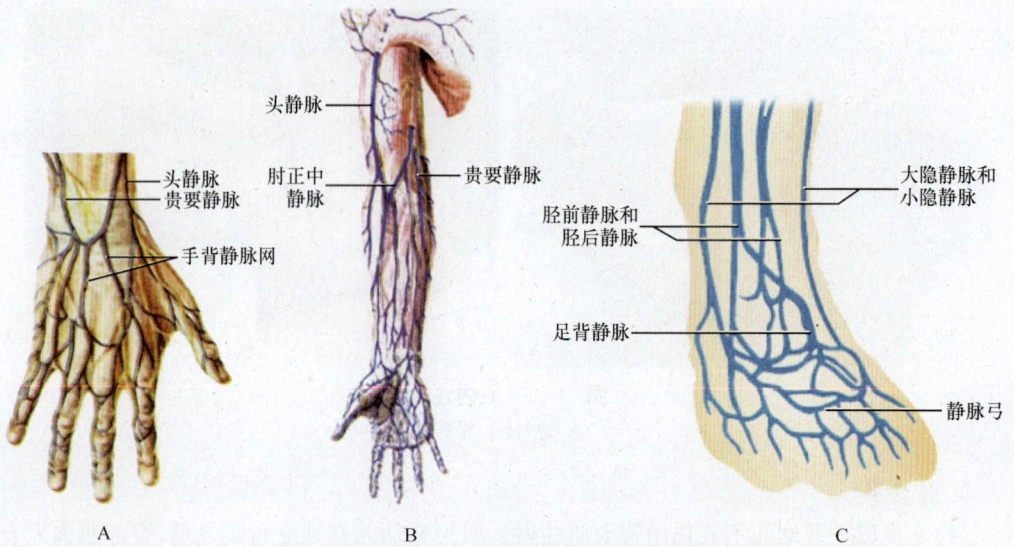

图 11-18　四肢浅静脉分布图
A. 腕部和手背静脉；B. 肘部浅静脉；C. 踝部和足部静脉

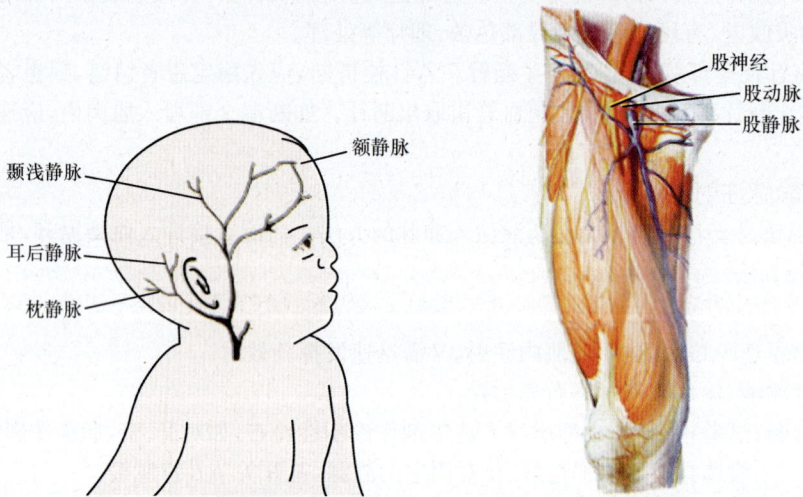

图 11-19　头皮静脉分布图

图 11-20　股静脉解剖位置

表 11-8　静脉注射法操作流程

操作流程	操作要点	沟　通
评估	(1) 患者病情、治疗情况、用药史、过敏史和家族史 (2) 患者的意识状态、肢体活动能力，对药物治疗的认知及合作程度 (3) 注射部位的皮肤情况、静脉充盈度和静脉管壁弹性等 (4) 环境是否清洁、光线是否充足	护士：我已对操作环境、患者病情、意识状态、合作程度、注射部位的皮肤及血管情况进行了评估。用物已准备好，报告老师(举手)开始操作！

操作流程	操作要点	沟　通
准备	(1) 护士准备:着装(衣、帽、鞋)整洁,修剪指甲,洗手、戴口罩;熟悉药物的用法及药理作用 (2) 患者准备:了解静脉注射的目的、方法、药物作用、注意事项及配合要点;取舒适体位并暴露注射部位 (3) 用物准备:基础注射盘、注射器(规格视药量而定)、6～9号针头或头皮针、止血带、小垫枕、胶布、按医嘱备药,注射卡 (4) 环境准备:清洁、安静,温度适宜,光线充足	
实施	**四肢浅静脉注射** (1) 备药:核对医嘱及注射卡,检查药液质量并吸取药液 (2) 核对解释:携用物至床旁,核对患者床号、姓名,查对无误后,解释操作目的和过程 (3) 选择静脉:选择合适的静脉,用手指探明静脉的走向和深浅,选择粗直、弹性好、易固定的血管,将小垫枕放于穿刺部位下,在穿刺点上方6cm处扎止血带,嘱患者握拳 (4) 消毒:用2%碘酊消毒皮肤,用75%乙醇脱碘,待干 (5) 再次核对:再次进行核对,无误后排尽空气 (6) 穿刺:左手绷紧静脉下端皮肤,右手持锥法持注射器,示指固定针栓,针尖斜面向上与皮肤呈15°～30°自静脉的上方或侧方刺入皮下,再沿静脉的走向潜行刺入静脉(图11-21A) (7) 推药:见回血后进针少许,松开止血带,嘱患者松拳,示指固定针栓,缓慢推注药液(图11-21B) (8) 拔针:注药完毕,用干棉签轻压穿刺点上方,快速拔针,按压3～5分钟(或嘱患者屈肘3～5分钟)不出血即可,再次核对床号、姓名 **股静脉注射法** 常用于患者急救时紧急穿刺,注入药物、加压输液、输血或采集血标本 (1) 备药、核对解释:同四肢浅静脉注射 (2) 安置体位:协助患者取仰卧位,两腿伸直略外展外旋,必要时在穿刺侧腹股沟下垫一沙袋或软枕 (3) 消毒:常规消毒局部皮肤及操作者左手示指、中指 (4) 穿刺:左手示指、中指扪及股动脉,右手持锥法或握笔法持注射器,示指固定针栓,针头与皮肤呈45°或90°,在股动脉内侧0.5cm处刺入,左手抽动活塞,见有暗红色血液,提示进入股静脉 (5) 推药:右手示指固定针栓,左手推注药物 (6) 拔针:注射完毕,快速拔针,用无菌纱布按压局部3～5分钟,再次核对床号、姓名	护士:×××(同事),请与我一起核对药物 护士:2床陈大伯,要打针了,我跟您再核对一遍您的姓名 护士:陈大伯,我看一下您的血管情况。这条血管没有硬结、红肿,适合注射,我们就选这条血管穿刺吧 护士:陈大伯,现在我准备穿刺了,请您握紧拳头。别紧张,只是进皮肤时疼一下 护士:×××(同事),请与我一起核对药物 护士:陈大伯,请您配合我摆一下体位,请您将右腿外展,我在您髋关节下垫一个软枕,这样有利于穿刺
整理	清理用物,协助患者取舒适卧位,致谢	护士:陈大伯,注射完毕,您现在感觉怎么样? 这个体位舒服吗? 谢谢您的配合
记录	密切观察患者用药后全身和局部情况,洗手,记录	
操作后评估	(1) 护士严格按注射原则进行,操作技术熟练,一次性注射成功,注射部位无渗出、肿胀,未发生感染 (2) 能分析静脉注射失败的常见原因,根据患者情况提高静脉穿刺成功率 (3) 患者理解静脉注射的目的及药物作用的相关知识,积极配合,护患沟通有效	报告老师(举手)操作完毕

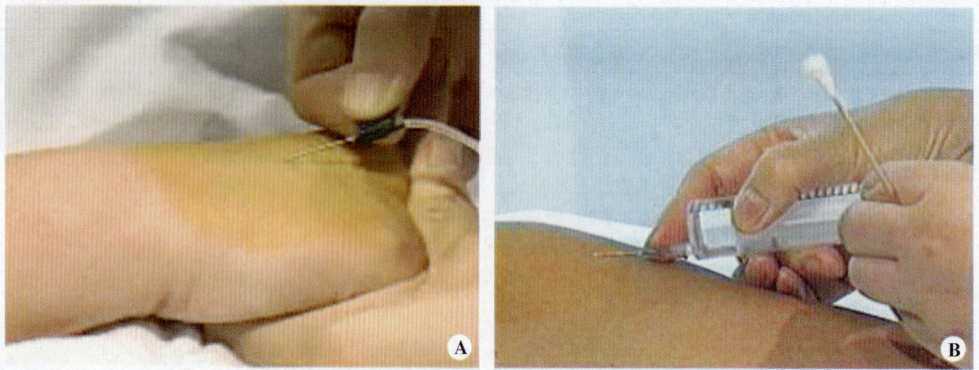

图 11-21　静脉注射
A. 进针；B. 推药

4. 静脉穿刺常见的失败原因及处理措施

（1）针头斜面嵌在血管壁上：针头斜面一半在血管内，一半在血管外，抽吸虽有回血，但推药时部分药液溢出至皮下，局部肿胀并有痛感。此时应沿静脉走向再进针少许，试抽有回血，患者无疼痛感，方可注药。

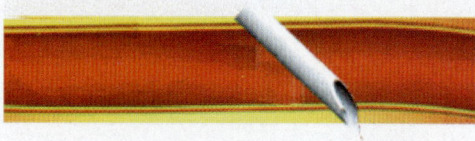

图 11-22　静脉穿刺失败的常见原因

（2）针头刺破血管下壁进入深层组织：抽吸无回血，注入药物局部无隆起，主诉疼痛（图 11-22）。此时应拔出针头，重新选择血管穿刺。

（3）针头刺破对侧血管壁：针头刺入较深，针头斜面一半穿破对侧血管壁，部分药物溢出至深部组织，抽吸有回血，推注少量药液时局部可无隆起，但患者有痛感。此时应拔出针头，重新选择血管穿刺。

链接

特殊患者静脉穿刺要点

（1）肥胖患者：肥胖者皮下脂肪较厚，静脉较深，难以辨认，但相对固定。注射前先摸清血管走向，然后由静脉上方进针，进针角度稍加大（30°～40°）。

（2）水肿患者：水肿患者皮下组织积液，静脉难以辨识。注射前可沿静脉解剖位置，用手按揉局部，以暂时驱散皮下水分，使静脉充分显露后再行穿刺。

（3）脱水患者：脱水患者血管充盈不良，穿刺困难。注射前可在局部从远心端向近心端方向反复推揉、按摩或局部热敷，待静脉充盈后再穿刺。

（4）老年患者：老年人皮下脂肪较少，血管易滑动且脆性大，针头难以刺入静脉或易穿破血管对侧。注射时，可用手指分别固定穿刺段静脉上下两端，在静脉的上方进针，角度稍减小，同时注意穿刺不可过猛，以防血管破裂。

5. 注意事项

（1）严格执行查对制度、无菌操作原则和消毒隔离原则。

（2）根据患者的病情、年龄和药物的性质，掌握推注药物的速度，并注意倾听患者的主诉，观察局部情况及病情变化。

（3）需长期静脉注射者,要有计划地使用和保护静脉,应由小到大,由远心端向近心端选
择静脉。

（4）注射对组织有强烈刺激性的药物,应另备有装有生理盐水的注射器和头皮针。先用
生理盐水注射器穿刺成功后,确认针头在静脉内后再更换吸有药物的注射器进行注射,防止
药物溢出血管外而造成组织坏死。

考点:各种
注射法(ID、
H,IM,IV)
的定义、目
的、部位、体
位、持针姿
势、进针角
度及注意
事项

（五）动脉注射法

动脉注射法是将无菌药液注入动脉的方法。常用股动脉、颈总动脉、锁骨下动脉等。

1. 目的

（1）用于抢救重度休克,尤其是创伤性休克患者。

（2）用于施行某些特殊检查,如脑血管造影、下肢动脉造影等。

（3）经动脉注射抗癌药物作区域性化疗。

2. 操作流程　动脉注射法操作分为以下几个步骤:评估、准备、实施、整理、操作后评价。
具体操作流程详见表11-9。

表11-9　动脉注射法操作流程

操作流程	操作要点	沟　　通
评估	（1）患者病情、治疗情况、用药史、过敏史和家族史 （2）患者的意识状态、肢体活动能力,对药物治疗的认知及合作程度 （3）注射部位的皮肤情况、动脉充盈度和动脉管壁弹性等 （4）环境是否清洁、光线是否充足	护士:我已对操作环境、患者病情、意识状态、合作程度、注射部位的皮肤及血管情况进行了评估。用物已准备好,报告老师(举手)开始操作
准备	（1）护士准备:着装(衣、帽、鞋)整洁,修剪指甲,洗手、戴口罩;熟悉药物的用法及药理作用 （2）患者准备:了解动脉注射的目的、方法、药物作用、注意事项及配合要点;取舒适体位并暴露注射部位 （3）用物准备:基础注射盘、注射器(规格视药量而定)、6～9号针头或头皮针、止血带、小垫枕、胶布、按医嘱备药,注射卡 （4）环境准备:清洁、安静,温度适宜,光线充足。必要时用屏风遮挡患者	
实施	（1）备药:核对医嘱及注射卡,检查药液质量并吸取药液 （2）核对解释:核对床号、姓名、药名;解释操作的目的及方法 （3）摆好体位:协助患者取适当体位,以股动脉为例:患者平卧,下肢伸直略外展 （4）消毒皮肤:用2%碘酊和70%乙醇消毒皮肤,直径大于5cm;常规消毒术者左手示指和中指 （5）再次核对:再次核对并排尽空气 （6）穿刺推药:用左手示指和中指固定所选动脉,另一手持注射器,垂直刺入动脉(股动脉多用)或与动脉走向呈40°刺入。见有鲜血涌入注射器时,即以一手固定好穿刺针,同时用另一手以尽可能快的速度推注药液 （7）按压拔针:注药完毕迅速拔出针头,局部用无菌纱布按压5～10分钟	护士:×××(同事),请与我一起核对药物 护士:2床您好,由于操作前要核对,请您说一下您的名字 护士:王阿姨,请您配合我摆一下体位,请您右腿伸直略外展,我在您髋关节下垫一个软枕,这样有利于穿刺 护士:王阿姨,我马上就要进针了,可能有点疼,请您腿不要动,平静呼吸
整理	清理用物,协助患者取舒适卧位,致谢	护士:王阿姨,我为您把被子盖好,您这样睡着舒服吗? 有事您可以随时呼叫我,我也会经常来看您的。谢谢您的配合

操作流程	操作要点	沟　通
记录	密切观察患者用药后全身和局部情况,洗手,记录	
操作后评价	(1) 护士严格按注射原则进行,操作技术熟练,一次性注射成功,注射部位无渗出、肿胀,未发生感染 (2) 患者理解动脉注射的目的及药物作用的相关知识,积极配合,护患沟通有效	报告老师(举手)操作完毕

3. 注意事项

(1) 新生儿不宜选择股动脉注射,进针时易损伤髋关节,多选用桡动脉。

(2) 凝血功能障碍患者禁忌采用股动脉注射。

（六）微量注射泵的应用

微量注射泵(图 11-23)为临床急救、治疗和护理的常用设备,可将药液持续、均匀、定量输入人体静脉或动脉内,目前广泛运用于临床各科。

1. 目的

(1) 方便进行动脉、静脉给药,长时间、微量、精确、均匀地给药,如手术后镇痛剂的缓慢注射。

(2) 肿瘤患者的化疗。

2. 操作流程

微量注射泵操作分为以下几个步骤:评估、准备、实施、整理、操作后评价。具体操作流程详见表 11-10。

表 11-10　电脑微量注射泵操作流程

操作流程	操作要点	沟　通
评估	(1) 患者病情及治疗情况 (2) 患者的意识状态、肢体活动能力,对药物治疗的认知及合作程度 (3) 注射部位的皮肤状况、血管充盈度及管壁弹性 (4) 注射泵的性能	护士:我已对操作环境、患者病情、意识状态、合作程度、注射部位皮肤及血管情况、注射泵性能进行了评估。用物已准备好,报告老师(举手)开始操作
准备	(1) 护士准备:衣帽整洁,洗手,戴口罩;熟悉药物的用法及药理作用 (2) 患者准备:了解注射给药的目的、方法、注意事项及配合要点,取舒适体位并暴露注射部位 (3) 用物准备:除按静脉注射的用物准备外,另备电脑微量注射泵(图 11-23),注射泵延长管,按医嘱准备药液 (4) 环境准备:清洁、安静,温度适宜,光线充足	
实施	(1) 连接电源:连接交流电 220V,直流电 12V 电源。机器内置电池连续充电 10 小时以上,可应急工作 3 小时以上 (2) 检测:打开注射泵电源开关,机器自动进行检测 (3) 固定:将吸好药液的注射器稳妥地固定在机器上 (4) 设定流量:通过置数键调节所需流量。如 20ml 一次性使用注射器为 0.1～150.0ml/h。机器通过蜂鸣并显示 150.0ml/h (5) 连接:将注射器与静脉穿刺针连接 (6) 静脉穿刺:选择静脉,常规消毒皮肤,进行静脉穿刺,固定针头,按下启动运行键(RUN),注射泵开始注射 (7) 观察运行:注射泵注射药物的过程中,随时观察注射泵的运行以及药物输入的情况 (8) 停止运行:药液注射完毕,按下停止运行键(STOP) (9) 拔出针头:拔出针头或松开注射器于静脉穿刺针的连接 (10) 取注射器:取出注射器,关闭注射泵,切断电源	护士:陈大妈,现在我准备穿刺了,请您握紧拳头。别紧张,只是进皮肤时疼一下

操作流程	操作要点	沟　通
整理	清理用物,协助患者取舒适卧位,致谢	
记录	洗手、记录	
操作后评估	(1) 患者理解使用注射泵的目的,能积极配合 (2) 护士能正确使用微量注射泵,药液有计划、顺利输入,保持均匀、恒定的速度	报告老师(举手)操作完毕

3. 注意事项

(1) 在使用微量注射泵期间,应随时观察药液输入情况及患者的反应。

(2) 密切观察注射泵的运行状态,遇有故障及时排除。

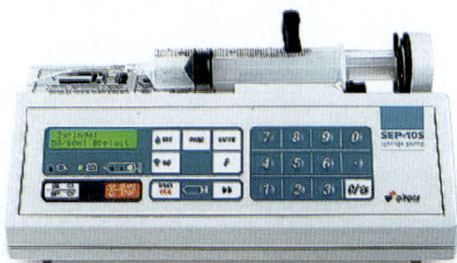

图 11-23　微量注射泵

第3节　药物过敏试验法

案例11-3

患者王某,男,56岁,青霉素过敏试验阴性,遵医嘱肌内注射青霉素80万U,在首次注射5分钟后,患者突然感到胸闷、气促、面色苍白、口唇发绀、出冷汗,脉细弱,脉率120次/分,呼吸32次/分,血压70/40mmHg,呼之不应。

问题:请判断该患者发生了什么情况? 如何采取急救措施? 如何预防该情况的发生?

临床上使用某些药物时,常可引起不同程度的过敏反应,甚至发生过敏性休克,如不及时抢救可危及生命。为合理用药,充分发挥药效,防止过敏反应的发生,护士应认真履行如下给药职责:在使用某些过敏药物前,应详细询问"三史"(用药史、过敏史、家族史),并做药物过敏试验;在做药物过敏试验的过程中,要准确配制药液,熟练掌握操作方法,认真观察反应,正确判断结果,并做好发生过敏反应的抢救准备,熟练掌握抢救技术。

皮肤药物过敏试验可以测定Ⅰ型皮肤过敏反应,对预报过敏性休克有参考价值,故结果阴性方可用药。但应注意少数患者会呈假阴性反应,还有少数人在皮肤试验期间即可发生严重的过敏性反应。

一、药物过敏反应的特点

药物过敏反应(也称变态反应或超敏反应),属于异常的免疫反应,是抗原抗体相互作用的结果,具有以下特点。

1. 仅发生于用药人群中的少数　虽然各种药物引起过敏反应的发生率有高有低,但一般发生于用药人群中的少数人,不具有普遍性。

2. 很小剂量即可发生过敏反应　患者一旦对药物过敏，无论剂量大小均可发生过敏反应，此可作为与药物中毒反应相鉴别的重要依据。

3. 表现与正常药理反应或毒性反应无关　药物过敏反应是在用法、用量都正常的情况下的不正常反应，其临床表现与正常药理反应或毒性反应无关。

4. 一般发生于再次用药过程中　药物过敏反应的发生需要致敏阶段，因此，药物过敏反应通常在再次用药后发病。

5. 过敏的发生与体质有关　是对某些药物"质"的过敏，而非"量"的中毒。即对某药过敏的人，任何制剂、任何剂量、任何给药途径，均可发生过敏反应。

二、常用药物过敏试验法

（一）青霉素过敏试验

青霉素属 β-内酰胺类抗生素，是目前常用的抗生素之一，具有疗效高、毒性低，但易发生过敏反应的特点。其过敏反应发生率在各种抗生素中最高，为 3％～6％。多发生于多次接受青霉素治疗者，偶见初次用药的患者。对青霉素过敏的人接触该药后，任何年龄、性别、给药途径、剂量、制剂均可发生过敏反应。因此在使用各种剂型的青霉素之前都应先做过敏试验，试验结果阴性方可给药。此外，半合成青霉素（如阿莫西林、氨苄西林、羟苄西林等）与青霉素之间有交叉过敏反应，用药前同样要做皮肤过敏试验。

1. 青霉素过敏反应的原因　青霉素本身不具有免疫原性，其制剂中所含的高分子聚合物及其降解产物（如青霉烯酸、青霉噻唑酸等）作为半抗原进入人体后，可与蛋白质、多糖及多肽类结合而成为全抗原，刺激机体产生特异性抗体 IgE，IgE 黏附于皮肤、鼻、咽、声带、支气管黏膜下微血管周围的肥大细胞及血液中的嗜碱粒细胞表面，使机体呈致敏状态。当具有过敏体质的人再次接触该抗原后，该抗原即与人体内的特异性抗体（IgE）结合，发生抗原-抗体反应，导致细胞破裂，释放组胺、缓激肽、5-羟色胺等血管活性物质。这些物质作用于效应器官，使平滑肌痉挛、微血管扩张、毛细血管通透性增高、腺体分泌增多，从而产生一系列过敏反应的综合临床表现（图 11-24）。

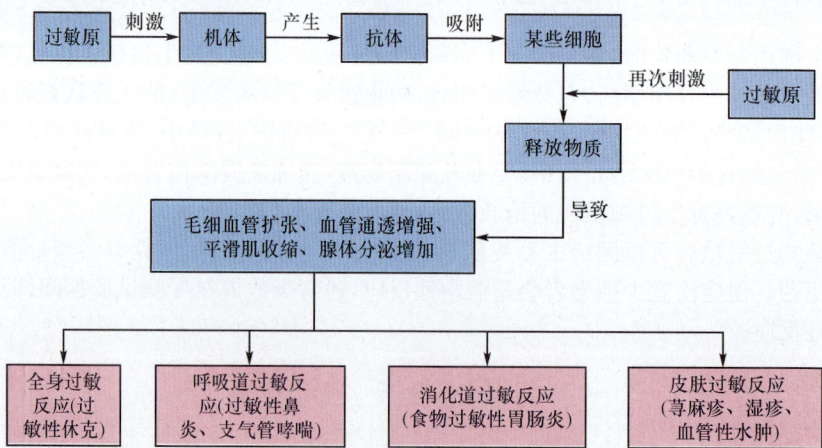

图 11-24　青霉素过敏反应的原理

青霉素 G 溶液的效价在室温下可迅速降低，放置 2 小时可降低 50％；青霉素 G 分子在水溶液中很快经过分子重排而成为青霉烯酸；青霉烯酸可与人体蛋白结合成青霉烯酸蛋白和青霉噻唑蛋白而成为全抗原。青霉素溶液在储存过程中产生高分子聚合体,也能与抗体蛋白质结合成全抗原,这些都是致敏物质,会引起过敏反应。因此临床应用青霉素G时应现用现配,不宜放置过久,以防止或减少过敏性反应的发生。

2. 青霉素过敏反应的临床表现 青霉素过敏反应的临床表现为综合性表现,涉及皮肤、呼吸、循环、中枢神经、消化等系统,但最严重的表现为过敏性休克。

(1)过敏性休克:属于Ⅰ型变态反应,是过敏反应中最严重的一种,发生率为5～10‰,发生迅猛,可因抢救不及时而死于严重的呼吸困难和循环衰竭。多在用药后5～20分钟内发生,有的甚至在注射药物后数秒内闪电式发生;既可发生于皮内试验过程中,也可发生于初次注射时(皮内试验结果阴性),极少数发生于连续用药的过程中,主要表现如下。

1)呼吸道阻塞症状:因喉头水肿、支气管痉挛、肺水肿可引起胸闷、气促、哮喘、发绀、呼吸困难、喉头阻塞伴濒死感。

2)循环衰竭症状:因周围血管扩张及通透性增加,导致有效循环血容量不足,而表现为面色苍白、出冷汗、脉细弱、血压下降等表现。

3)中枢神经系统症状:因脑组织缺氧可引起头晕眼花、面部及四肢麻木、躁动不安、抽搐、意识丧失、大小便失禁等。

4)皮肤过敏症状:表现为皮肤瘙痒、荨麻疹及其他皮疹。

其中,呼吸道阻塞症状或皮肤过敏反应是患者最早出现的,因此护士在给患者青霉素使用时,必须认真观察病情变化,注意倾听患者的主诉。

(2)血清病型反应:一般发生于用药后的7～12天,临床表现和血清病相似,如皮肤发痒、荨麻疹、发热、关节肿痛、全身淋巴结肿大、腹痛等症状。

(3)各器官或组织的过敏反应

1)皮肤过敏反应:表现为瘙痒、荨麻疹,严重者可发生剥脱性皮炎。

2)呼吸道过敏反应:可引起哮喘或诱发原有哮喘发作。

3)消化系统过敏反应:可引起过敏性紫癜,以腹痛和便血为主要症状。

3. 青霉素过敏性休克的处理 由于青霉素过敏性休克发生迅猛,务必做好预防及急救准备,并在使用过程中密切观察患者的反应。一旦出现过敏性休克应立即采取以下措施组织抢救。

(1)立即停药,及时就地抢救:协助患者平卧,注意保暖,报告医生。

(2)立即皮下注射0.1%盐酸肾上腺素1ml(首选),患儿酌减。如症状不缓解,可每隔30分钟皮下或静脉注射该药0.5ml,直至脱离危险期。盐酸肾上腺素是抢救过敏性休克的首选药物,具有收缩血管、增加外周阻力、提升血压、兴奋心肌、增加心排血量及松弛支气管平滑肌等作用。

(3)纠正缺氧、改善呼吸:立即给予氧气吸入,改善缺氧症状。呼吸受抑制时,应立即进行人工呼吸,并遵医嘱肌内注射尼可刹米、洛贝林等呼吸兴奋药。有条件者可插入气管导管,借助人工呼吸机辅助或控制呼吸。喉头水肿导致窒息时,应尽快施行气管切开。

(4)维护循环功能:静脉滴注10%葡萄糖溶液或平衡溶液扩充血容量。如血压仍不回升,可按医嘱加入多巴胺、间羟胺等升压药物。心搏骤停者立即进行胸外心脏按压。

(5)纠正酸中毒和抗过敏:根据医嘱静脉注射地塞米松5～10mg或将氢化可的松200mg加入5%～10%葡萄糖溶液500ml内静脉滴注;应用抗组胺类药物,如肌内注射盐酸异丙嗪25～50mg或苯海拉明40mg(抗组胺药物可竞争靶细胞上的组胺受体)。

考点:青霉素过敏性休克的临床表现

考点:青霉素过敏性休克的处理

（6）密切观察，详细记录：密切观察患者生命体征、神志和尿量等病情变化，注意保暖，做好病情动态记录；不断评价治疗与护理效果，为进一步处置提供依据。

4. **青霉素过敏反应的预防**　青霉素过敏反应尤其是过敏性休克可危及患者的生命，因此，积极采取预防措施是避免发生过敏反应的关键所在。

（1）用药前必须详细询问三史（用药史、过敏史、家族史），对有青霉素过敏史者禁止做过敏试验。无过敏史者，凡初次用药（使用各种剂型）、停药3天后再用者，或使用中更换药物批号时，均须按常规做过敏试验，试验结果阴性方可用药。

（2）正确实施青霉素过敏试验：过敏试验药液的配制、皮内注入剂量及试验结果的判断应正确，及时观察和判断试验结果。

（3）配制试验液或稀释青霉素的0.9%氯化钠溶液应专用。

（4）青霉素水溶液极不稳定，放置后除引起效价降低外，还可分解产生各种致敏物质，因此，使用青霉素应现用现配。

（5）试验结果阳性的处理：试验结果为阳性者，禁用青霉素，并在"两单四卡"（即体温单、医嘱单、病历卡、门诊卡、注射卡、床头卡）上醒目地注明"青霉素阳性"，同时告知患者及家属。

（6）不宜空腹进行过敏试验或药物注射：有的患者因空腹用药晕针、疼痛刺激等，产生头晕眼花、出冷汗、面色苍白、恶心等反应，易与过敏反应相混淆，应注意区别。

考点：青霉素过敏反应的预防　（7）加强责任心：工作人员必须严格执行查对制度。在做过敏试验前及用药过程中，均须密切观察患者反应，并做好相应的急救准备工作，如盐酸肾上腺素、氧气等。首次注射青霉素者须观察30分钟以上，以防迟缓性过敏反应的发生。

（8）不能在同一时间内和同一手臂上做两种及以上药物的过敏试验，以免影响结果判断的准确性。

护考链接

赵女士，52岁，因患宫颈癌需行子宫切除术。术前准备做青霉素皮试时，错误的做法是

A. 如青霉素过敏需做皮试　　　　　B. 停用青霉素超过3天重做皮试

C. 青霉素试验液应现配现用　　　　D. 青霉素更换批号重做皮试

E. 皮试前应准备急救药物

分析：本题重点考核青霉素过敏反应预防的知识。必须掌握：对有青霉素过敏史者禁止做青霉素过敏试验。故答案为A。

---

5. 青霉素过敏试验法

（1）目的：预防青霉素过敏反应。

（2）评估

1）患者病情、用药史、过敏史、家族史，是否用过此药或停用时间，是否更换批号，是否空腹。

2）患者对药物过敏试验的认识，试验部位皮肤情况、心理反应及合作程度。

（3）准备

1）护士准备：着装整洁，修剪指甲，洗手，戴口罩。

2）环境准备：整洁、安静、安全，光线适宜，符合无菌操作原则要求。

3）用物准备：基础注射盘、青霉素、10ml生理盐水、一次性1ml和5ml注射器，注射卡，0.1%盐酸肾上腺素、地塞米松、氧气等及其他急救器械。

4) 患者准备:患者理解试验目的、不空腹、无青霉素类药物过敏史,获得有关皮肤过敏试验的一般知识,能积极配合,取舒适体位并暴露注射部位。

(4) 实施

1) 试验液配制:以每毫升含 200~500U 的青霉素 G 生理盐水溶液(200~500U/ml)为标准,皮内试验剂量 0.1ml(含青霉素 20~50U)。具体配制方法见表 11-11。临床青霉素 G 的制剂有 40 万 U、80 万 U、160 万 U、400 万 U。下面以每瓶含青霉素 G 80 万 U 为例进行配制。

考点:青霉素过敏试验液的配制

表 11-11　青霉素皮内试验液的配制方法

步骤	青霉素 G	加生理盐水(ml)	药物浓度(U/ml)	要求
溶解溶液	80 万 U/瓶	4	20 万	充分溶解
1 次稀释	取上液 0.1ml	至 1	2 万	混匀
2 次稀释	取上液 0.1ml	至 1	2000	混匀
3 次稀释	取上液 0.1~0.25ml	至 1	200~500	混匀

2) 试验方法:确定患者无青霉素过敏史,于患者前臂掌侧下段皮内注射青霉素皮试液 0.1ml(含青霉素 G 20~50U)。记录时间,20 分钟后观察、判断结果并记录。

3) 结果判断(图 11-25):①阴性:皮丘无改变,周围无红肿、无红晕,无自觉症状。②阳性:局部皮丘隆起,出现红晕硬块,直径大于 1cm 或红晕周围有伪足伴局部痒感,严重时可发生胸闷、气短、发麻等过敏症状甚至过敏性休克。

考点:青霉素过敏试验结果的判断

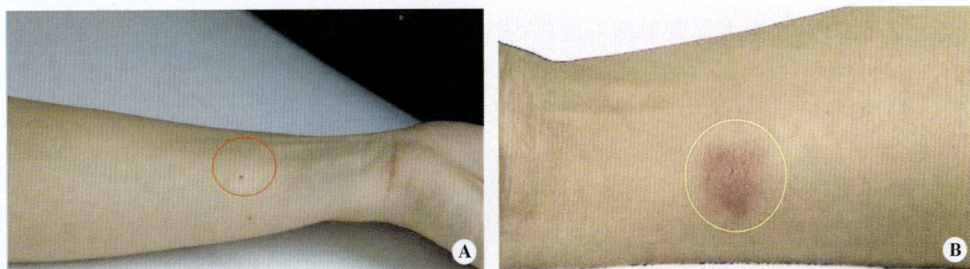

图 11-25　青霉素过敏皮试结果判断
A. 阴性;B. 阳性

4) 记录结果:按要求正确记录试验结果和青霉素的批号。

(5) 评价

1) 患者明确皮试目的,愿意配合操作。

2) 护士严格执行无菌操作和查对制度,操作方法和试验结果判断正确。

3) 治疗性沟通有效,患者有安全感,无不良反应。

(6) 注意事项

1) 若患者对青霉素过敏则不能做皮试,应和医生取得联系,更换其他药物。

2) 消毒皮肤忌用碘酊,注射部位不可用手按揉,以防影响结果判断。

3) 皮试观察期间嘱患者不要离开,如有异常、不适要及时告知医护人员。

4) 如对皮试结果有怀疑,应在对侧前臂皮内注射生理盐水 0.1ml,以作对照,确认青霉素皮试结果为阴性方可用药。使用青霉素治疗过程中要继续严密观察反应。

（二）头孢菌素类药物过敏试验

头孢菌素类药物是一类高效、低毒、广谱的抗生素，因可致过敏反应，故用药前需做皮肤过敏试验。此外，应注意头孢菌素类和青霉素之间可呈现不完全的交叉过敏反应，对青霉素过敏者有10%～30%对头孢菌素过敏，而对头孢菌素过敏者绝大多数对青霉素过敏。以头孢乙腈0.5g/瓶为例介绍过敏试验法。

1. 目的　预防头孢菌素过敏反应。

2. 评估　同青霉素过敏皮内试验法。

3. 准备　同青霉素过敏皮内试验法，需将青霉素换成头孢菌素。

4. 实施

（1）试验液配制：以每毫升含500μg的头孢乙腈生理盐水溶液（500μg/ml）为标准，皮内试验的剂量0.1ml（含50μg）。具体配制方法见表11-12。

表11-12　头孢乙腈皮内试验液的配制方法

步骤	头孢乙腈	加生理盐水(ml)	药物浓度(/ml)	要求
溶解药液	0.5g/瓶	2	250mg	充分溶解
1次稀释	取上液0.2ml	至1	50mg	混匀
2次稀释	取上液0.1ml	至1	5mg	混匀
3次稀释	取上液0.1ml	至1	500μg	混匀

（2）试验方法：在患者前臂掌侧下段皮内注射头孢乙腈皮试液0.1ml（含50μg），记录时间，观察20分钟后，判断试验结果并记录。

（3）结果判断和记录结果：同青霉素过敏皮内试验法。

5. 评价

（1）患者明确试验目的及注意事项，并主动配合。

（2）护士严格遵守操作规程，药液配制、试验方法和结果判断正确。

6. 注意事项

（1）凡既往使用头孢菌素类药物发生过敏反应者，不得再做该药的过敏试验。

（2）皮试阴性者，用药后仍有发生过敏反应的可能，故在用药期间应密切观察，如有过敏反应，应立即停药并通知医生，处理方法同青霉素过敏反应。

（3）头孢菌素类药物可致交叉过敏。凡对某一种头孢菌素过敏者，一般不可再使用其他品种的头孢菌素类药物。

（4）若患者对青霉素类药物过敏，但病情确实需要使用头孢菌素类药物时，要在严密观察下做药物过敏试验，并做好抗过敏性休克的急救准备。青霉素过敏性休克者绝对禁忌使用头孢菌素。

（三）链霉素过敏试验

链霉素主要对革兰阴性细菌及结核分枝杆菌有较强的抗菌作用，其不良反应以对第Ⅷ对脑神经的损害为多见。链霉素可引起类似于青霉素的过敏反应，其过敏性休克发生率虽较青霉素低，但反应更严重、死亡率更高，故使用链霉素时，必须做药物过敏试验，试验结果阴性方可用药。

1. 目的　预防链霉素过敏反应。

2. 评估　同青霉素过敏皮内试验法。

3. 准备　同青霉素过敏皮内试验法,需将青霉素换成链霉素,另备葡萄糖酸钙或氯化钙、新斯的明。

4. 实施

(1) 试验液配制:以每毫升含 2500U 的链霉素生理盐水溶液(2500U/ml)为标准,皮内试验的剂量 0.1ml(含 250U),具体配制方法见表 11-13。

表 11-13　链霉素皮内试验液的配制方法

步骤	链霉素	加生理盐水(ml)	药物浓度(U/ml)	要求
溶解药液	100 万 U/支	至 4	25 万	充分溶解
1 次稀释	取上液 0.1ml	至 1	2.5 万	混匀
2 次稀释	取上液 0.1ml	至 1	2500	混匀

(2) 试验方法:在患者前臂掌侧下段皮内注射链霉素皮试液 0.1ml(含 250U),记录时间,观察 20 分钟后,判断试验结果。

(3) 结果判断和记录结果:同青霉素过敏皮内试验法。

(4) 过敏反应的临床表现与急救处理

1) 链霉素过敏反应临床较少见,其表现同青霉素过敏反应大致相同。轻者表现为发热、皮疹、荨麻疹,重者可致过敏性休克。链霉素的毒性反应较其过敏反应更常见、更严重,可出现全身麻木、肌肉无力、耳鸣、耳聋、眩晕等症状。

2) 急救措施:除采取青霉素过敏反应的抢救措施外,还应静脉注射 10％葡萄糖酸钙或 5％氯化钙溶液。由于钙离子可与链霉素络合,从而减轻毒性症状。如出现肌肉无力、呼吸困难,遵医嘱皮下注射新斯的明 0.5～1mg,必要时给予 0.25mg 静脉注射。

5. 评价

(1) 患者明确试验目的及注意事项,并主动配合。

(2) 皮试液配制过程正确,剂量准确无误。

(3) 注射部位准确,操作手法规范,试验结果判断正确。

6. 注意事项　同青霉素过敏皮内试验法。

(四) 破伤风抗毒素(TAT)过敏试验及脱敏注射法

TAT 是一种特异性抗体,能中和患者体液中的破伤风毒素,使机体产生被动免疫。临床上常用于救治破伤风患者,也用于破伤风疾病的预防。TAT 是一种免疫马血清,对人体是异种蛋白,具有抗原性,注射后也容易引起过敏反应。主要表现为发热、速发型或迟缓型血清病,反应一般不严重,但偶尔可见过敏性休克,抢救不及时可导致死亡。因此,在首次使用 TAT 前,必须作过敏试验,或曾用过破伤风抗毒素停用超过 7 天者,如再次使用,还须重做过敏试验。试验结果阴性,方可将所需剂量一次注射完。

1. 目的　预防 TAT 过敏反应。

2. 评估　同青霉素过敏皮内试验法。

3. 准备　同青霉素过敏皮内试验法,需将青霉素换成 TAT。

4. 实施

（1）试验液配制：以每毫升含 150U 的 TAT 生理盐水溶液（150U/ml）为标准。具体配制方法：取每毫升含 TAT1500U 的药液 0.1ml，加 0.9％氯化钠溶液至 1ml 即为标准试验液。

（2）试验方法：皮内注射 TAT 试验液 0.1ml（含 TAT 15U），观察 20 分钟后，判断试验结果并记录。

（3）结果判断

1）阴性：局部皮丘无变化，周围无红肿，全身无异常反应。

考点： TAT
过敏试验结
果的判断

2）阳性：局部皮丘红肿硬结，直径大于 1.5cm，红晕直径超过 4cm，有时出现伪足、痒感。全身过敏反应与青霉素过敏反应类似，以血清病型反应多见，偶见过敏性休克。

如试验结果不能确定时，应在另一手的前臂内侧用生理盐水做对照试验。对照试验为阴性者，将需要剂量一次进行肌内注射；对照试验结果为阳性者，应采取脱敏注射。

（4）阳性患者脱敏注射法：对 TAT 过敏试验阳性患者，可采取小剂量多次脱敏注射疗法。脱敏注射法是将所需要的 TAT 分次少量注入体内。其机制是小量抗原进入人体后，同吸附于肥大细胞或嗜碱性粒细胞上的 IgE 结合，使其逐步释放出少量的组胺等活性物质。而机体本身有一种组胺酶释放，因此临床上可不出现症状。经过多次小量的反复注射后，可使细胞表面的 IgE 抗体大部分甚至全部被结合而消耗掉，最后大量注射 TAT（抗原）时，便不会发生过敏反应。但这种脱敏是暂时的，经过一定时间后，IgE 能再产生，重建致敏状态，以后如再用 TAT，需重做皮内试验。脱敏注射步骤见表 11-14。

表 11-14 破伤风抗毒素脱敏注射法

次数	TAT(ml)	加生理盐水(ml)	注射途径	间隔时间（分钟）
1	0.1	至 1	肌内注射	20
2	0.2	至 1	肌内注射	20
3	0.3	至 1	肌内注射	20
4	余量	至 1	肌内注射	20

考点： TAT
脱敏注射法
及脱敏注射
的观察

在脱敏注射前应按抢救过敏性休克的需要准备好急救物品，注射过程中应密切观察，如发现患者有气促、发绀、荨麻疹等全身反应或发生过敏性休克时应立即停止注射，并迅速处理。如反应轻微，待反应消退后，酌情增加注射次数，减少每次注射剂量，以达到顺利注入所需药量的目的。

> **护考链接**
>
> 王先生在皮内注射破伤风抗毒素 15 分钟后出现局部皮丘红肿，硬结直径 1.8cm，有瘙痒感。其处理是
>
> A. 禁用破伤风抗毒素　　　　B. 将全量分 3 次肌内注射
>
> C. 将全量平均分成 4 次注射　　D. 将全量分 4 次注射，剂量递增
>
> E. 将全量分 4 次注射，剂量递减
>
> **分析：** 本题重点考核对 TAT 过敏试验阳性结果的判断及处理。本题中患者在 TAT 过敏试验后具备皮丘红肿，硬结直径 1.8cm，有瘙痒感，判断为阳性反应。TAT 过敏试验阳性患者，可采取小剂量多次脱敏注射疗法，即将全量分 4 次注射，剂量递增。故答案为 D。

5. 评价

（1）患者明确试验目的及注意事项，并主动配合。

（2）治疗性沟通有效，患者有安全感，无不良反应。

6. 注意事项 同青霉素过敏皮内试验法。

（五）普鲁卡因过敏试验

普鲁卡因是一种常用局部麻醉药，可用作浸润麻醉、传导麻醉、腰椎麻醉及硬膜外麻醉。偶可引起过敏反应。当首次因手术或特殊检查需用普鲁卡因时，须先做皮肤过敏试验，结果阴性才可使用。

1. 目的 预防普鲁卡因过敏反应。

2. 评估 同青霉素过敏皮内试验法。

3. 准备 同青霉素过敏皮内试验法，需将青霉素换成普鲁卡因。

4. 实施

（1）试验液配制：以0.25％普鲁卡因溶液为标准。具体配制方法应根据普鲁卡因原液浓度而异，如为1％普鲁卡因，则取0.25ml加生理盐水至1ml即可；如为2％普鲁卡因，则取0.1ml加生理盐水至0.8ml即配成。

（2）试验方法：取0.25％普鲁卡因液0.1ml皮内注射，观察20分钟后判断试验结果并记录。

（3）结果判断和过敏反应的处理：同青霉素过敏反应。

5. 评价

（1）患者明确皮试目的，积极配合。

（2）治疗性沟通有效，患者有安全感，无不良反应。

6. 注意事项 同青霉素过敏皮内试验法。

（六）细胞色素c过敏试验

细胞色素c是一种细胞呼吸激活剂，常作为组织缺氧治疗的辅助用药，偶见过敏反应发生，用药前须做过敏试验。

1. 目的 预防细胞色素c过敏反应。

2. 评估 同青霉素过敏皮内试验法。

3. 准备 同青霉素过敏皮内试验法，需将青霉素换成细胞色素c。

4. 实施

（1）试验液配制：以每毫升试验液含细胞色素c 0.75mg为标准。取细胞色素c（每支2ml含15mg）0.1ml，加生理盐水稀释至1ml（0.75mg/ml）。

（2）试验方法

1）皮内注射法：取细胞色素c试验液0.1ml（含细胞色素c 0.075mg）皮内注射，观察20分钟后判断结果。

2）划痕试验法：在前臂下段内侧，用75％乙醇常规消毒皮肤，取细胞色素c原液（每毫升含7.5mg）1滴，滴于皮肤上，用无菌针头在表皮上划痕两道，长度约为0.5cm，深度以有微量渗血为度，20分钟后判断结果。

（3）试验结果判断：局部发红，直径大于1cm，有丘疹者为阳性。

（4）过敏反应的处理：同青霉素过敏试验法。

5. 评价 同青霉素过敏皮内试验法。

6. 注意事项 同青霉素过敏皮内试验法。

（七）碘过敏试验

临床上常用碘化物造影剂作肾脏、胆囊、膀胱、心血管、脑血管等造影,此类药物也可发生过敏反应。凡首次用药者应在碘造影前 1～2 天做过敏试验,结果为阴性时方可做碘造影检查。

1. 目的　预防碘过敏反应。

2. 评估　同青霉素过敏皮内试验法。

3. 准备　同青霉素过敏皮内试验法,需将青霉素换成碘液。

4. 实施

（1）试验方法

1）口服法:检查前 3 天开始口服 5％～10％碘化钾 5ml,每日 3 次,观察结果。

2）皮内注射法:取碘造影剂 0.1ml 皮内注射,观察 20 分钟后判断结果。

3）静脉注射法:取碘造影剂(30％泛影葡胺)1ml 静脉注射,观察 5～10 分钟后判断结果。但必须先皮内试验阴性后再做静脉试验,两者均阴性,方可造影。

（2）试验结果判断

1）口服法:如出现流泪、流涕、口麻、头晕、心悸、恶心、呕吐、荨麻疹等症状为阳性。

2）皮内注射法:局部有硬块、红肿,直径超过 1cm 为阳性。

3）静脉注射法:如出现恶心、呕吐、手足麻木,血压、脉搏、呼吸和面色改变则为阳性反应。

（3）过敏反应的处理:同青霉素过敏试验法。

5. 评价　同青霉素过敏皮内试验法。

6. 注意事项

（1）凡首次用药者应做碘过敏试验,结果阴性方可行造影检查。造影前须询问患者的用药史,有碘过敏者禁忌用碘造影剂。

（2）各种碘过敏试验并非绝对可靠,少数患者过敏试验虽为阴性,但在注射碘造影剂过程中仍可发生过敏反应,偶有在过敏试验过程中即出现过敏性休克,故造影前应备好急救药品,并密切观察,以便需要时及时采取急救措施。

第4节　静脉输液法

一、静脉输液的概念和目的

静脉输液是利用大气压和液体静压原理将一定量的无菌溶液或药物由静脉输入体内的方法。主要目的及作用如下。

（一）补充水分和电解质,纠正水、电解质及酸碱平衡失调

常用于频繁剧烈呕吐、腹泻等所致脱水、酸碱平衡紊乱患者。常用溶液有复方氯化钠注射液、5％碳酸氢钠注射液等。

（二）补充营养,供给热能,进行营养代谢支持

常用于各种大手术后、慢性消耗性疾病、昏迷、禁食、口腔疾患等不能由口进食和胃肠道吸收功能障碍患者。常用溶液有 5％葡萄糖注射液、10％葡萄糖注射液等。

（三）输入药物,治疗疾病

在常用晶体溶液中加入各种药物,治疗中毒、感染等多种疾病,或直接输入脱水剂以改善脑及组织水肿等。

（四）增加循环血量，维持血压，改善微循环

常用于大面积烧伤、各种原因所致大出血等休克患者。临床常交替使用下述晶体溶液和胶体溶液。

考点：静脉输液的目的

二、常用溶液及其作用

（一）晶体溶液

由于晶体溶液分子量小，在血管内存留时间短，对维持细胞内外水平衡发挥重要作用，能有效纠正体内水、电解质失衡。

（二）胶体溶液

胶体溶液由于分子量大，在血管内存留时间长，对维持血管内外的水平衡发挥重要作用，能有效维持血浆的胶体渗透压，增加血容量，改善微循环，提高血压。

（三）静脉高营养液

供给患者热能，纠正负氮平衡，补充多种维生素和矿物质。常用溶液见表11-15。

考点：常用溶液及其作用

表11-15 常用溶液及其作用

溶液种类	溶液名称	举　例	作　用
晶体溶液	葡萄糖溶液	5%葡萄糖注射液、10%葡萄糖注射液	供给水分和热能
	等渗电解质溶液	复方氯化钠注射液、0.9%氯化钠注射液、5%葡萄糖氯化钠注射液	补充水分及电解质
	碱性溶液	5%碳酸氢钠注射液、11.2%乳酸钠注射液	调节酸碱平衡
	高渗溶液	50%葡萄糖注射液、20%甘露醇注射液、甘油果糖注射液	利尿、脱水、消肿
胶体溶液	右旋糖酐	中分子右旋糖酐(右旋糖酐70葡萄糖注射液)、低分子右旋糖酐(右旋糖酐40葡萄糖注射液)	提高血浆胶体渗透压，扩充血容量，降低血液黏稠度，预防血栓形成，改善微循环
	代血浆	羟乙基淀粉-706代血浆(进口6%HAES-贺斯、国产万汶)、尿联明胶(血脉素，商品名血代)、琥珀明胶(商品名血定安)等	输入后可增加血浆胶体渗透压和循环血量。适用于急性大出血的患者
	浓缩白蛋白液	5%白蛋白、血浆蛋白	提高胶体渗透压，补充蛋白质和抗体，减轻组织水肿和增强机体免疫力
静脉高营养液	复方氨基酸注射液(18AA)、中链/长链脂肪乳注射液		供给热能，维持正氮平衡，为病人补充各种维生素和矿物质

链接

临床静脉补液、补钾原则

输入溶液的种类和量应根据患者水、电解质及酸碱平衡紊乱程度而定。一般遵循的输液原则是：先晶后胶、先盐后糖、先快后慢、液种交替、尿畅补钾。

对于补钾，有极为严格的要求。具体需做到"补钾四不"。

(1)尿少不补钾：尿量≥40ml/h才可补钾；

(2)浓度不过高：浓度≤0.3%(250ml溶液中加10%氯化钾≤7.5ml)；

(3)速度不过快：成人一般30～40滴/分，不能超过60滴/分，严禁静脉推注；

(4)总量不过多：成人每日补钾总量一般为3～4g，不超过6g，小儿0.1～0.3g/kg体重。

案例11-4

患者,男,68岁,因受凉后气促、胸闷、心悸,咳嗽加剧、咳大量脓痰并伴发热而就诊,既往有慢性支气管炎病史20年。门诊以"老年性慢性支气管炎继发感染、慢性阻塞性肺病(COPD)、肺心病"收入呼吸内科。体检:体温38.8℃,呼吸28次/分,脉搏110次/分,血压156/98mmHg,心率110次/分,律齐。医嘱:0.9%氯化钠250ml+阿奇霉素0.5静脉滴注每日1次。

问题:请问患者输液半小时后,出现溶液不滴现象,可能的原因有哪些,如何处理?护士应如何调节输液滴速?若患者自行调快滴速,可能会发生什么不良后果?如何判断及抢救?

三、静脉输液技术

目前临床常用的静脉输液法多为密闭式输液。根据输液部位不同,成人分为周围静脉输液法和中心静脉输液法;婴幼儿常用头皮静脉输液法。本节重点介绍密闭式周围静脉输液法和常见输液反应,并简要介绍其他几种输液方法及与输液相关的技术。

(一)密闭式周围静脉输液法

1. 操作步骤 见表11-16。

表11-16 密闭式周围静脉输液法操作流程

操作流程	操作要点	沟通
评估	患者的年龄、病情,意识状态及营养状况等;患者心理状态,对输液认识及合作程度;穿刺部位皮肤和血管状况,肢体活动度、有无肢体瘫痪等;输注药液,包括药物的疗效、不良反应、质量、有效期及配伍禁忌等	阿姨,您好!我是您的责任护士,我姓秦,以后您就叫我小秦护士吧!请问您叫什么名字呀?噢,钟××,钟阿姨,那我看一下您的腕带。谢谢
准备	(1)操作者:着装整洁,洗手,戴口罩 (2)患者:了解输液目的并能配合操作,排空大小便,取舒适体位。选择合适静脉,常用穿刺部位见第2节"四肢浅静脉注射" (3)用物:密闭式输液器(图11-26、图11-27)1套,不干胶输液卡、输液天轨(输液架)、一次性乳胶手套。必要时备小夹板及绷带、瓶套、胶水 输液注射盘1套,内放:无菌持物镊、0.5%碘伏、砂轮、棉签;另备加药用注射器及针头、灭菌输液贴、胶布、小垫枕及套、开瓶器;消毒止血带若干 清洁治疗车1辆,车旁挂速干洗手液、输液巡视卡(执行单)。治疗车下层:锐器收集盒、注射器收集盆、感染性医疗垃圾桶和非感染性医疗垃圾桶液体及药物:按医嘱准备,核对无误 (4)环境环境安静、整洁、宽敞,光线适宜,符合无菌操作要求	钟阿姨,由于您伤口发炎,一会儿我给您输液用先锋霉素,再核对一下您以前用过这个药吗?…您想扎哪个手呢?这根静脉挺好的,我们就扎这里(指右手手背)吧!阿姨,您想上厕所吗?现在最好去一下,一会儿扎上了就不方便了 用物准备齐全、已逐一仔细检查,符合质量要求 面向老师:我已对操作环境、患者病情等情况进行了评估。用物已准备好,报告老师(举手)开始操作
实施	(1)双查、备药:根据医嘱填写输液卡,准备药液,核对药液名称、浓度、剂量、有效期,双人核对输液卡和药物。检查药液(无浑浊、沉淀、变色)和需用无菌物品的有效期和质量。将输液卡贴于输液瓶或输液袋上,必要时套瓶套 (2)核对、加药:启开液体瓶铝盖中心部分(或拉开输液袋的易拉环),常规消毒瓶塞,严格核对并加入药物,查无配伍禁忌,加药者签名,消毒瓶塞。也可由静脉药物配置中心配好 (3)插输液器:检查输液器质量,关闭调节器,拧紧针头,打开包装袋,取出插入端,将输液管(和通气管)的连接针头插入瓶塞至针头根部	

操作流程	操作要点	沟通
实施	(4) 核对、解释：携用物至床旁，核对床号、姓名，查看腕带，有条件者使用移动输液管理系统(医疗 PDA)核对，做好解释；易过敏的药物需再次询问过敏史，嘱患者排尿，取舒适卧位。再次查对药液无误后将输液瓶挂于输液天轨(输液架)	钟阿姨，我再看一下您的腕带好吗 (看清床号)请问您是钟××吗 (边排气)您去过厕所了吧 扎止血带可能有点紧，请您忍耐一下 (再次看腕带确认患者无误)钟阿姨，您不用握紧拳头，我抓着您的手指反而容易成功。您可以把头转过去… 钟阿姨，液体已经给您输上了，您翻身时要当心，不要把针头拔出来，也不要把管子给压住了 (调滴速 60 滴/分)钟阿姨，这个速度是根据您的病情和药物的性质调节的，请您不要自己去调节 钟阿姨，这样睡舒服吗？感谢您的配合！如果还有其他需要请您按这个铃，您按得到吗？好，您好好休息，我会随时来看您的 您是钟××钟阿姨吧？这瓶营养药加了钾，我给您调慢一些，您自己千万不要去调快哦！不然不但您会痛得吃不消，还会有危险的 钟阿姨，您感觉怎样？没什么不舒服吧？嗯！这个速度正好。我一会儿再来看您 您是钟××钟阿姨吧？您的盐水输完了，我现在给您拔针… 请您自己在这里按一会，不要揉，您得这样拇指竖着按，不然会肿起来
	(5) 排气：护士一手持针翼和调节器，稍抬高滴管下端输液管，另一手倒置并挤捏墨菲滴管，使溶液流至滴管 1/2～2/3 时，回复滴管(图 11-28)，略放低输液管，同时打开调节器，使液体顺输液管缓慢下降至乳头，仔细检查滴管下段输液管内有无气泡，挂妥输液管	
	(6) 扎带、消毒：选择粗、直、富有弹性、避开关节及静脉瓣的静脉，肢体下垫小枕，在穿刺点上方约 6cm 处扎止血带。常规消毒皮肤，嘱患者握拳	
	(7) 静脉穿刺：取下护针帽，第二次排气至针头，关闭调节器并再次确认无气泡，核对无误，行静脉穿刺，以 20°左右潜行皮下，见回血后将针头再平行送入少许	
	(8) 三松、固定：一手固定针翼，嘱患者松拳，另一手松止血带，松调节器(三松)，确认液体滴入通畅，患者无不适后，第一条胶布固定针翼，灭菌输液贴盖住针眼处，第二条胶布固定"U"形或"9"形针头硅胶管，必要时用夹板绷带固定肢体。取出止血带、小垫枕	
	(9) 调速、记录：根据病情、年龄、药物性质等调节滴速(图 11-29)，一般成人 40～60 滴/分，儿童 20～40 滴/分。再次核对，在输液巡视(执行)卡上记录输液时间、滴速并签名，挂输液巡视卡	
	(10) 安置、宣教：协助患者取舒适卧位，整理床单位。向患者说明所输药物，告知输液中注意事项，不自行调节滴速。若出现溶液不滴、注射部位异常或全身有不适等均应及时呼叫。将呼叫器放于患者易取处，致谢	
	(11) 用物处置推治疗车回污物处置室，按院要求分类处理用物，规范洗手、记录	
	(12) 核对换瓶更换液体瓶时，严格核对后常规消毒瓶塞(或撕去瓶口贴)，从上一瓶中拔出输液管(若输液器和通气管分离，应先插通气管)插入下一瓶中，观察输液通畅、滴速适宜、滴管下段输液管无气泡后方可离去。每次换瓶后及时在输液卡上记录	
	(13) 巡视观察严密观察有无输液反应：耐心听取患者主诉，观察输液部位状况；及时排除输液故障，保证输液通畅	
	(14) 拔针按压确认输液结束，撕下胶布，关闭调节器(或折叠针头根部硅胶管以避免回血)(图 11-30)，先轻按穿刺点上方的输液贴，快速拔针后用力按压(拇指指腹沿静脉走向纵向按压针头进皮肤点和进静脉点)3～5 分钟至无出血(图 11-31)	
整理	协助患者取舒适卧位，整理床单位，致谢 护士推治疗车回污物处置室，按预防和控制院感要求分类处理用物，规范洗手、记录	钟阿姨，您有什么需要，请尽管按铃叫我。好好休息
操作后评价	患者理解输液目的，积极配合输液，自护良好；护士落实医生的输液治疗计划，达到预期治疗效果，无输液相关并发症发生	报告老师(举手)操作完毕

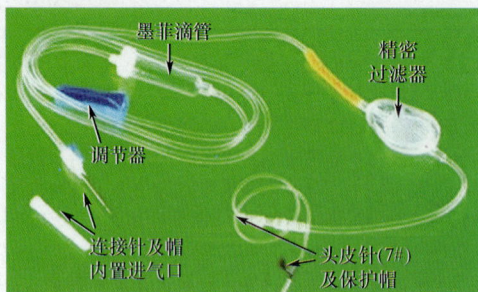

图 11-26　一次性使用输液器

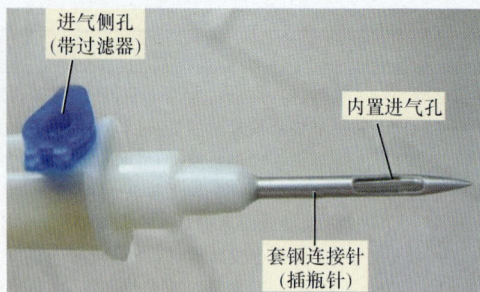

图 11-27　无通气管输液器内置进气孔

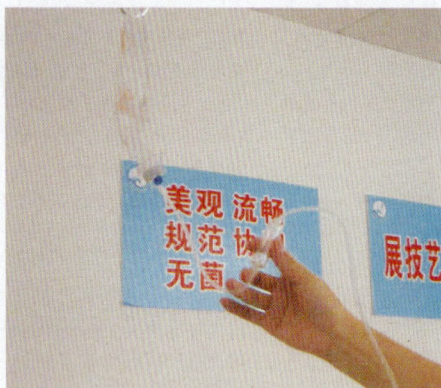

图 11-28　静脉输液排气方法

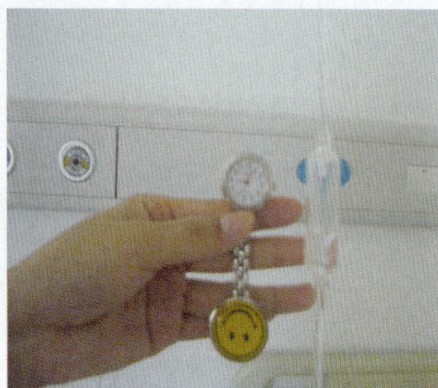

图 11-29　调节滴速方法

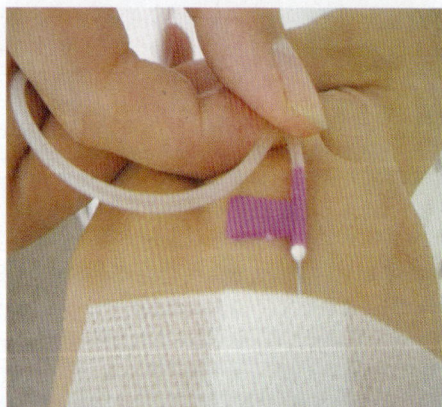

图 11-30　折叠针头根部拔针

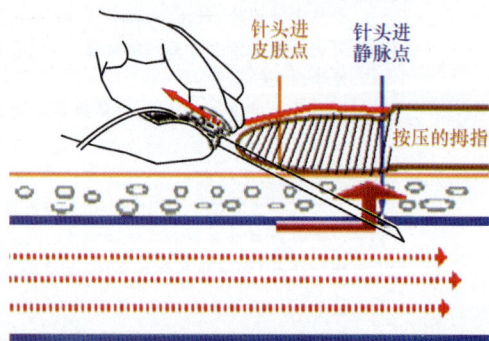

图 11-31　拔针按压进皮肤点和进静脉点

2. 注意事项

（1）严格执行查对制度，严格遵守无菌操作原则。

（2）若需长期输液，注意保护及合理使用静脉，应从远端小静脉至近心端选择静脉。

（3）根据病情有计划安排输液顺序，加入药物时须注意药物的配伍禁忌。

（4）根据患者的病情、年龄和药物性质调节滴速，对年老体弱患者、婴幼儿、心肺肾功能不良者及输入高渗药物、含钾药物、血管活性药物者严格控制滴速；对心肺功能良好者，输液速度可酌情加快；对严重脱水、血容量不足、输入脱水剂等，需快速输液。

考点：静脉输液操作要点、注意事项

176

（5）输液中加强巡视，密切观察输液局部有无肿胀、疼痛，输液是否通畅、固定是否牢靠，滴速如何，余液多少（以便及时加药、接瓶或拔针）；耐心听取患者主诉，判断有无局部及全身的异常表现，及时处理和记录。

（6）需连续输液者，每24小时更换输液器。

链接

静脉药物配置中心

静脉药物配置中心（pharmacy intravenous admixture services，PIVAS）（图11-32）是指在符合国际标准的、依据药物特性设计的操作环境下，经过执业药师审核的处方由受过专门培训的药事人员严格按照标准操作程序进行全胃肠外营养、细胞毒性药物和抗生素等静脉药物的配置，为临床提供优质药学服务的机构。

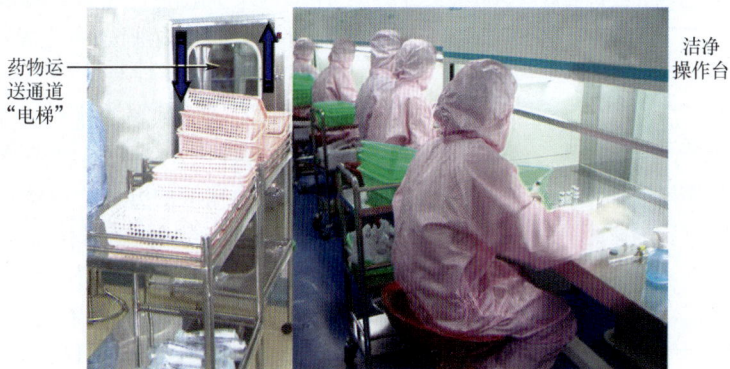

图11-32 静脉药物配置中心

（二）其他静脉输液法

1. 婴幼儿头皮静脉输液法 婴幼儿采用头皮静脉输液，既方便患儿保暖和肢体活动，又不易拉脱，且婴幼儿头皮静脉丰富，分支多，互相沟通成网，无静脉瓣，浅表易见，不易滑动，故婴幼儿静脉输液首选头皮静脉。临床常选颞浅静脉、额静脉、耳后静脉和枕静脉（图11-33）。

（1）评估

1）患儿年龄（月龄）、病情、意识状态、个性特征及营养状况。

2）穿刺部位皮肤、血管状况、肢体活动度。

3）患儿家属对头皮静脉输液的理解及配合程度。

（2）准备：同周围静脉输液法。另备 $4\frac{1}{2}\sim5\frac{1}{2}$ 头皮针和75%乙醇，必要时备抽有生理盐水的5～10ml注射器；并备剃发刀、润滑剂等备皮用物。

（3）实施

1）操作步骤（不同于成人周围静脉输液之处）

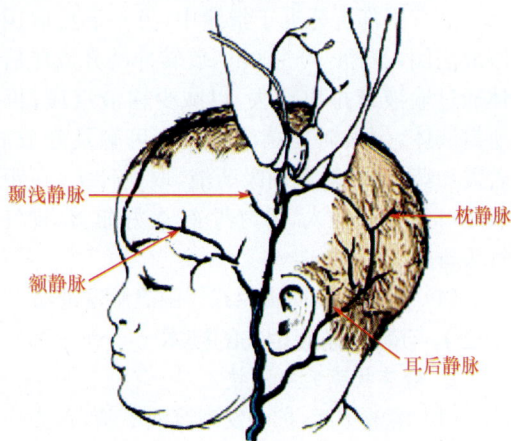

图11-33 婴幼儿头皮静脉输液

A. 选择静脉,必要时剃去局部头发,由1～2名助手固定患儿肢体和头部,操作者位于患儿头端选择静脉。

B. 用70%乙醇消毒局部皮肤,待干。

C. 输液器连接头皮针(或用注射器接头皮针),排尽空气,操作者左手拇、食指分别固定静脉两端,右手持针沿静脉向心方向平行进针,见回血后可进针少许,打开调节器试滴(或试推生理盐水),确认通畅且无肿痛,妥善固定针头。

D. 根据病情、年龄调节滴速,一般不超过20滴/分。

2)注意事项:注意鉴别婴幼儿头皮静脉与动脉(表11-17),避免穿刺时误入动脉。若针头误入动脉,则回血呈冲击状、色鲜红,推药阻力较大,局部可见树枝分布状苍白;推药同时患儿尖叫、痛哭并竭力挣扎。应立即拔针,重新选择静脉再行穿刺。

考点:婴幼儿头皮静脉和动脉的区别、误入动脉的表现

表11-17 婴幼儿头皮静脉与动脉的鉴别

血管	静脉	动脉
颜色	浅蓝色	皮肤色或粉红色
搏动	无	有
血流方向	向心	离心
血管壁	薄,易被压瘪	厚,不易被压瘪
活动度	固定	易滑动
回血颜色	暗红色	鲜红色

2. 周围静脉留置针输液法、PICC、颈外静脉插管输液法、中心静脉置管法见第5节。

3. 开放式静脉输液法 开放式静脉输液法(图11-34)是将药液倒入开放式吊瓶内输液的方法。该法可灵活更换药液种类和数量,随时按需添加药物。20世纪国内多用于危重抢救、手术、儿科等患者。由于输液装置为一个开放的系统,极易被污染,故目前临床已日渐少用,全胃肠外营养等需用开放式输液时常用"3升袋"取代。开放式静脉输液法的基本操作步骤如下。

(1) 同密闭式输液法准备、核对。

(2) 按医嘱准备并检查药液,除去液体瓶铝盖,按无菌操作法打开瓶塞。

(3) 打开输液包,检查输液瓶,一手持开放瓶并将输液管根部折叠夹于指缝中;另一手按取用无菌溶液法倒入药液30～50ml,旋转冲洗开放瓶后将液体通过输液管排出弃去,以减少输液反应;再倒入所需液体,倒液时无菌溶液瓶不可触及开放瓶口。若需加药,用注射器抽吸药液,取下针头,在距离开放瓶口1cm处注入,摇匀药液,盖好瓶盖,排气后接针头备用。

(4) 其余操作同密闭式周围静脉输液法。

(三)与静脉输液相关的技术

1. 输液故障的排除技术

(1) 溶液不滴:护士发现溶液不滴,首先应排除输液管折叠、扭曲、受压等管道不畅因素。若无上述情况,应考虑并正确处理下列情况(表11-18)。

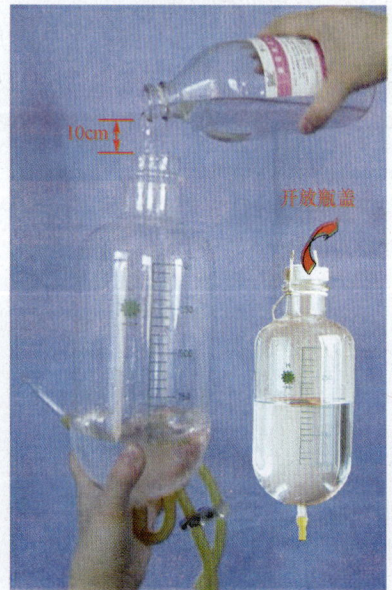

图11-34 开放式输液装置

表 11-18　静脉输液溶液不滴的常见原因、表现和处理

溶液不滴原因	好发情境	判断依据	处理方法
针尖斜面紧贴血管壁	静脉穿刺完成后尚未固定时,拇指按压针翼太深;患者在输液过程中改变肢体位置后	局部无肿胀和疼痛,挤捏胶管无回血、无阻力、患者疼痛不加剧	调整针头位置或适当变换输液肢体位置
针头滑出血管外	患者不适当活动后,如上厕所或取重物等活动过度;或穿刺时针头进血管不充分	局部肿胀并有疼痛,挤捏胶管无回血、有阻力、疼痛更剧烈	拔出针头另选静脉重新穿刺,渗出局部硫酸镁湿敷
针头阻塞	患者不当活动致输液管内见回血,自行处理不当后凝血;穿刺过程中针头斜面"切下"的组织堵塞针头	局部无肿胀疼痛,挤捏胶管有阻力、无回血、患者疼痛不加剧	更换针头和静脉重新穿刺
压力过低	输液中患者改变体位,如由卧位改为坐位或患肢抬得过高	局部无肿胀疼痛,挤捏胶管无阻力、有回血;或已经见到回血	抬高输液瓶位置或放低肢体位置
静脉痉挛	穿刺肢体暴露在寒冷环境中时间过长或输入液体温度过低(如冷藏血液复温不充分)	局部无肿胀,沿静脉可有痉挛性疼痛,挤捏胶管无阻力、可无回血	热敷局部(穿刺点上方静脉)以缓解静脉痉挛

(2)滴管内液面过低:折叠滴管下端输液管,挤压滴管,迫使液体流入滴管直至所需高度松手即可(即简易排气法)。

(3)滴管内液面过高:将输液袋或瓶取下,倾斜或倒转袋体,使袋内针头露出液面,保持输液通畅(必要时挤压滴管上段输液管),待溶液缓缓流下至滴管露出液面,再将输液袋挂回继续点滴(图 11-35)。

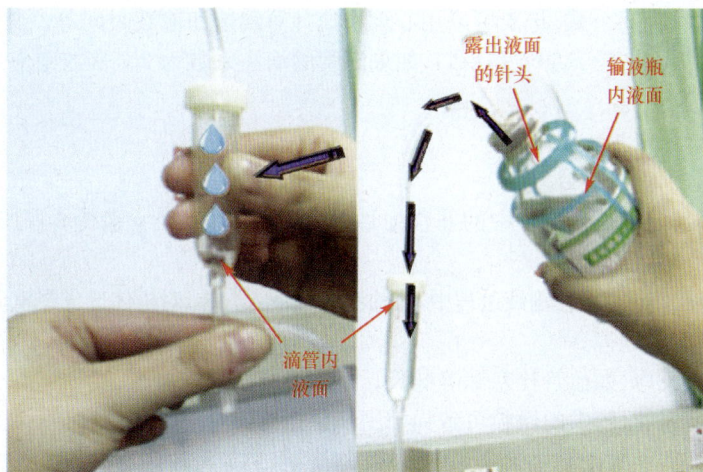

图 11-35　输液器滴管内液面过低及过高的处理

(4)滴管内液面自行下降:若输液中滴管内液面自行下降,首先应检查连接针插入输液袋是否到位,若已经插到位而液面继续下降,则考虑滴管及滴管上端输液管有裂隙所致漏气,予以更换。

考点: 几种输液故障的排除法,重点为溶液不滴的判断和处理

2. 输液滴速和时间的计算 在临床医疗护理工作中,往往需要计算输液的滴速(滴数/分钟)、时间等,以便做到"心中有数"。目前常用输液器的滴注系数(每毫升溶液的滴数)有10、15、20三种型号。下面以最常用的滴注系数15为例,计算静脉滴注的速度、时间,其常见情境与计算公式如下。

(1)已知输入液体总量和滴速,计算输液所需时间。

例如:患者,女,77岁,"急性胃肠炎"。需输液1500ml,从上午9点开始匀速滴入,速度为每分钟50滴。请问:需要输多少时间?

输液时间(小时)=液体总量(ml)×滴注系数15/滴速(滴/分)×60(分钟)

从上式推算出简易计算公式:

输液时间(小时)=液体总量(ml)/滴速(滴/分)×4(常数)

代入上述2个公式计算结果均为7.5

该患者所需输液时间为7.5小时,即16时30分(下午4点半)能输完。

(2)已知输入液体总量和输液所用时间,求滴速。

例如:患者,女,65岁,青光眼,以甘露醇降低眼压。医嘱:20%甘露醇125ml静脉滴注立即要求15分钟滴完,护士应如何调节滴速?

滴速(滴/分)=液体总量(ml)×滴注系数15/输液时间(小时)×60(分钟)

从上式推算出简易计算公式:

滴速(滴/分)=液体总量(ml)/输液时间(小时)×4(常数)

代入上述2个公式计算结果均为125

该患者应调节滴速为每分钟125滴。

另有计算输液总量的简易公式,医护人员偶尔也能用到:

液体总量(ml)=滴速(滴/分)×输液时间(小时)×4(常数)

考点: 输液速度和时间的计算

利用上述3个简易公式,护士可以用心算快速计算滴速和输液时间等。其前提是滴管的滴注系数为15,常数才是4(60÷15=4);如果滴管的滴注系数为20,常数则应为3;滴注系数若为10,常数则为6。

3. 输液微粒污染及其防护

(1)概念

1)输液微粒:是指输入液体中的非代谢性颗粒杂质,其直径一般为1~15μm,少数可达50~300μm。

2)输液微粒污染:是指在输液过程中,将输液微粒带入人体,对机体造成严重危害的过程。

(2)输液微粒的危害

1)引起输液反应,如血管栓塞和静脉炎。

2)直接堵塞血管,较大的微粒可致局部组织供血障碍。

3)进入肺、脑、肾等毛细血管,引起巨噬细胞增殖,形成肺内肉芽肿等。

4)引起血小板减少症和过敏反应、癌变等。

以上危害取决于微粒大小、性质、形状及堵塞血管的部位、血流阻断程度和机体对微粒的反应。最容易受损的脏器有肺、脑、肾等。

(3)输液微粒的来源

1)药剂生产、保存过程混入异物:药液容器、瓶塞不洁净或存放过久,玻璃瓶内壁及橡胶塞受药液长久浸泡、腐蚀剥脱而形成微粒。

2)输液器与注射器不洁净,原材料不符合要求。

3)护理操作不当:①药液抽吸不当。割据安瓿后未消毒就直接抽吸甚至用血管钳等直接敲开,抽吸药液时针头接触安瓿口,安瓿切割痕过长。②多次穿刺瓶塞配置瓶装粉剂。③未经过终端过滤器连接三通并多次给药。④药液配置和输液过程中造成微粒污染,如空气不洁、操作不当、存放过久等。

(4)护理操作中预防输液微粒污染的措施

1)采用精密的密闭式一次性用物:输液器及输血器、注射器等符合质量要求,输液器通气管和输液管有终端过滤器。连续输液者每 24 小时更换输液器。

2)净化操作室空气:安装空气净化装置,定期消毒和监测,有条件者采用超净工作台或静脉药物配置中心配药。

3)仔细检查输入药液:查看药物的有效期、质量、透明度,瓶身有无裂痕,瓶盖有无松动等。

4)严格执行无菌技术操作:尤其需规范药液抽吸,割锯安瓿后必须消毒(常用 70%乙醇)安瓿颈部,安瓿切割痕不超过安瓿颈段的 1/4 周;切忌用镊子等硬物直接敲开安瓿;减少穿刺瓶塞次数,尽量不用过粗的针头加药并使用锥形侧孔针头,穿刺瓶塞时针头与瓶塞以 30°~40°为宜。

5)输入药液现用现配:避免配置后久置,防止污染。

4.输液泵的使用　输液泵(图 11-36)为电子输液控制装置,能将药液微量、精确恒定地输入体内,最低速率各型不一,常用输液泵输液速率控制在 0.1~999ml/h。常用于需严格控制输液量和速度和需要严格匀速输液的情况。如婴幼儿静脉输液,使用抗心律失常药、升压药等,以及静脉麻醉等。由于使用输液泵需要专用输液器——输液

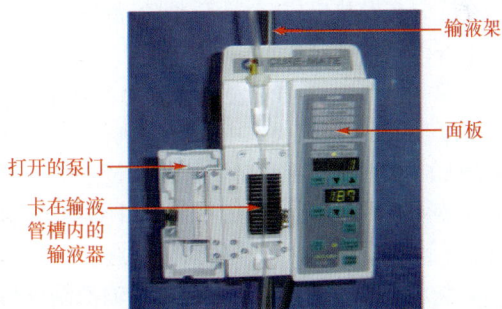

图 11-36　输液泵

泵管,因此一般仅 ICU、手术室、儿科、心血管病区、产房等使用较多,普通病区内微量注射泵(微泵)使用更广泛。

输液泵的种类型号较多,主要有固定点泵和非固定点泵、体外泵和可植入泵、机械泵和电子泵,其功能基本相似。

(1)输液泵基本操作

1)固定输液泵于输液架上,接通电源。

2)选择输液泵专用的输液器,按静脉输液法连接液体和输液器,排尽空气,关闭调节器。

3)打开输液泵门,安装输液器(按方向嵌入输液泵管道槽内),关闭泵门。

4)打开输液泵开关,开输液调节器。

5)按医嘱正确设定药液滴速、预定输液量等参数。

6)铺治疗巾,消毒留置针的正压接头,连接输液延长管。按快进键二次排气。确认患者,连接输液管和留置针(或行静脉穿刺)。

7)按开始键开始输液,观察输液程序是否正确运行,开启报警开关。再次查对、记录滴速等。

8)整理床单位,健康教育:不自行调节滴速,肢体不过度活动,输液中任何异常如输液器报警等应及时呼叫。用物处置等同静脉输液法。

（2）输液泵使用注意事项

1）正确设定输液速度、预定输液量等参数。每次更换液体或电源中断等均应重新设置参数。

2）随时查看输液泵的工作状态,及时排除报警故障,防止液体输入失控。常见报警解除法:①气泡报警:关闭静脉通道,打开泵门,排尽气泡,放好导管,关闭泵门,开放输液通道,启动输液。②完成报警:再设置用量。③阻塞报警:常因回血、管道扭曲、过滤器堵塞、调节器未开等,去除阻塞原因。④泵门未关:关闭泵门。⑤电池用尽:装新电池。

3）启动输液泵前必须保证管路通畅无渗漏,启动后同样需观察液体的滴速,确保液体通畅。正在使用输液泵,若需打开泵门,无论排气泡、更换导管或撤离输液泵等,务必先将输液导管调节夹夹好,严防输液失控。

4）输液泵须有专人保管,定时检测,以确保性能稳定、输液速度准确。

四、常见输液反应及其防治

由于静脉输液直接将药液注入静脉,因此发生不良反应的概率略高。护士在操作过程中必须熟悉各种输液反应的原因,有针对性地做好预防工作,并能及时正确地判断和处理。常见输液反应有发热反应、急性肺水肿、静脉炎和空气栓塞。

（一）发热反应

1. 原因和预防　输液发热反应的主要原因为输入致热源:输液器具灭菌不严,溶液制剂不纯或保存不良,护理操作中未严格执行无菌操作原则等。因此,严格执行无菌操作技术、认真检查无菌药物和所用无菌器具的质量是护理操作中预防发热反应的主要措施。此外,割锯安瓿后必须消毒、选择细的锥形侧孔针头加药、并减少穿刺瓶塞次数等预防输液微粒污染的措施都是预防输液发热反应的有效措施。

2. 临床表现　患者常于输液中或输液结束后发生畏寒、寒战,轻者中度发热,停止输液后数小时可自行恢复;严重者体温可高达41℃,并伴有恶心、呕吐、头痛、脉搏细速等全身症状。

3. 护理措施

（1）减慢或停止输液,密切观察体温等生命体征及其他伴随症状。

（2）反应较重者立即停止输液,保存余液和输液器、针头,以备进行微生物检测和药物敏感试验。需继续输液者,应更换液体、输液器、针头以及注射部位。

（3）给予对症处理:寒战者予以保暖措施,高热者使用冰袋、酒精擦浴等物理降温措施。

（4）遵医嘱给予抗过敏药或糖皮质激素、抗生素等药物治疗。

（二）循环负荷过重（急性肺水肿、急性左心衰竭）

1. 原因和预防　循环负荷过重的主要原因为输液速度过快,即短时间内输入过多液体,且输液总量过多,造成循环血量剧增,尤其是心肺功能不良者、老年患者更易发生。因此,对上述患者必须严格控制输液速度和总量,以免增加心肺负担,加重病情,甚至危及生命。

2. 临床表现　患者在输液中突发呼吸困难、胸闷、气促、面色苍白、冷汗淋漓、咳嗽、咳大量粉红色（或白色）泡沫样痰,严重时痰液甚至从口鼻涌出,听诊双肺满布湿啰音,心动过速且心律不齐。

3. 护理要点（急救措施）

（1）立即停止输液:保留静脉通道以利抢救;安慰患者,同时通知医生紧急处理。

（2）即刻采取减轻心脏负荷的措施:病情允许者立即取端坐位、双腿垂于床沿,以减少下肢静脉回流；必要时进行四肢静脉轮扎，每5～10分钟放松一侧肢体的止血带；结扎时注意松紧适宜，避免阻断动脉血流，同样可有效减少静脉回心血量。另外，从静脉放血200ml左右可直接减轻心脏负担，但须慎用。

（3）采取有效措施改善缺氧症状：在保持呼吸道通畅的前提下给予高流量氧气吸入（6～8L/min），以提高肺泡内压力，减少肺泡毛细血管渗出，还能增加氧气弥散；氧气吸入时湿化瓶内加入20％～30％乙醇，可有效降低肺泡内泡沫的表面张力，促使泡沫破裂消散，有利于肺泡的气体交换，缓解缺氧症状。但时间不能过久，以免导致乙醇中毒。

（4）遵医嘱予强心剂、利尿剂、扩血管药物、镇静剂以及平喘药物。

（5）严密观察病情变化，如生命体征、意识、面色、尿量等。

护考链接

患者，女，65岁，患"老慢支"7年。因"咳嗽、咳痰、气促、心悸、胸闷1个月，症状加重2天"收入病区，给予抗炎、补液、化痰等治疗。

1. 如果该患者输液速度过快，将导致急性肺水肿。症状中最典型、最具诊断价值的是

A. 咳粉红色泡沫样痰　　　　　B. 哮喘发作　　　　　C. 心悸，恶心

D. 发绀，烦躁不安　　　　　　E. 呼吸困难，两肺满布湿啰音

2. 若发生上述情况，急救措施中错误的是

A. 停止输液，保留静脉通道　　B. 高流量氧气吸入　　C. 必要时四肢静脉轮扎

D. 给予收缩血管药物　　　　　E. 立即采取端坐位，病情允许者将双下肢垂于床沿

3. 为该患者吸氧时，湿化瓶内加入

A. 空气　　　　　　　　　　　B. 生理盐水　　　　　C. 20％～30％乙醇溶液

D. 0.5％碘伏溶液　　　　　　 E. 蒸馏水或冷开水

4. 给该患者高流量吸氧的作用是

A. 防止大量从口鼻涌出的痰液误吸入气管所致的窒息

B. 稀释痰液，有利于痰液咳出，保持呼吸道通畅

C. 增加呼吸膜面积，减小呼吸膜厚度，有利于氧气弥散入血

D. 降低肺泡内泡沫的表面张力，使泡沫破裂消散

E. 提高肺泡内压力，减少肺泡毛细血管渗出，有利于氧气弥散入血

分析：急性肺水肿是临床护理工作中必须重点预防的输液反应，因此也是护考的高频考点，尤其是典型症状、急救时的体位、吸氧等要求及其原理是重中之重。上述4题答案分别是：A、D、C、E。

（三）静脉炎

详见本章第5节静脉留置针常见的并发症。

（四）空气栓塞

1. 原因　输液管内空气未排尽，输液装置有裂隙或衔接不紧；未及时添加液体，换瓶后未排尽气体；加压输液、输血无专人守护。

上述原因使空气进入静脉形成气栓，若进入的空气量大，则气栓随血液循环进入右心室后堵塞其顶端的肺动脉入口（图11-37），血液不能进入肺内进行有效气体交换，导致机体严重缺氧甚至立即死亡。

2. 预防　认真检查输液器质量及衔接是否紧密；静脉穿刺前、更换液体后须确保滴管下段输液管中无空气；加强巡视，及时更换液体或发现、排除输液故障（如液面自行下降）；加压输液、输血须专人守护；拔除管径较粗且接近胸腔的深静脉导管时，必须绝对封闭穿刺点。

3. 临床表现　输液中患者突然感到胸部异常不适(胸闷)或胸骨后剧烈疼痛伴眩晕,随即出现呼吸困难、严重发绀,可伴濒死感。心前区听诊常闻及响亮、持续的"水泡音"。

4. 护理要点(急救措施)

考点: 各种输液反应的原因、预防、临床表现和处理

(1) 立即关闭输液调节器,取左侧头低足高卧位,使肺动脉入口不再处于右心室顶端而位于其下方,空气向处于上方的右心室右下角漂移,避开肺动脉入口(图11-38)。漂移的空气随心脏搏动与血液混合成泡沫,分次小量进入肺动脉内逐渐吸收,对患者的危害明显减轻。

(2) 给予高流量氧气吸入(10L/min),提高血氧浓度,可在一定程度上纠正严重缺氧。

(3) 有条件者在医学影像技术支持下经中心静脉导管抽出空气。

(4) 加强病情观察和心理护理,及时对症处理,做好记录。

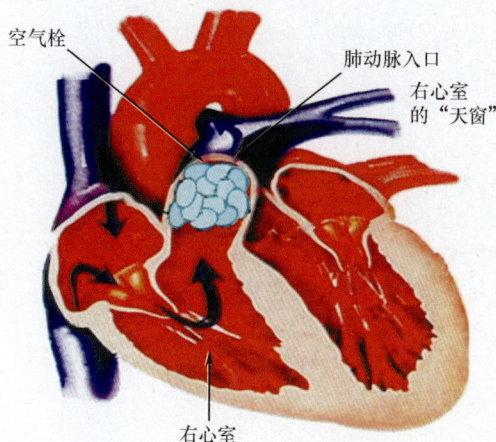

图 11-37　空气气栓堵塞肺动脉入口

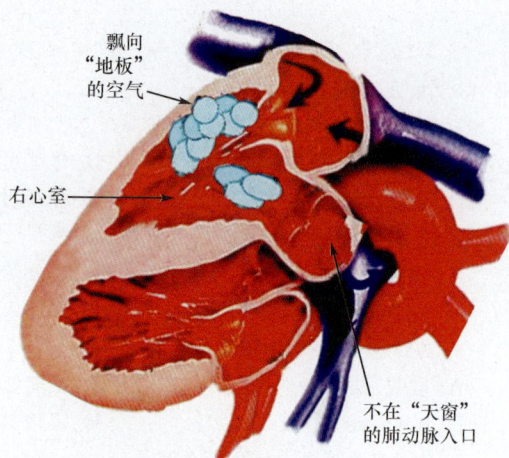

图 11-38　左侧卧位、头低足高时的空气栓

第5节　静脉置管技术

　　静脉留置针作为头皮钢针的换代产品,其应用是目前静脉输液发展的必然趋势。留置针的外套管(导管)使用光滑柔软的聚氨酯(Vialon 万瓏)或硅胶材质,生物相容性高,在血管内呈漂浮状态,对血管壁刺激性小,不易发生血栓性静脉炎,且输液时肢体活动不受明显影响,可减少液体外渗和静脉穿刺次数。由于持续保留静脉通道的通畅,非常有利于抢救和治疗,使静脉输液更加方便,减轻了护士的工作量。因此,临床广泛用于输液时间长、输液量较多的患者及老人、儿童、躁动不安的患者、输全血或血液制品的患者,需做糖耐量试验及连续多次采集血标本等患者。

案例11-5

　　患者,男性,60岁,退休工人。今晨起床后发现口齿不清、左上肢麻木,即刻来院门诊。经头颅MRI检查,诊断:右基底节脑血栓形成,收住神经内科。既往未发现高血压病史。查体:T36℃,P82次/分,R20次/分,BP146/96mmHg,意识清,瞳孔等大等圆,对光反射灵敏。入院后第二天,患者主诉剧烈头痛,呕吐一次,呈喷射状。查体:视神经水肿。医嘱20%甘露醇125ml静脉滴注每日2次。

问题:请问该患者应选择何种针头输液为宜?操作要点和注意事项有哪些?留置期间的健康宣教内容有哪些?若护理不当,最易发生的并发症有哪些?为什么?如何预防和处理?

一、概　　述

（一）静脉留置针的结构

静脉留置针又称静脉套管针,有密闭式和开放式两种类型。其基本结构为金属的不锈钢针芯、软的外套管及塑料针座 3 部分。密闭式留置针尚有延长管、肝素帽、针翼等结构(图 11-39)。穿刺时利用锐利的针芯将外套管一起刺入血管中,并将外套管完全送入血管后,撤出针芯,仅将柔软的外套管留在血管中进行输液。某些静脉留置针也可用于动脉置管。

（二）静脉留置针的种类

静脉留置针为一次性使用,常用类型有密闭式和开放式留置针。

1. 密闭式留置针　有直型和 Y 型。撤出针芯后血液不外溢,直型和 Y 型分别有 1 个和 2 个输液通路。密闭式留置针另有撤出的针芯自动回缩至保护套内的安全型留置针、有 2 个单向开放阀片的防逆流留置针和正压无针连接式留置针等,其功能日趋完善,使用日益方便、安全。

2. 开放式留置针　有笔杆式留置针(带翼、不带翼)和加药壶型留置针(图 11-40)。开放式留置针由于撤出针芯后血液外溢,不但影响患者心理,还容易引起医院感染,故临床应用日趋局限。

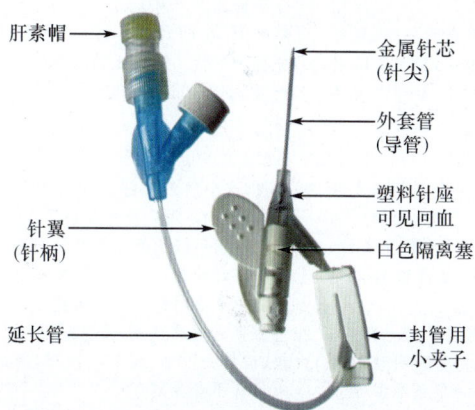

肝素帽

金属针芯
(针尖)

外套管
(导管)

塑料针座
可见回血

针翼
(针柄)

白色隔离塞

延长管

封管用
小夹子

加药壶型

笔杆式
"蝶形"针翼

笔杆式
无针翼

图 11-39　静脉留置针的结构(密闭式、Y 型)　　　图 11-40　开放式静脉留置针

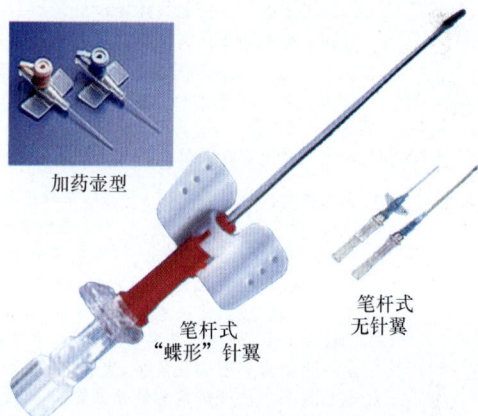

（三）静脉留置针的规格及其临床应用

静脉留置针由细到粗有 24G、22G、20G、18G 四种规格(表 11-19)。临床常根据输液速度、患者年龄、静脉条件等选择留置针。在不影响输液速度的前提下,宜选用细而短的留置针,以减小对静脉壁的刺激。

表 11-19　静脉留置针的规格及其临床用途

国际型号	国内型号	临床用途	针座颜色
24G	5#	细小且脆的静脉,小儿常规输液	黄色
22G	7#	小且脆的静脉,儿童常规输液,成人输液	蓝色
20G	9#	常规输血,常规手术,成人常规输液	粉红色
18G	12#	常规输血,常规手术,大剂量输液,快速输液	绿色

二、静脉留置针操作程序

静脉留置针输液是在密闭式周围静脉输液的基础上对输液针头的改进。因此,基本操作程序两者基本一致。由于静脉留置针的特点,其操作方法、要领和注意点等有一些特殊要求。

1. 操作步骤 以密闭式静脉留置针为例,见表11-20。

表11-20 静脉留置针输液法操作流程

操作流程	操作要点	沟 通
评估	同密闭式周围静脉输液法。静脉留置针穿刺宜选择粗、直、弹性好、血流丰富、清晰易见、避开关节及静脉瓣的静脉。常用前臂贵要静脉、头静脉、肘正中静脉、下肢的隐静脉(新生儿)等外周静脉穿刺置管,尽量选择前臂掌侧中间部位	大叔,您好!我是护士小李。请问您叫什么名字?郎××郎大叔!因为您这几天每天要打好多点滴,所以我帮您扎一个软针头,这样您活动方便一些,也不容易肿出来。您看好吗?…我给您扎这根静脉可以吗?您现在把这里洗干净
准备	(1) 操作者同密闭式周围静脉输液法 (2) 患者同密闭式周围静脉输液法 (3) 用物另备型号合适的静脉留置针1套及无菌透明敷贴(规格6cm×7cm)。封管需另备5~10ml注射器1支,12500 U肝素钠1支及生理盐水250ml,或10ml生理盐水1支。另备胶布1~2条 (4) 环境同密闭式周围静脉输液法	用物准备齐全、已逐一仔细检查,符合质量要求 面向老师:我已对操作环境、病情等进行了评估。用物已准备好,报告老师(举手)开始操作
实施	(1) 查对备物同静脉输液(1)~(5),并嘱患者清洗穿刺部位皮肤 (2) 连接、排气再次查对药液无误后将输液瓶挂于输液天轨上,排尽头皮针内空气。部分打开留置针外包装,显露肝素帽,插入头皮针至斜面进入肝素帽,排尽肝素帽和留置针内空气,关闭调节器,将头皮针插至根部,挂妥 (3) 消毒皮肤扎止血带,选择合适静脉,于穿刺部位下铺治疗巾,第一次消毒穿刺部位皮肤,直径8cm(大于所用透明敷贴面积),待干。打开透明敷贴外包装,并在其中一条纸质胶布上注明置管日期和时间,必要时戴一次性手套,再次消毒 (4) 转松针芯去除护针帽,检查针尖和外套管尖端完好。转动针芯以松解针芯和外套管,并使针尖斜面向上,再次排气 (5) 穿刺送管核对无误,嘱患者握拳,左手绷紧皮肤,右手持针翼(蝶形针翼夹住两翼),一般于静脉上方进针,针头与皮肤呈15°~30°缓缓地直刺静脉,见回血后以5°~10°推进0.2cm左右。一手固定留置针,一手退出针芯约0.5cm后固定针芯,将外套管全部送入静脉,松止血带,嘱患者松拳,打开调节器 (6) 撤针帽抽出针芯,确认输液通畅,以75%乙醇消毒皮肤和针翼(避开针眼),皮肤干燥后用透明敷贴密闭式固定留置针,以写有留置时间的胶布U形固定留置针延长管,使肝素帽高于外套管头端,再妥善固定头皮针,取出止血带和治疗巾 (7) 调速记录脱手套,调节滴速,再次查对无误,在输液巡视卡上记录时间、滴速并签名 (8) 整理宣教协助患者取舒适卧位,整理床单位,告知患者及家属注意事项 (9) 处理用物推治疗车回污物处置室,按预防和控制院感要求处理用物、规范洗手、记录 (10) 加强巡视观察有无局部及全身的异常表现	郎大叔,这个软针头每次滴注完不用拔掉,您就不用一天扎3针了,而且可以连续用好几天。如果我们把它保护得好的话,今天我给您扎上后可能一星期都不用重新扎 扎止血带可能有点紧,请您忍耐一下大叔,请抬一下手,我垫一块布,您的床单就不会弄脏了 是郎××郎大叔吧?请您握紧拳头。这个针头有点粗,您不用怕,我会尽量动作快一点的。好了,您可以松开拳头了。针头这边不痛吧 郎大叔,这张敷贴我已贴上了,这里一定要保持干燥,不能让它掉了。您上厕所的时候要当心,千万不要把针头拔出来 郎大叔,我已经给您输上液体了。这个速度是根据您的年龄、病情和药物性质调节的,您千万不要动这个开关哦 您这个手可以适当活动,但不要太用力,您有什么需要可以按这个铃叫我们,我也会经常来看您的。请好好休息 郎大叔,我来看看您,没什么不舒服吧?嗯!一会儿见 您是郎××郎大叔吧?您白天的液体输完了,现在我来帮您封管

续表

操作流程	操作要点	沟通
实施	(11) 正压封管 确认患者输液完毕后实施封管。关闭调节器,取下胶布,将头皮针拔出少许至只留针尖斜面在肝素帽内,将头皮针与输液器分离,连接抽有5ml肝素钠封管液的注射器,先以脉冲方式推注4ml左右封管液,再以一手稳妥固定肝素帽,边拔头皮针边快速推注封管液,使推药速度大于拔针速度(正压封管)。用夹子夹闭留置针硅胶管近针头端 (12) 健康教育 完成封管后详细告知患者注意事项 (13) 再次输液核对无误,常规消毒肝素帽及其周围皮肤,松开夹子,将抽有生理盐水的注射器连接输液头皮针,刺入肝素帽内,抽到回血后推注5ml生理盐水,分离注射器,将头皮针与输液器紧密衔接进行输液,也可直接将输液头皮针插入肝素帽内再次输液。打开调节器,酌情调节滴速再次输液 (14) 停液拔管核对,小心揭开胶布和无菌透明敷贴,常规消毒皮肤和穿刺点,关闭调节器,置无菌输液贴于穿刺点上,轻压穿刺点,迅速拔出套管针,重按2个进针点至无出血(按压时间长于一般头皮针)	好了,我把这个软针头留在您手上了。您一定要好好照看它!您如果需要洗澡时可以……,若出现……等异常情况都要告诉我们;这个手尽量避免……,衣袖不能……,睡眠时……,以免堵塞导管。还有,您换衣服时千万要小心,以免拔出导管。郎大叔,您记得住吧 请问您叫什么名字?郎××郎大叔!现在要输今天的液体了。来,让我看看您的针头。好的,挺通畅的,大叔您对它照顾得真不错!挺不容易的!以后您每天都做得这么好的话,这个针头可以帮您少挨好多针呢!现在就让它保持这个速度吧!有需要请尽管叫我
整理	在污物处置室按预防和控制院感要求处理用物、规范洗手、记录	您是郎××郎大叔?今天的点滴打完了。您的身体恢复得挺快的,明天不用再打点滴了,所以我现在帮您把软针头拔掉。来,用拇指竖着按到不出血为止,至少要按5分钟。一会儿您就可以放手动一下了。大叔再见
操作后评价	落实医生的输液治疗计划,减少穿刺次数,减少导管并发症,降低患者费用,减轻护士劳动强度,减少针刺伤	报告老师(举手)操作完毕

2. 健康教育 护理人员在完成封管后,必须根据患者的年龄、个性、家庭环境、文化程度等,给予有针对性的健康宣教。

(1) 密切观察置管局部情况:若发现红肿、热、痛或导管滑出甚至脱落等异常情况,应联系护士及时处理。

(2) 保持穿刺部位清洁干燥:留有静脉留置针的肢体避免被水沾湿,如需要洗脸或洗澡时用塑料纸将局部严密包裹,若不慎沾湿、出汗太多或透明敷贴卷边、松脱,应及时告知护理人员处理。

(3) 防止回血堵塞导管:留置肢体尽量避免用力活动、提取重物和长时间下垂,穿刺部位上方衣物(如袖口)避免太紧,睡眠时不要压迫穿刺血管,以免造成留置血管内压力增高。

(4) 防止意外拔管:患儿封管后必须告知家长看护好孩子,意识不清等不合作患者,可酌情约束另一上肢,以免自行拔管。更衣时注意不要将导管勾出或拔出,置管侧衣袖应先穿后脱。

链接

正压封管前脉冲式冲管法

在正压封管前先采用推一下停一下的脉冲式冲管法,可使封管液在导管内形成小漩涡,有利于把残留药物冲洗干净,避免刺激局部血管,减少化学性静脉炎的发生。

3. 注意事项

(1) 使用静脉留置针时,必须严格执行无菌技术操作规程;正确选择留置针,能满足输液治疗的情况下,用最短、最细的导管留置。

(2) 下列情况宜首选留置针输液:①每天输液量>1000ml。②输液时间>6小时。③输液疗程在2～14天。下列情况禁用留置针:输入强刺激性药物、胃肠外营养液、pH低于5或高于9的液体或药物,以及渗透压大于600mOsm/L的液体。

(3) 再次输液前先试抽回血,再用无菌的生理盐水冲洗导管。如无回血且冲洗有阻力,应考虑导管堵塞,应拔出静脉留置针,禁止用力推注以"冲通"留置针。

(4) 外周静脉留置针一般可保留3～4天(72～96小时),最长不超过7天,留置期间密切观察穿刺局部情况和生命体征变化,如有异常及时拔管并予相应处理。

(5) 封管用稀释肝素液的配制方法:肝素钠12500U/支,一般稀释成10～100U/ml,临床最常用50U/ml,即12500U肝素钠稀释于250ml生理盐水中,每次用量3～5ml。对于血小板减少症、血友病和肝肾功能不全等不宜使用肝素的患者可使用5～10ml生理盐水封管。

(6) 静脉留置针穿刺送管失败的常见原因(图11-41)。

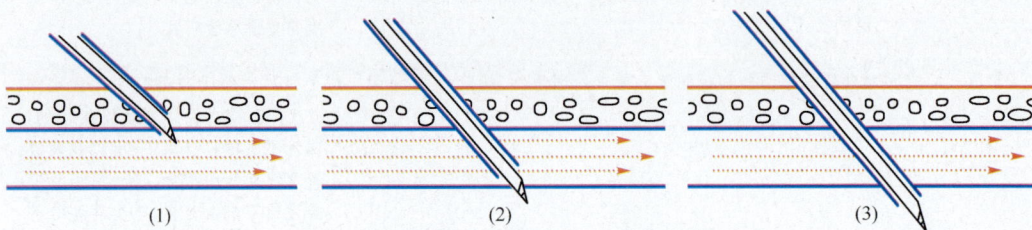

图11-41　留置针穿刺送管失败的3种常见原因

1) 针芯斜面未全部进血管:见到回血未进针少许,外套管尚未进血管,送管后即将针芯推出血管至浅层皮下,送管阻力大,试抽无回血,并可见皮下血肿。

2) 针芯斜面一半穿透对侧血管壁:见到回血再进针少许时角度过大所致,送管阻力大,试抽可有回血,试注药液有痛感。

3) 针芯刺破血管进入深部组织:见到回血再进针少许时角度过大所致,送管阻力大,试抽无回血。

三、静脉留置针常见的并发症

静脉留置针虽然在较大程度上减轻了患者痛苦,也减少了护理人员工作量。但护理人员必须正确实施置管操作,加强护理,避免护理不当所致并发症给患者带来的不必要痛苦。静脉留置导管最常见的并发症有静脉炎、导管堵塞、渗出与组织坏死。

(一) 静脉炎

1. 分类　常见静脉炎有化学性、细菌性、机械性、血栓性和拔针后静脉炎,前两类最常见。化学性静脉炎与药物的pH、渗透压、稀释程度、外渗和静脉内血流量有关。

2. 原因和预防

(1) 置管时间过长:长期使用同一静脉置管是静脉炎最常见的原因。因此置管时间一般不应超过7天,刺激性强的药物留置时间一般不超过3天;还应正确选择静脉,有计划地更换置管部位,从远心端至近心端穿刺,合理保护静脉。

（2）置管时无菌操作不严是导致静脉炎的医源性因素：操作中除严格遵守无菌原则外，可采用穿刺前后及拔针前的"三消法"，即穿刺前常规消毒皮肤，透明敷贴固定前追加消毒皮肤和针翼，拔针前再常规消毒皮肤和穿刺点一次。另外，每周一次消毒置管局部皮肤并更换透明敷贴，更换敷贴时顺静脉回流方向除去敷料。这些措施能有效防止细菌性静脉炎。

（3）化疗药物、静脉高营养液等渗透压高、刺激性强的药物长期输注：对静脉壁的刺激极易引发静脉炎。因此强刺激性药物尽量充分稀释后缓慢滴注，输注前后用生理盐水冲洗导管，多瓶输液时强刺激性药物应先输入。

3. 临床表现　置管血管上行见一条红线，局部发红、肿胀、热感、疼痛，严重时有脓液流出或伴畏寒、发热等全身症状。

4. 处理

（1）静脉留置针置管期间，应密切观察。每次输液前后，均应检查穿刺部位及静脉走行方向有无红肿、热感，在敷贴表面沿导管走向触摸、观察有无触痛等异常，必要时拔管。

（2）停止在病变侧肢体输液，并抬高、制动患肢，严禁按摩患处。

（3）局部每天 2 次用 50％硫酸镁溶液湿热敷或 95％乙醇湿敷。

（4）必要时遵医嘱采取下列措施：每天一次超短波理疗；如意金黄散兑清茶水局部外敷等中药治疗；抗生素治疗。

（二）导管堵塞

1. 原因和预防

（1）未能正确选择封管液、封管液量过少、封管方法不正确等，都可导致导管堵塞。因此，必须采用脉压冲管、正压封管，必要时使用可来福正压接头（图 11-42）或正压无针连接式留置针。

（2）封管期间患者活动过度等一切导致置管静脉内压力增高的因素，都可促使血液反流、凝固，致导管堵塞、置管失败。因此，必须在正压封管后对患者和家属进行切实有效的健康教育，保

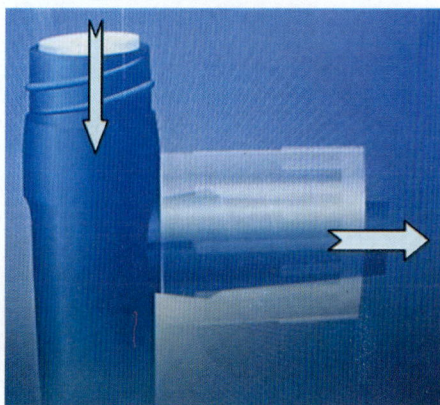

图 11-42　可来福正压接头

证患者在封管期间的自我护理良好；可下床活动的患者不在下肢留置导管；不在置有静脉留置针的肢体上端测量血压和使用止血带等。

（3）静脉高营养输液后导管冲洗不彻底致营养液堵塞导管。因此必须彻底冲洗；若多瓶输液，不宜将营养液安排在最后输注。

2. 临床表现和处理　导管堵塞后必然表现为溶液不滴或滴速过慢，只能拔除留置针，严禁以注射器用力推注，以免将导管内凝固的血栓推进血管，造成肺栓塞等严重后果。

（三）渗出、组织坏死

1. 原因和预防

（1）血管选择不当、进针角度过小、固定不牢、外套管未完全送入血管内等任何操作不当，都可能导致置管后液体渗漏和局部渗血。因此护士在置管过程中必须正确把握每一个操作要点，如进针角度合适、导管妥善固定等，还应避免在关节部位置管。

（2）使用抗凝药物的患者引起凝血功能异常亦为局部渗血的原因，因此必须正确评估患

者的凝血功能,必要时用生理盐水封管。

2.临床表现和处理　轻者局部肿胀、疼痛,重者局部组织坏死。应拔除导管,更换部位重新置管,肿胀局部用硫酸镁湿热敷。

另外,静脉留置导管还可能引起皮下血肿、导管脱出、静脉血栓形成和导管相关感染等不良后果,只要护理人员严格遵守操作规程,患者密切配合,就会最大限度地减轻这些并发症对患者的损害,增进健康。

四、其他静脉置管技术

(一)颈外静脉穿刺置管术

图 11-43　颈外静脉穿刺

颈外静脉穿刺置管术是经颈外静脉将中心静脉导管插入至上腔静脉近右心房处(腋中线第3～4肋间),用于输液和测量中心静脉压(CVP)等的静脉置管技术。颈外静脉为颈部最大的浅表静脉,行径表浅,位置恒定,易于穿刺(图 11-43)。临床常用于下列患者:需长期输液而周围静脉不易穿刺者;周围循环衰竭需测中心静脉压者;大量失血失液,需扩充血容量,提高血压者;长期静脉内滴注高渗药物、强刺激性药物或进行静脉内高营养治疗的患者;心搏骤停插入心脏起搏导管者。

1.操作流程　见表 11-21。

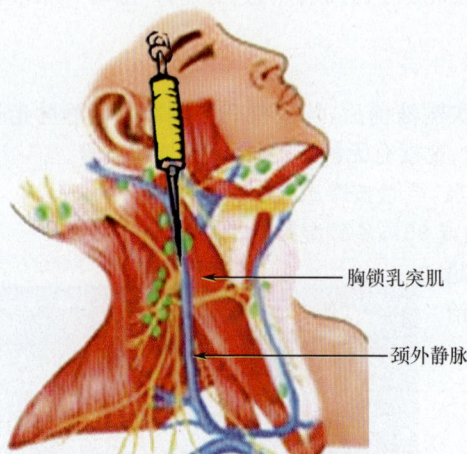

表 11-21　颈外静脉穿刺插管输液法操作流程

操作流程	操作要点	沟通
评估	患者的年龄、病情,意识状态及营养状况等;患者心理状态,对输液认识及合作程度;穿刺部位皮肤和血管状况、肢体活动度、有无肢体瘫痪等;输注药液包括药物的疗效、不良反应、质量、有效期及配伍禁忌等	大伯,您好! 我是您的责任护士,我姓沈,以后您就叫我小沈护士吧! 请问您叫什么名字呀? 噢,王××,王大伯,我看一下您的腕带。谢谢
准备	(1)操作者同静脉留置针,中心静脉置管时护士须具备相应专科护士证书 (2)患者同静脉留置针,使用普鲁卡因局部麻醉者应询问普鲁卡因过敏史,并做过敏试验 (3)用物同密闭式周围静脉输液法。另需:①无菌中心静脉导管包。中心静脉导管、导引钢丝、扩张管、导引穿刺针、移动内外夹、肝素帽。②配套无菌物品。5ml注射器、手套、注射器、治疗巾、洞巾、碘伏、镊子、纱布、中单、透明敷贴。③遵医嘱备局部麻醉剂,无菌生理盐水 (4)环境同静脉留置针	王大伯,您的病情需要从颈部插一根管子测中心静脉压,请配合一下 用物准备齐全、已逐一仔细检查,符合质量要求

续表

操作流程	操作要点	沟通
实施	(1) 备物核对同密闭式输液法(1)～(5)。 (2) 安置体位 协助患者去枕仰卧,头偏向对侧,肩下垫薄枕,取下颌角和锁骨上缘中点连线的上1/3处,颈外静脉外侧缘为进针点(图11-43) (3) 消毒铺巾 穿刺者站于穿刺部位顶侧,选择穿刺点,常规消毒皮肤,范围15cm×15cm左右。打开穿刺包,戴无菌手套,铺洞巾 (4) 局部麻醉 由助手协助,穿刺者用5ml注射器抽吸麻醉剂,在穿刺部位行局部麻醉 (5) 穿刺送丝 助手以手指按压颈静脉三角处,使静脉充盈。穿刺者左手绷紧穿刺点上方皮肤,右手持穿刺针与皮肤呈45°角进针,进皮肤后压低为25°角沿静脉方向穿刺,可边进针边回抽。见回血立即用一手拇指按住针栓,另一手持导引钢丝从针孔送入。必要时刺破皮肤后用扩张器扩张管腔 (6) 退针抽丝固定导丝,退出穿刺针,插入中心静脉导管20cm左右至上腔静脉,抽出导丝,抽到回血,撤去洞巾,接肝素帽,插入头皮针,打开调节器输液 (7) 固定记时 用无菌透明敷贴密闭式固定导管(必要时将导管缝合于皮肤上),胶布固定头皮针或输液器,在胶布上注明置管时间 (8) 后续操作同静脉留置针输液法	面向老师:我已对操作环境、患者病情等情况进行了评估。用物已准备好,报告老师(举手)开始操作 王大伯,请您把头侧过去,手不要动 王大伯,我现在为您打麻药,请您忍耐一下,一会儿就不痛了 王大伯,管子固定好了,您活动的时候小心点,千万不要把管子拉出来! 也不要自己改变输液速度
操作后评价	患者理解输液目的,积极配合输液,自护良好;护士落实医生的输液治疗计划,达到预期治疗效果,无导管相关并发症发生	报告老师(举手)操作完毕

2. 注意事项

(1) 穿刺点较低者注意有无气胸,一旦发生气胸,立即拔管按气胸处理。

(2) 避免穿刺部位出现血肿,尤其是凝血机制差者,必要时压迫局部至无出血或加压包扎。

(3) 术后2～3天注意有无针孔渗血、渗液;严密观察有无气血栓及静脉炎等并发症。

(二)深静脉置管技术

深静脉置管术是经多处深静脉途径将中心静脉导管插入至上、下腔静脉近右心房处的静脉置管技术。最常用的穿刺静脉有:锁骨下静脉、颈内静脉和股静脉,操作要点见表11-22。置管操作的适应证、准备、步骤、注意事项等基本与颈外静脉穿刺置管、PICC相似。但是,由于深静脉解剖位置较深,体表无法看到穿刺静脉,故穿刺要求和难度均明显高于上述置管技术,需经过严格培训的专业人员才能完成。插管过程中应注意避免气胸、血胸、血肿、气栓、感染等并发症。

表11-22 三种途径深静脉置管的操作要点

置管途径	穿刺体位	穿刺点	进针要点
锁骨下静脉(首选)	头低肩高位或平卧位,头转向对侧	用1%甲紫划出胸锁乳突肌的锁骨头外侧缘与锁骨上缘所形成的夹角,该角平分线之顶端或其后0.5cm处为经锁骨上穿刺的穿刺点(图11-44)	针尖指向胸锁关节,进针角度30°～40°,深度2.5～4cm

置管途径	穿刺体位	穿刺点	进针要点
颈内静脉	仰卧,头低20°~30°,头转向对侧≤40°(多取右侧穿刺)	于锁骨中内1/3处确定胸锁乳突肌胸骨头与锁骨头交汇点,即颈动脉三角处,操作者用左手示指触颈动脉搏动点并推向内侧,该点向外旁开0.5~1.0cm为穿刺点(图11-45)	针尖指向同侧乳头(胸锁关节的下后方),进针角度45°~60°
股静脉	仰卧,穿刺侧臀部垫高,髋部外展45°并屈膝90°——"蛙状体位"	股静脉在股三角区,在腹股沟韧带下方紧靠股动脉内侧,如在髂前上棘和耻骨结节之间划一联线,股动脉走向和该线的中点相交,股静脉在股动脉的内侧0.5cm处(图11-46)	在股动脉搏动点内侧0.5cm处垂直刺入;或在腹股沟下方1~3cm处,以30°~45°刺入,向搏动点内侧刺入

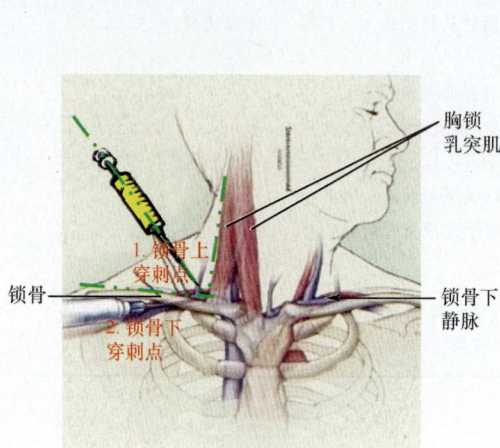

图 11-44 锁骨下静脉穿刺

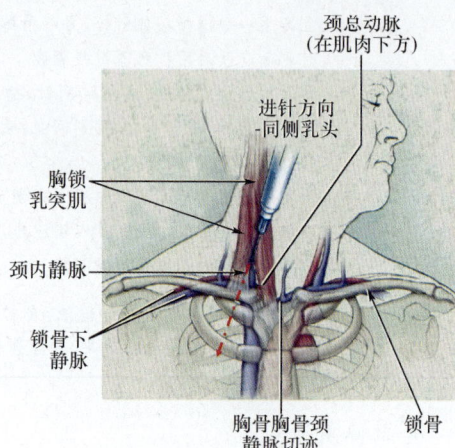

图 11-45 颈内静脉穿刺

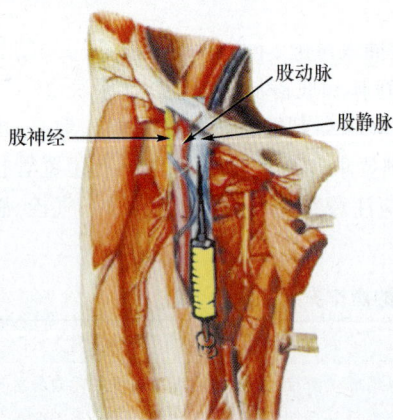

图 11-46 股静脉穿刺

第6节 静脉输血法

一、静脉输血概论

(一)静脉输血的概念

静脉输血是将全血或血液成分输入人体内的方法。是急救和治疗疾病的重要措施之一。

(二)静脉输血的目的

1. 补充血容量 增加心排血量和有效循环血量,提高血压,促进血液循环。常用于急性大出血、休克的患者。

2. 纠正贫血 补充红细胞,增加血红蛋白含量,提高血液的携氧功能,改善组织细胞的缺氧状况。常用于各种原因所致贫血的患者。

3. 供给血小板和凝血因子　输入新鲜血,补充血小板和各种凝血因子,改善凝血功能,有助于止血。用于各种原因所致凝血功能障碍的患者。

4. 输入白细胞、抗体或补体　输入浓缩白细胞悬液或新鲜血,增强机体免疫力。用于粒细胞缺乏症等机体抵抗力极度低下的患者。

5. 增加白蛋白　维持血浆胶体渗透压,减轻组织渗出和水肿。用于改善低蛋白血症。

考点:静脉输血的目的

（三）静脉输血的原则

1. 输血前必须检验患者的血型及做交叉配血试验。

2. 不管是输成分血还是全血,均应选用同型血液输注。

3. 若患者需要再次输血,则必须重新做交叉配血试验。

（四）静脉输血的适应证和禁忌证

1. 适应证　各种原因引起的大出血、贫血或低蛋白血症、凝血功能障碍、严重感染等。

2. 禁忌证　急性肺水肿、充血性心力衰竭、肺栓塞、真性红细胞增多症、肾极度衰竭、恶性高血压、对输血有变态反应者等。

链接

血型、血型鉴定和交叉配血试验

人类红细胞的血型共有 20 多个血型系统,其中最重要的是 ABO 血型系统,其次为 Rh 血型系统。

交叉配血试验:受血者血清加供血者红细胞的一管称为主侧管;供血者血清加受血者红细胞的一管称为次侧管,两者合称为交叉配血。结果判断:同型血之间行交叉配血,主侧管与次侧管均无凝集反应,示配血完全相合,可以输血。

二、输血的种类

输血种类有全血和成分输血两种。

（一）全血

1. 新鲜血　是在 4℃冰箱内保存一周内的血液,保留了血液中多数成分。若血液病患者需补充各种血细胞、凝血因子和血小板,则须输入保存一天内的新鲜血。

2. 库存血　是在 4℃冰箱内保存 2～3 周的全血。虽含有血液的各种成分,但以红细胞和血浆蛋白为主,因白细胞、血小板、凝血因子等成分大量破坏失活,并且释放大量钾离子和 H^+ 入血浆,故大量输注库存血应警惕高血钾和酸中毒。目前临床用于各种原因引起大出血的患者或手术者。

（二）成分输血

将供者血液的不同成分应用科学方法分开,依据患者病情的实际需要,分别输入有关血液成分,称为成分输血。它具有疗效好、不良反应小、节约血液资源以及便于保存和运输等优点。因此,目前临床除了急性大量血液丢失所致低血容量休克等患者外,成分血几乎已经完全取代了全血。常用成分血及其临床应用见表11-23。

考点:各种血液制品的保存要求及适用范围

表 11-23　常用成分血及其临床应用

	品名	规格	保存期	作用及适应证	备注
红细胞	浓缩红细胞（CRC）	110～120ml/袋	4℃±2℃ ACD:21天 CPD:28天 CPDA:35天	作用:增强运氧能力 适用:①各种急性失血的输血;②各种慢性贫血;③高钾血症、肝、肾、心功能障碍者输血;④小儿、老年人输血	交叉配血试验
	红细胞悬液（CRCs）（图11-47）	由400ml或20ml全血制备	同CRC	同CRC	交叉配血试验
	洗涤红细胞（WRC）	由400ml或200ml全血制备	4℃±2℃ 24小时	作用:增强运氧能力 适用:①对血浆蛋白有过敏反应的贫血病人;②自身免疫性溶血性贫血者;③阵发性睡眠性Hb尿症;④高钾血症及肝肾功能障碍需要输血者	主侧配血试验
血小板	手工分离浓缩血小板（PC-1）	20～25ml/袋,40～50ml/袋	22℃±2℃,24小时（普通袋）	作用:止血 适用:①血小板减少所致的出血;②血小板功能障碍所致的出血。快速输注,一次足量	需做交叉配血ABO相合一次足量输注
白细胞	机器单采浓缩白细胞悬液（GRANs）	用细胞分离机单采技术由单个供血者循环血液中采集。每袋内含粒细胞≥1×10^10	22℃±2℃,24小时	作用:提高机体抗感染能力 适用:中性粒细胞＜0.5×10^9/L,并发细菌感染;抗生素治疗48小时无效者	交叉配血试验ABO血型相同
血浆	新鲜液体血浆（FLP）	根据医院需要而定	4℃±2℃,24小时	作用:补充凝血因子,扩充血容量 适用:①补充全部凝血因子（包括不稳定的凝血因子V、Ⅷ）;②大面积烧伤、创伤	与受血者ABO血型相同
	新鲜冰冻血浆（FFP）	200ml,100ml,50ml,25ml	−20℃以下一年,37℃摆动水浴融化	作用:扩充血容量,补充凝血因子 适用:①补充凝血因子;②大面积创伤、烧伤	与受血者ABO血型相同
	普通冰冻血浆（FP）	FFP保存一年后即为普通冰冻血浆。规格:200ml,100ml,50ml,25ml	−20℃以下4年	作用:补充稳定的凝血因子和血浆蛋白 适用:①主要用于补充Ⅱ、Ⅶ、Ⅸ、Ⅹ因子缺乏;②手术、外伤、烧伤等大出血或血浆大量丢失	与受血者ABO血型相同

注:ACD是枸橼酸-枸橼酸钠-葡萄糖保存液;CPD是枸橼酸-枸橼酸-枸橼酸钠-磷酸二氢钠-葡萄糖保存液;CPD-A是CPD-腺嘌呤

三、输血前血液的准备

（一）备血

根据医嘱抽取取血标本：两名护士带输血申请单及贴有标签的试管至患者床前，核对床号、姓名、性别、年龄、住院（病案）号、科室/门急诊号、血型和诊断，均无误后方可采血，采血后在申请单上双签名。将血标本和申请单一起送往血库，行血型鉴定和交叉配血试验。除了输注血浆仅需进行血型鉴定外，输入其他任何种类的血制品前均需进行血型鉴定和交叉配血试验。采血时禁止同时采集两位患者的血标本，即一人一次一管，以免发生混淆。

图 11-47　红细胞悬液

（二）取血

取血护士必须携带病历和"患者专用领血单"、"血型鉴定报告单"。取血护士与血库人员必须依次"三查八对"准确无误，双方共同签字后方可发出。输血的"三查八对"制度，是保证输血安全的最重要措施。"三查"即查血液有效期、血液质量和输血装置是否完好；"八对"即对受血者的住院（病案）号、床号、姓名、血袋（瓶）号、血型、交叉配血试验结果、血液成分和血量。

确认正常库存全血的质量：库存血静置后分 2 层，上层血浆呈淡黄色，下层红细胞呈暗红色。两者之间界线清楚、无凝块、无气泡和其他异常物质。若血浆变红、血细胞呈暗紫色、两者界线不清者不得使用。

（三）取血后

严格做到"三不"，以避免血液溶解、凝集和变质。

1. 不震荡　血液取出后勿剧烈振荡，以免红细胞大量破坏导致溶血。

2. 不加温　库存血可在室温下放置 15～20 分钟后（但不超过 30 分钟）再输入。血液取出后应在 4 小时内输完，病区不得擅自储血。

3. 不加药　输入血液中不能加入药物，尤其不能加入钙剂、酸性或碱性药物和高渗或低渗药物等，以免血液凝集、变质、溶解等。

（四）输血前

考点：输血前血液的准备要求

须再次与第二位护士在治疗室内和患者床前核对上述信息 2 次，确定无误后方可输入。

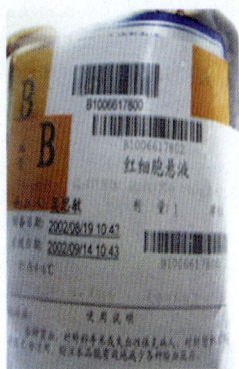

四、静脉输血操作步骤

（一）间接输血法

目前临床绝大多数输血采用间接输血法，见表 11-24。

表 11-24　间接输血法操作流程

操作流程	操作要点	沟　通
准备	(1) 操作者仪表端庄、着装规范、操作要点剪指甲、洗手、戴口罩、多次核对血液等 (2) 患者患者和家属理解静脉输血的过程、意义和可能发生的不适及处理方法,在《输血治疗同意书》上签字 (3) 用物一次性输血器一套(图 11-48)(滴管内有过滤网,可以通过血细胞、血浆、血小板和凝血因子,大的细胞碎屑和纤维蛋白等微粒可被阻挡,输血器穿刺针头为 9～12 号针头),其他用物同密闭式周围静脉输液法,使用静脉留置针输血最佳 (4) 环境安静、整洁、舒适、宽敞,光线适宜,符合无菌操作要求	输血存在一定风险,可能发生输血反应及感染经血液传播的疾病。虽然我院使用的血液,都已按卫生部有关规定进行了检测,但由于当前科技水平的限制,输血仍有某些不能预测或不能防止的输血反应和输血传染病。…如果您同意输血的话,就请在这里签字 面向老师:我已对操作环境、患者病情等情况进行了评估。用物已准备好,报告老师(举手)开始操作
实施	(1) 穿刺输液确认患者后,按照密闭式周围静脉输液法,以一次性输血器排气,建立静脉通道,先输入少量生理盐水 (2) 查对输血二人再次"三查八对",确认各项信息准确无误后,以手腕轻轻旋转血袋,摇匀血液 戴手套,打开血袋封口(图 11-49),常规消毒开口横断面及其外围管壁,将输血器连接针头从生理盐水瓶上拔下,以 180°插入塑料管内,缓慢将血袋倒挂于输液天轨上 (3) 控速观察开始输血速度不宜过快,不超过 20 滴/分。观察 15 分钟若无不良反应,根据病情调节滴速。成人一般 40～60 滴/分,儿童酌减,一般 15～20 滴/分。大量失血患者酌情加快,心脏病患者略慢 (4) 宣教记录告知患者和家属有关注意事项(如不能自行改变滴速等),将呼叫器放于易取之处,致谢 在输血记录单上记录 (5) 巡视观察输血中加强巡视,密切观察有无输血反应,听取患者主诉,注意穿刺局部表现 若发生严重反应则立即停止输血,及时采取针对性措施。并保留余血备查 (6) 续输冲洗如输入两袋以上血液时,两袋血之间必须输入少量生理盐水并更换输血器 (7) 输血结束输血完毕,再继续滴入少量生理盐水,将输血器内的血液全部输入体内再拔针或接其他液体	(看清床号)请问您是李××吗?李大姐,我再看一下您的腕带好吗?(边排气)您要上厕所吗 2 名护士先后查对:病案号 No.×××,姓名:李××,性别:女,年龄:57 岁,血型 A 型;外科一病区 25 床。供血者姓名:郑××,血型 A 型,血袋号 No.×××,浓缩红细胞 120ml,复检血型 A 型,交叉配血试验结果:主次侧均无凝集… 15 滴/分。李大姐,刚开始输血速度要慢一些,可以避免您不舒服。我会在这里陪着您 (15 分钟后)李大姐,您有什么感觉吗?现在我把速度调快一些(60 滴/分) 李大姐,我是根据您的年纪、病情来调节输血速度的,您别自己调节。您如果有什么需要,请尽管按这个铃叫我。谢谢您的配合 李大姐,您现在感觉怎样?哦!挺好的是吧?需要小便吗?刚刚解过了?好的,一会儿我再来看您 李大姐,您还要输一袋血,先输点液体再输血会更安全。现在还是前面这个速度。大姐您好好休息 李大姐,现在您的两袋血液已经输完了,我帮您接上这瓶盐水
整理记录	整理床单位,按预防和控制院感要求分类处理用物 作好输血记录,双签名。对有输血反应的应逐项填写患者输血反应回报单,并返还输血科(血库)保存;将输血记录单(交叉配血报告单)贴在病历中,并将血袋送回血库至少保存一天	李大姐,您这样睡舒服吗?我帮您把被子盖好吧!…那我先走了,祝您早日康复
操作后评价	患者输血安全,疗效好,无不良反应发生,感觉舒适、满意	报告老师(举手):操作完毕

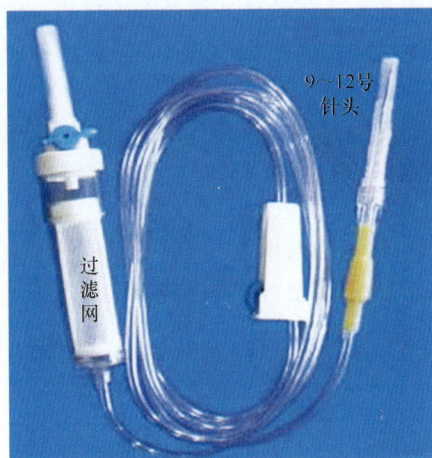

图 11-48　一次性使用输血器

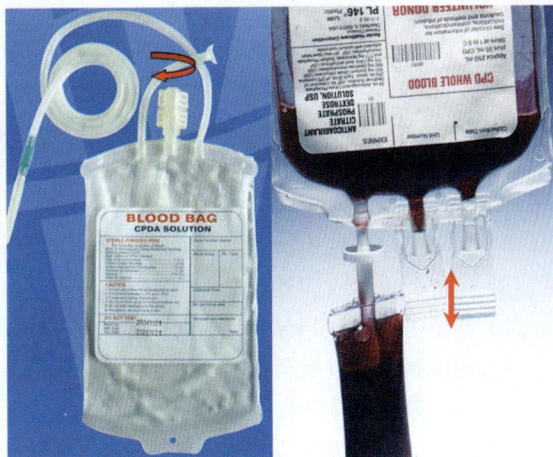

图 11-49　各种血袋(封口不同)

（二）直接输血法

将供血者的血液抽出后立即输给患者的方法即直接输血法。因疾病筛查时间不充分,传播疾病风险较大,故法律严格限制医疗单位自行采血,仅限于患者迫切需要输血而短时间内无法取得库存血的紧急情况。如离血库较远的海岛等偏远地区的患者需输血时,在取得当地卫生行政部门批准后才可实施直接输血。

1. 用物准备　无菌注射盘内放:50ml 注射器若干副(根据输血量确定)、9 号头皮针、3.8％枸橼酸钠等渗盐水(每 50ml 注射器内抽取 5ml 备用),余同静脉注射。

2. 操作要点

（1）输血前向供血者和患者进行直接输血的利弊分析,以取得理解与合作。

（2）护士洗手、戴口罩,在备好的注射器内抽吸抗凝剂(每 50ml 血中加入 3.8％枸橼酸钠5ml)放入无菌盘内。

（3）请供血者和患者分别卧于相邻的病床上,露出一侧手臂。

（4）认真核对受血者和供血者的姓名、血型、交叉配血结果等。将血压计袖带缠于供血者上臂并充气,袖带压力维持在 100mmHg 左右。

（5）三人协作,一人采血,一人传递,一人将血液输入患者体内。采血护士选择合适的静脉(一般为肘正中静脉),戴一次性手套,常规消毒皮肤,抽取血液递给传递护士;传递护士将血液摇匀后立即安全转给输血护士;输血护士按静脉注射法缓慢、匀速输给受血者。

（6）按上述程序连续采血、输血,采血护士只需更换注射器,不拔出针头,但要放松袖带,并用手指压迫针尖部位皮肤,以减少出血。

（7）输血结束,拔出针头,在输液贴外纵向按压针头片刻至无出血。

（8）整理床单位,按预防和控制院感要求分类处理用物,详细记录相关表格和患者情况。

考点: 直接静脉输血法

五、输血反应及护理

（一）发热反应

原因、预防、症状和处理基本与输液所致发热反应相似。

1. 原因和预防　输入致热源:血液、保养液、储血器和输血器等被致热源污染;输血操作中违反无菌原则;多次输血后,受血者血清中产生白细胞和血小板抗体所致的免疫反应。因此,需严格管理血液保养液和输血用具,选择一次性输血用具;输血中严格遵守无菌操作原则;严格掌握输血适应证,尽量避免多次输血。

2. 临床表现　输血时或输血后 1~2 小时内出现寒战、发热,体温 38~41℃,头痛、恶心、肌肉酸痛等。少数反应严重者可出现抽搐、呼吸困难、血压下降等。全身麻醉患者发热反应不明显。

3. 护理措施

(1) 减慢或停止输血,密切观察生命体征等病情变化,并通知医生。

(2) 反应较重者立即停止输血,将余血和输血器、针头一起贴上"输血反应"标签后送检。

(3) 给予对症处理:寒战者予以保暖措施,高热者使用冰袋、酒精擦浴等物理降温措施。

(4) 遵医嘱予抗过敏药或激素、抗生素等药物治疗。

(二)过敏反应

1. 原因和预防　患者为过敏体质,对输入的异体蛋白过敏;输入血中含致敏物质或变态反应性抗体;多次输血产生过敏性抗体。因此,勿选有过敏史的献血员;献血员在无偿献血前 4 小时内进少量清淡饮食或糖水,避免高脂肪、高蛋白饮食;输血前半小时遵医嘱使用抗过敏药。

2. 临床表现　临床表现轻重不一,出现越早越严重。

(1) 轻度过敏反应:表现为皮肤瘙痒、荨麻疹。

(2) 中度过敏反应:血管神经性水肿(如眼睑、口唇水肿),严重者喉头水肿、支气管痉挛、出现呼吸困难及闻及哮鸣音。

(3) 重度过敏反应:过敏性休克。

3. 护理要点(急救措施)　除了与发热反应相似处理外,尚需采取下列措施:

(1) 密切观察反应并予抗过敏措施:减慢输血,重者停止输血,皮下注射 0.1% 盐酸肾上腺素 0.5~1ml。

(2) 遵医嘱给予抗过敏药、激素类药等。

(3) 对症处理:呼吸困难者吸氧,严重喉头水肿者气管切开,循环衰竭者抗休克。

(三)溶血反应

溶血反应为最严重的输血反应。

1. 原因

(1) 输入异型血,ABO 血型不合:由于护士责任心不强,查对不严,造成异型血输入患者体内,导致血管内溶血,可致受血者死亡。

(2) 输入变质血:各种原因致血液输入前已溶血或变质,如保存温度不当、储存过久,被细菌污染,剧烈震荡,血液中加入酸、碱性药物或高、低渗药物等。

(3) Rh 血型系统不合:Rh 阴性患者首次输入 Rh 阳性血液 2~3 周后,体内产生抗 Rh 抗体,但不发生溶血反应。但当第二次接受 Rh 阳性血液后数小时至数天,可发生变态反应,导致血管外溶血,症状较轻。

2. 预防　具体预防措施见上述"输血前血液的准备",要点如下:

(1) 认真做好血型鉴定和交叉配血试验。

(2) 严格遵守操作规程,取血时、输血前、输血中、输血后严格执行查对制度:二人做好"三查八对"。

(3) 取出的血液做到"三不",即不震荡、不加温、不加药。

(4) 开始输血速度宜慢并密切观察 15 分钟,无异常才可常速输血。

3. 临床表现 轻重不一,轻者与发热反应表现类似,重者在输入 10～15ml 血液时,即可出现症状,死亡率高。其典型临床表现可分为三个阶段。

(1)第一阶段:典型表现是四肢麻木、腰背部剧痛、头胀痛,另外尚可出现胸闷、恶心、呕吐、生命体征改变等。由于受血者(患者)血浆中的抗体与供血者血中红细胞表面的抗原发生凝集反应,使红细胞凝集成团,阻塞部分小血管所致组织缺血缺氧。

(2)第二阶段:典型表现是黄疸和血红蛋白尿。由于大量红细胞溶解后释放血红蛋白入血,产生过多的间接胆红素,超过肝细胞将其转化为直接胆红素的能力,则发生溶血性黄疸;血红蛋白进入尿液,则发生血红蛋白尿。

(3)第三阶段:最初表现为少尿、无尿等典型的急性肾衰竭表现,若继续任由病情发展,则逐渐出现氮质血症、高钾血症和代谢性酸中毒等一系列代谢产物积聚、中毒的表现,危及生命。少尿、无尿的主要原因是大量血红蛋白在酸性的原尿内结晶,堵塞肾小管;另外,抗原、抗体相互作用使肾小管内皮缺血、坏死、脱落,加重了肾小管堵塞。

4. 急救措施

(1)停输送检:立即停止输血,保留静脉通道以利抢救用药;氧气吸入;通知医生紧急处理;保留余血和输血器,与从远离输血侧肢体采集的血标本一起送输血科(血库),再行血型鉴定和交叉配血试验。若抽出血液的血浆呈粉红色有诊断价值。

(2)保护肾脏:尽早遵医嘱给予5%碳酸氢钠注射液静脉滴注以碱化尿液,增加血红蛋白在尿中的溶解度,防止血红蛋白结晶、堵塞肾小管所致的急性肾衰竭;双侧腰部(肾区)封闭或热敷,减轻肾血管痉挛。

(3)对症处理:少尿、无尿者,按急性肾衰竭护理,纠正水、电解质、酸碱平衡紊乱,防治高钾血症,酌情行血液透析治疗;休克患者立即配合医生抗休克处理。

(4)病情观察:密切观察尿量及尿液颜色、生命体征、面色(尤其是巩膜及皮肤颜色)、意识与肢体感觉等,做好护理记录。

(5)心理护理:安慰、鼓励患者,消除紧张、恐惧心理。

护 考 链 接

童先生,45岁,建筑工人,从4楼坠落急诊入院。体检:面色苍白,四肢厥冷,血压 70/42mmHg,脉搏 140 次/分,遵医嘱紧急大量输血。

1. 输血前准备错误的是
A. 二人核对受、供血者的血型和交叉配血结果等信息无误
B. 检查库存血上层淡红色、下层暗紫色可以使用
C. 不要震荡血液、不能在血液中加入药物
D. 库存血在室温下放置15～20分钟后才可输入
E. 不可同时采集2位患者血标本进行血型鉴定和交叉配血试验

2. 此类输血患者必须杜绝的最严重输血反应是
A. 过敏反应   B. 发热反应   C. 溶血反应   D. 大量输血后反应   E. 病毒性肝炎

3. 若发生溶血反应,护士给患者应用热水袋置于
A. 腰部   B. 腹部   C. 足部   D. 背部   E. 腋窝部

分析:溶血反应是所有输血反应中最严重的一种,可以直接导致患者死亡。因此是临床须重点预防的输血反应,成为护考的高频考点合乎情理。只要医护人员严格遵守操作规程,是完全能够避免的。护士必须加强工作责任心和相关知识的学习,杜绝此类医疗事故发生。上述3题的答案分别为:B、C、A。

（四）与大量输血有关的反应

大量输血是指 24 小时内紧急输血总量达到甚至超过患者总血容量。常见的反应有循环负荷过重、出血倾向、枸橼酸钠中毒反应等。

1. 循环负荷过重　原因、预防、临床表现及处理措施同静脉输液反应。

2. 出血倾向

（1）原因和预防：长期反复输入库存血或短时间内输入大量库存血，导致血液中血小板和凝血因子被过度稀释，导致患者有出血的危险。因此，在严格控制输血量的前提下，必要时根据医嘱间隔输入新鲜血，每输入 3～5 个单位库存血，补充 1 个单位浓缩血小板或新鲜血，以补充血小板和凝血因子。

（2）临床表现和护理措施：皮肤黏膜瘀点、瘀斑，牙龈出血、鼻出血，穿刺部位大块淤血，手术切口、伤口渗血等。需密切观察患者意识、血压、脉搏等变化，以防内脏出血甚至颅内出血；注意皮肤黏膜或手术伤口有无出血。发现异常及时处理或配合医生处置。

3. 枸橼酸钠中毒反应

（1）原因和预防：大量快速输血必然伴随输入大量的抗凝剂枸橼酸钠。若患者肝功能不全，枸橼酸钠尚未被肝细胞氧化便与血液中游离钙结合而使血钙降低，致凝血功能障碍、神经-肌肉兴奋性增高、毛细血管张力减低和心肌收缩无力等。故对于大量输库存血患者若无禁忌，可遵医嘱每输入库血 1000ml 静脉注射 10％葡萄糖酸钙或氯化钙 10ml 以补充钙，防止发生低血钙，切忌将钙剂直接加入血液中或通过输血的静脉通道注射。

（2）临床表现和护理措施：患者出现出血倾向、手足搐搦、血压下降、心率缓慢、心电图出现 Q—T 间期延长、T 波低平或倒置、心室纤颤甚至心搏骤停。故对肝功能障碍的大量输血患者需严密观察有无手指、脚趾及口周的感觉异常、四肢发麻、刺痛、手足抽搐等早期低血钙表现，同时注意生命体征、皮肤情况等，发现异常及时报告处理。

考点： 各种输血反应的原因、预防、临床表现和处理

（五）其他

其他输血反应如空气栓塞、细菌污染反应、体温过低，还可感染某些经血液传播的疾病（乙型、丙型、丁型病毒性肝炎，疟疾、艾滋病、梅毒等）。因此，在血液采集、储存和输血的全程，均应严格遵守操作规程。

六、自身输血

自身输血是指采集患者自己的血液或血液成分在其本人手术或紧急情况再回输给本人的一种输血方法。自身输血可以避免血源传播疾病和免疫抑制，对一时无法获得同型血的患者也是唯一血源。

（一）自身输血的优点

1. 减少血源不足时的血液需求，解决罕见血型患者的血源。

2. 加速患者自身红细胞的生成，节约血源和资金。

3. 避免输血反应的发生，消除疾病传播的危险；降低外源性抗原抗体发生免疫反应的危险。

（二）自身输血的形式

自身输血有三种方法：储存式自身输血、急性等容血液稀释及回收式自身输血，三种方式可以联合应用。

第7节 口服给药技术

口服给药法是指药物经患者口服后,经胃肠道黏膜吸收进入血液循环,从而发挥局部和全身的作用,此法为最常用、方便及较安全的用药法。但口服给药吸收较慢,药物产生疗效的时间较长,不适用于急救、意识不清、呕吐不止、禁食患者。

> **案例11-8**
>
> 患者何某,因咽喉疼痛伴有咳嗽、咳痰,医生开了抗生素、止咳糖浆等药物。
>
> **问题:**护士应如何指导患者正确服用药物?

一、目 的

药物经胃肠道吸收而产生疗效,达到减轻症状、协助诊断、预防、治疗疾病的作用。

二、方 法

具体操作流程见表11-25。

表11-25 口服给药法操作流程

操作流程	操作要点	沟 通
评估	(1) 患者的年龄、病情、病史、治疗情况 (2) 患者的意识状态、遵医行为、心理反应及合作程度 (3) 患者有无吞咽困难、呕吐,有无口腔、食管疾患	护士:我已对患者病情、意识状态、合作情况、操作环境进行了评估。患者无吞咽困难、无口腔食道疾患。用物准备完毕,环境符合操作要求,报告老师(举手)开始操作
准备	(1) 护士准备:仪表端庄、着装规范、剪指甲、洗手、戴口罩 (2) 患者准备:明确用药目的、配合方法,取舒适卧位,必要时洗手 (3) 用物准备:服药本、小药卡、药盘、常用药物、药杯、药匙、量杯、滴管、研钵、湿纱布、吸水管、治疗巾、水壶、发药车等 (4) 环境准备:环境安静、整洁,温湿度适宜	护士:您好!请问您叫什么名字?××床×××。根据病情需要,现在要为您遵医嘱给药,刚才已经向您解释了服药的目的,希望您能配合。您现在卧位舒服吗
实施	【核对】核对服药本、小药卡 【配药】 (1) 按床号将小药卡插入药盘内,放好药杯 (2) 固体药用药匙取出所需药量,放入杯中(图11-50) (3) 液体药先摇匀药液,用量杯量取。一手拇指置于所需刻度上并使之与护士视线平齐,另一手持药瓶,瓶签向上,倒出所需药液(图11-51) (4) 油剂或不足1ml按滴计算的药液,可先加入少量温开水,再用滴管吸取药液(1ml以15滴计算)(图11-52) (5) 配药完毕,重新核对。发药前与另一护士核对(图11-53) 【发药】 (1) 再次核对药物 (2) 携用物至患者身旁,核对床号、姓名,无误后发药 (3) 协助患者服药,为鼻饲患者给药时,应将药物研碎溶解后由胃管注入 (4) 发药后再次核对,收回药杯,取舒适卧位休息	护士:您好!已经按医嘱给您服药,您感觉怎么样?如果您有什么不舒适请及时地按呼叫器通知我们。护士也会随时巡视病房,我们会及时与医生联系。您现在还有什么需要吗?谢谢您的配合

操作流程	操作要点	沟 通
整理记录	【观察】观察患者服药效果及不良反应。若有异常及时汇报医生,酌情处理	报告老师(举手)操作完毕

操作后评价	(1) 患者服药后,收回药杯放入消毒液浸泡,集中冲净擦干、消毒备用,油类药杯先去油污再作上述处理 (2) 一次性药杯用后消毒后做毁形处理消毒双手,记录 　①患者理解服药的目的,主动配合 　②患者感觉舒适,达到治疗目的 　③护患有效沟通,患者满意

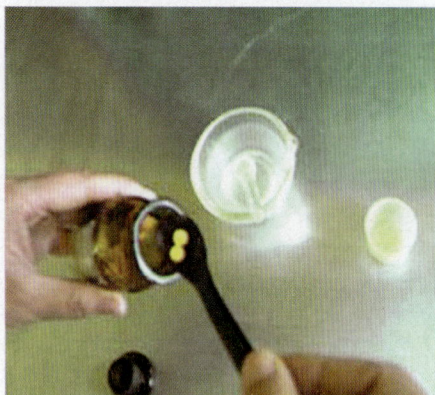

图 11-50　取片剂药物法

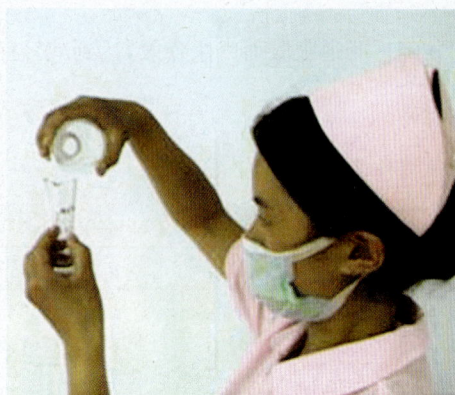

图 11-51　取水溶液方法

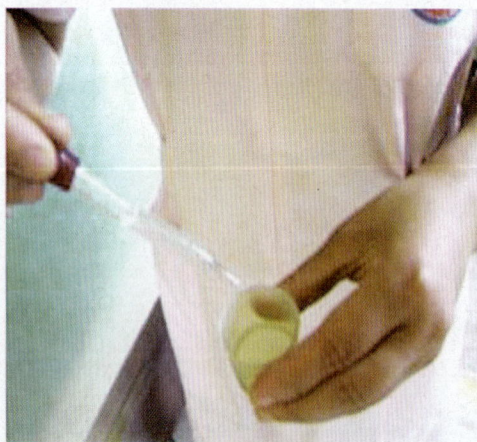

图 11-52　滴管吸取药液法

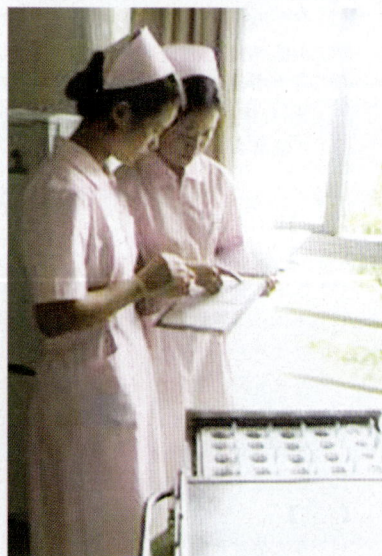

图 11-53　护士核对药物

三、注意事项

1. 严格执行查对制度,防止差错事故的发生,保证患者用药安全。

2. 发药前了解患者的有关情况,凡因特殊检查或手术须禁食者,暂不发药,并做好交班;如患者突然呕吐,应查明情况,再行处理;不能自行服药的危重患者应喂服;小儿、上消化道出血者或口服固体药困难者应将药物研碎后再服用;鼻饲者将药研碎用温开水溶解后从胃管内灌入,再注少量温开水冲净胃管;沟通障碍的患者,如患者听力或语言不通,要求发药护士除进行药物查对外,必须确认患者,采用非语言沟通技巧帮助患者服药。

3. 发药时如患者提出疑问时,应虚心听取,重新核对,确认无误后给予解释,再给患者服下。

4. 根据药物不同的特性进行用药指导

(1) 抗生素及磺胺类药物需在血液内保持有效浓度,应准时服药。

(2) 健胃及刺激食欲的药物宜饭前服,因其刺激舌味觉感受器,使胃液大量分泌,可以增进食欲。助消化药及对胃黏膜有刺激的药物宜饭后服,以便使药物和食物均匀混合,有助于消化或减少对胃壁的刺激。

(3) 服强心苷类药物前应先测脉率(心率)及脉律(心律),如脉率低于60次/分或心律异常,应停服并报告医生。

(4) 对牙齿有腐蚀作用和使牙齿染色的药物,如酸剂、铁剂,服用时应避免与牙齿接触,可用吸水管吸入药液,服药后及时漱口。服用铁剂药物时忌饮茶,以免影响铁剂的吸收。

(5) 止咳糖浆对呼吸道黏膜有安抚作用,口服时勿稀释,服后不宜立即饮水,以免冲淡药液,降低疗效。若同时服用多种药物,应最后服用止咳糖浆。

(6) 某些磺胺类药和退热药,服后宜多饮水,前者由肾脏排出,尿少时易析出结晶,使肾小管堵塞;后者起发汗降温作用,多饮水可增加药物疗效。

(7) 对特殊药,如麻醉药、催眠药、抗肿瘤药,待患者服下后,方可离开。

(8) 有配伍禁忌的药物在短时间内不宜服用。如呋喃妥因(呋喃坦啶)与碳酸氢钠等。

考点:口服给药注意事项

5. 发药后随时观察服药效果及不良反应,若发现异常,应及时和医生联系,酌情处理。

护 考 链 接

1. 指导患者服药,错误的方法是

A. 服铁剂忌饮茶　　　　　B. 服酸类药物须用吸水管吸入　　　C. 服止咳糖浆后不宜饮水

D. 助消化药饭前服　　　　E. 对胃有刺激的药物饭后服

分析:助消化药、对胃黏膜有刺激性的药物应在饭后服;刺激食欲的健胃药应在饭前服。答案:D。

2. 发口服药不符合要求的是

A. 根据医嘱给药　　　　　B. 做好心理护理　　　　C. 鼻饲患者暂缓发药

D. 患者提出疑问须重新核对　E. 危重患者要喂服

分析:鼻饲者,应将药物研碎,用水溶解后,用注射器从胃管内注入,然后再注入温开水冲净。答案:C。

3. 下列哪类药物服后需多饮水

A. 铁剂　　　B. 止咳糖浆　　　C. 助消化药　　　D. 健胃药　　　E. 磺胺类药

分析：磺胺类药和发汗药，服后应多饮水。磺胺类药由肾脏排出，尿少时易析出结晶，引起肾小管堵塞。答案 E。

4. 不符合取药操作要求的是

A. 取固体药用药匙　　　　　　B. 取水剂药液前将药液摇匀

C. 药液不足 1ml，用滴管吸　　D. 患者个人专用药不可互相借用

E. 油剂药液滴入杯中后加入适量凉开水

分析：油剂或不足 1ml 按滴计算的药液，可先加入少量温开水，再用滴管吸取药液（1ml 以 15 滴计算）。答案 E。

第 8 节　雾化给药技术

案例 11-9

方某，3 岁，为哮喘发作患者，医嘱进行超声波雾化吸入治疗。如果你是当班护士，在执行医嘱过程中，患者家属询问你进行超声波雾化吸入治疗的作用，你如何解释？

雾化给药法是指用雾化装置将药液吹散成细小的雾滴，使其悬浮在吸入的空气中，经口或鼻吸入，以达到湿化呼吸道黏膜、祛痰、解痉、抗炎等目的。常用的雾化吸入方法有超声波雾化吸入法、氧气雾化吸入法。

一、目　　的

1. 治疗呼吸道感染　消除炎症，减轻呼吸道黏膜水肿，稀释痰液，帮助祛痰。

2. 改善通气功能　解除支气管痉挛，保持呼吸道通畅。常用于支气管哮喘患者。

考点：雾化给药技术的目的

3. 湿化呼吸道　配合人工呼吸器，气管切开术后使呼吸道湿化。

4. 预防呼吸道感染　用于胸部手术前后的患者。

5. 治疗肺癌　应用抗癌药物治疗肺癌。

二、常用药物

考点：雾化给药技术常用药物

1. 抗生素　常用庆大霉素、卡那霉素，可控制呼吸道感染，消除炎症。

2. 祛痰药　常用 α-糜蛋白酶、易咳净（痰易净），稀释痰液，帮助祛痰。

3. 平喘药　常用氨茶碱、舒喘灵，可使支气管扩张，解除支气管痉挛。

4. 糖皮质激素　常用地塞米松与抗生素同用，增加抗炎效果，减轻呼吸道黏膜水肿。

三、常用方法

（一）超声波雾化吸入法

超声波雾化吸入法是应用超声波声能，产生高频振荡，使药液变成细微的雾滴，随着吸入的空气散布到气管、支气管、细支气管等深部呼吸道而产生疗效。

1. 仪器结构　超声波雾化吸入器（图 11-54）由超声波发生器、水槽（图 11-55）、晶体换能器、雾化罐（图 11-56）、透声膜、螺纹管和口含嘴或面罩组成。

2. 作用原理　超声波发生器通电后输出高频电能,使水槽底部晶体换能器发生超声波声能,声能透过雾化罐底部的透声膜,作用于罐内的液体,破坏药液的表面张力,成为微细雾滴喷出,通过导气管随患者吸气进入呼吸道。

3. 作用特点　雾量大小可以调节,雾滴小而均匀(直径 5μm 以下)。药液随着深而慢的吸入散布到终末细支气管和肺泡。因雾化器电子部分产热,能对雾化液加温,患者感觉温暖舒适。

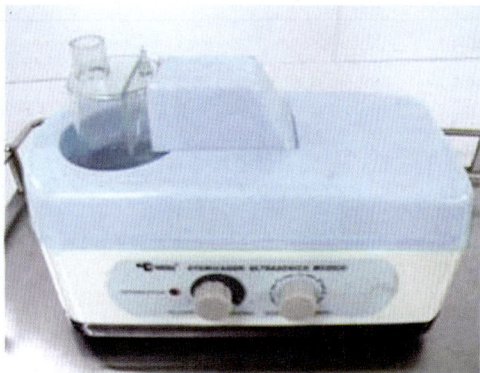

图 11-54　超声波雾化吸入器

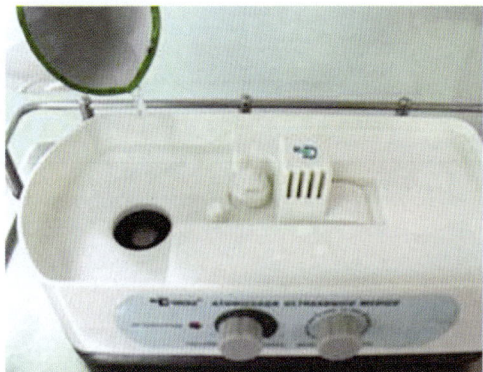

图 11-55　水槽内加蒸馏水

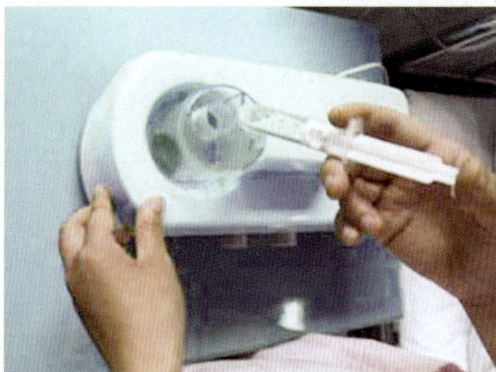

图 11-56　将药液加入雾化罐

4. 操作方法　具体操作流程见表 11-26。

表 11-26　超声波雾化吸入法操作流程

操作流程	操作要点	沟　通
评估	(1)患者的病情、呼吸系统功能状况、自理能力 (2)患者的心理反应及合作程度	护士:我已对患者病情、意识状态、合作情况、操作环境进行了评估。用物准备完毕,环境符合操作要求,报告老师(举手)开始操作
准备	(1)护士准备:仪表端庄、着装规范、剪指甲、洗手、戴口罩 (2)患者准备:明确治疗目的、配合方法。取坐位、半坐卧位或侧卧位 (3)用物准备:超声雾化吸入器、治疗盘内放药液、生理盐水、冷蒸馏水、水温计、50ml 注射器、弯盘 (4)环境准备:环境安静、整洁,温湿度适宜	
实施	(1)雾化器连接:将超声波雾化吸入器主机与各附件连接;在水槽内加入冷蒸馏水,要求浸没雾化罐底部的透声膜。将药液用生理盐水稀释至 30～50ml,加入雾化罐内,盖紧水槽盖 (2)核对、解释:携物至患者旁,核对床号、姓名,解释目的,协助患者取舒适卧位	护士:您好!请问您叫什么名字?××床×××。根据病情需要,现在要遵医嘱为您进行超声波雾化吸入,刚才已经向您解释了治疗的目的,希望您能配合。您现在卧位舒服吗

操作流程	操作要点	沟　　通
实施	(3) 接通电源,调节雾量开关:打开电源开关,指示灯亮后,预热 3～5 分钟,调整定时开关至 15～20 分钟处,调节雾量开关(大档雾量 3ml/min、中档雾量 2ml/min、小档雾量 1ml/min)(图 11-57) (4) 吸入:气雾喷出时将口含嘴放入患者口中或将面罩罩住患者口鼻,嘱患者用口作深而慢的吸气,鼻呼气(图 11-58,图 11-59)	
整理	(1) 治疗毕:取下口含嘴或面罩,先关雾化开关,再关电源开关,以防损坏电子管 (2) 协助患者擦干面部,取舒适卧位,感谢患者合作	护士:您好! 超声波雾化吸入已经完成,您感觉怎么样? 如果您有什么不舒适请及时按呼叫器通知我们,我们会及时与医生联系。您现在还有什么需要吗? 谢谢您的配合
记录	倒净水槽内余水并擦干,雾化罐、螺纹管浸泡于消毒液中 1 小时,再洗净晾干后备用,口含嘴或面罩应消毒 洗手、记录	
操作后评价	(1) 患者理解治疗的目的,主动配合 (2) 患者感觉舒适,达到治疗目的 (3) 护患有效沟通,患者满意	报告老师(举手)操作完毕

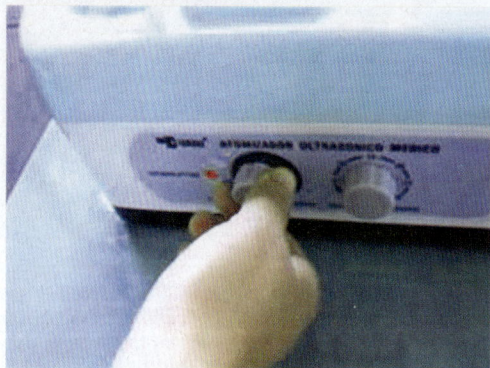

图 11-57　调节雾量大小

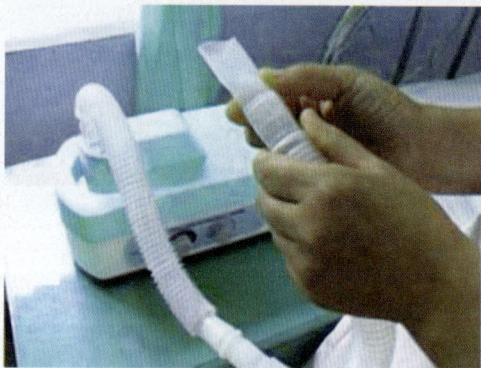

图 11-58　连接管道

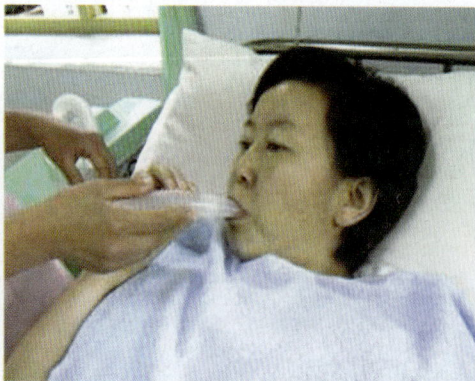

图 11-59　患者吸入

5. 注意事项

(1) 治疗前检查机器各部件,有无松动、脱落等异常情况,确保性能良好,连接正确,机器各部件的型号一致。

(2) 水槽底部晶体换能器和雾化罐底部的透声膜薄而脆,易破碎,安放时动作要轻,以免损坏。

(3) 水槽内无足够冷水及雾化罐内无药液的情况下不能开机。

(4) 水槽和雾化罐内切忌加温水或开水,连续使用时应间隔 30 分钟,使用时注意测量水温,超出 60℃时或水量不足,应关机换冷蒸馏水。

（5）治疗过程中需加药液时，不必关机，直接从盖上小孔内添加药液即可；若要加水入水槽，必须关机操作。

（6）治疗中密切观察患者有无呛咳，支气管痉挛等不适反应。

（7）治疗时间不宜过长，一般每次雾化时间为15～20分钟，雾量不宜过大，以免引起头晕、胸闷、气短不良反应。

考点：雾化给药方法及注意事项

（二）氧气雾化吸入法

氧气雾化吸入法是利用高速的氧气气流，将药液形成雾状，随吸气进入呼吸道而产生疗效。

1. 目的　消炎、减轻支气管痉挛、稀释痰液，减轻咳嗽。临床上常用于咽喉炎、支气管炎、支气管扩张、支气管哮喘、肺炎、肺脓肿、肺结核患者。

2. 操作方法　具体操作流程见表11-27。

表11-27　氧气雾化吸入法操作流程

操作流程	操作要点	沟　　通
评估	（1）患者的病情、呼吸系统功能状况、自理能力 （2）患者的心理反应及合作程度	护士：我已对患者病情、意识状态、合作情况、操作环境进行了评估。用物准备完毕，环境符合操作要求，报告老师（举手）开始操作
准备	（1）护士准备：仪表端庄、着装规范、剪指甲、洗手、戴口罩 （2）患者准备：明确治疗目的、配合方法，取坐位、半坐卧位或侧卧位 （3）用物准备：氧气雾化吸入器（图11-60）、氧气装置一套（湿化瓶内不加水）、药液、生理盐水、5ml注射器、弯盘等 （4）环境准备：环境安静、整洁，温湿度适宜	
实施	（1）安装氧气：将氧气表安装在氧气筒上，检查氧气流出是否通畅 （2）加药：按医嘱将药液稀释至5ml，注入雾化器内（图11-61） （3）核对、解释：携用物至患者旁，核对床号、姓名，解释目的，协助患者取舒适卧位，向患者讲解并示范操作方法 （4）连接：连接雾化器，接口于氧气装置的输氧管上，调节氧流量6～8L/min，检查雾化吸入器连接是否完好，有无漏气（图11-62～图11-64）	护士：您好！请问您叫什么名字？××床×××。根据病情需要，现在遵医嘱为您氧气雾化吸入，刚才已经向您解释了治疗的目的，希望您能配合。您现在卧位舒服吗
整理	（1）吸入：嘱患者手持雾化器，将口含嘴放入患者口中，紧闭嘴唇深吸气，用鼻呼气，如此反复，直至将药液吸完为止 （2）治疗毕：取出雾化器，关闭氧气开关 （3）协助患者擦干面部，取舒适卧位，感谢患者合作	护士：您好！氧气雾化吸入已经完成，您感觉怎么样？如果您有什么不舒适请及时按呼叫器通知我们，我们会及时与医生联系。您现在还有什么需要吗？您现在卧位舒服吗？谢谢您的配合
记录	用物处理按消毒隔离原则进行（一次性吸入器按规定处理） 洗手、记录	
操作后评价	（1）患者理解治疗的目的，主动配合 （2）患者感觉舒适，达到治疗目的 （3）护患有效沟通，患者满意	报告老师（举手）操作完毕

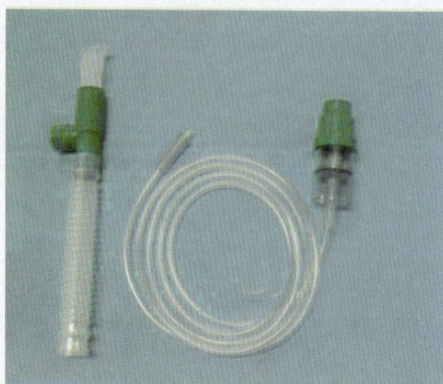

图 11-60 氧气雾化器

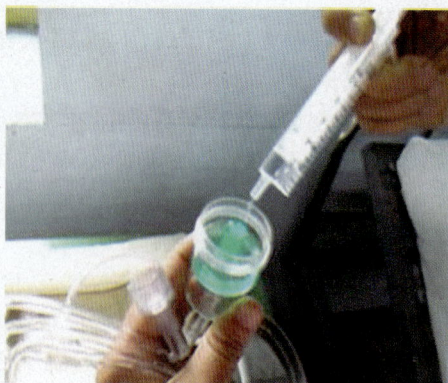

图 11-61 药液注入雾化器内

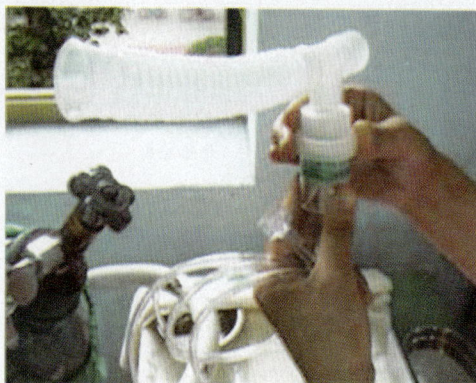

图 11-62 连接雾化器

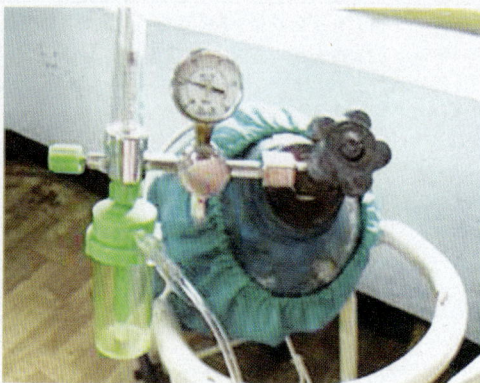

图 11-63 连接氧气装置(湿化瓶内不加水)

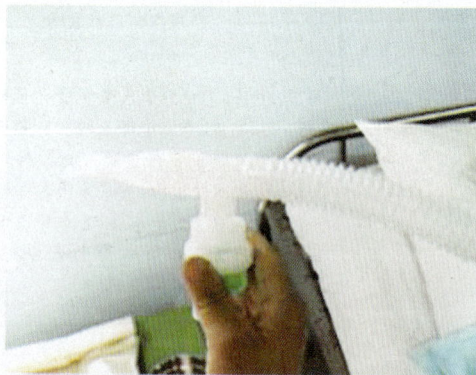

图 11-64 连接完毕无漏气

考点:氧气雾化给药的方法及注意事项

3. 注意事项

(1)使用前检查雾化器连接气源端是否漏气,保证安全有效的治疗。

(2)氧气湿化瓶内不能放水,以防液体进入雾化器影响药液浓度,降低疗效。

(3)指导患者做深吸气动作,呼气时,将手指移开,以防药液丢失。

(4)进行雾化治疗时,严禁接触烟火和易燃物品,以确保用氧安全。

(5)氧流量 6～8L/min。

护考链接

1. 为患者稀释痰液做雾化吸入,药物首选

A. 卡那霉素　　　B. 地塞米松　　　C. α-糜蛋白酶　　　D. 氨茶碱　　　E. 沙丁胺醇

分析:祛痰药常用 α-糜蛋白酶、易咳净(痰易净),稀释痰液帮助祛痰。答案 C。

2. 超声波雾化吸入的正确操作步骤是

A. 水槽内加温水　　　B. 药液用温水稀释后放入雾化罐　　　C. 停用时先关电源开关

D. 添加药液不必关机　　　E. 先开雾化开关,再开电源开关

分析:根据超声波雾化吸入法操作方法。答案 D。

3. 超声波雾化吸入治疗结束后,先关雾化开关再关电源开关,是防止损坏

A. 电晶片　　　B. 透声膜　　　C. 电子管　　　D. 雾化罐　　　E. 晶体管

分析:根据超声波雾化器构造。答案 C。

4. 氧气雾化吸入时,下述步骤哪项不妥

A. 患者吸入前漱口　　　B. 药物用蒸馏水稀释在 5ml 以内　　　C. 湿化瓶内不能放水

D. 嘱患者吸气时松开出气口　　　E. 氧流量 6~8L/min

分析:根据氧气雾化吸入操作方法。答案 D。

第9节　局部给药技术

局部用药法是将药物用于机体局部,通过黏膜吸收达到治疗目的。主要包括口腔给药、鼻腔给药、直肠给药、眼部给药、阴道给药、局部皮肤给药和舌下给药等。

一、滴　药　法

1. **目的**　滴药是指将药物滴注于机体某些体腔内产生疗效的给药方法。

2. **方法**　具体操作流程见表 11-28。

表 11-28　滴药法操作流程

操作流程	操作要点	沟　通
评估	(1)患者的年龄、病情、意识状态、局部疾患情况 (2)患者的心理反应及合作程度	护士:我已对患者病情、意识状态、合作情况、操作环境进行了评估。用物准备完毕,环境符合操作要求,报告老师(举手)开始操作
准备	(1)护士准备:仪表端庄、着装规范、剪指甲、洗手、戴口罩 (2)患者准备:明确治疗目的、配合方法,取适当体位 (3)用物准备:无菌眼药滴瓶(内含医嘱用药液)或耳药滴瓶(内含医嘱用滴耳药液)或鼻药滴瓶(内含医嘱用滴鼻药液)、消毒棉球或棉签,必要时备 3%过氧化氢溶液,纸巾、弯盘 (4)环境准备:环境安静、整洁,温湿度适宜	

操作流程	操作要点	沟　通
实施	**滴眼药法** (1) 核对、解释:携用物至患者旁,核对床号、姓名,解释目的及操作方法,协助或指导患者取坐位或仰卧位,头稍后仰,眼向上看 (2) 滴入药液:用药前再一次核对药物,护士一手将患者下眼睑向下方牵引,另一手持滴管或滴瓶,手掌根部轻轻置于患者前额上;滴管距离眼睑1～2cm,将药液1～2滴滴入眼下部结膜囊内 (3) 确保疗效:轻轻提起上睑,使药液均匀扩散于眼球表面;以干棉球拭干流出的药液,并嘱患者闭目2～3分钟,用棉球紧压泪囊部1～2分钟 (4) 协助患者取舒适卧位,感谢患者合作 **滴耳药法** (1) 核对、解释:携用物至患者旁,核对床号、姓名,解释目的及操作方法,协助或指导患者取坐位或侧卧位,患侧耳道向上 (2) 清洁耳道:吸净耳道内分泌物,必要时用3%过氧化氢溶液反复清洗至清洁,以棉签拭干 (3) 滴入药液:用药前再一次核对药物,护士一手将患者耳郭向后拉(小儿则向下方牵拉),使耳道变直;另一手持滴瓶,掌根轻置于耳郭旁,将药液2～3滴滴入耳道,轻压耳屏,用小棉球塞入外耳道口 (4) 确保疗效:嘱患者保持原体位1～2分钟,观察有无出现迷路反应,如眩晕、眼球震颤等 (5) 协助患者取舒适卧位,感谢患者合作 **滴鼻药法** (1) 核对、解释:携用物至患者旁,核对床号、姓名,解释目的及操作方法,协助或指导患者取坐位或卧位,头向后仰,如治疗上额窦、颌窦炎时,则取头后仰并向患侧倾斜 (2) 清洁鼻腔:擤鼻并以纸巾抹净,解开衣领 (3) 滴入药液:一手轻轻推鼻尖以充分显露鼻腔,另一手持滴管距鼻孔约2cm处滴入药液3～5滴 (4) 确保疗效:轻捏鼻翼,使药液均匀布于鼻腔黏膜,稍停片刻恢复正常体位,用纸巾揩去外流的药液 (5) 协助患者取舒适卧位,感谢患者合作	护士:您好!请问您叫什么名字?××床×××。根据病情需要,现在遵医嘱为您滴眼(耳、鼻)药法,刚才已经向您解释了治疗的目的和方法,希望您能配合。您现在卧位舒服吗?请您取坐位(仰卧位、侧卧位) 护士:您好!滴眼(耳、鼻)药法已经完成,您感觉怎么样?如果您有什么不舒适请及时地按呼叫器通知我们,我们会及时与医生联系。您现在还有什么需要吗?您现在卧位舒服吗?谢谢您的配合
整理记录	治疗毕,整理用物 洗手、记录	
操作后评价	(1) 患者理解治疗的目的,主动配合 (2) 患者感觉舒适,达到治疗目的 (3) 护患有效沟通,患者满意,患者及家属能参与或经指导后自行完成用药	报告老师(举手)操作完毕

3. 注意事项

(1) 滴眼法注意事项

1) 注意动作轻柔,滴入药量准确。因角膜感觉敏感,药滴不宜直接滴落在角膜面上。

2）勿使滴管末端触及睫毛或眼睑缘,以防污染。

3）注意用棉球紧压泪囊部,以免药液经泪道流入泪囊和鼻腔后经黏膜吸收而引起全身不良反应。

（2）滴耳药法注意事项

1）动作轻柔,注意使耳道变直,利于药液流入耳内。

2）避免滴管触及外耳道,污染滴管及药物。

3）迷路反应与药液过凉有关,应注意避免。

4）注意保证准确用药。

（3）滴鼻药法注意事项

1）注意动作轻柔,滴入药量准确。

2）如为血管收缩剂连续使用时间不宜超出 3 天,以防出现反跳性黏膜充血加剧现象。

考点: 滴药操作方法及注意事项

二、插入治疗法

1. 目的　将栓剂插入体腔后缓慢融化而产生药效。常用药物为栓剂,包括直肠栓剂和阴道栓剂。

2. 注意事项

（1）阴道栓剂插入法

1）注意遮挡患者,维持自尊。

2）置入栓剂后,嘱患者至少平卧15分钟,以利药物扩散至整个阴道组织,利于药物吸收。

3）避免药物或阴道渗出物弄污内裤,指导患者使用卫生护垫。

4）指导患者在治疗期间避免房事。

5）观察用药效果。

（2）直肠栓插入法

1）注意遮挡患者,保护自尊。

2）置入栓剂后,嘱患者保持侧卧15分钟,以防药物栓滑脱或溶化后渗出肛门外。

3）观察疗效,若栓剂滑脱出肛门外,应予重新插入。

考点: 插入治疗法注意事项

三、皮肤给药法

1. 目的　将药物涂在皮肤表面,以达到局部治疗作用。皮肤用药的剂型有溶液、油膏、粉剂、糊剂等。

2. 皮肤给药注意事项

（1）先清洁皮肤,后用药。如有破损,要注意无菌操作。

（2）涂敷药物要根据药物的性质选择适当的用具,不可用手直接涂抹。

（3）使用洗剂要充分摇匀,涂敷油膏时不宜太厚。

（4）注意观察用药后局部皮肤反应,并了解药物疗效。

3. 效果评价

（1）患者理解治疗的目的,能积极主动配合。

（2）患者用药安全、有效,达到治疗目的。

（3）护患有效沟通,患者满意。患者能正确进行各种皮肤用药。

考点: 皮肤给药法操作方法

四、舌下给药法

舌下给药法是将药物置舌下自然溶解,通过舌下黏膜吸收进而分布于全身的一种给药方法。

药物通过舌下口腔黏膜丰富的毛细血管吸收,可避免胃肠刺激,吸收不全和首过消除作用,而且生效快。如目前常用的硝酸甘油片剂,舌下含服一般 2～5 分钟即可发挥作用,患者心前区压迫感或疼痛感可减轻或消除。使用时,告知患者将药物放在舌下,让其自然溶解吸收。不可嚼碎吞下,否则会影响药效。

(周艳萍　杨慧兰　周　葵)

第12章

标本采集技术

第1节 概 论

在临床护理工作中,经常要采集患者的排泄物、分泌物、呕吐物、血液、体液等标本送检,旨在通过实验室的检查方法来鉴定病源,了解疾病的性质及病情的进展情况。因此,正确的检验结果对疾病的诊断、治疗和预后的判断具有一定的价值。而正确的检验结果与正确地采集标本关系密切,护士必须正确掌握标本采集的基本知识和技能,确保标本采集的质量,以保证检验结果不受影响是护理工作的重要责任。

案例12-1

患者,张先生,58岁。近1个月来反复出现发热,恶心、呕吐,食欲不振,疲乏。为明确诊断,医生开出给张先生做血糖、肝功能、血培养标本、尿常规、粪便常规检验的医嘱。护士该如何正确准备留取血糖、肝功能、血培养标本的试管? 应该指导患者在什么时候留取尿常规标本? 如何留取粪便常规标本? 第2天,为了做尿糖定量检查,医生开出留24小时尿标本的医嘱,应该如何指导患者留取24小时尿标本,选择哪种防腐剂?

一、标本采集的原则

(一)按照医嘱采集标本

各项标本的采集均应按医嘱执行。检验申请单,目的要明确,字迹要清楚,并签全名。护士对检验申请有疑问时,应及时核准后方可执行。

(二)采集前评估

1. 采集标本前应评估患者的病情,心理反应及合作程度。

2. 采集时明确检验项目、检验目的、选择采集的方法、采集标本量及注意事项。

3. 向患者及家属解释留取标本的目的和要求,以取得合作。

4. 根据检验目的准备好物品,选择适当容器,在容器外面必须贴上标签,注明患者的科别、床号、姓名、性别、检验目的和送检日期。

(三)严格执行查对制度

查对是保证标本采集无误的重要环节。采集前、中、后及送检前认真核对医嘱、申请项目、患者姓名、病床号、科室、住院号等。

(四)正确采集标本

为了保证送检标本的质量,护士必须掌握正确的采集的方法、采集量和采集时间。如留取细菌培养标本,采集时严格执行无菌操作技术,标本放入无菌容器内,不可混入防腐剂、消毒剂及其他药物,并在患者使用抗生素前采集。如已使用抗生素,应根据药物半衰期,在血药浓度最低时采集,并在检验单上注明。

（五）及时送检

标本采集后应及时送检,不应放置过久,以避免污染或变质而影响检验结果。特殊标本还应注明采集时间。

二、标本采集前的要求

（一）血标本采集前的要求

1. 住院患者静脉血标本原则上应清晨空腹抽取。

2. 门诊患者应避免疾走、跑步等剧烈运动,并应静坐半小时以上后再采集标本。

3. 采血前一天忌用烟、酒、茶、咖啡,并应尽可能避免服用任何药物,不能停用的药物应予以注明,如抗生素、激素、维生素及其他影响代谢或干扰测试反应的药物,以便解释结果时参考。

4. 血清脂质或脂蛋白测定应在空腹 12～14 小时采集血液标本。

5. 为提高对糖尿病筛查和诊断的敏感性,测定早餐后 2 小时血糖优于空腹血糖;糖尿病治疗监测和疗效评价,有时须分别测定空腹和餐后血糖。

（二）尿标本采集前的要求

1. 患者在做尿液检查前,应做到清洁标本采集部位、明确标记;避免月经、阴道分泌物、粪便清洁剂等各种物质的污染;使用合格容器,细菌培养的标本,应使用消毒培养瓶或无菌、有盖的容器。

2. 清洁尿。包括中段尿、导尿标本或耻骨上穿刺尿。

（三）粪便标本采集前的要求

1. 盛标本的容器应清洁、干燥、有盖,无吸水和渗漏。细菌学检查,粪便标本应采集于灭菌、有盖的容器内。

2. 一般采集指头大小(3～5g)的新鲜粪便,盛于清洁、干燥、无吸水性的有盖容器内。细菌学检验时的粪便标本应收集于无菌容器内。

考点: 标本采集的原则和采集前的要求

3. 隐血试验时,应嘱咐患者素食 3 天后留取标本,禁服维生素 C 及铁剂等药品。

第 2 节　各种标本采集法

一、血标本采集法

临床上血标本采集法包括:静脉血标本采集法、动脉血标本采集法和毛细血管采集法。

（一）静脉血标本采集法

包括成人静脉血标本采集法、小儿静脉血标本采集法。静脉血标本分为三类:全血标本、血清标本、血培养标本。

1. 目的

(1) 全血标本:用于测定血液中某些物质的含量,如血糖、尿素氮等。

(2) 血清标本:用于测定血清酶、脂类、电解质和肝功能等。

(3) 血清培养标本:用于血液的细菌学检查,如伤寒沙门菌培养等。

2. 评估

(1) 患者的一般情况,理解能力和接受能力,合作程度。

(2) 评估患者穿刺部位及静脉状况。

(3) 患者需做的检查项目及要求。

3. 准备

(1) 护士准备:着装整齐,洗手、戴口罩,必要时戴手套;认真核对,向患者解释标本采集的目的及注意事项。

(2) 用物准备:检验单、注射盘内备消毒剂、棉签、止血带、小垫枕、真空标本采血针 (图 12-1)、真空采血管(按检验项目选用,图 12-2)或 5～10ml 的一次性注射器、标本容器 (按需要备干燥试管、抗凝管或血培养瓶)、一次性手套、酒精灯和火柴(采集血培养标本时用)等。

(3) 患者准备:患者理解采集血标本的目的及相关注意事项,并做好准备。如采集生化检验的血标本,应在早晨空腹时采集。

(4) 环境准备:病室整洁、安静、明亮、通风。

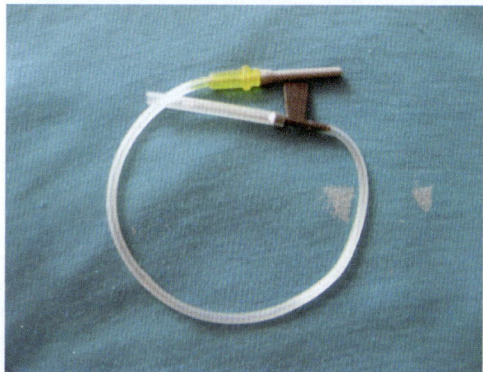

图 12-1　真空采血针

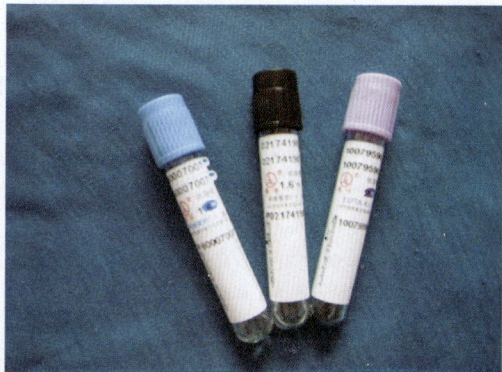

图 12-2　真空采血试管

链接

真空采集系统

　　真空采血器由真空采血管、采血针(包括直针和头皮式采血针)、持针器三个部分组成。真空采血管是其主要组成部分,主要用于血液标本的采集与保存。真空采血管在生产过程中预置了一定量的负压,当采血针穿刺进入血管后,由于采血管内的负压作用,血液自动流入采血管内;同时,采血管内预置了各种添加剂,完全能够满足临床的多项综合的血液检测,真空采血器作为临床血液快速准确采集,具有安全、密闭、转运方便、易于分辨等优点,在临床上得到广泛使用。

4. 实施

(1) 成人静脉血标本采集法

1) 操作步骤:见表 12-1。

表 12-1　成人静脉血标本采集操作流程

操作流程	操作要点	沟　　通
备物	核对检验单,备齐用物,根据采血的项目选择合适的容器,容器贴好标签	
核对、解释	携用物至床边,核对床号、姓名及检验单的项目;向患者或家属解释留取标本的目的、方法及注意事项,以取得合作	护士:您好!(患者床前)请问您叫什么名字?××床×××您好!根据病情需要,现在要给你采静脉血,希望您能配合
选择静脉	选择合适的静脉穿刺点,垫垫巾,在穿刺点上方约 6cm 扎止血带,消毒皮肤,嘱患者握拳,戴一次手套	护士:现在给你扎止血带并消毒,会有一点不舒服;请你握紧拳头
留取标本	介绍两种留取标本的方法 (1)真空采血器采血法:手持双向真空采血针,按一端针头按静脉注射的方法刺入静脉,见回血后,将真空针另一端针头插入真空试管内,血液在负压作用下自动流入试管,取下真空采血针;如需继续采集,置换另一真空采血管。采血完毕,松开止血带,嘱患者松拳,按压局部,迅速拔出针头,利用真空试管剩余负压将采血针内的血液吸入管内,嘱患者屈肘按压穿刺点片刻 (2)注射器采血法:手持一次性注射器,按静脉注射法将针头刺入静脉,见回血后抽动活塞抽取血液至所需量;抽血毕,松止血带,嘱患者松拳,拔出针头,按压局部 根据检查目的不同,将标本置于不同容器中 (1)血培养标本:注入密封瓶时,先除去铝盖中心部,常规消毒瓶盖,更换针头后将血液注入瓶内,轻轻摇匀;注入三角烧瓶时,先点燃酒精灯,松开瓶口纱布,取出瓶塞,迅速在酒精灯火焰上消毒瓶口后,取下针头,将血液注入瓶内,轻轻摇匀,再将瓶口、瓶塞消毒后塞好,扎紧封瓶纱布 (2)全血标本:取下针头,将血液沿着管壁缓慢注入盛有抗凝剂的试管内,轻轻摇动,使血液与抗凝剂充分混匀 (3)血清标本:取下针头,将血液沿管壁缓慢注入干燥试管内	护士:血已经抽好了,请你松开拳头
整理	协助患者取舒适卧位,整理床单位和用物,交代注意事项,向患者致谢	护士:好啦,现在我帮您把被子盖好,您这么睡舒服吗?如果您有什么需要请及时按床头铃呼叫我们,我们会及时过来。谢谢您的配合
记录	洗手,记录	
送检	将标本连同检验单及时送检	报告老师(举手)操作完毕
操作后评估	患者穿刺部位没有出血,能与患者有效沟通,患者主动配合,无不良反应,及时送检。用后物品处置符合消毒技术规范	

2) 注意事项:①严格执行查对制度和无菌操作制度。②做生化检验时,需空腹抽血时,应事先通知患者,避免因进食而影响检验结果(因清晨空腹时血液中的各种化学成分处于相对恒定状态)。③根据不同的检验目的选择标本容器,并计算所需的采血量,一般血培养取血 5ml。亚急性细菌性心内膜炎患者,为提高培养阳性率,采血应 10～15ml。④严禁在输液、输血的针头或皮管内抽取血标本,以免影响检验结果。⑤如同时抽取几个项目的血标本,一般应先注入血培养瓶,其次注入抗凝管,最后注入干燥试管,动作要准确迅速。⑥真空试管采集时,不可先将真空试管与采血针头相连,以免真空试管内负压消失而影响采集。

考点:同时抽取不同种类的血标本时注意血液进试管的顺序

护考链接

某患者,今日感疲乏无力,食欲缺乏,有时恶心,前来就诊。医嘱查谷丙转氨酶。你应该何时采集血标本

　　A. 晨空腹时　　B. 饭前　　C. 饭后　　D. 即刻　　E. 睡前

分析:血液生化检验一般要求早晨空腹安静时采血。因为体内的化学成分受许多因素调节:如饮食后大量葡萄糖及脂类物质吸收入血,使血糖和血脂上升,游离脂肪酸及无机磷降低;运动后会使乳酸、丙酮酸、乳酸脱氢酶、转氨酶、肌酸激酶等升高,血糖降低。答案为 A。

(2) 小儿静脉采血法

1) 操作步骤:小儿静脉具有特殊性,因小儿的年龄、病情、血管的条件不同,可采用不同的静脉采集方法。其实施步骤为:评估、准备、实施、整理、记录、操作后评估。具体见表 12-2。

表 12-2　小儿静脉血标本采集操作流程

操作流程	操作要点	沟　通
备物	核对检验单,备齐用物,根据采血的项目选择合适的容器,容器贴好标签	护士:我已对操作环境、患儿病情、合作能力、穿刺部位及静脉状况情况进行了评估。用物已准备好,报告老师(举手)开始操作
核对、解释	携用物至床边,核对床号、患儿姓名、检验单。向家属解释留取标本的目的、方法及注意事项,以取得合作	
留取标本	根据患儿年龄、病情进行选择静脉及不同的采集方法: (1) 肘静脉采血:适用于年长患儿。选静脉,在肘窝上 5cm 处扎上止血带,进行常规消毒,左手拇指固定静脉穿刺部位的下端,右手持一次性注射器针头与皮肤成 15°～30°刺入静脉,待回血后抽取所需血量,解下止血带,用无菌棉签按压进针处拔针 (2) 股静脉穿刺采血:用于病情危重,不宜翻动的患儿。定部位:于股三角区扪及股动脉搏动最明显处。将大腿外展与躯干成 45°,垫高穿刺处,使腹股沟展平,膝关节成 90°。按常规消毒皮肤及操作者左示指,右手持 5ml 或 10ml 注射器沿股动脉搏动的内侧垂直刺入针梗的 1/2 处,右手固定针头,左手抽动注射器针栓,边退针边抽吸,直至有回血后固定针头,抽取血液至需要量,用无菌干棉球按压进针部位 3～5 分钟。注意检查局部无活动性出血方可离开	护士:(与家属沟通)您好!请问您的孩子叫什么名字?根据病情需要,现在要给您的孩子采静脉血,希望您能配合

操作流程	操作要点	沟　通
	(3) 颈外静脉采血:患儿仰卧,用毛巾或枕头将肩部稍抬高,头偏向一侧。选择穿刺点:穿刺点在下颌角与锁骨上缘连线中 1/3 处,按常规消毒皮肤,选用 7 号一次性头皮针与一次性注射器连接,以左手示指压迫穿刺点的远端,拇指拉紧穿刺点下方皮肤,在距静脉最隆起 1～2cm 处与皮肤平行进针,见回血后固定针头,抽取所需血量后拔出针头,用无菌棉球按压针眼 3～5 分钟	
整理	整理床单元和用物,交代注意事项	
记录	洗手,记录	报告老师(举手)操作完毕
送检	将标本连同检验单及时送检	
操作后评估	患儿穿刺部位没有出血,患儿主动配合,无不良反应,标本能及时送检。用后物品处置符合消毒技术规范	

2) 注意事项:①凡危重患儿、心肺功能不全患儿,不宜做颈静脉穿刺。颈部皮肤较松,进针时不要过猛,以免穿透血管造成血肿。②进行股静脉穿刺如抽出鲜红血说明误入动脉,应立即拔出针头,用无菌纱布按压穿刺处 5～10 分钟,直至无出血。

(二) 动脉血标本采集法

1. 目的　常用于作血液气体分析。

2. 评估

(1) 患者病情及治疗情况,向患者解释动脉采血的目的及方法,取得患者配合。

(2) 意识状态,肢体活动能力,对动脉血标本的采集认可和合作程度。

(3) 穿刺部位的皮肤及血管状况。

3. 准备

(1) 护士准备:着装整齐,洗手、戴口罩,必要时戴手套;认真核对,向患者解释标本采集的目的及注意事项。

(2) 用物准备:检验单、注射盘内备消毒剂、棉签、小沙袋、动脉血气针(图 12-3)、无菌纱布、无菌软塞、无菌手套,或备 5ml 或 10ml 一次性注射器、肝素。

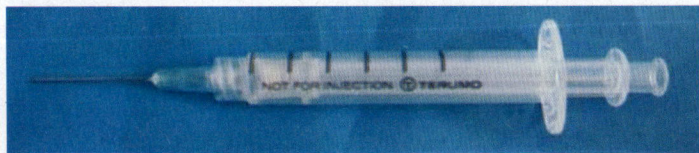

图 12-3　动脉血气针

(3) 患者准备:患者理解采集血标本的目的及相关注意事项,并做好准备。

(4) 环境准备:病室整洁、安静、明亮、通风。

4. 实施

(1) 操作步骤:见表 12-3。

表12-3　动脉血标本采集操作流程

操作流程	操作要点	沟　通
备物	核对检验单,按要求在动脉血气针外贴好标签、检验单、床号、姓名	护士:我已对操作环境、患者病情,合作情况、穿刺部位的皮肤及血管状况进行了评估。用物已准备好,报告老师(举手)开始操作
核对、解释	携用物至床边,核对床号、姓名及检验单;解释目的、方法及注意事项,以取得合作,协助患者取舒适体位暴露穿刺部位	
选部位	桡动脉:穿刺点位于前掌侧腕关节上2cm动脉搏动明显处 股动脉:穿刺点位于髂前上棘与耻骨结节连线中点	护士:您好!(患者床前)请问您叫什么名字? ××床××× 您好! 根据病情需要,现在要在您的前掌侧腕关节近处采集动脉血,希望您能配合
消毒	常规消毒局部皮肤,戴无菌手套	护士:×××我现在给您消毒,请你放松
留取标本	留取标本的方法 (1) 动脉血气针采血 1) 检查动脉血气针,将血气针活塞拉至所需的血量刻度,血气针筒自动形成吸引等量液体的负压。用戴无菌手套的手指触动脉搏动明显处,以两指固定动脉,右手持血气针在两指间垂直或与动脉呈40°～45°迅速进针,动脉血自动顶入血气针内 2) 采血毕,迅速拔出针头,用无菌纱布块按压穿刺点5～10分钟,必要时用沙袋压迫止血 3) 拔出针头后立即刺入软塞以隔绝空气,用手搓动注射器以使血液与抗凝剂混匀,避免凝血 (2) 普通注射器采集 1) 取出一次性注射器并检查,抽取肝素0.5ml湿润注射器内壁后,弃去余液。用左手示指和中指在已消毒范围内摸到动脉搏动最明显处,右手持注射器,在两指间垂直刺入或与动脉走向呈40°～45°迅速进针,见有鲜红色血涌入注射器时,一手固定注射器,一手抽取所需血量 2) 采血毕,迅速拔出针头,用无菌纱布块按压穿刺点5～10分钟,必要时用沙袋压迫止血 3) 拔出针头后立即刺入软塞以隔绝空气,将注射器轻轻转动以使血液与抗凝剂混匀,避免凝血	
整理	协助患者取舒适卧位,整理床单元和用物,交代注意事项,向患者致谢	护士:好啦,现在我帮您把被子盖好,您这么睡舒服吗? 如果您有什么需要请及时按床头铃呼叫我们,我们会及时过来。谢谢您的配合
记录	洗手,记录	
送检	将标本连同检验单及时送检	报告老师(举手)操作完毕
操作后评估	患者穿刺部位没有出血,患者和家属理解、配合,用后物品处置符合消毒技术规范	

（2）注意事项

1）严格无菌操作，预防感染。

2）穿刺部位应压迫止血至不出血为止。

3）若饮热水、洗澡、运动，需休息30分钟后再采血，避免影响结果。

4）血气分析时注射器内勿有空气。

考点: *采集动脉血标本常选用的部位*

5）有出血倾向者慎用。

6）如使用注射器采血时，应先铺无菌治疗盘，再选用0.5ml（12 500U/支）肝素湿润注射器后排尽空气置于无菌治疗盘内，写好铺盘时间备用。

7）标本及时送检。

（三）毛细血管采集法

用于常规检查，由于该采血方法目前均由检验人员执行，方法从略。

二、尿标本采集法

尿标本采集法包括常规标本、12小时或24小时尿标本、尿培养标本。

（一）目的

1. 常规尿标本　用于检查尿液的色泽、透明度、细胞及管型，测定比重，并做尿蛋白及尿糖定性。

2. 12或24小时尿标本　用于尿的定量检查，如钠、钾、氯、17-羟类固醇、17-酮类固醇、尿糖定量等。

3. 尿培养标本　用于做尿的细菌学检查。

（二）评估

1. 患者年龄、病情、自理能力及有无影响标本采集的因素。

2. 检查项目的目的及要求。

3. 患者的心理反应、认知及合作程度。

（三）准备

1. 护士准备　着装整齐，洗手、戴口罩，必要时戴手套；认真核对，向患者解释标本采集的目的及注意事项。

2. 用物准备　检验单。根据患者采集标本种类，另备：①常规尿标本。容量为100ml以上的清洁容器。②12或24小时尿标本。检验单、容量为3000～5000ml的清洁容器及防腐剂（根据检验项目准备见表12-4）。③尿培养标本。检验单、无菌试管、试管夹，必要时备外阴冲洗及导尿术用物一套。

表12-4　常用防腐剂的作用及用法

名称	作用	用法	举例
甲醛	固定尿中有机成分，防腐	24小时尿液中40%甲醛1～2ml	爱迪计数
浓盐酸	防止尿中激素被氧化，防腐	24小时尿液中加5～10ml	17-羟类固醇与17-酮类固醇
甲苯	保持尿液的化学成分不变	在100ml加0.5%～1%甲苯2ml	尿蛋白定量、尿糖定量、尿钾、钠、氯、肌酐、肌酸的定量检查

3. 患者准备　患者理解采集标本的目的、方法,愿意接受并配合。

4. 环境准备　病室整洁、安静、明亮、通风。必要时备屏风遮挡患者。

（四）实施

1. 操作步骤　见表 12-5。

表 12-5　尿标本采集操作流程

操作流程	操作要点	沟　　通
核对、解释	(1) 核对检验单,容器外贴标签,12 小时或 24 小时尿标本按要求加入防腐剂,注明留取尿液的起止时间 (2) 核对患者的床号、姓名、检验单,向患者及家属解释目的及方法,以取得配合	护士:我已对操作环境、患者病情、自理能力、心理反应、合作情况进行了评估。用物已准备好,报告老师(举手)开始操作
留取标本	根据检验的项目留取不同标本 (1) 常规尿标本采集法:嘱患者将晨起第一次尿约 100ml 留于清洁干燥容器中 (2) 12 小时或 24 小时尿标本采集法:①24 小时尿标本。将容器置于阴凉处,指导患者于晨 7 时起排空膀胱后,开始留尿至次晨 7 时排出最后一次尿,将 24 小时全部的尿液留于容器中,②12 小时尿标本:方法同上,时间则自晚 7 时至次晨 7 时止 (3) 尿培养标本采集法:①导尿术留取法。见第 15 章第 1 节。②中段尿留取法。先确认患者膀胱的充盈度(膀胱内存留 4~6 小时或以上的尿液),按导尿术要求清洁、消毒外阴(不铺洞巾);嘱患者自行排尿,弃去前段尿;用试管夹住无菌试管,留取中段尿 10ml,塞紧塞子	护士:您好!(患者床前)请问您叫什么名字? 您好! 根据病情需要,现在要取约 10ml 尿做培养,希望您能配合
整理	协助患者取舒适卧位,整理床单元和用物,致谢	护士:好啦,现在我帮您把被盖好,这样睡舒服吗? 谢谢您的配合
记录	洗手,记录	
送检	将标本连同检验单及时送检	报告老师(举手)操作完毕
操作后评估	正确执行查对制度,患者主动配合,采集方法正确,及时送检,结果正确	

考点:12 或 24 小时尿标本防腐剂的选择及防腐剂的作用

2. 注意事项

(1) 常规尿标本留晨起第一次尿,以减少食物、药物及运动对检验结果的影响。

(2) 不可将粪便混入尿液中。女患者月经期不宜留取尿标本。

(3) 昏迷或尿潴留患者可通过导尿术留取尿标本。

(4) 留取 12 或 24 小时尿标本应做好交接班。

(5) 留取尿培养标本,应严格无菌操作。

护考链接

1. 患者,女性,28岁。今日晨起呕吐,月经停止,疑为妊娠前期。为确诊需采集尿标本,留取标本时间宜为

A. 饭前　　　B. 饭后　　　C. 即可　　　D. 睡前　　　E. 晨起

分析:做妊娠试验要留晨尿,因为晨尿内绒毛膜促性腺的激素含量高,容易获得阳性结果。答案为 E。

2. 患者,男性,45岁。初步诊断为糖尿病,需做尿糖定量检查,为保持尿液化学成分不变,标本中应加入

A. 浓盐酸　　B. 甲苯　　　C. 甲醛　　　D. 草酸　　　E. 乙醇

分析:做尿糖定量检查时,应在标本中加入甲苯,可形成一薄膜覆盖在尿液表面,防止细菌污染,以保持尿液的化学成分不变。答案为 C。

3. 患者,男性,45岁,因尿急、尿频、尿痛,医嘱做尿培养,患者神志清楚,一般情况尚好。护士留尿标本的方法是

A. 随机留尿　　　　　　B. 收集 12 小时尿　　　　　　C. 留取中段尿

D. 收集 24 小时尿　　　E. 留晨起第一次尿

分析:因尿道前段非无菌,因此做尿培养应该取中段尿,神志不清楚,不配合的患者可行导尿术。答案为 C。

三、粪便标本采集法

粪便标本包括常规标本、隐血标本、寄生虫及虫卵标本和培养标本。

(一)目的

1. 常规标本　用于检查粪便性状、颜色、混合物及寄生虫卵等。

2. 隐血标本　用于检查粪便内肉眼不能观察到的微量血液。

3. 寄生虫及虫卵标本　用于检查寄生虫成虫、幼虫及虫卵。

4. 培养标本　用于检查粪便中的致病菌。

(二)评估

1. 患者年龄、病情、自理能力及有无影响标本采集的因素。

2. 检查目的及要求。

3. 患者的心理反应、认知及合作程度。

(三)准备

1. 护士准备　着装整齐,洗手、戴口罩;认真核对,向患者解释标本采集的目的及注意事项。

2. 用物准备　检验单。根据患者采集标本种类不同,另备:①常规标本:蜡纸盒(内附有竹签),清洁便器;②隐血标本:蜡纸盒(内附有竹签),清洁便器;③寄生虫及虫卵标本:蜡纸盒或内附有竹签),载玻片及透明胶带(查找蛲虫使用),清洁便器;④培养标本:无菌培养瓶或无菌蜡纸盒,无菌长棉签或竹签,消毒便器。

3. 患者准备　患者理解采集标本的目的、方法,愿意接受并配合。

4. 环境准备　病室整洁、安静、明亮、通风。必要时备屏风遮挡患者。

（四）实施

1. 操作步骤 见表 12-6。

表 12-6 粪便标本采集操作流程

考点: 寄生虫及虫卵标本的采集方法

操作流程	操作要点	沟 通
备物	核对检验单,容器外按要求贴标签	护士:我已对操作环境、患者病情、自理能力,心理反应、合作情况进行了评估。用物已准备好,报告老师(举手)开始操作
核对、解释	携用物至床边,核对床号、姓名及检验项目,向患者及家属解释目的及方法,以取得配合	
留取标本	根据检验的项目留取不同标本 (1) 常规标本:患者排便于清洁便器内,用竹签在不同的部位取带血或黏液的粪便约 5g(约蚕豆大小)放入蜡纸盒内。如为水样便应取 15～30ml 盛于容器中 (2) 隐血标本:嘱患者在检查前三天内禁食肉类、肝类、血类、叶绿素类饮食及含铁剂药物,避免出现假阳性,于第 4 天留取 5g 粪便,置于蜡纸盒内 (3) 寄生虫及虫卵标本:患者排便于清洁便器内,按检验目的采取不同的方法 1) 检查寄生虫卵:应在不同的部位取带血或黏液的粪便 5～10g 放入蜡纸盒内 2) 检查服驱虫剂后或做血吸虫孵化:应留取全部粪便 3) 检查阿米巴原虫:应在采集前将容器用热水加温,便后连同容器立即送检(因阿米巴原虫排出体外后因温度突然改变失去活力,不易查到) 4) 检查蛲虫:嘱患者在夜间睡觉前,将透明胶带贴在肛门周围(因蛲虫有夜间爬出肛门外产卵的特性),取下粘有虫卵的透明胶带粘贴在玻璃片上进行检查 (4) 培养标本:嘱患者排便于消毒便器内,用无菌长棉签或竹签取脓血或黏液的粪便 2～5g,放入无菌培养瓶或无菌蜡纸盒内。如患者无便意,可用无菌长棉签蘸取无菌生理盐水,插入肛门 6～7cm,沿一方向边旋转边退出棉签,放入无菌培养瓶中,塞紧	护士:您好!(患者床前)请问您叫什么名字? ××床×××您好! 根据病情需要,现在需要采集你的一些粪便做大便常规检查,希望您能配合
整理	撤便器、协助患者取舒适卧位,整理床单元和用物,向患者致谢	护士:好啦,现在我帮您把被子盖好,您这么睡舒服吗? 如果您有什么需要请及时按床头铃呼叫我们,我们会及时过来。谢谢您的配合
记录	洗手,记录	
送检	将标本连同检验单及时送检	报告老师(举手)操作完毕
操作后评价	正确执行查对制度,患者主动配合,采集方法正确,及时送检,结果正确	

2. 注意事项

(1) 采集标本时,不可将粪便与尿液混合,以免影响检验结果。

(2) 留取标本后要及时送检。

(3) 留取培养标本时,应严格遵守无菌操作。

四、痰标本采集法

临床上为协助诊断呼吸系统的某些疾病,如肺部感染、肺结核、肺癌、支气管哮喘等,常采集痰标本进行细胞、细菌等检查。临床上常用的痰标本有三种:常规痰标本、24 小时痰标本和痰培养标本。

(一)目的

1. 常规痰标本　检查痰液中的细菌、寄生虫卵和癌细胞等。

2. 24 小时痰标本　检查 24 小时痰液的量及观察痰的性状。

3. 培养标本　检查痰液中的致病菌。

(二)评估

1. 检查项目的目的及要求。

2. 询问、了解患者身体状况,观察患者口腔黏膜有无异常和咽部情况。

3. 解释操作目的,取得患者配合。

(三)准备

1. 护士准备　着装整齐,洗手、戴口罩;认真核对,向患者解释标本采集的目的及注意事项。

2. 用物准备　检验单。根据患者采集标本种类不同准备,常规标本备痰盒或痰杯;24 小时痰标本备清洁广口瓶(容量 500ml);培养标本备朵贝尔溶液,无菌培养瓶或盒。必要时备吸痰用物(电动吸引器、吸痰管等)、痰液收集器、手套等。

3. 患者准备　患者理解采集标本的目的、方法,愿意接受并配合。

4. 环境准备　病室整洁、安静、明亮、通风。

(四)实施

1. 操作步骤　见表 12-7。

考点: 24 小时痰标本的留取方法

表 12-7　痰标本采集操作流程

操作流程	操作要点	沟通
核对、解释	(1) 核对检验单,容器外按要求贴标签。24 小时痰标本应注明起止时间	护士:我已对操作环境、患者病情、自理能力,心理反应、合作情况进行了评估。用物已准备好,报告老师(举手)开始操作
	(2) 携用物至床边,核对床号、姓名及检验项目,向患者及家属解释目的及方法,以取得配合	护士:您好!(患者床前)请问您叫什么名字?××床×××您好!根据病情需要,现在需要采集您的一些痰液做检查,希望您能配合

操作流程	操作要点	沟 通
留取标本	根据检验的项目留取不同标本 (1) 常规痰标本:嘱其晨起用清水漱口清洁口腔,然后用力咳出气管深处的痰液,盛于痰盒或痰杯内。为人工辅助呼吸者吸痰时,戴无菌手套,痰液收集器(图 12-4)分别连于吸引器与吸痰管,按吸痰法吸入 2~5ml 痰液于痰液收集器内 (2) 24 小时痰标本:嘱患者将 24 小时(晨 7 时至次晨 7 时)的痰液全部留于清洁广口瓶内 (3) 培养标本:嘱患者清晨起床后先用朵贝尔溶液漱口,再用清水漱口,深呼吸数次后用力咳出气管深处的痰液于无菌培养瓶或盒内。昏迷患者用按无菌吸痰法吸取痰液	护士:您好!取标本时不要将唾液、漱口水、鼻涕等混入痰中,以免影响检验结果
整理	协助患者取舒适卧位,整理床单元和用物	护士:好啦,现在我帮你把被子盖好,您这么睡舒服吗?如果您有什么需要请及时按床头铃呼叫我们,我们会及时过来。谢谢您的配合
记录	洗手,记录	
送检	将标本连同检验单及时送检,如常规标本查癌细胞,瓶内应放 10%甲醛溶液或 95%乙醇溶液固定后送验	报告老师(举手)操作完毕
操作后评估	患者和家属理解、配合,用后物品处置符合消毒技术规范。留取的标本符合检验要求	

2. 注意事项

(1) 护士在采集过程中要注意根据检查目的选择正确的容器。

(2) 患者做痰培养及痰找癌细胞检查时,应及时送检。

(3) 留取标本时嘱患者不可将漱口水、鼻涕水等混入。

(4) 24 小时痰标本采集时,要注明起止时间。

五、咽拭子标本采集法

(一)目的

从咽部和扁桃体处取分泌物做细菌培养,以协助诊断。

(二)评估

1. 检查项目的要求。

2. 了解患者身体状况,观察患者口腔黏膜有无异常和咽部情况。

3. 解释操作目的,取得患者配合。

(三)准备

1. 护士准备 着装整齐,洗手、戴口罩;认真核对,向患者解释标本采集的目的及注意事项。

2. 用物准备 检验单、无菌咽拭子培养管、酒精灯、火柴、无菌生理盐水及压舌板。

3. 患者准备 患者理解采集标本的目的、方法,愿意接受并配合。

4. 环境准备 病室整洁、安静、明亮、通风。

(四)实施

1. 操作步骤 见表 12-8。

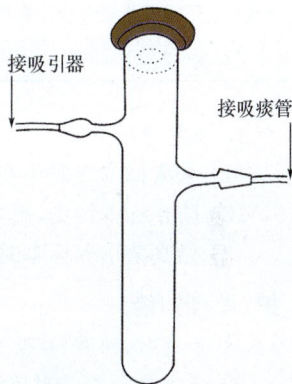

图 12-4 痰液收集器

接吸引器

接吸痰管

表 12-8　咽拭子采集操作流程

操作流程	操作要点	沟　通
核对、解释	(1) 核对检验单,容器外按要求贴标签 (2) 携用物至床边,核对床号、姓名及检验项目,向患者及家属解释目的及方法,以取得配合	护士:我已对操作环境、患者病情口腔黏膜及口咽部情况进行了评估。用物已准备好,报告老师(举手)开始操作
留取标本	点燃酒精灯,指导患者用清水漱口后,嘱患者发"啊"音(必要时以压舌板轻压舌部),将培养管中的拭子取出蘸无菌生理盐水,轻柔、迅速地擦拭两侧腭弓及咽、扁桃体的分泌物后(如有溃疡面或化脓部位可用拭子直接采集该部位分泌物),将试管口在酒精灯火焰上消毒,将拭子插入试管中,塞紧	护士:您好!(患者床前)请问您叫什么名字? ××床×××您好! 根据病情需要,现在需要采集咽拭子标本,希望您能配合 护士:您好! 请您张开嘴巴"啊"! 并忍耐一下
整理	协助患者取舒适卧位,整理床单位和用物,向患者致谢	护士:好啦,现在我帮您把被子盖好,您这么睡舒服吗? 如果您有什么需要请及时按床头铃呼叫我们,我们会及时过来。谢谢您的配合
记录	洗手,记录	
送检	将标本连同检验单及时送检	报告老师(举手)操作完毕
操作后评估	采集方法正确,及时送检,患者主动配合,无恶心、呕吐等不适	

2. 注意事项

(1) 采集标本应避免在患者进食后 2 小时进行,动作要轻柔,防止患者呕吐。

(2) 防止标本污染,影响检验结果。

(3) 做真菌培养标本时,应在口腔溃疡面上采取分泌物。

护考链接

患者,男性,36 岁,口腔溃疡一周,采集标本做真菌培养。正确的采集方法是

A. 采集患者 24 小时痰液　　　　　　B. 用无菌长棉签擦拭腭弓分泌物

C. 用无菌长棉签擦拭咽部分泌物　　　D. 用无菌长棉签擦拭扁桃体分泌物

E. 用无菌长棉签在口腔溃疡面上取分泌物

分析:做真菌培养标本时,应在口腔溃疡面上采取分泌物。答案为 E。

六、呕吐物标本采集法

留取呕吐物标本检验,可用于明确呕吐物的性质,从而了解患者胃内容物与相关疾病的关联因素,以协助诊断。如毒物不明的中毒患者,留取呕吐物送检明确毒物性质等。当患者呕吐时,可用痰杯或弯盘接取呕吐物后,在容器外贴好标签,及时送检;中毒患者洗胃时,第一次抽取的胃液留标本送检。

(梁　党)

第13章

饮食与营养护理技术

食物是营养的来源,营养是健康的根本。饮食与营养是维持机体正常生长发育、促进组织修复、提高机体免疫力等生命活动的基本条件。合理的饮食调配和适当的营养供给不仅能满足人体生理需求,而且是协助临床诊断和治疗疾病促进机体康复的有效手段之一。因此,护士需要掌握有关饮食和营养方面的知识,全面准确地了解患者的饮食和营养状况,制订并实施有效的饮食护理措施,以满足患者的饮食要求,促进患者早日康复。

第1节 医院饮食

食物中对人体有用的成分称为营养素。人体所需要的营养素有几十种,归纳起来可分七大类:即蛋白质、脂肪、糖类、无机盐、水、维生素和矿物质等。为适应患者不同的病情需要,医院的饮食分为三大类:基本饮食、治疗饮食、试验饮食。

案例13-1

患者,男性,45岁,因进食后胃部疼痛不适伴呕吐1个月,患者消瘦、营养状态差,经胃镜等多项检查后确诊为胃癌而入院,限期手术。如果你是责任护士,你认为该患者是否需要特殊饮食以满足机体的营养需要?为患者选何种饮食?

一、基本饮食

基本饮食适合大多数患者的饮食需要。医院中常用的基本饮食有四种,即普通饮食、软质饮食、半流质饮食、流质饮食,见表13-1。

表 13-1 基本饮食

类 别	适用范围	饮食原则	用法及热量
普通饮食	病情较轻或疾病恢复期,消化功能正常者	易消化、无刺激性食物	进餐3次/日,蛋白质70～90g/d,总热量9.5～11MJ/d
软质饮食	老、幼患者、口腔疾患或术后恢复期患者	软烂、无刺激、易消化食物为主,如面条、软饭	进餐3～4次/日,蛋白质70g/d,总热量8.5～9.5MJ/d
半流质饮食	消化道疾患、吞咽咀嚼困难发热及术后的患者	少食多餐、无刺激性、易于咀嚼和吞咽,膳食纤维含量少,粥、面条、豆腐、馄饨、蒸鸡蛋等	进餐5～6次/日,每次300ml,蛋白质60g/d,总热量6.5～8.5MJ/d
流质饮食	急性消化道疾患、高热、口腔疾患、各种大手术后及危重或全身衰竭的患者	食物呈流体状,如奶类豆浆、米汤、肉汁、菜汁、果汁等,此类饮食含热量营养不足,只能短期使用	进餐6～7次/日,每次200～300ml,蛋白质约40g/d,总热量3.5～5.0MJ/d

考点:基本饮食适用范围及饮食原则

护考链接

患者,李某,45 岁,体温 38.5℃,口腔糜烂,应采取半流食。下列哪项不妥

A. 馄饨　　B. 面条　　C. 炒芹菜
D. 蒸鸡蛋　　E. 煮烂的肉末粥

分析:患者口腔溃疡,芹菜比较粗硬,易损伤口腔黏膜增加患者的痛苦。答案为 C。

二、治疗饮食

以基本饮食为基础,针对患者营养失调及疾病的状况而调整某一种或几种营养素的摄入量,以达到治疗的目的称治疗饮食。治疗饮食的种类见表 13-2。护士有责任帮助患者选择适合的饮食,以满足治疗的要求。

考点:试验饮食适用范围及饮食原则

表 13-2　治疗饮食

类别	适用范围	饮食原则
高热量饮食	用于热能消耗较高的患者,如甲亢、高热、大面积烧伤、结核及产妇等	在基本饮食的基础上加餐 2 次,可进食牛奶、豆浆、鸡蛋、巧克力及甜食等,总热能约为 12.5MJ/d
高蛋白饮食	长期消耗性疾病,如结核、甲亢恶性肿瘤、营养不良、严重贫血、大面积烧伤、肾病综合征、大手术等	在基本饮食的基础上,增加蛋白质的摄入量。如肉类、鱼类、蛋类、豆类、奶类等。蛋白质供给量每日每千克体重为 1.5~2.0g,总量不超过 120g/日,总热量为 10.5~12.5MJ/d
低蛋白饮食	限制蛋白质摄入的患者,如急性肾炎尿毒症、肝性脑病等	成人蛋白质摄入总量在 40g/d 以下,视病情需要也可以在 20~30g/d,多给蔬菜和含糖量较高食物,以维持能量
低脂肪饮食	冠心病、高脂血症,肝、胆、胰疾患,肥胖、腹泻等患者	成人脂肪摄入量在 50g/d 以下,患肝胆胰疾病的患者可少于 40g/d,尤其要限制动物脂肪的摄入,少用油,禁食肥肉、蛋黄等食物
低盐饮食	心脏病、急慢性肾炎、肝硬化腹水、高血压及各种原因所致水钠潴留的患者	成人食盐摄入量不超过 2g/d(含钠 0.8g,不包括食物内自然存在的含钠量);禁食腌制食品,如咸菜、香肠肉、皮蛋等
无盐低钠饮食	适用范围同低盐饮食,但水肿较重者	无盐饮食:除食物内自然含钠量之外,不放食盐烹调 低钠饮食:除无盐外,还应控制摄入食物中自然存在的钠含量(控制在 0.5g/d 以下)。对于无盐低钠者,还应禁用含钠食物和药物,如含碱食品(馒头、油条、挂面)和碳酸氢钠药物等
高纤维素饮食少渣饮食	便秘、肥胖、高脂血症、糖尿病用于伤寒、痢疾、腹泻、肠炎、肛门疾病、食管-胃底静脉曲张、咽喉部及消化道手术的患者	进食含纤维素多的食物,成人食物纤维素量 >30g/d,少用含纤维素多的食物,如韭菜、芹菜、粗粮、香蕉等,不用刺激性调味品和坚硬的食物,肠道疾患少用油
低胆固醇饮食	用于高胆固醇血症、动脉粥样硬化性心脏病等患者	成人胆固醇摄入量低于 300g/d,禁用或少用含胆固醇高的食物,如动物内脏、蛋黄、脑、饱和脂肪等

续表

类别	适用范围	饮食原则
要素饮食	严重烧伤、创伤、化脓性感染、手术前后需要营养支持者、肿瘤、腹泻、消化道瘘、急性胰腺炎、短肠综合征及营养不良者	要素饮食是由人工配制的符合机体生理需要和各种营养素合成,很少消化或不需要消化即可吸收的无渣饮食。可口服、鼻饲或由造瘘管处滴入。口服时,每次 50~100ml,每 2~3 分钟 1次,滴注温度保持在 36~38℃,滴速 40~60滴/分,最多不超过 150ml/h,不宜高温蒸煮,但可适当加温,使用时可用蒸馏水、盐水或冷开水稀释。溶液需新鲜配制并严格执行无菌技术操作,配制 24 小时内用完

护考链接

1. 患者李某,身体烧伤面积达到 40%。该患者应采用的饮食为

A. 高热量、低蛋白　　　B. 高维生素、低蛋白　　　C. 高蛋白、高热量　　　D. 高脂肪、高蛋白

E. 高热量、低脂肪

分析:身体大面积烧伤的患者由于体液大量丢失,消耗比较大,故应进食高热量、高蛋白饮食。答案为 C。

2. 患者,男性,肝硬化腹水,入院后给予利尿剂治疗,腹水减少,但患者出现了沉默少语、反应迟钝、言语不清,考虑可能出现了肝性脑病。该患者的饮食应注意

A. 限制蛋白质每天在 20g 以内　　　　　　B. 易消化高蛋白、高热量

C. 少饮水、少吃蔬菜和水果　　　　　　　D. 首选动物蛋白增加营养

E. 控制糖的摄入量

分析:限制蛋白质摄入是为了减少氨的产生,减轻肝性脑病的症状。答案为 A。

链接

要素饮食的护理原则

采取要素饮食时需从小量、低浓度、低速度开始,给肠道以适应时间。密切观察患者的水、电解质情况,避免水、电解质失衡。同时要素饮食也应该避免感染,需当天配制,管饲导管需每日冲洗 2次。由于要素饮食直接进入肠道,因此,其温度以 37℃ 左右为宜,避免刺激肠道。

三、试验饮食

试验饮食也称诊断饮食,是在特定的时间内,通过对饮食内容的调整,达到协助诊断疾病和提高检查结果的正确性。试验饮食的种类见表 13-3。

表 13-3　试验饮食

类别	适用范围	方法及注意事项
隐血试验饮食	大便隐血试验期内用,试验期为 3~5 天,诊断有无消化道出血或原因不明的出血	试验前 3 天忌食造成隐血试验假阳性的食物,如绿色蔬菜、肉类动物血、含铁食物和药物 可进食牛奶、豆制品、白菜、土豆、冬瓜、粉丝等。第 4 天起连续留取 3 天粪便做隐血实验

考点:试验饮食适用范围及注意事项

续表

类 别	适用范围	方法及注意事项
胆囊造影饮食	需要用 X 线、B 超进行胆囊检查的患者	检查前 1 日中午进高脂肪饮食,使胆囊收缩和排空,便于造影剂进入胆囊 检查前 1 日晚进无脂肪、低蛋白、高糖的清淡饮食 晚饭后口服造影剂并禁食,禁烟至次日上午 检查当日晨禁早餐,第 1 次摄 X 线片后,如胆囊显影良好,可进食高脂肪餐(脂肪量 25～50g),半小时后进行第 2 次摄片观察胆囊收缩情况
吸碘试验饮食	甲亢或甲状腺功能减退的患者进行同位素检查	检查前 7～60 天禁食含碘高的食物,其中:需禁食 60 天(2 个月)的有海带、海蜇、紫菜等。需禁食 14 天的有海蜇、毛蚶、干贝等。需禁食 7 天的有带鱼、黄鱼、比目鱼、虾米等

护考链接

患者,女性,47 岁,因饱餐后出现右上腹疼痛而入院。诊断为胆囊结石。该患者应忌食
A. 高蛋白饮食　B. 高纤维素饮食　C. 高维生素饮食　D. 油腻饮食　E. 高热量饮食
分析:油腻饮食可使患者胆囊收缩加强,引起剧烈疼痛。答案为 D。

第 2 节　患者饮食的护理

对患者进行科学合理的饮食护理,是满足患者最基本的生理需要的重要的护理措施之一。护士通过对患者饮食与营养的全面评估,确认患者在营养方面存在的健康问题,并采取适宜的护理措施,帮助患者改善营养状况,以促进早日康复。

一、患者的营养状况

(一)营养状况的评价
不同营养状况的评价见表 13-4。

表 13-4　不同营养状况的身体征象

考点:营养良好与营养不良的对比

评价项目	营养良好	营养不良
体重	正常范围	肥胖或低于正常体重
毛发	浓密、有光泽	干燥、稀疏、无光泽
皮肤	有光泽、弹性好	无光泽、干燥、弹性差、肤色过淡或过深
黏膜	红润	苍白、干燥
皮下脂肪	丰满	菲薄
指甲	粉色、坚实	粗糙、无光泽;反甲,易断裂
肌肉和骨骼肌肉	结实、皮下脂肪丰满而有弹性	肌肉松弛无力,皮下脂肪菲薄,肋间隙、锁骨上窝凹陷、肩胛骨和髂骨嶙峋突出

（二）影响患者饮食和营养的因素

1. 生理因素

（1）年龄：年龄的不同阶段，对营养的需求也不同，饮食的自理能力不同。例如婴幼儿、青少年、生长发育快，需摄入足够的蛋白质、各种维生素和微量元素等；老年人由于新陈代谢逐渐减慢，对营养的需要量相对减少，但对钙的需求也有所增加。另外，婴幼儿、老年人饮食的自理能力较成人低。

（2）活动量：由于职业、性格等不同，活动量也不同。活动量大的人所需要的热量及营养素高于活动量少的人。

（3）身高与体重：一般情况下，体格健壮、高大的人对营养的需求量较高。

（4）特殊身体情况：怀孕与哺乳期妇女营养的需求量明显增加，并会有饮食习惯的改变。

2. 心理因素　不良的情绪，如焦虑、抑郁、烦躁或过度兴奋、悲哀等均可引起交感神经兴奋，抑制胃肠蠕动和消化液的分泌，使患者食欲减退，进食减少甚至厌食；而愉快的心理状态会促进食欲。个人爱好、进食环境的整洁、食品的清洁美观，食物的感官性状，如色、香、味、形等可影响食欲。

3. 疾病因素　疾病影响患者的食欲、食物的摄取量和食物的消化和吸收，个别对食物过敏和不耐受等。

4. 治疗因素　某些药物（化疗药物）可以引起胃肠道反应，出现食欲减退、恶心、呕吐等。

5. 社会文化因素　经济状况、饮食习惯、营养知识等也可成为影响患者饮食和营养的因素。

考点：影响患者饮食和营养的因素

二、患者饮食的护理与健康教育

患者入院后，由医生开出饮食医嘱，确定患者所需饮食种类，护士遵医嘱填写入院饮食通知单，送交订餐人员，并填写在病区的饮食单上。同时在患者的床头或床尾卡上注明饮食，作为分发饮食的依据。

（一）进食前护理

1. 护士准备　衣帽整洁、洗手、必要时戴口罩。

2. 饮食准备　尊重患者的饮食习惯，在病情允许的情况下尽可能提供患者喜爱的食物，并对患者所需要的食物进行解释和指导，便于适应饮食习惯的改变。

3. 环境准备　营造良好的进食环境，保证进食环境清洁、整齐、空气清新、气氛轻松，使患者心情愉快，增进食欲。

（1）饭前半小时开窗通风，整理床单位，去除一切不良气味和不愉快场景，如便器、呕吐物、噪声等。

（2）进食前暂停非紧急检查、治疗和护理。

（3）对同病室危重患者应以屏风遮挡，病情允许可以安排在餐厅进餐。

4. 患者准备

（1）减少或去除引起患者不舒服的因素：如疼痛者于饭前半小时遵医嘱给予止痛剂；高热者适时给予降温；检查敷料包扎松紧是否适度，必要时给予调整。特定卧位引起疲劳时，帮助患者更换卧位等。

（2）协助患者洗手、漱口，必要时给予口腔护理。条件允许可让家属陪伴进餐。

（3）采取舒适的进食体位：如果病情允许，可协助患者下床进食；不能下床者，协助患取坐位或半坐位,放好洁净的跨床小桌。卧床患者可取侧卧位或仰卧位,头偏向一侧,并给予适当的支托。

(4)加强心理护理,消除忧虑、烦躁等不良情绪,保持愉快心情进餐。

(二)进食时护理

1. 核对、分发食物 护士根据饮食单上的要求仔细查对,协助配餐员及时将饭菜准确无误地分发给每位患者。

2. 解释、观察 对饮食有特殊要求的患者,如限量或禁食者,应告知原因,以取得合作。进食期间护士应不断巡视进食情况,检查督促治疗饮食、试验饮食的实施情况,鼓励患者进食。对访客带来的食物,需经护士检查,符合治疗原则的方可食用。

3. 协助进食

(1)将治疗巾、餐巾或毛巾围于患者胸前,以保持衣服及被单清洁。

(2)不能进食的患者,需要护理人员喂食,按患者的饮食习惯和喜好顺序进行,喂食的态度要和蔼、耐心、速度适中、温度适宜,可固态和液态交替喂。如患者要求自己进食,不可催促患者,保证咀嚼和吞咽。

(3)双目失明或双眼遮盖的患者,喂食除遵循上述原则外,喂食前应告知患者食物名称,以增进食欲促进消化;如患者要求自己进食,可设置时钟平面图放置食物,并告知方位、名称、有利于患者按顺序进行。如在 6 点处放饭,12 点、3 点处放菜,9 点处放汤。进流质饮食,可用吸管或水壶吸吮,但要注意温度适宜,防止烫伤。

(4)不能由口进食的患者,可采用鼻饲法或特殊方式进食。

考点: 不能自己进食的患者喂食注意事项

4. 发现问题及时处理

(1)某些患者在进食过程中如出现恶心,应鼓励其做深呼吸,并暂时停止进食。

(2)呕吐者及时给予帮助,提供装呕吐物的容器,头偏向一侧,及时更换被污染的被服,开窗通风,去除异味。协助患者漱口,不能自理者给予口腔护理。征求患者意见是否继续进食。不愿意继续进食者剩余饭菜应妥善保存,同时注意观察呕吐物的性质、颜色、量并做好记录。

(三)进食后护理

考点: 患者进餐后,注意记录进食内容、进食量、患者反应

1. 及时清理食物残渣、撤去餐具、整理床单位。

2. 督促并协助患者进食后洗手、漱口或进行口腔护理,以保持餐后的清洁和舒适。

3. 根据需要做好记录,如进食的种类、量、患者进食时和进食后的反应等,以了解患者的进食是否满足患者的需求。

4. 对进食的特殊情况,如暂时需要禁食、延迟进食等应做好交接班工作。

链接

如何评估患者的饮食状况呢?

(1)患者一般进食情况:包括每日用餐次数、时间、摄食种类、摄食量、有无规律等。

(2)喜好和厌恶的食物,有无食物过敏、烟酒嗜好。

(3)食欲状况:食欲有无增加和减少,食欲改变的原因。

(4)有无影响营养的需求和饮食摄入的因素,如咀嚼不变、口腔疾患等。

(四)健康教育

护士在协助患者进食的同时,选择合适的时机,有目的地向患者讲解有关饮食与营养方面的知识,有助于其早日康复。

1. 讲解营养的种类、功能及主要食物来源,指导患者摄取平衡膳食,并养成良好的饮食习惯。

2. 根据确定的饮食种类,对患者进行讲解并说明此类饮食的意义,让患者理解并自觉遵守饮食医嘱。

第 3 节　鼻　饲　法

患者,男性,36 岁,因脑外伤后昏迷入院,患者不能经口进食,根据医嘱,护士准备通过鼻饲为其提供营养,插管前患者应该采取何种体位? 当胃管插到 14～16cm 时,护士托起患者头部靠近胸骨柄,这样做的目的是什么? 给患者喂食前为什么要向胃管内注入少量的温开水? 该患者为长期鼻饲患者,鼻饲管需要多久换一次?

鼻饲法是将胃管经一侧鼻腔插入胃内,从管内灌注流质饮食、水和药物的方法,以保证患者摄入足够的营养、水分和药物,利于早日恢复。

一、适应证和禁忌证

考点: *鼻饲法的概念*

(一) 适应证

1. 不能经口进食的患者,如昏迷、口腔疾患、某些手术后或肿瘤、食管狭窄、食管气管瘘等。
2. 拒绝进食的患者(如精神疾患患者)。
3. 早产儿和病情危重的婴幼儿。

(二) 禁忌证

1. 食管及胃底静脉曲张患者。
2. 食管梗阻患者。

考点: *鼻饲的适应证和禁忌证*

护考链接

下列关于饮食护理,哪项是错误的
A. 对禁食或限制饮食的患者,应讲解原因、取得合作
B. 为患者创造良好的进餐环境
C. 为鼻饲患者喂食时应该注意速度和温度
D. 为胃底食管静脉曲张的患者插胃管提供胃肠内营养
E. 为食管狭窄的患者插胃管提供胃肠内营养

分析: 插胃管的过程中容易损伤胃底曲张的静脉,引起出血,甚至有生命危险。答案为 D。

二、操　作　方　法

鼻饲操作根据以下几个步骤:评估、准备、实施、整理、操作后评价进行。

(一) 具体详见操作流程

鼻饲法操作流程见表 13-5。

表 13-5　鼻饲法操作流程

考点: *鼻饲的操作方法*

操作流程	操作要点	沟通
评估	评估患者病情、意识状态、既往有无鼻饲经历,患者及家属对鼻饲法的反应及配合程度评估患者的鼻腔情况,如鼻黏膜有无肿胀、炎症、鼻中隔偏曲、息肉等	护士:我已对操作环境、患者病情、意识状态、鼻腔情况、配合程度进行了评估。用物已准备好,报告老师(举手)开始操作

操作流程	操作要点	沟　　通
准备	(1) 护士准备:衣帽整洁、剪指甲、洗手、戴口罩 (2) 用物准备: 1) 鼻饲包。内放镊子、压舌板、胃管(一次性胃管另备)、纱布、液体石蜡棉球 2) 治疗盘(插管时用)。内放治疗巾、治疗碗、弯盘、50ml注射器(喂灌器)、棉签、胶布、夹子或橡皮圈、别针、听诊器、水温计、适量的温开水、量杯(内盛流质饮食200ml,温度38～40℃),手套 3) 治疗盘(拔管时用)。内放治疗碗、纱布、弯盘、松节油或汽油、酒精、棉签、手套等。根据患者需要可备漱口液 (3) 环境准备:环境安静、整洁、光线充足	
实施	(1) 查对:核对床号、姓名 (2) 解释:告知患者进行鼻饲的目的和方法,以取得患者配合 (3) 安置体位:可取坐位、半坐卧位和仰卧位(头偏向一侧)、抬高床头(昏迷患者取平卧位头后仰) (4) 铺治疗巾:准备胶布,铺治疗巾于患者颌下,弯盘置于患者口角旁 (5) 检查清洁:观察并检查鼻腔,选择畅通无疾患的一侧,用清水或生理盐水棉签清洁鼻腔 (6) 测量润滑:打开鼻饲包,取出胃管(一次性胃管另备)和注射器放包内,戴手套,检查胃管是否通畅,把液状石蜡油棉球放入纱布内,以润滑胃管前段10～20cm,测量插管长度,并做好标记 插管长度测定方法:鼻尖→耳垂→剑突或前额发际→剑突的距离,成人为45～55cm,小儿胃管插入长度为眉间→剑突与脐中点的距离 (7) 轻稳插管:一手持纱布托住胃管,另一手持镊子夹住胃管,沿选定的一侧鼻孔缓插入,至咽喉部(14～16cm)时请患者协助做吞咽动作,以利于将管顺利插入胃内。插管过程中容易出现的问题 1) 插管过程中若插管不畅,嘱患者张口,检查胃管是否盘曲在口腔中;不可强行插入,以免损伤黏膜 2) 插管时若患者出现恶心、呕吐,可暂停片刻,嘱患者深呼吸或做吞咽动作,稍后插入,减轻患者的不适 3) 插管时患者出现呛咳、呼吸困难、发绀等情况,表示误入气管,应立即拔管,休息片刻后重新插入 (8) 确定达胃:当胃管插到预定长度时需确定胃管是否到达胃内,方法如下 1) 接注射器于胃管末端回抽,能抽出胃液(图13-1A) 2) 将听诊器放于胃部,用注射器快速注入10ml空气,能听到气过水声,再将注入的空气抽出(图13-1B) 3) 将胃管末端放入盛有水的治疗碗中,无气泡逸出(图13-1C);如有气泡逸出,表示误入气管 (9) 固定胃管:确定胃管在胃内后,用胶布固定胃管于鼻翼及面颊部 (10) 注入流质:将注射器接在胃管的开口端,先注入少量的温开水,湿润管腔,避免流质物黏附在管壁上,然后缓慢注入流质食物或药液,注入过程中,应询问患者感受,以调整注入速度(图13-2),鼻饲完毕,再注入少量温开水,冲净胃管,避免鼻饲液残留于管腔中发酵、变质、造成胃肠炎和堵塞管腔	护士:您好!(患者床前)请问您叫什么名字?××床×××您好!根据病情需要,现在要给你进行鼻饲,希望您能配合,有大小便吗? 护士:现在我检查一下您的鼻腔,您的黏膜正常,我帮您清洁一下 护士:现在我开始为您插管,插管过程中可能会出现恶心、呕吐等不舒服症状,请您放心我会动作轻柔尽量减少你的不舒服症状,希望你能配合一下 护士:现在我开始为您注入食物,您觉得现在的速度可以吗?食物的温度是否合适?如果您感觉不合适请告诉我,我马上调整

操作流程	操作要点	沟　通
实施	(11) 处理末端:鼻饲完毕,将胃管开口用纱布包好反折,再用橡皮圈或夹子夹紧,防止空气进入及食物反流。再用安全别针固定于枕边或衣领处,防止脱落。撤去弯盘和治疗巾,脱手套 (12) 整理:整理床单位,协助患者舒适卧位,交代注意事项并致谢;整理用物、清洁并消毒备用,鼻饲用物每日消毒一次 (13) 洗手记录:记录插管时间、患者反应、鼻饲液的种类及量等	护士:好啦,现在我帮您把鼻饲管安放好,翻身时注意不要脱落。我帮您把被子盖好,谢谢你的配合
拔管实施	(1) 备齐用物:洗手、准备用物、携用物至床旁问候患者 (2) 核对、解释:解释拔管的原因及配合方法 (3) 夹紧末端:置弯盘于患者颌下,夹紧胃管末端放于弯盘内或反折,轻轻揭去固定胶布 (4) 拔出胃管:戴手套,用纱布包裹近鼻孔的胃管,嘱患者深呼吸,在患者呼气时拔管,到咽喉部时快速拔出,以防管内液体滴入气管。将拔出的胃管放入盛有消毒液的容器中(一次性胃管放入医疗垃圾袋中) (5) 清洁面部:清洁患者口鼻及面部,用松节油擦去胶布痕,再用乙醇擦去松节油协助患者漱口,撤去弯盘,脱去手套 (6) 整理记录:整理床单位,协助患者舒适卧位,致谢。清理用物、归还原位;洗手、记录拔管时间及患者反应	护士:您好!(患者床前)请问您叫什么名字? ××床×××您好! 根据病情您已不需要鼻饲,现在要给您进行拔管,希望您能配合 好,这样睡舒服吗? 谢谢您的配合
操作后评价	患者鼻饲过程中状态良好,无不舒适症状。患者和家属理解、配合,用后物品处置符合消毒技术规范	报告老师(举手)操作完毕

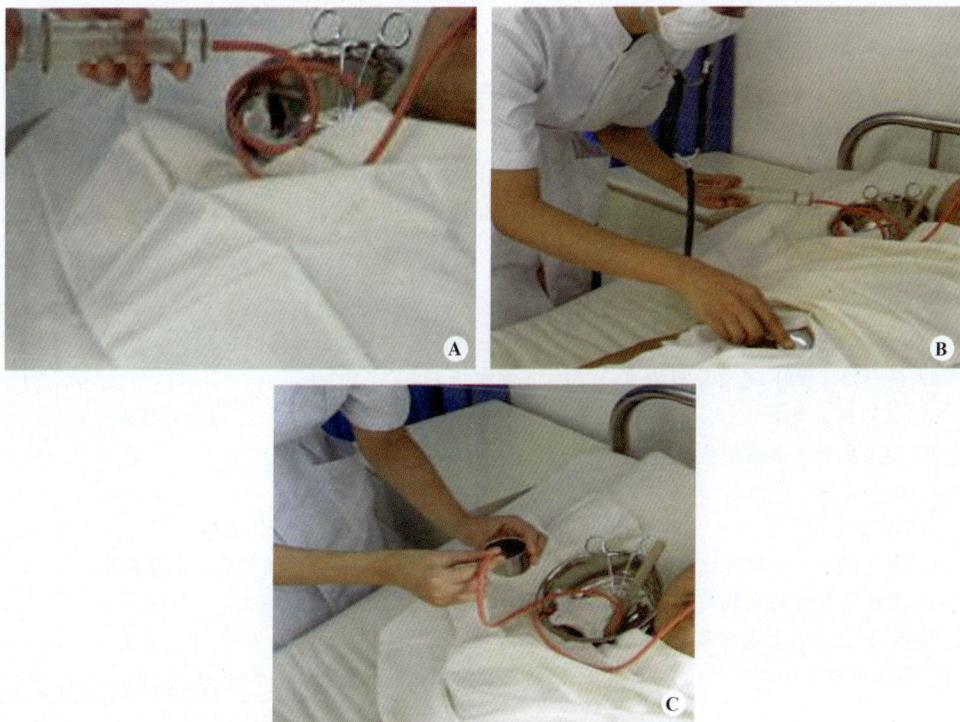

图 13-1　确定胃管在胃内
A. 抽吸胃液;B. 听气过水声;C. 看气泡

鼻饲法操作口诀

颌下铺巾擦鼻孔,润滑胃管量长度;
管到咽部要吞咽,胃管入胃须证明;
固定胃管缓注水,再注流食和药液;
温度适宜勿烫伤,最后冲管莫忘记。

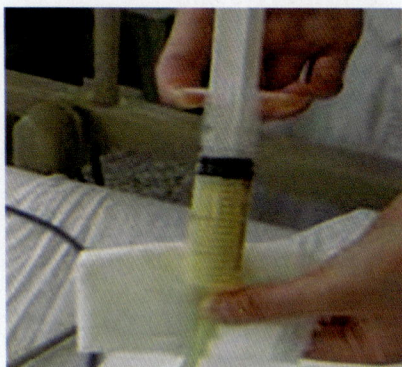

图 13-2　注入食物

(二)注意事项

1. 插胃管前　护患之间进行有效沟通,向患者及家属解释鼻饲的目的、配合方法,以取得合作。

2. 插胃管中　插管过程中患者出现呛咳、呼吸困难、发绀等情况,表示误入气管,应立即拔管,休息片刻后重新插入。注意动作轻稳,以免损伤鼻黏膜和食管黏膜。

3. 喂食前　每次应检查胃管是否在胃内,并检查患者有无胃潴留。当胃内容物超过 150ml 时,应当通知医生减量或暂停鼻饲。证实胃管确实在胃内又无胃潴留时,用注射器注入少量温开水后再喂食。

4. 喂食时　鼻饲液缓慢注入,温度 37℃ 左右为宜;每次鼻饲量不超过 200ml,间隔时间不少于 2 小时。

5. 鼻饲给药　将药片研碎、溶解后再注入。

6. 鼻饲后　不要立即翻动患者,以免引起呕吐及呕吐物反流至气管,同时记鼻饲量。

7. 长期鼻饲者　应当每日进行口腔护理,每周更换一次胃管,于前一日晚最后一次喂食后拔管,第二天早晨从另一侧鼻腔插入。

8. 昏迷患者插管　应将患者头向后仰(图 13-3A),当胃管插入会厌部约 15cm 时,左手托起头部,使下颌靠近胸骨柄(图 13-3B),加大咽部通道的弧度,使管端沿后壁滑行,插入所需长度,插入后患者平卧(图 13-3C)。

考点:鼻饲法的注意事项

护考链接

患者,女,由于气管食管瘘不能由口进食。护士准备通过鼻饲为其提供营养。

1. 护士插胃管时,患者出现呛咳、发绀。下列哪项不妥

A. 立即拔出胃管　　　B. 嘱患者深呼吸　　　C. 继续插入　　　D. 稍停片刻

E. 指导患者做吞咽动作

2. 该患者停止鼻饲,护士为其拔胃管时,下列哪项不妥

A. 嘱患者深呼吸,在呼气时拔管　　　B. 嘱患者深呼吸,在吸气拔管

C. 通过咽喉部时快速拔出　　　D. 拔出的胃管放入盛有消毒液的容器中

E. 拔管前胃管的末端反折

分析:护士为患者进行鼻饲时,患者出现呛咳、发绀时不能继续插入胃管,理由是胃管可能误入气管。拔管时嘱患者深呼吸,在呼气时拔管,防止管内液体滴入气管。答案为 1.C;2.B。

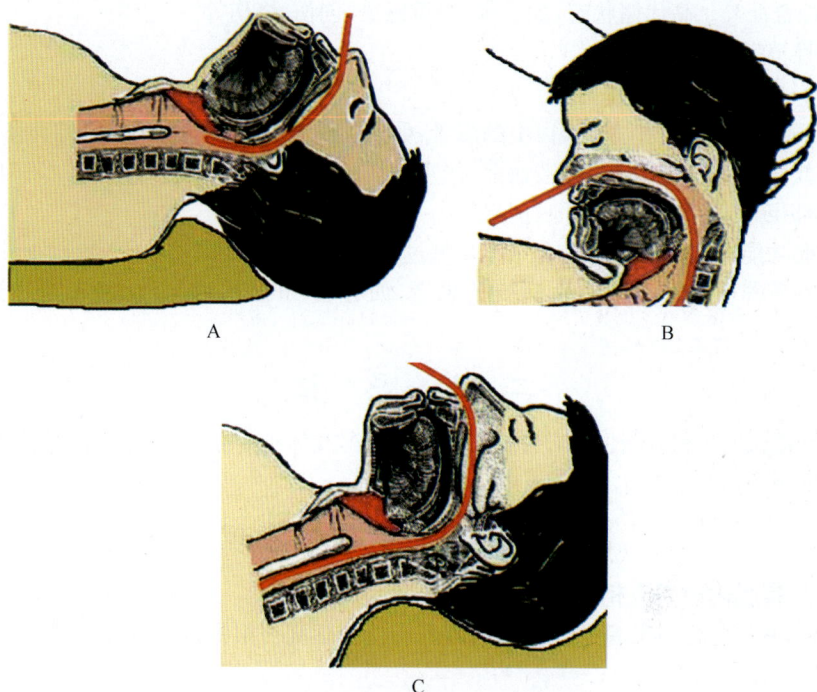

图 13-3 为昏迷患者插管示意图
A. 昏迷患者插管头后仰；B. 下颌靠近胸骨柄增大弧度；C. 插入食管后平卧

第 4 节 营养支持疗法的护理技术

同学们，什么是营养支持？营养支持是近代医学治疗手段的重大进展之一，目的是维持机体组织、器官的结构和功能，维持细胞代谢，参与生理功能调控与组织修复，促进患者康复。

胃肠营养支持疗法有两种途径，一是胃肠内营养，即将流质饮食、水及药物经由胃管、胃肠造瘘口灌入胃肠中，使患者获得足够的营养、水分和药物，为首选途径。二是胃肠外营养（TPN），即利用静脉连续输入高营养液，以便达到对糖类和蛋白质酵化物的最大利用，用以满足患者对热量的需要。两种途径都是为了满足不能由口摄入水分和营养的患者获得足够的水分、营养、药物，以达到治疗效果。在临床上，疾病过程中为患者提供及时合理的营养支持是非常必要和重要的。

一、适 应 证

（一）胃肠内营养的适应证

需要营养支持、并有一定胃肠功能的患者。

1. 意识障碍或昏迷、脑血管意外、神经性厌食的患者。

2. 吞咽、咀嚼困难者。

3. 胃肠道疾病稳定期，如消化道瘘、胰

链接

胃肠内营养物包括哪些？

1. 匀浆饮食 由天然食物混合加工而成。

2. 混合奶 由鸡蛋、白糖、奶糕、面粉、植物油用水调成糊状，加入煮沸的牛奶或豆浆中调制而成。

3. 要素膳 复方营养素、高氮素合剂、活力康高氮等。

腺炎短肠综合征等。高代谢状态,如手术、严重感染、创伤、烧伤等。

4. 慢性消耗性疾病。

(二)胃肠外营养的适应证

1. 胃肠道不能进食超过 5 天以上的患者,如急性胰腺炎、肠瘘患者、短肠综合征患者。

2. 高代谢患者,如严重创伤、败血症、严重烧伤的患者、肿瘤放化疗患者。

3. 肺部疾病应用机械辅助呼吸的患者。

4. 胃肠功能减退、食欲差、进食量不足超过一周的患者。

5. 既往营养不良又合并急性病变的患者,如心衰、肝脏疾病、肾功能不全导致的营养不良。

考点:适应证和禁忌证

二、禁 忌 证

活动性消化道出血、肠梗阻、严重肠道感染、腹泻及休克者禁用肠内营养胃肠功能不全、吸收不良慎用肠内营养。

三、营养支持疗法的护理

(一)胃肠内营养支持的护理

同学们,我们怎样为患者进行胃肠内营养支持护理呢? 根据以下几个步骤:评估、准备、实施、整理、操作后评价。

1. 操作流程　见本章第 3 节鼻饲法和《外科护理学》。

2. 注意事项

(1) 麻痹性肠梗阻或机械性肠梗阻、腹腔内严重感染的患者禁用。

(2) 注意观察病情变化,防止并发症发生。

(二)胃肠外营养支持的护理

同学们,我们怎样为患者进行胃肠外营养支持护理呢? 根据以下几个步骤:评估、准备、实施、整理、操作后评估。

1. 胃肠外营养支持的操作　见操作流程见表 13-6。

表 13-6　胃肠外营养支持的操作流程

操作流程	操作要点	沟 通
评估	评估患者的病情、生命体征、意识状态及配合能力 评估患者身体情况、慢性消耗性疾病和高代谢疾病的病史	护士:我已对操作环境、患者病情、病史、意识状态、合作情况、导管的情况进行了评估。用物已准备好,报告老师(举手)开始操作!
准备	(1) 操作者:仪表端庄、着装规范、剪指甲、洗手、戴口罩 (2) 用物:治疗盘内放同静脉输液的用物、电动输液灌流器、依医嘱准备 TPN 溶液 注意:准备 TPN 溶液时要严格无菌技术操作,同时避免阳光直接照射,出现浑浊则应弃去 (3) 环境准备:环境整洁、安静、舒适温度适宜。必要时遮挡 (1) 查对:核对床号、姓名 (2) 解释:告知患者胃肠外营养支持的目的和方法,以取得患者配合	护士:您好!(患者床前)请问您叫什么名字? ××床×××您好! 由于你还不能吃饭、喝水,根据您的病情需要胃肠外营养支持,希望您能配合,有大小便吗?

操作流程	操作要点	沟　通
实施	(3) 安置卧位:协助患者采取舒适卧位	
	(4) 挂液:将 TPN 溶液接上静脉输液管后,挂在点滴架上、排气移除中央静脉导管上原有的静脉输液管,迅速换上 TPN 溶液,并给予固定	
	注意:如患者无中央静脉导管,应按中央静脉导管插入方法协助医生执行	
	(5) 调节滴速:根据医嘱调节滴速,最好固定滴速,每 30 分钟观察 1 次输入速度	护士:好啦,液体滴速我已调节好了,请不要随意调节,谢谢合作
	注意:滴速太快易发生高血糖,速度太慢易导致低血糖,滴速过快还会造成高渗性利尿现象,因为糖分排泄过量所致,严重者可导致死亡	
整理	询问患者是否舒适,整理床单位。交代注意事项,致谢清理用物、洗手	护士:好啦,现在我帮您把被盖好,这样睡舒服吗?请您放心,输入过程中一直会有人巡视,谢谢您的配合
记录	正确记录输入量及其他情况	
操作后评估	患者在操作过程中状态良好,无不舒适症状。患者和家属理解、配合,用后物品处置符合消毒技术规范	报告老师(举手)操作完毕

2. 胃肠外营养支持护理

(1) 营养液配制过程中严格执行无菌操作原则。条件允许下,应在层流室或层流台内配制。

(2) 原则上营养液应现用现配,若暂时不用,应放置在冰箱 4 ℃ 左右保存,并于 24 小时内用完。

(3) 营养液输入速度依医嘱设定,应准确计算输液速度,匀速输注,避免忽快忽慢,以防发生代谢性并发症。输液过程中每隔 30 分钟观察一次输液速度。同时注意有无输入异体蛋白后引起的过敏反应。

(4) 营养液或输液管被污染后,应立即更换。

(5) TPN 导管必须专用,不能做抽血、输血、输药等用,并防止回血,避免阻塞导管。如应用其他药物(包括抗生素),应从另外的静脉通路输入。穿刺部位应定期消毒、更换敷料。

(6) 输液过程中要密切观察生命体征有无变化,观察有无胸闷、呼吸困难、心悸、恶心、头痛、疲惫等现象,如有肩痛、插管处烧灼感、颈部或额面部明显水肿,可能中央静脉管有渗漏现象。如有异常立即停止输液并通知医生。及时处理。

3. 注意事项

(1) 配制营养液时,脂肪乳不能加入电解质溶液;营养液中不能加入任何治疗性药物。

(2) 营养液必须连续输入,不能中断,防止空气栓塞。

(3) 欲停止 TPN 输液时,需要从高浓度减为低浓度,不要突然改为等张溶液,易造成低血糖症。

(4) TPN 输液结束,欲拔出中央静脉导管时,视需要做导管尖端培养,作为评估感染的依据。

(尹红梅)

第14章

患者生活护理技术

生活护理是人类最基本的生理需要之一,是维持和获得身心健康的重要保证。在日常生活中,每个人都能生活自理和满足自己清洁方面的需要,但当人患病时,由于疾病的影响,生活自理能力降低而无法生活自理和无法满足自身清洁的需要,这对患者的生理和心理都会产生不良影响。护理人员应及时评估患者的健康和生活自理状况,做好患者生活护理,满足患者的需要,使患者处于接受治疗和护理的最佳身心状态。

第1节 晨晚间护理

晨晚间护理是护士为住院患者特别是生活不能自理的患者,于晨间及晚间所实施的生活护理。

案例14-1

刘女士,75岁,因脑血栓形成而住院治疗。目前患者神志清醒,口齿不清,右侧肢体瘫痪,生活不能自理,大小便失禁。护士应如何为患者做晨晚间护理?晨晚间护理的目的是什么?

一、晨间护理(morning care)

清晨是一天的开始,经过了一个长夜的睡眠之后,患者往往需要护士帮助做各种清洁护理(特别是重症患者),晨间护理是基础护理的一项重要内容,一般于每天清晨诊疗工作前完成。

（一）目的

1. 保持病床及病室整洁。

2. 使患者清洁舒适,预防压疮及肺部感染等并发症。

3. 观察和了解病情,满足其身心需要,促进护患沟通。

（二）内容

1. 问候患者。

2. 协助排便,必要时留标本,更换引流瓶。

3. 对于能离床活动、病情较轻的患者,鼓励其自行洗漱,包括漱口、刷牙、洗脸、梳头等。

4. 对于病情较重、不能离床活动和生活不能自理的患者,帮助患者口腔护理、洗脸、洗手、翻身和检查皮肤受压情况,擦洗背部后,用50%乙醇或润滑剂按摩骨突处。

5. 整理床单位,用消毒毛巾进行湿式扫床,根据清洁程度,需要时更换衣服、床单和被套。

6. 注意观察病情,进行心理护理和健康教育。

7. 整理病室,酌情开窗通风。

二、晚间护理(hour of sleep care)

由于疾病所造成的痛苦和焦虑不安等心理压力,以及外界的噪声、强光和污浊空气等刺激,都会干扰患者睡眠。为了给患者创造良好的睡眠条件,应在晚饭后做晚间护理,对长期卧床的患者,晨间护理和晚间护理在促进患者早日康复的过程中起着非常重要作用。

(一)目的

1. 使患者清洁舒适,易于入睡。

2. 保持病室安静,为患者创造一个良好的睡眠环境。

3. 观察病情,清除影响睡眠的因素,满足患者的身心需要。

(二)内容

1. 协助患者排便,使用便器时,护士一手托住患者的腰和骶尾部,另一手将便器扁平部置于患者臀下,开口向下(图 14-1)。

2. 协助患者刷牙、漱口(危重患者给予口腔护理)、洗脸、洗手、热水泡脚,帮助女患者清洗会阴部。

3. 检查受压部位并按摩骨突处,安置舒适卧位。

4. 整理床铺,根据情况更换衣服及床单,必要时添加盖被或毛毯。

5. 指导患者养成良好的睡眠习惯,如按时就寝、睡前不能过多喝水、不喝咖啡和浓茶等,避免影响入睡。

6. 创造良好的睡眠环境,消除噪声,调节室温和光线,通风换气后可酌情关闭门窗,放下窗帘,关大灯,开地灯,使患者易于入睡,查房时做到"四轻"。

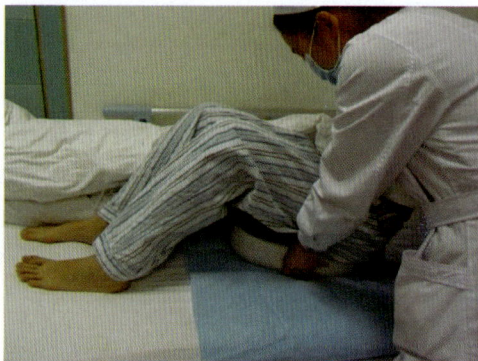
图 14-1　给便盆法

考点: 晨晚间护理的目的及内容

7. 巡视病房,观察病情及了解患者睡眠情况,并酌情处理。

第 2 节　口 腔 护 理

口腔是病原微生物侵入人体的主要途径之一。正常人的口腔内存在有大量的致病性和非致病性的微生物。身体处于健康状态时,机体抵抗力强,每天进食、饮水、漱口、刷牙等活动,对病菌起到一定的减少和清除作用,因而很少发病;患病时,由于机体抵抗力降低,进食、饮水、漱口、刷牙等活动减少,常可引起口腔局部炎症、溃疡和其他并发症,还可引起口臭,影响食欲和消化功能,影响患者

案例14-2

李月,女,70岁,因患金黄色葡萄球菌肺炎而入院,入院时患者出现寒战、高热、咳嗽等症状,给予 5 周抗生素等治疗后,感染得到控制,体温下降,病情好转。近日在进食时感觉口腔刺痛,观察发现在下唇内侧及右侧颊部黏膜充血、溃疡,溃疡面上附着白色膜状物,护士应选择哪种漱口液为她进行口腔护理?李女士的义齿如何护理?

的自我形象和人际交往;有些患者长期使用激素或抗生素,口腔易发生真菌感染等。因此,对患者而言,保持口腔清洁十分重要,护士应注意评估患者的口腔状况,协助患者做好口腔护理及卫生指导,尤其对禁食、高热、昏迷、血液病及口腔咽喉部疾患的患者,更应做好口腔护理。

一、目　　的

1. 保持口腔清洁、湿润,使患者舒适,预防感染等并发症。

2. 观察口腔黏膜、舌苔、牙龈等处的变化及特殊的口腔气味,了解病情的动态信息。

3. 防止口臭、牙垢,促进食欲,保持口腔正常功能。

二、操 作 方 法

(一)评估

1. 询问,了解患者的身体状况及患者对口腔保健知识的了解情况。

2. 向患者解释口腔护理的目的,取得患者的配合。

3. 患者的口腔状况、进食情况,长期应用激素或抗生素者,应注意观察口腔黏膜有无真菌感染。

(二)准备

1. 工作人员的准备　衣帽整洁、洗手、戴口罩。

2. 准备用物

(1)治疗盘内置:治疗碗(盛浸有漱口溶液的无菌棉球不少于18个、弯血管钳等)、压舌板、弯盘、治疗巾、纱布(可用一次性口腔护理包,漱口溶液临时倒取)、棉签、杯子、吸水管和手电筒,需要时备开口器。

(2)外用药:按需要准备,如口腔黏膜溃疡可酌情选用西瓜霜、冰硼散、锡类散、金霉素甘油、制霉菌素甘油等,口唇干裂涂液状石蜡。

(3)根据患者病情选择口腔护理溶液(表14-1)。

3. 环境准备　病室整洁、安静。

表 14-1　常用漱口溶液及作用

名称	作用	适用的口腔
生理盐水	清洁口腔,预防感染	中性
朵贝尔溶液(复方硼砂溶液)	轻微抑菌,除臭	中性
1%～3%过氧化氢溶液	抗菌,除臭	中性
0.02%呋喃西林溶液	清洁口腔,广谱抗菌	中性
0.08%甲硝唑溶液	用于厌氧菌感染	中性
1%～4%碳酸氢钠溶液	为碱性溶液,用于真菌感染	偏碱性
2%～3%硼酸溶液	为酸性防腐剂,抑菌	偏酸性
0.1%醋酸溶液	用于铜绿假单胞菌感染	偏酸性

(三)实施

1. 协助口腔清洁法　适用于能自行完成口腔清洁的患者。

操作步骤:用物携至床旁,向患者及家属解释,为患者取舒适体位,头侧向护士,铺毛巾于患者颌下及胸前,置弯盘于口角旁,协助患者用清水漱口,并将漱口水吐入弯盘,将牙刷沾湿并挤上牙膏,让患者自行刷牙或护士协助刷牙后,进行口腔卫生保健指导。

2. 特殊口腔护理法　适用于高热、昏迷、危重、禁食、鼻饲、大手术后、口腔疾病及生活不能自理的患者。一般每日2～3次,如病情需要,可酌情增加次数。

(1)操作步骤:见表14-2。

表 14-2　特殊口腔护理操作流程

操作流程	操作要点	沟　通
核对解释	携用物至患者床边,核对床号、姓名并向患者及家属解释,以取得合作	护士:您好!（患者床前）请问您叫什么名字？××床×××您好! 由于您不能自己漱口、刷牙,现在我来帮您做口腔护理,希望您能配合
安置体位	协助患者侧卧或仰卧头侧向护士	护士:现在我帮您安置舒适卧位,您这样躺着舒适吗
垫巾	取治疗巾围于患者颌下及胸前,置弯盘于口角旁	
观察口腔	(1) 用湿棉球滋润口唇、口角,协助患者用温开水漱口,嘱患者张口,（对不能自行张口的患者可用张口器协助） (2) 护士一手拿手电筒照口腔,一手用压舌板轻轻撑开颊部,观察口腔黏膜有无炎症、出血、溃疡等现象,对长期应用激素、抗生素者,应注意观察有无真菌感染	护士:请您张开口,让我看看您口腔黏膜及牙齿的情况,好吗
取义齿	有活动义齿者,应戴手套或用纱布裹住取下(图 14-2)	
擦洗口腔	(1) 每个部位用一个棉球,棉球拧至不滴水为度 (2) 牙齿外侧:嘱患者咬合上、下齿,用压舌板轻轻撑开一侧颊部,以弯血管钳夹着含有漱口液的棉球由内向门齿纵向擦洗牙齿外侧面,同法擦洗另一侧 (3) 牙齿内侧及颊部:嘱患者张口,依次擦洗一侧牙齿的上内侧面、上咬合面、下内侧面、下咬合面,再弧形擦洗同侧颊部;同法擦洗另一侧,每次擦洗用一个棉球 (4) 舌面及硬腭:由内向外擦洗硬腭、舌面、舌下,勿触及咽部,以免引起恶心	护士:现在开始帮您清洁口腔,请您咬合上、下牙齿,先清洗牙齿外侧,再张开口,清洗牙齿内侧及颊部等,请您配合我,好吗
漱口	意识清醒者,再次漱口,并拭去患者口角处水渍,清点棉球	
观察、涂药	再次观察口腔黏膜,如有溃疡、真菌感染等,酌情涂药于患处,口唇干裂者可涂液状石蜡	
整理记录	(1) 撤去弯盘及治疗巾,询问患者感受,并协助患者取舒适体位,整理床单位,向患者致谢 (2) 清理用物(用物消毒—清洗—再消毒后备用),必要时记录	护士:好啦,现在您感觉舒服些了吗? 我帮您把被盖好,您还有什么需要吗? 谢谢您的配合,您好好休息,祝您早日康复

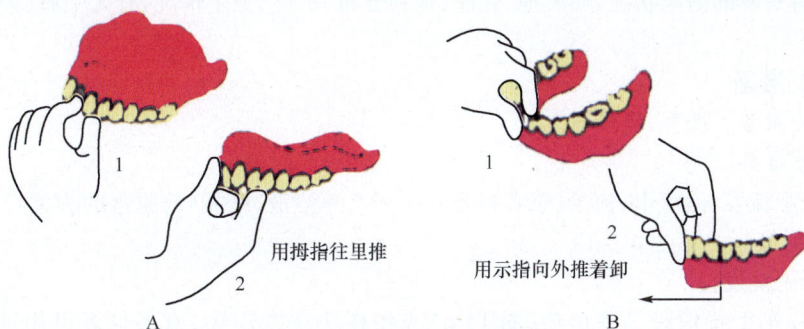

图 14-2　全口义齿的卸下法
A. 卸上颌义齿;B. 卸下颚义齿

（2）注意事项

1）操作动作应当轻柔，避免金属钳端碰到牙齿，损伤黏膜及牙龈；对凝血功能差的患者应当特别注意，防止碰伤黏膜及牙龈引起出血。

2）对昏迷患者应当注意棉球干湿度，禁止漱口；棉球蘸溶液不可过湿，以防患者将溶液吸入呼吸道。

3）牙关紧闭及不能自行张口的患者，使用开口器时，应从臼齿处放入，不可用暴力助其张口。

4）擦洗时须用止血钳夹紧棉球，每次一个，防止棉球遗留在口腔内。

5）如患者有活动的义齿，应先取出义齿后再进行操作。

6）护士操作前后应当清点棉球数量（避免意识不清的患者将棉球滞留于口腔），操作时，避免清洁、污染交叉混淆。

第3节 头发护理

头发的护理是患者生活护理技术中的一项重要内容。通过为患者梳理和清洗头发，及时清除灰尘和头皮屑，使头发清洁并易于梳理，还可按摩头皮，促进血液循环，并预防感染。整洁美观的头发外形，还能维持良好的个人外观形象，增强自信心。因此，对于因病而无法自我完成头发护理的患者，护士应予以协助，满足患者的身心需要。

案例14-3

潘女士，32岁，锁骨骨折，生活不能自理，已10天未洗头了。护士应选择哪种方法为潘女士完成头发清洁护理？在洗头过程中护士应注意什么？

一、目　　的

1. 除去污秽和脱落的头发、头屑，使头发清洁整齐，减少感染，预防头虱。

2. 按摩头皮，促进血液循环，促进头发的生长和代谢。

3. 维持患者良好形象，增强自尊和自信，建立良好的护患关系。

二、操作方法

（一）评估

1. 患者的病情及自理能力，个人卫生习惯。

2. 患者对自身仪表的重视程度、心理活动及合作程度。

3. 患者头发的健康状况，如质地、光泽、量和分布、长度、卫生情况，有无头屑、头虱及头皮损伤等。

（二）准备

1. 护士准备　洗手、戴口罩。

2. 用物准备

（1）床上梳发：治疗巾、梳子（患者自备）、30％乙醇溶液、纸袋（放脱落的头发），必要时备发夹、橡皮圈等。

（2）床上洗发

1）治疗车上备橡胶马蹄形垫（图14-3）或扣杯法洗发用物；有条件者可用洗头车（图14-4）。

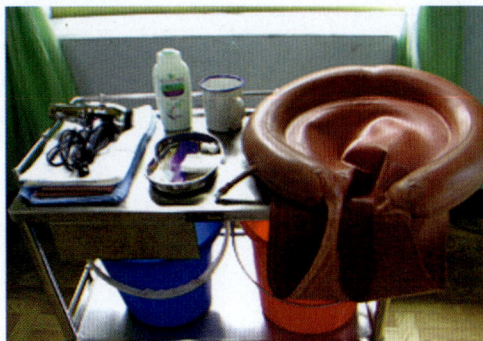

图 14-3　马蹄形垫

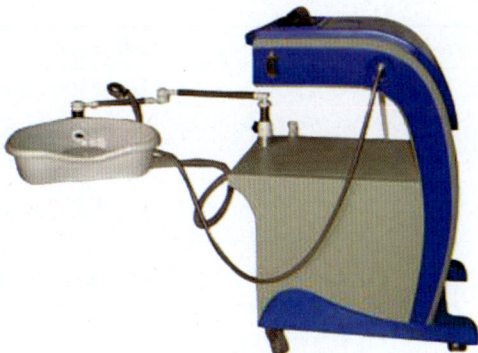

图 14-4　洗头车

2）治疗盘内备小橡胶单及大毛巾（或一次性中单）、中毛巾、眼罩或纱布、棉球 2 只（以不脱脂棉为宜）、别针或夹子、洗发液、纸袋（放脱落头发）、梳子、小镜子、护肤用品（患者自备）。

3）内盛 40～45℃热水的水壶、污水桶等；必要时备电吹风。

3.环境准备　根据季节关闭门窗，调节室温需要时用屏风遮挡。

（三）实施

1.床上梳发

（1）操作要点：护士携用物至患者床旁，核对后向患者解释目的及配合方法，协助患者取合适体位（坐位或平卧），铺治疗巾于患者肩上或枕头上，然后根据梳顺、整齐、清洁的原则为患者梳理头发，发型尽可能符合患者的爱好。

（2）注意事项：①患者感到舒适，避免强行梳拉，不要伤到头发。如遇长发或有打结不易梳理时，可将头发绕在示指上，也可用 30% 乙醇湿润打结处，再慢慢由发梢分段梳到发根；②注意观察患者反应，随时与患者沟通，并进行健康教育。

2.床上洗发　长期卧床的患者，应每周洗发一次，遇有头虱的患者须经灭虱处理后再进行洗发。

（1）操作步骤：见表 14-3。

表 14-3　床上洗发操作流程

操作流程	操作要点	沟　　通
解释、关门窗	（1）用物携致患者床旁，核对患者并解释，以取得合作 （2）根据季节关门窗，调节室温 22～26℃ （3）移开床旁桌、椅，按需要给予便盆	护士：您好！（患者床前）请问您叫什么名字？××床×××您好！由于您不能自行洗发，现在我来帮您进行床上洗发，希望您能配合
安置体位	协助患者斜角仰卧，移枕于肩下，患者屈膝，可垫枕于两膝下，使患者体位安全舒适	护士：现在我帮您安置舒适卧位，您这样躺着舒适吗
垫巾	垫小橡胶单及大毛巾或一次性中单于枕上，松开患者衣领向内反折，将中毛巾围于颈部，以别针固定，保护床单、枕头、衣服不沾湿	
置槽（垫）	置马蹄形垫或其他洗头槽垫于患者头下，使患者颈部枕于突起处，头部在槽中，槽型下部接污水桶	

操作流程	操作要点	沟　通
塞耳、盖眼	用棉球塞两耳,用眼罩或纱布遮盖双眼,嘱患者闭上眼睛	护士:现在我先用棉球塞住您的两耳,用眼罩遮盖双眼,以防止水进入您的耳朵和眼睛,好吗
洗发	(1) 松开头发,先用少许热水于患者头部试温,询问患者感觉,确定水温后再用热水壶倒热水冲湿头发 (2) 倒适量洗发液于手掌涂遍头发,以适当的力度,从发际到头顶部反复揉搓,同时用指腹轻轻按摩头发 (3) 使用梳子除去落发,置于纸袋中 (4) 用热水边冲边揉搓,直至冲净为止	护士:现在我开始帮您洗发,水温合适吗?力度合适吗
包头、撤垫	(1) 解下颈部毛巾,擦干头发上的水 (2) 取下盖眼的纱布和耳道内的棉球,用毛巾包住头发并将水擦干 (3) 撤除马蹄形垫,将枕头从患者肩下移回床头,协助患者平卧,头枕于枕上	
擦干、梳理	解下包头的毛巾,用电吹风吹干头发后,梳理成患者喜欢的发型,将脱落的头发置于纸袋中	
整理	撤下小橡胶单等物品,询问患者感受,协助患者取舒适体位,整理床单元,并向患者致谢,洗手,记录	护士:好啦,现在您感觉舒服些了吗?我帮您把被盖好,您还有什么需要吗?谢谢您的配合,您好好休息,祝您早日康复

洗发应以患者安全、舒适、不影响治疗为原则。护理人员可根据所在医院的条件采取不同的方法为患者洗发;对于能下床活动的患者可坐于床旁或椅子上进行洗发。

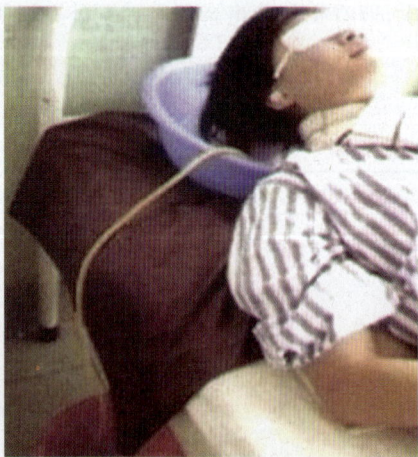

图 14-5　扣杯法洗发法

链接

扣杯法洗发

取面盆一只,在盆的底部放一块毛巾,将杯子倒扣于毛巾上,杯底上垫一块四折的毛巾,使患者头部枕于毛巾上,面盆内置一橡胶管,利用虹吸的原理,将污水引入污水桶中(图 14-5)。

(2) 注意事项

1) 洗发过程中,注意观察患者的病情变化,如出现面色、呼吸、脉搏异常,应立即停止洗头,并给予相应处理。衰弱患者不宜洗发。

2）洗发时,注意保护患者,避免颈部与洗头槽缘直接接触,防止污水流入眼及耳内,洗后及时擦干头发,防止患者着凉。

3）操作中随时与患者进行沟通,了解患者的感受和需要,并予以调整处理。

（四）评价

1. 操作轻柔,患者感受舒适、清洁。

2. 患者外观形象良好,心情愉快。

> **链接**
>
> **常用灭虱药液——30%含酸百部酊**
>
> 30%含酸百部酊剂的制作:取百部 30g 放入瓶中,加 50%乙醇溶液 100ml,纯乙酸溶液 1ml,盖严,48 小时后即可应用。

考点:床上洗发的注意事项及常用灭虱药液

第4节 皮肤护理和预防压疮的护理和评估

> **案例14-4**
>
> 患者,李某,男性,65 岁,左股骨骨折石膏固定手术后在家卧床半个月,生活不能自理,近日发现骶尾部有一创面(面积 1.6cm×1.3cm,有脓性分泌物)后由家属送住院治疗。①入院后护士应如何帮助李爷爷进行皮肤护理? ②该患者压疮属于哪一期? ③如何对该患者的压疮进行治疗及护理?

皮肤具有保护机体、调节体温、吸收、分泌、排泄及感觉等功能。完整的皮肤具有天然的屏障作用,可避免微生物入侵。皮肤的新陈代谢迅速,其排泄的废物如皮脂及脱落的表皮碎屑,能与外界细菌及尘埃结合形成污垢,黏附于皮肤表面,如不及时清除,将会引起皮肤炎症。汗液呈酸性,停留在皮肤上可刺激皮肤,使其抵抗力降低,以致破坏其屏障作用,成为细菌入侵门户,造成各种感染。

皮肤清洁护理可促进皮肤的血液循环,增强皮肤排泄功能,预防皮肤感染和压疮等并发症的发生,可满足患者身体舒适和清洁的需要。

一、沐 浴 法

（一）目的

1. 去除皮肤污垢,保持皮肤清洁,促进患者身心舒适。

2. 促进血液循环,增强皮肤的排泄功能,预防皮肤感染和压疮等并发症的产生。

3. 使紧张的肌肉得到放松,增强皮肤对外界刺激的敏感性。

4. 观察患者的一般情况,有助于护患沟通。

（二）评估

1. 患者的沐浴习惯,心理反应及合作程度。

2. 皮肤的健康状况。

3. 患者的病情及自理能力。

（三）准备

1. 护士准备 洗手、戴口罩。

2. 用物准备

（1）淋浴或盆浴:沐浴露(浴皂)、毛巾、浴巾、清洁衣裤、拖鞋。

（2）床上擦浴:①治疗车上备,治疗盘内置毛巾两条、浴巾、浴皂(沐浴露)、梳子、小剪刀、

50％乙醇溶液、清洁衣裤和被服等;②面盆两只;③水桶两只(一桶盛热水,水温在 50～52℃, 另一桶接盛污水);④另备便盆布。

3.环境准备

(1)调节浴室温度在 24℃±2℃,水温以 40～45℃为宜,防止患者受凉或烫伤。

(2)浴室内有信号铃、扶手,必要时有椅子,浴盆内和地面应防滑等。

(3)床上擦浴时关好门窗,用屏风或拉床帘遮挡患者。

(四)实施

1.淋浴或盆浴法适用于全身情况良好的患者。

(1)操作步骤:见表 14-4。

表 14-4　淋浴或盆浴配合流程

操作流程	操作要点	沟通
核对解释	核对并向患者交代有关事项,如信号铃的使用方法,勿用湿手触电源开关,贵重物品如手表、钱包等应妥善存放等	护士:您好!(患者床前)请问您叫什么名字? ××床×××您好!,现在您开始沐浴了,您有什么贵重物品需要保管吗?
浴前	携带用物送患者入浴室;浴室不应插门,可在门外挂牌示意;如需帮助沐浴的患者,护士应进入浴室,协助患者脱衣、沐浴及更衣;如为盆浴,先调好水温 40～45℃,浴盆中的水位不可超过心脏水平,以免引起胸闷	护士:现在我送您进浴室,水温合适吗? 如有不舒服,请您按信号铃,我会及时帮助您的
浴中	注意患者入浴时间,若时间过久应予询问,防止发生意外;若遇患者发生晕厥,应迅速救治、护理	
浴后	患者沐浴后,应再次观察患者一般情况,必要时做记录;在淋浴或盆浴旁可放一把椅子,供患者休息	护士:洗好啦,您现在感觉怎样? 我扶您上床休息,谢谢您的配合

考点:淋浴和盆浴的水温及注意事项

(2)注意事项:进餐 1 小时后才能进行沐浴,以免影响消化;防止患者受凉、晕厥或烫伤、滑跌等意外情况发生;妊娠 7 个月以上的孕妇禁用盆浴;衰弱、创伤和患心脏病需要卧床休息的患者,不宜盆浴或淋浴;传染病患者根据病种、病情按隔离原则进行。

2.**床上擦浴**　适用于使用石膏、牵引、必须卧床、重症衰竭及无法自行沐浴的人。

(1)操作步骤:见表 14-5。

表 14-5　床上擦浴操作流程

操作流程	操作要点	沟通
解释	备用物携至床旁,核对并向患者解释以取得合作	护士:您好!(患者床前)请问您叫什么名字? ××床×××您好! 由于您不能自行洗澡,现在我来帮您进行床上擦浴,希望您能配合
关门窗	关好门窗,调节室温 24℃±2℃	

续表

操作流程	操作要点	沟通
患者准备	用屏风遮挡,按需要给予便盆 根据病情放平床头及床尾支架,放开床尾盖被	
调节水温	将脸盆放于床边桌上,倒入热水 2/3 满,测试水温并调节	
洗脸、颈	(1) 洗眼:将毛巾包裹手上成手套状(图 14-6),沾湿拧干,由内眦向 　　外眦擦拭 (2) 洗脸、鼻、颈部:依次擦洗一侧额部、鼻翼、人中、耳后、下颌,直至 　　颈部。注意擦净耳郭、耳后及颈部皮肤皱褶处 (3) 同法擦另一侧	
脱衣垫巾	为患者脱下衣服(先脱近侧,后脱对侧,如肢体有外伤,先脱健肢,后 脱患肢),将浴巾铺于一侧手臂下	护士:我准备帮您擦身,帮您脱 下衣服,好吗
擦洗上肢	(1) 先用涂肥皂的小毛巾由下至上擦洗,再用湿毛巾擦去皂液,清洗 　　毛巾后再擦洗至无皂液为止,最后用浴巾边按摩边擦干 (2) 将患者手臂抬高,擦洗腋下 (3) 再以同法擦洗另一侧上肢	护士:现在我帮您擦身了,水温 合适吗
换水铺巾	倒污水,换干净水并调好水温,将浴巾铺于胸腹部	
擦洗胸腹部	(1) 一手略掀起浴巾,一手按擦洗方法擦拭前胸 (2) 将女患者乳房向上托起,彻底清洁乳房底部皮肤皱褶处(乳房的 　　清洁以环形自中心往外擦拭) (3) 再以同法略掀起浴巾,清洁腹部(注意脐部的清洁) (4) 用浴巾擦干胸腹部	
擦洗背部, 按摩骨突处	(1) 翻身侧卧,依次擦洗后颈、背部和臀部 (2) 用 50% 乙醇溶液按摩骨突处,预防压疮 (3) 协助患者换清洁上衣,先穿对侧,后穿近侧,如肢体有外伤,先穿 　　患肢,后穿健肢	
换水、平卧、 铺巾	换干净水并调节好水温,协助患者平卧并覆盖,脱裤并铺浴巾于患者 臀下,以浴巾包裹患者下肢	
擦洗下肢	(1) 露出一侧下肢,并以部分浴巾覆盖另侧下肢擦洗髋部、大腿及小 　　腿,并以浴巾轻拍及拭干(擦洗腹股沟时,注意擦净皮肤皱褶处) (2) 依法清洗另侧下肢	
泡足	(1) 脚下垫浴巾,放足盆(内盛 40~50℃热水 1/2 满) (2) 再将患者的足部轻移入盆内清洗足部及趾间 (3) 取下足盆,两脚放于浴巾上,立即擦干	
擦洗会阴部	(1) 换干净水并调节好水温,协助患者清洗外阴部 (2) 更换清洁裤子(先穿患肢,后穿健肢及先穿对侧,后穿近侧)	
整理记录	整理床单位,必要时梳发、剪指甲及更换床单清理用物,致谢,洗手, 如有特殊情况需做记录	护士:好啦,现在您感觉舒服些 了吗?我帮您把被盖好,这 样睡舒服吗?您还有什么需 要吗?谢谢您的配合,您好 好休息,祝您早日康复

（2）**注意事项**：护士在擦洗时动作要敏捷、轻柔,擦净一边之后再擦另一边,要减少翻动

次数和暴露,保护患者的自尊,防止患者受凉;在擦洗过程中,应密切观察皮肤有无异常及患者的情况,如患者出现寒战、面色苍白等病情变化时,应立即停止擦洗;操作中与患者随时交流,了解其感受及需要,并给予适当处理。

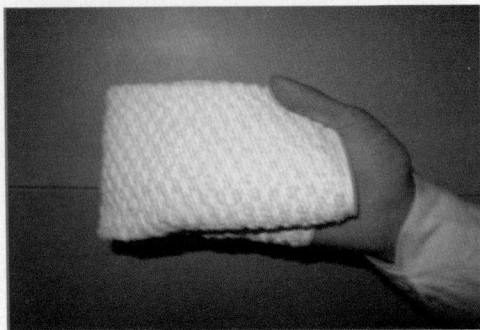

图 14-6 包毛巾法

护考链接

用 50% 乙醇按摩局部皮肤的目的是

A. 消毒皮肤　　　B. 润滑皮肤

C. 降低体温　　　D. 促进血液循环

E. 去除污垢

分析:用 50% 乙醇按摩局部皮肤可以促进血液循环,预防压疮,答案选 D。

(五)评价

1. 患者沐浴过程安全,无意外发生;患者感到清洁、舒适,身心愉快。

2. 操作稳妥,护患沟通有效,患者安全、满意。

二、压疮的预防和护理

(一)概念

压疮是由于身体局部组织长期受压,发生持续缺血、缺氧、营养不良而致组织溃烂坏死,也称压力性溃疡或褥疮。

(二)压疮发生的原因

1. 原因

(1)物理力的联合作用:造成压疮的三个主要物理力是压力、摩擦力和剪力,通常是 2~3 种力联合作用所致。

1)压力:压力作用于皮肤是导致压疮发生的最重要的因素。压力所致压疮与压力的大小及受压的时间密切相关,单位面积承受的压力越大,产生组织坏死所需的时间越短。正常皮肤的毛细血管存在一定的压力,许多研究提示若外界施予局部的压力超过终末毛细血管动脉压的 2 倍即 70mmHg,且压力持续在 1~2 小时,即可阻断毛细血管对组织的灌流,引起组织缺氧,受压超过 2 小时以上就会引起组织不可逆的损伤。卧床患者长时间不改变体位,局部组织持续受压 2 小时以上,就能引起组织不可逆转的损伤。

2)摩擦力:摩擦力作用于皮肤,会直接损伤皮肤的角质层。摩擦力是身体处于不稳定体位而滑动时,其支撑面受到支持面对其的作用力。患者在床上活动或坐轮椅时,皮肤随时都可能受到床单和轮椅坐垫表面的逆行阻力摩擦,而摩擦会使局部皮肤升温,加快组织代谢,增加耗氧量,在组织受压缺血、缺氧的情况下,增加压疮的易发性。可见于使用夹板时内衬垫放置不当,石膏内不平整或有碎屑,患者长期卧床或坐轮椅时,局部皮肤可受到表面的逆行阻力摩擦。

3)剪力:与体位关系密切。剪力是由两层相邻组织表面间的滑行而产生进行性的相对移位所引起,是由摩擦力和压力相加而成。例如当患者取半坐卧位时,可使身体下滑,与髋骨紧邻的组织将跟着骨骼移动,但是由于皮肤与床单间的摩擦力,皮肤和皮下组织无法移动,剪力使这些组织拉开,因而造成皮肤组织损伤。

(2)理化因素刺激:长期受压的皮肤经常受到汗液、尿液、各种渗出液、引流液、大便等的浸渍时,角质层受到破坏,皮肤组织损伤,易破溃和感染。

(3)机体营养不良:营养不良是发生压疮的内在因素。常见于极度消瘦、年老体弱、水肿、长期发热、昏迷、瘫痪及恶病质等患者。

2. 诱因

（1）年龄：老年人皮肤松弛干燥，缺乏弹性，皮下脂肪萎缩、变薄，皮肤易损性增加。

（2）活动能力下降：患者卧床时间相对增加，加之不能随意变换体位，使局部受压机会增加。

（3）感觉能力下降：某些疾病，如脑出血、糖尿病、老年痴呆等患者，对皮肤摩擦、疼痛、异物等刺激的敏感度减低，局部组织长期受压但无感觉而易发生压疮。

（4）单位面积下承受压力过大：如肥胖和水肿患者。

（5）药物影响：镇静药、催眠药所致患者嗜睡，活动减少；镇痛药使患者的敏感度降低等。

（三）压疮的易发部位

压疮好发于受压和缺乏脂肪组织保护、无肌肉包裹或肌层的较薄的骨骼隆突处。患者的卧位不同，压疮好发部位也不同（图 14-7）。

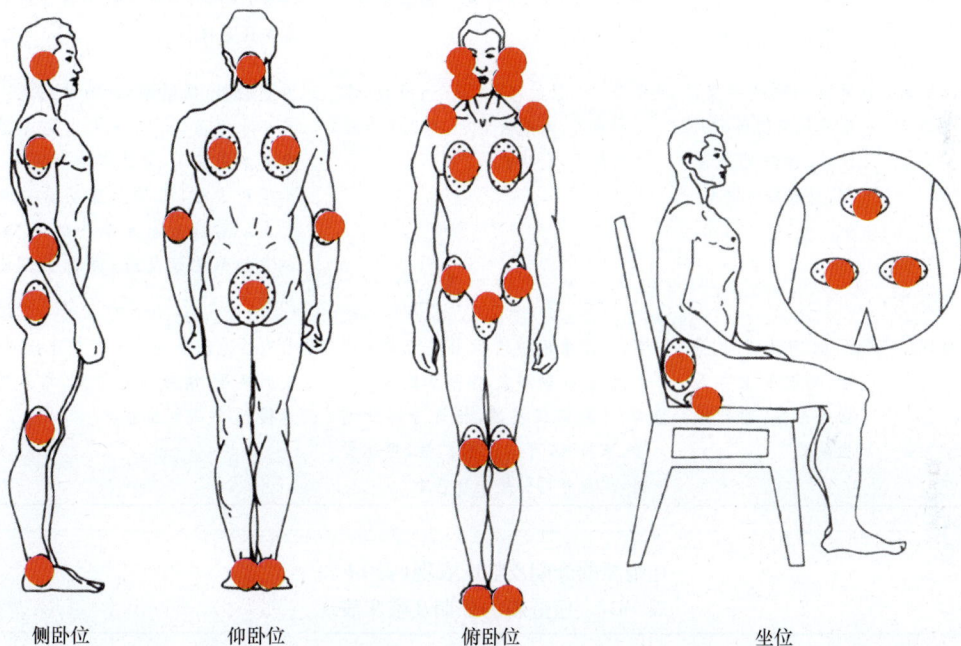

侧卧位　　　　仰卧位　　　　俯卧位　　　　　　坐位

图 14-7　压疮的易发部位

1. 仰卧位　枕骨隆凸处、肩胛部、肘部、脊椎体隆突处、骶尾部、足跟等处，尤其骶尾部最易发生压疮。

2. 侧卧位　耳郭、肩峰部、髋部、膝部（内侧、外侧）、踝部（内踝、外踝）等。

3. 俯卧位　肩峰部、肋缘突出部、髂前上棘、膝前部、足趾等。

4. 坐位　坐骨结节处。

考点： 压疮易发生的部位

（四）对易发生压疮患者的观察

1. 根据患者不同的卧位　观察骨突出和受压部位。

2. 了解患者皮肤营养状况　皮肤弹性、颜色、温度、感觉。

3. 了解患者受压皮肤状况　潮湿、压红、压红消退时间、水疱、破溃、感染。

4. 了解患者躯体活动能力　有无肢体活动障碍、意识状态。

5. 了解患者全身状态　高热、消瘦或者肥胖、昏迷或者躁动、疼痛、年老体弱、大小便失禁、水肿等高危因素。

6. 对患者的压疮分期进行判断　淤血红润期、炎症浸润期、溃疡期（Ⅰ度浅溃疡期、Ⅱ度坏死溃疡期）。

（五）压疮的分期及护理

若局部已发生压疮,则应在全身预防护理的基础上对局部创面进行处理。根据压疮的发展过程和轻重程度不同,可分为三期。见表 14-6。

考点: 压疮各期的临床表现及护理要点

表 14-6　压疮的分期及护理

分期	原因	临床表现	护理要点
淤血红润期	局部皮肤受压或受到潮湿刺激后,出现暂时性循环障碍	受压的局部皮肤红、肿、热、麻木或有触痛。此期皮肤表面无破损情况,为可逆性改变	防止局部继续受压;增加翻身次数;去除致病原;局部皮肤用透明贴或者减压贴保护
炎性浸润期	红肿部位继续受压,血液循环仍得不到改善,静脉回流受阻,局部静脉淤血	受压表面呈紫红色,皮下产生硬结,表皮有水疱,水疱破溃后,可见潮湿红润的创面,有痛感	水胶体敷料(透明贴、溃疡贴)覆盖;有小水疱者,局部保护以免摩擦致使水疱破溃,促进其自行吸收;水疱较大时,先覆盖透明贴再用无菌注射器抽出水疱内的液体;避免局部继续受压;促进上皮组织修复
溃疡期	静脉血回流严重受阻,局部淤血导致血栓形成,组织缺血缺氧	轻者:表皮水疱破溃后出现真皮层组织感染,溃疡形成,疼痛加剧 重者:坏死组织发黑,脓性分泌物增多,有臭味,可向深部扩散,可达骨骼,严重者可引起全身感染	有针对性地选择各种治疗护理措施,定时换药,清除坏死组织,增加营养摄入,促进创面愈合

链接

压疮新的分期及临床表现(表 14-7)

表 14-7　压疮新的分期及临床表现

分期	原因	临床表现
可疑深部组织损伤的压疮	皮下软组织受到压力或剪切力的损害	局部皮肤完整但可出现颜色改变,如紫色或褐红色或导致充血的水疱。与周围组织比较,这些受损区域的软组织可能有疼痛、硬块、有黏糊状的渗出、潮湿、发热或冰冷
Ⅰ期压疮		皮肤完整但发红;在骨隆突处,皮肤出现压之不退色的局限红斑,但皮肤完整。深色皮肤可能没有明显的苍白改变,但其颜色可能与周围的皮肤不同。发红部位有疼痛、变硬、表面变软,与周围的组织相比,皮肤温度发热或冰凉
Ⅱ期压疮		疼痛、水疱、糜烂或溃疡。部分皮层缺失,表现为一个浅的开放性溃疡,伴有粉红色的伤口床(创面),无腐肉,也可能表现为一个完整的或破裂的血清性水疱

续表

分期	原因	临床表现
Ⅲ期压疮		不规则的深凹,可有潜行、坏死组织及渗液,基本无痛感;全层组织缺失,可见皮下脂肪暴露,骨头、肌腱、肌肉未外露,有腐肉存在,但组织缺失的深度不明确,可能有潜行和窦道
Ⅳ期压疮		全层组织缺失,伴有骨、肌腱或肌肉外露,创面的某些部位有腐肉或焦痂,常常有潜行和窦道
不可分期的压疮		全层伤口,失去全层皮肤组织,溃疡的底部被腐痂(包括黄色、黄褐色、灰色、绿色和褐色)和(或)痂皮(黄褐色、褐色或黑色)覆盖。只有充分去除腐痂或痂皮,才能确定真正的深度和分期

（六）压疮的预防和护理

1. 评估

（1）易发生压疮的危险因素,如长期卧床、年老体弱、瘫痪、肥胖、水肿等。

（2）易发部位皮肤的变化,如有无发红、皮肤损坏等。

（3）了解患者营养状态。

（4）可通过评分方式对患者发生压疮的危险性进行评估。目前常用的评估法有 Braden 评分法和 Norton 评分法等（见附）。

2. 准备

（1）护士准备:洗手、戴口罩。

（2）用物准备:酌情备翻身记录卡、50％乙醇溶液、电动按摩器、海绵垫褥、气垫褥、水褥及床上擦浴用物等。

（3）环境准备:整洁、安静,必要时备屏风或床帘遮挡。

3. 实施　预防压疮主要在于消除其发生的原因与诱因,应定期检查患者的皮肤状况,认真做到"七勤",即勤翻身、勤擦洗、勤按摩、勤整理、勤更换、勤观察、勤交班,并严格细致地在床边交接患者的皮肤情况。

（1）避免局部组织长期受压

1）定时翻身,解除局部组织持续受压:间歇性解除压力是有效预防压疮的主要措施。一般每 2 小时翻身一次,必要时 1 小时翻身一次,建立翻身记录卡,翻身时避免拖拉推患者。

2）保护骨隆突处,支持身体空隙处:将患者体位安置妥当后,在身体空隙处垫软枕、海绵垫,需要时垫海绵垫褥、气垫褥、水褥等。

3）正确使用石膏绷带及夹板固定:使用时衬垫应平整、松软适度,严密观察固定局部情况,认真听取患者反映。

4）骨突处皮肤使用透明贴或者减压贴保护;躁动者有导致皮肤受伤的危险,可用透明贴膜予以局部保护。

（2）避免局部皮肤潮湿刺激

1）大小便失禁、出汗及分泌物多的患者,及时擦洗干净。

2）床铺保持清洁干燥、平整无碎屑,被服污染及时更换。

3）不直接躺卧于橡胶单或塑料布上,小儿勤换尿布。

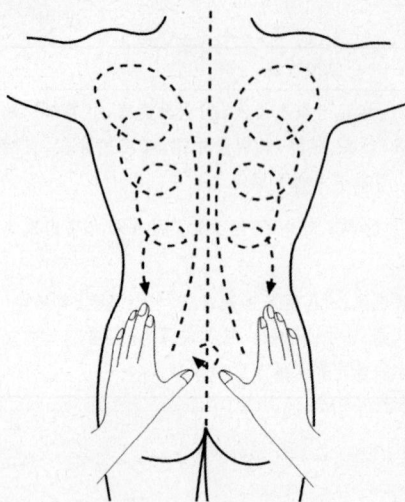

图 14-8 背部按摩法

考点：压疮的预防及护理

（3）促进局部血液循环

1）手法按摩预防压疮护理：①背部按摩法，见表 14-8。②局部按摩法，蘸少许 50％乙醇或红花乙醇或润滑剂，以手掌大小鱼际肌紧贴受压皮肤，作压力均匀向心方向按摩，力量由轻到重，再由重到轻，每次 3～5 分钟，反应性充血不主张按摩。

2）电动按摩器按摩。

3）红外线灯照射：有消炎、干燥的作用，利用组织的再生和修复。如婴儿易发生红臀，可采用臀部烤灯法。

（4）增进营养摄入：应给予高蛋白、高维生素、富含锌元素的饮食。

（5）对感觉障碍的患者慎用热水袋或者冰袋，防止烫伤或者冻伤。

（6）指导患者：①教会患者及家属预防压疮的措施；②指导患者加强营养，增加皮肤抵抗力和创面愈合能力；③指导功能障碍的患者尽早开始功能锻炼；④帮助患者选择适当的措施，预防压疮，促进愈合。

附　压疮风险评估——Branden 评分法和 Norton 评分法

压疮风险评估表见 14-8。

1. Branden 评分法　是目前用来预测压疮的常用的方法之一，见表 14-9。其分值越少，发生压疮的危险性越高。评分≤12 分者，属于高危患者，应积极采取相应的护理措施，实施重点预防。

表 14-8　压疮风险评估表

科室：　　　　　　床号：　　　　　　　入院时间：
姓名：　　　　　　性别：　　　　年龄：　　　诊断：
患者状态：□瘫痪　□肿瘤晚期　□长期卧床　□营养不良　□＞65 岁　□其他
神　志：□清醒　□嗜睡　　□混乱　　□木僵　　□昏迷
评估项目(Branden 评分法，表 14-9)　　　　总分：

表 14-9　Branden 评分法

评估项目/分值	1分	2分	3分	4分
1. 感觉对压迫有关的不适感觉能力	完全丧失	严重丧失	轻度丧失	未受损害
2. 潮湿皮肤暴露于潮湿的程度	持久潮湿	非常潮湿	偶尔潮湿	很少发生
3. 摩擦力和剪切力	有	有潜在危险	无明显问题	无
4. 活动度体力活动的程度	卧床不起	局限于床上	偶尔步行	经常步行
5. 活动能力改变和控制体位的能力	完全不能	严重限制	轻度限制	不受限
6. 营养通常的摄食情况	恶劣	不足	适当	良好

注：压疮危险评估总分从 6～23 分，分数越低危险性越大，≤16 分者，为高危患者。

2. Norton 评分法　也是公认的预测压疮发生的有效的评分方法，特别适用于评估老年患者，其分值越少，发生压疮的危险性越高。评分≤14 分，提示易发生压疮。

第 5 节　卧床患者床铺整理及更换床单法

长期卧床患者,由于出汗,大、小便失禁,许多诊断、治疗、护理都只能在床上进行,为了保持病床整洁、舒适、预防压疮等并发症,需要经常为卧床不起的患者进行床铺的整理,必要时更换床单,使患者舒适、安全。

> **案例14-5**
>
> 王秀丽,女,53 岁,偏瘫,生活不能自理。护士如何给患者更换床单? 在操作中应注意哪些事项?

一、目　　的

保持病床整洁,使患者舒适,预防压疮,保持病室整洁美观。

二、卧床患者的床整理及更换床单的操作方法

（一）评估

1. 患者的病情、肢体活动情况,是否带有引流管及伤口,心理状态,合作程度和需求等。

2. 床单的清洁程度。

3. 病室环境,室内有无患者进餐或治疗,患者有无其他需要。

（二）准备

1. 护士准备　洗手、戴口罩,着装整洁。

2. 用物准备

（1）卧床患者的床整理法:扫床刷及套(略潮湿)或扫床巾(略湿)、必要时备便盆。

（2）卧床患者的床单更换法:护理车上放清洁的枕套、被套、中单、大单、床刷(外带布套)或扫床巾,需要时备清洁衣裤。

3. 环境准备　根据患者的需要调节室温,关窗、围挡屏风或拉上窗帘。

（三）实施

1. 操作步骤

（1）卧床患者床的整理:见表 14-10。

表 14-10　卧床患者床铺的整理操作流程

操作流程	操作要点	沟　通
核对、解释	携用物至床头(尾),核对床头(尾)卡及患者,向患者解释,以取得合作,询问患者是否使用	护士:××床×××您好!(患者床前),由于您不能下床活动,现在我来帮您整理床铺,请您配合我好吗
移开床旁桌椅	移开床旁桌,离床约 20cm,移开床旁椅移至床尾,如病情许可,放平床头及床尾支架,必要时移床垫齐床头,拉好对侧床挡	
松盖被、松单	松开床尾盖被,协助患者翻身至对侧,背向护士,移枕,从床头到床尾,松开近侧各层床单	护士:现在我先帮您整理一侧的床单,请您转向对侧,好吗
清扫各单	取扫床刷扫净中单、橡胶中单,分别搭在患者身上,然后自床头至床尾清扫大单,注意扫清枕下与患者身下的渣屑	

操作流程	操作要点	沟 通
铺各单	将大单、橡胶中单、中单逐层拉平铺好,协助患者平卧,拉好同侧床挡;转至对侧,放下床挡,协助患者侧卧于铺好的一侧,移枕用同样的方法整理好对侧各层床单,协助患者平卧,放下床挡	护士:这边已经整理好了,请您转向这边来,我再帮您整理另一边,好吗
整理盖被、枕头	整理盖被,将棉被和被套拉平,叠成被筒,被尾折叠于床尾垫下或内折与床尾齐,放下床挡,为患者盖好;取下枕头,拍松后放于患者头下,帮助患者取舒适卧位	
整理	根据需要,支起床上支架及床挡,还原床旁桌、椅,打开窗户,流通空气,向患者致谢,确认患者无其他需要后,离开病室,扫床刷布套(扫床巾)集中消毒、清洗	护士:好啦,床铺已经帮您整理好了,您还有什么需要吗?谢谢您的配合

(2)卧床患者更换床单法

1)侧卧患者更换床单法:适用于卧床不起,病情允许翻身侧卧的患者,见表14-11。

表14-11 侧卧患者更换床单操作流程

操作流程	操作要点	沟 通
核对、解释	用物携至患者床旁,核对患者并解释,以取得合作,询问患者是否需要使用便器	护士:××床×××您好!(患者床前),床单脏了,现在我来帮您更换床单,请您配合我好吗?
移床旁桌、椅	移开床旁桌,离床头约20cm,移开床椅至床尾,如病情许可,放平床头及床尾支架,必要时移床垫齐床头,拉好对侧床挡	
松盖被、移枕、侧卧	松开床尾盖被,协助患者翻身至对侧,背向护士,观察患者背部受压情况及反应,安排妥当各种引流管及治疗措施(如有引流管及其他治疗措施时,应先从没有的一侧开始更换)	护士:现在我先帮您更换一侧的床单,请您转向对侧,好吗?
松开近侧各单、扫床	松开近侧各层床单,将污中单向上卷入患者身下,扫净橡胶中单,搭在患者身上,再将污大单向上曲卷入患者身下,从床头向床尾扫净褥垫上的渣屑(扫床刷或扫床巾放在对侧床尾)(图14-9)	
铺近侧各单	(1)铺清洁大单,对齐中线,将远侧半边向内卷至患者身下,再将近侧半边铺好,拉平(近侧床头、床尾、床中间) (2)将橡胶中单(或换上干净的一次性中单)拉下铺平 (3)铺清洁中单,展开近侧一半,对侧一半向内曲卷,清洁面朝内,塞于患者身下,将近侧中单联同橡胶中单一起塞于床垫下铺好,协助患者平卧,拉好同侧床挡	
翻身移枕	护士转至对侧,放下床挡,协助患者移枕、翻身侧卧,背向护士,检查皮肤情况	护士:这边已经更换好了,请您转向这边来,我再帮您整理另一边,好吗
松、扫、撤对侧各单	松开各层被单,将污中单卷至床尾,扫净橡胶中单搭于患者身上,将污大单从床头至床尾与污中单一起放于护理车污物袋中或下层,按同样的方法扫净垫褥上渣屑,取下床刷套放治疗车下层	
铺对侧各单	按顺序将清洁大单、橡胶中单、中单逐层拉平,同上法铺好	

操作流程	操作要点	沟　通
换枕套	移枕协助患者平卧,一手托住患者头颈部,另一手取出枕头,更换枕套,拍松枕头,开口背门放于患者头下,放下床挡	护士:床单我已经给您更换好了,我现在协助您平卧,再帮您换上枕套,好吗
整理盖被	将棉被和被套拉平,折成被筒,两侧边缘向内折叠与床垫平齐,被尾向内折叠	
整理	询问患者对操作的感受,协助患者取舒适体位并致谢,必要时拉起床挡;将床旁桌椅搬回原处,开窗流通空气,将污被服送污物室	护士:好啦,床单已经给您更换好了,您还有什么需要吗?谢谢您的配合

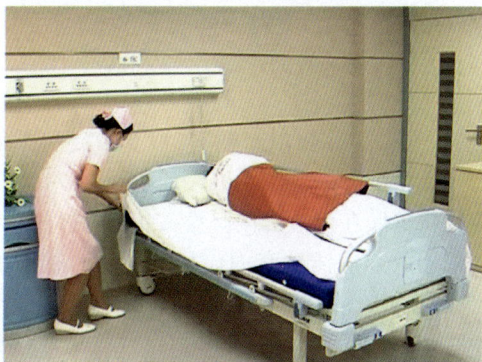

图 14-9　卧床患者更换床单法

2) 仰卧患者床单更换法:适用于病情不允许翻身侧卧的患者,见表 14-12。

表 14-12　仰卧患者床单更换操作流程

操作流程	操作要点	沟　通
核对、解释	同侧卧更换床单法	同侧卧更换床单法
移开床旁桌、椅	同侧卧更换床单法	
松开盖被、取枕	2 人操作,一人一手托起患者头颈部,另一人迅速取出枕头,放床尾椅上,从床头到床尾松开盖被及各单,横卷成筒式至肩部	
铺大单	(1) 将清洁大单横卷成筒状铺在床头,床单中线和中线对齐,铺好床头大单,然后抬起患者的上半身(骨科患者可利用牵引架上拉手自己抬起身躯),将污大单、中单及橡胶单一起从床头卷至患者臀下,同时将清洁大单随污单至臀部 (2) 放下患者的上半身,一人抬起臀部,一人迅速撤去污大单、中单及橡胶中单,同时将清洁大单拉至床尾,将污大单放于护理车污物袋内或车下层,将橡胶中单放在床尾椅背上,展开大单铺好	
铺橡胶单、中单、换枕套	一人换枕套,为患者枕好;一人备橡胶中单、中单并先铺好一侧,半幅曲卷于患者身下至对侧;另一人将橡胶中单及中单拉出,展开铺好	
整理被套	同侧卧患者的更换床单法整理	
整理	同侧卧患者的更换床单法	

2. 注意事项

（1）操作中保证患者安全、舒适，必要时可用床挡防止患者翻身时坠床。动作轻稳，节力，若两人操作时应动作协调。

（2）操作时勿过多的暴露患者，以免患者受凉，并维护患者的隐私；更换被套时应注意棉胎不能接触污被套表面；注意与患者交流，随时观察患者反应，一旦病情变化，立即停止操作。

（3）患者的衣服、床单、被套每周酌情更换1～2次，被血液、体液污染时，及时更换。

（4）病房应湿式打扫，一床一套（巾），床头柜应一桌一抹布，用后均需消毒，以防交叉感染。

（四）评价

1. 操作轻稳节力、安全，床单位整洁、美观。

2. 患者清洁、舒适安全，无并发症发生。

附　卧床患者的被套更换法

（1）展开被套：松开被筒，将清洁被套正面朝上，被套中线与床中线对齐平铺于床上，将被尾打开1/3。

（2）取棉胎：按内折叠法将棉胎在污被套内竖叠三折后，按"S"形折叠拉出。

（3）套被套：将取出的棉胎放入清洁被套内，对好两上角，棉被上端可请患者抓住，然后拉平铺好，系带，从床头至床尾撤出污被套，放于护理车污物袋内或车下层，将盖被叠成信封样被筒。也可将清洁被反面朝外平铺于床上，将棉胎折叠后平铺，翻转拉出被套及棉胎的被角，套上清洁被套，同时卷出污被套至床尾，将套好的被子叠成被筒。

（4）整理床单位。

第6节　新生儿喂养护理技术

新生儿生长发育迅速，新陈代谢旺盛，所需营养物质相对较多，而新生儿的消化功能尚不成熟，为了促进其健康成长，必须十分重视新生儿的合理喂养。新生儿喂养方式有：母乳喂养、人工喂养、混合喂养。三种喂养方式以母乳喂养最为理想，混合喂养次之，新生儿应尽量用母乳喂养。下面介绍母乳喂养。

（一）母乳喂养的优点

1. 母乳营养丰富、比例适宜，易于消化吸收。

2. 母乳有增进新生儿免疫的作用。

3. 温度适宜，经济方便。

4. 有利于母体产后子宫复原。

5. 增进母子感情，有利于新生儿心理和智能的发育。

6. 有利于观察新生儿变化。

（二）操作流程

母乳喂养法操作流程见表14-13。

链接

母婴同室

　　母婴同室是指产后母亲与新生儿同居一室，让母亲与新生儿24小时在一起，随时哺乳，不规定哺乳时间及次数；施行治疗及护理操作时，母婴分离时间不超过1小时。母婴同室为早期母乳喂养创造了良好的条件，有利于提高母乳喂养的成功率，有利于促进新生儿的身心发育。

表 14-13　母乳喂养法指导操作流程

操作流程	操作要点	沟　　通
评估	(1) 母乳:对母乳喂养的认知水平、接受程度及心理反应;身体状态、营养状况、生活方式(饮食、生活规律、睡眠情况)、乳头条件(有无凹陷、皲裂、感染等)、母乳是否充足。①每次哺乳时可见乳儿有节奏地吸吮,并能听到吞咽声,喂后又能安然入睡;②新生儿每天有 1 次量多或少量多次的软便,6 次左右排尿;③每周称体重 1 次,新生儿体重按正常速度增加,则表示奶量足够 (2) 新生儿:日龄、营养状况、吸吮能力	护士:我已对乳母对母乳喂养的认知、乳头条件及周毛毛的吸吮能力、环境进行了评估,乳母接受母乳喂养。用物已准备好,报告老师(举手)开始操作
准备	(1) 操作者:服装整洁、仪表端庄、语言得体、态度和蔼,洗手、戴口罩 (2) 乳母:①用生理盐水棉球或清洁湿毛巾清洗乳头、乳晕,防止交叉感染;但禁用肥皂、乙醇擦洗,以防乳头干裂。②取舒适松弛的坐位姿势,湿热敷乳房 3~5 分钟,同时按摩乳房以引起排乳反射,挤出一些乳汁,然后捻转乳头引起立乳反射 (3) 用物:根据需要准备坐椅、小板凳、消毒棉球、生理盐水、尿布 (4) 环境:母婴同室、温暖、舒适、安全、清洁卫生,空气新鲜 (5) 婴儿:喂哺前,先给新生儿更换清洁尿布,包裹新生儿后洗手	
实施	哺乳 (1) 坐式:一般采用坐位,可以坐床上或坐椅子上。座椅上哺乳一侧的脚下可置一小凳(乳母身体放松,有利于排乳反射产生),抱起新生儿,斜卧于怀中,使其头、肩枕于母亲哺乳侧的肘弯,面对乳房。用另一手的示指、中指轻夹乳晕两旁,使乳头轻触新生儿面颊或唇部。当新生儿寻觅乳头,口张得最大时顺势将乳头及部分乳晕放入新生儿口中,使乳头居于婴儿口腔中后部分,这样既有利于乳汁吮出,又不易引起乳头损伤。勿使乳房压着新生儿鼻孔,以免妨碍呼吸 (2) 卧式:对会阴有伤口或夜间喂哺时,可采用侧卧位,母亲一手扶托乳房,一手扶新生儿,注意不要将新生儿的头压在母亲手臂上 (3) 怀抱式:对剖宫产术后产妇或双胎新生儿同时喂哺时,可采用坐位怀抱式喂哺,新生儿卧于台缘,母亲取坐位哺喂 (4) 时间与次数:每次哺乳时间 15~20 分钟。但可根据吸吮能力及生活能力的不同,适当延长或缩短,以吃饱为度。每次均应吸空两侧乳房,吸空一侧再吸空另一侧 (5) 停止哺乳:喂毕,轻按新生儿下颌,使嘴张开后取出乳头,不可强行取出,以防乳头受伤 (6) 拍背驱气:为避免溢乳,可将新生儿抱起竖直,头伏于母亲肩上,轻拍背部驱气,再取右侧卧位半小时,以利乳汁进入十二指肠 (7) 整理:指导乳母戴上乳垫,整理用物	护士:您好!(乳母床前)请问您叫什么名字?您孩子叫什么名字?××床周毛毛妈妈您好!根据孩子需要,现在您可以为孩子进行哺乳。我先给孩子换下尿布,您用这块湿毛巾擦一下乳头 护士:您会阴部有伤口,您可以侧卧着给孩子喂奶。喂奶时一手扶托乳房,一手扶孩子,不要让孩子的头压在您的手臂上,注意乳房不能压着孩子鼻孔,这样会妨碍孩子呼吸 护士:让孩子吸空一侧再吸空另一侧,每次喂乳应吸空两侧乳房 护士:孩子吃饱了,来让我将她抱起来。好,孩子咽下的气体出来了,现在让她朝右侧睡,过半小时,我再来给她换体位。回去后,每次喂完奶,您也要像我刚才那样,将孩子抱起竖直,头伏在您肩上,轻拍背部驱气,以避免溢乳。再将孩子朝右侧睡半小时,这样利于乳汁的吸收

续表

操作流程	操作要点	沟　　通
评价	(1) 沟通有效,乳母乐于接受母乳喂养 (2) 乳母无乳头皲裂及交叉感染发生;新生儿吃奶后无吐奶、溢奶现象 (3) 母乳喂养有效,新生儿生长发育指标正常,母婴身心健康	护士:好啦,现在我帮您把被盖好,这样睡舒服吗?要不要将床摇高?有事请按呼叫器,我会经常来看您的孩子和您的,谢谢您的配合

（三）注意事项

1. 新生儿喂哺的次数按需而定。提倡母婴同室,当新生儿饥饿时、母亲奶胀时可随时喂奶,鼓励母亲多让新生儿吸吮乳头,反复吸吮乳头可促进乳汁分泌。

2. 提倡早期喂奶,头几天少量母乳完全能满足新生儿需要。如产妇情况正常,分娩后即可让新生儿吸吮第一口奶。早期喂奶可防止新生儿低血糖,还可刺激乳汁分泌。

3. 如母乳充足尽量不用奶瓶喂哺,因橡皮奶头易于吮吸,新生儿习惯后就不愿接受母乳。

4. 建立良好的生活方式,生活要有规律,保持心情愉快,睡眠充足,注意劳逸结合,忌烟限酒,这样有利于促进乳汁分泌。

考点:母乳喂养的优点、操作要点、注意事项

5. 合理营养,提高泌乳质量。膳食中保证有足够的热能、蛋白质、维生素、无机盐及水分。肉、鱼、蛋、肝、豆制品、少量甜米酒等可促进乳汁分泌,烹调方式以炖、煮为宜,多喝汤类。

6. 乳母患有急、慢性传染病,严重的肝、肾、心脏疾病不宜或暂停哺乳。暂停哺乳者,必须定时将乳汁挤出。半乳糖血症的患儿禁忌母乳喂养(包括其他乳类)。

第7节　新生儿皮肤护理技术

案例14-6

周毛毛,女,足月出生,各项体格检查正常。为了防止尿粪污染床铺,家长给孩子使用的尿布外又裹了一层塑料布。出生15天后,周毛毛臀部皮肤潮红,伴有皮疹。周毛毛出生后应做好皮肤的哪些日常护理?哪些原因会产生红臀,如何预防红臀,当出现红臀时又如何做好该患儿的皮肤护理?

新生儿生长发育迅速,皮肤的新陈代谢旺盛,分泌物多,如不及时清除,将会引起皮肤炎症。皮肤的清洁护理可促进皮肤的血液循环,增强皮肤的排泄功能,预防皮肤感染、红臀和压疮等并发症的发生,同时可满足新生儿身体舒适和清洁的需要。

一、新生儿沐浴法

新生儿出生时皮肤胎脂不必揩去,有保护皮肤的作用,但皮肤皱褶处的胎脂可用温开水轻轻拭去。24小时后去除脐带夹,体温稳定后即可沐浴,每日1次。沐浴的方法有淋浴、盆浴、床上擦浴等。

（一）目的

1. 使新生儿皮肤清洁,协助皮肤排泄和散热,预防皮肤感染。

2. 可促进血液循环,活动新生儿肢体,使之感到舒适。

3. 同时可以观察全身皮肤情况,及时发现异常现象。

（二）操作流程

1. 淋浴法　见表 14-14。

表 14-14　淋浴法操作流程

操作流程	操作要点
评估	（1）环境：温暖舒适、清洁明亮 （2）新生儿：胎龄、日龄、体温及病情等；全身皮肤及四肢活动情况，有无损伤，清洁程度；新生儿最近一次哺乳时间，睡眠情况等
准备	（1）操作者：服装整洁、仪表端庄，洗手，取下手表，卷袖过肘 （2）用物：小毛巾、大毛巾、新生儿襁褓、婴儿专用皂（或婴儿沐浴液）、清洁衣裤、尿布、脐带布、无菌敷料、婴儿爽身粉、液体石蜡、3%～5% 鞣酸软膏、消毒植物油、抗生素眼液、棉球、棉签、海绵垫、软塑料布、婴儿磅秤、沐浴装置（盆浴者备消毒澡盆） （3）环境：调节室温至 24～28 ℃，关闭门窗，但采光要好
实施	（1）核对解释：核对新生儿，并向其母亲说明目的 （2）调节水温：护士进入淋浴室，调节水温至 38～40℃ （3）铺沐浴垫：沐浴台上铺上垫子、大毛巾；淋浴池内放一头高脚低的垫架，上置海绵垫，外包塑料布，将所需用物放置妥当 （4）解开包被：护士系上围裙，洗手，戴口罩，将新生儿置于沐浴台上，解开包被，检查手圈，仔细核对床号、姓名，除去尿布，脱去衣裤，测量体重 （5）擦洗胎脂：第一次沐浴的新生儿，用消毒棉签蘸消毒植物油擦去皮肤上的胎脂 （6）擦洗脸部：将新生儿抱至沐浴池垫架上，单层小毛巾擦净眼、耳及面部，用湿棉签清洁鼻孔 （7）洗头、洗身：用浴水湿润头发及全身，用手将婴儿专用皂（或婴儿沐浴液）搓出泡沫，再抹在新生儿身上，依次洗头、颈、上肢、腋下、躯干、腹股沟、臀部及下肢，用浴水冲净 （8）脐带、臀部护理：洗毕，将新生儿抱至沐浴台上，用大毛巾擦干全身，双眼滴抗生素眼液，更换脐部敷料；在颈部、腋下和腹股沟等处扑婴儿爽身粉，臀部涂 5% 鞣酸软膏 （9）包好襁褓：穿衣，兜好尿布，检查手圈字迹是否清晰，核对并别上胸卡，将新生儿抱送母亲，告诉母亲婴儿的情况 （10）整理：整理用物，用消毒液擦拭沐浴台及沐浴池
评价	（1）物品准备齐全、有序、合理，环境准备符合要求 （2）新生儿安全且得到妥善保暖，皮肤清洁、舒适，安静入睡 （3）新生儿家长配合沐浴并获得沐浴相关知识及技能

2. 床上擦浴　见本章第 4 节。

（三）注意事项

1. 沐浴宜于喂奶前或喂奶后 1 小时进行，以免呕吐和溢奶。

2. 沐浴时注意保暖，动作轻快。注意勿污染脐带，勿使水或肥皂水进入耳、眼内。

3. 沐浴过程中注意观察新生儿的精神反应和呼吸等情况，如发现异常应立即停止沐浴并报告医生。

4. 头顶部有皮脂结痂时，可涂石蜡油浸润，次日轻轻梳去结痂，再予以洗净。

5. 若新生儿有头皮血肿、颅内出血、Apgar 评分低于 5 分及病情不稳定者暂不沐浴。

6. 严格执行一人一巾一盆，一用一消毒，不得交叉使用。

二、新生儿脐带护理

新生儿出生后脐带逐渐干枯脱落留一脐孔。断脐方法多种多样,脐带残端脱落时间也迟早不一,每天沐浴后更换脐敷料一次。

（一）目的

保持脐部清洁干燥,避免脐部感染的发生。

（二）操作流程

新生儿脐带护理操作流程见表14-15。

表14-15　新生儿脐带护理操作流程

操作流程	操作要点
评估	(1) 新生儿:日龄;脐部情况:观察脐轮有无红肿,脐窝内有无污血或脓性分泌物,脐带是否脱落及脱落时间
	(2) 环境:温暖、舒适
准备	(1) 用物:治疗盘内置 70%乙醇、2.5%碘酊、石蜡油、5%～10%硝酸银、3%过氧化氢溶液、棉签、脐敷料、尿布、清洁衣裤、污物桶
	(2) 环境:根据需要关闭门窗,调节室温至 24～28 ℃
实施	(1) 核对解释:核对新生儿,并向其母亲说明目的
	(2) 沐浴:按常规进行沐浴
	(3) 脐带处理:沐浴完毕,用大毛巾擦干全身,除去原有脐部敷料检查脐部情况,按不同情况给予相应的脐带护理(图14-10)
	1) 脐轮无红肿,无脓性分泌物:以棉签蘸 70%乙醇轻轻擦净脐带残端和脐轮
	2) 脐轮红肿,有脓性分泌物:以棉签蘸 70%乙醇轻轻擦净脐带残端和脐轮,然后以干棉签蘸 3%过氧化氢溶液擦洗,脐部涂擦 2.5%碘酊后再用 70%乙醇脱碘。必要时,送分泌物作细菌培养
	3) 脐带脱落:脐带一般于出生后3～7天脱落。脱落处如不干燥,可撒用消炎粉;如有红色肉芽组织增生,可用 5%～10%硝酸银烧灼,并用生理盐水棉签擦洗局部,注意烧灼时勿触及正常组织,以免引起皮肤灼伤
	(4) 覆盖敷料:脐部覆盖敷料
	(5) 穿衣物:穿好衣服,系上尿布,适当包裹
	(6) 整理:清理用物,记录脐部情况
评价	(1) 新生儿脐部清洁、干燥、无分泌物及陈旧血渍
	(2) 动作轻稳、有爱伤观念,新生儿无损伤及受凉情况发生

考点:脐带护理的目的、护理措施、注意事项

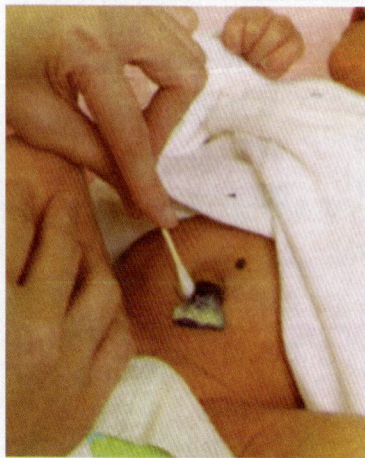

图 14-10　脐部护理

（三）注意事项

1. 保持脐敷料干燥,如有潮湿应及时更换。

2. 勤换尿布,包尿布时,尿布应低于脐部,并将尿布上段反折垫厚,避免污染脐部。如脐带被尿液或粪便污染时,应随时给予护理。

3. 如脐部红肿或分泌物有臭味,提示脐部感染,除局部清洁处理外,应同时全身使用抗生素,预防败血症。

4. 脐带未脱落前,勿试图将其剥落。

对脐带护理不妥的措施是

A. 按常规进行沐浴

B. 除去原有脐部敷料检查脐部情况

C. 脐轮无红肿,无脓性分泌物,以棉签蘸 70%乙醇轻轻擦净脐带残端和脐轮

D. 脐带一般于出生后 3～7 天脱落

E. 脱落处如有红色肉芽组织增生,可撒用消炎粉

分析:脱落处如不干燥,可撒用消炎粉;如有红色肉芽组织增生,可用 5%～10%硝酸银烧灼。答案选 E。

三、新生儿红臀护理

红臀是新生儿臀部皮肤长期受尿液、粪便以及漂洗不净的湿尿布刺激、摩擦或局部湿热(使用塑料膜、橡皮布)等,引起皮肤潮红、溃破、甚至糜烂及表皮剥脱。因红臀多发生于外生殖器、会阴及臀部等尿布区域,故又称为尿布疹(图 14-11)。病损可轻可重,易继发感染。护士应采取一切防范措施,预防红臀发生。若一旦发生红臀,应及时进行处理,防止继发感染。

(一)红臀的分度

依据臀红的范围、程度、有无感染分为如下等级。

1. 轻度红臀　仅表现为皮肤潮红。

2. 重度红臀　根据潮红红糜烂程度又可分为 3 度。

Ⅰ度:局部皮肤潮红,伴有皮疹。

Ⅱ度:皮肤溃破。

Ⅲ度:局部有较大片糜烂或表皮脱落,有时可继发细菌或真菌感染(图 14-12)。

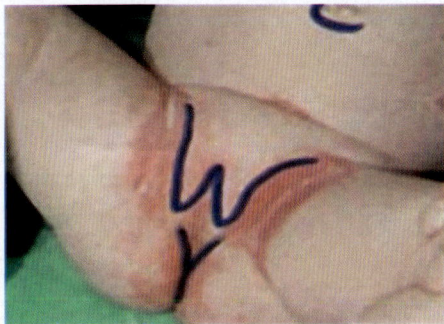

图 14-11　红臀多发部位

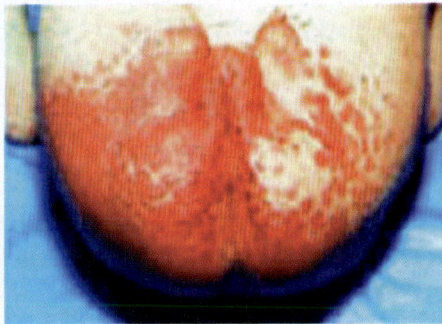

图 14-12　新生儿红臀

(二)目的

预防或控制感染,减轻患儿疼痛,促进受损皮肤康复。

(三)操作流程

1. 预防红臀的方法

(1)宜选用质地柔软、吸水性强的纯棉织品做尿布。尿布应洗涤干净,放在日光下暴晒干燥后使用。

(2)保持臀部皮肤清洁干燥,经常查看尿布有无污湿,尤其腹泻患儿,做到及时发现、及

时更换。每次大便后,须用温水洗净臀部、会阴及外生殖器(禁用肥皂),用毛巾吸干水分,然后涂上滑石粉或涂上一薄层5%鞣酸软膏或消毒的植物油,以保护皮肤。

(3)尿布不宜包裹过紧,切忌用塑料布直接包裹小儿臀部。

2. 红臀护理 见《儿科护理学》。

(四)注意事项

1. 臀部皮肤溃破或糜烂时禁用肥皂水,清洗时避免用小毛巾直接擦洗。涂抹油类或药膏时,应使棉签贴在皮肤上轻轻滚动,不可上下涂刷,以免加剧疼痛和导致脱皮。

2. 环境温湿度适宜,避免穿堂风,预防受凉。暴露一般每日2~3次,照射时应有护士守护患儿,避免烫伤。

3. 根据臀部皮肤受损程度选择油类或药膏。轻度臀红,涂植物油或5%鞣酸软膏,重Ⅰ度局部可涂鱼肝油,Ⅱ、Ⅲ度可选用氧化锌制剂、抗菌药膏,红外线照射。继发细菌或真菌感染时,可用0.02%高锰酸钾溶液冲洗,吸干水分,然后涂1%~2%甲紫或硝酸咪康唑霜(达克宁霜),每日2次,用至局部感染控制。

4. 保持臀部清洁干燥,重度臀红者所用的尿布应煮沸、消毒液浸泡或阳光下暴晒。

5. 选择质地柔软、透气性好、吸水性强的纯棉织品做尿布,或采用一次性尿布,以减少对臀部的刺激。尿布包扎应松紧合适。

考点: 红臀护理的目的、护理措施、注意事项

护考链接

对尿布性皮炎护理不妥的措施是

A. 保持皮肤清洁干燥,勤换尿布

B. 采用暴露法,臀下仅垫尿布,不加包扎

C. 可用灯光照射法,照射时护士离开不超过30分钟

D. 清洁局部的皮肤,保持干燥,涂油保护

E. 皮炎较重者,必要时给予抗菌药物以防感染

分析:灯光照射时随时观察皮肤情况,不得离开,以防意外。答案选C。

第8节 会阴冲洗护理技术

案例14-7

刘女士,68岁,子宫Ⅱ度脱垂合并阴道前后壁膨出。行阴道子宫全切术加阴道前后壁修补术,术后给予每天会阴冲洗一次。为什么要给该患者进行会阴冲洗?冲洗前应重点评估哪些内容,如何做好会阴冲洗,冲洗时应注意些什么?

一、目的

清洁外阴,预防生殖系统、泌尿系统的逆行感染,并能促进外阴伤口愈合。

二、适用范围

1. 妇科腹部手术后留置导尿管者。

2. 会阴、阴道手术后。

3. 产后1周内或会阴有伤口的产妇。

4. 妇科外阴及阴道手术的术前准备。

三、操作流程

会阴冲洗术操作流程见表 14-16。

表 14-16　会阴冲洗术操作流程

操作流程	操作要点	沟　通
评估	(1) 环境:会阴冲洗是一私密性强的操作,要求环境隐蔽而安全 (2) 患者:患者的病情、意识、心理状态、合作程度、对冲洗目的的了解;会阴部的皮肤黏膜情况(有无伤口、出血、感染、疼痛等)	护士:我已对操作环境、患者病情、意识状态、会阴部的皮肤黏膜情况、合作情况进行了评估,患者了解冲洗目的。用物已准备好,报告老师(举手)开始操作
准备	(1) 操作者:仪表端庄、着装规范、洗手、戴口罩 (2) 用物:冲洗壶,无菌镊子 2 把、无菌棉球(或铺无菌盘内置无菌大头长棉签)、无菌纱布、便盆和便器巾、治疗巾、橡胶单、会阴冲洗溶液(水温 40 ℃ 左右)、大毛巾、屏风(图 14-13) (3) 环境:酌情关闭门窗,调节室温;根据需要使用屏风或床帘遮挡	
实施	(1) 核对解释:核对患者的床号、姓名。向患者说明操作目的。在病室内操作时,请室内家属(特别是异性)暂时回避,并用屏风遮挡,以减轻患者的心理压力,取得配合 (2) 安置体位:嘱患者排空小便后,患者取仰卧屈膝位,双腿分开略外展。协助患者脱去一侧裤腿盖在另一侧上,气温低时盖上浴巾。垫治疗巾、橡胶单于臀下,将便盆置于臀下治疗巾上(便盆上垫卫生纸) (3) 冲洗擦干:左手持冲洗壶,右手持镊子夹取棉球(或用大头长棉签),将冲洗溶液慢慢倒下,询问患者水温是否恰当,依次冲洗阴阜、大腿上 1/3 内侧、大阴唇、小阴唇、前庭、肛门,边冲边擦,直到清洁。冲洗时勿使水流入阴道,必要时可用大棉球或纱球堵塞阴道口后再行冲洗。夹取纱布擦干外阴。撤去便盆、橡胶单及治疗巾 (4) 伤口处理:如外阴有伤口,应以伤口为中心向外冲洗。洗毕,按外科换药后覆盖无菌纱布,胶布固定 (5) 整理记录:协助患者穿裤,如为产后患者作外阴冲洗,协助患者在会阴部放上卫生巾,整理床单位,询问患者感受,感谢患者的合作。清理用物,洗手记录	护士:您好!(患者床前)请问您叫什么名字?××床×××您好! 根据病情需要,我将遵医嘱给您进行会阴冲洗,这样可以清洁外阴,预防生殖系统、泌尿系统的逆行感染,并能促进您伤口愈合,希望您能配合 护士:现在我开始给您冲洗了。您觉得水温合适吗?感觉不适就告诉我 护士:冲洗好了,现在我给您伤口换药。伤口还痛吗 护士:好啦,现在我帮您把被盖好,这样睡舒服吗? 要不要将床摇高? 有事请按呼叫器,我也会经常来看您的,谢谢您的配合
评价	(1) 操作正确熟练,动作轻柔 (2) 患者舒适,无不良反应,外阴部清洁、无血迹等 (3) 治疗性沟通有效,爱护体贴患者,维护患者自尊。患者配合操作	报告老师(举手)操作完毕

四、注意事项

1. 操作时注意保暖,避免受凉。
2. 维护患者自尊,注意环境隐蔽。
3. 如外阴部有伤口,需按无菌操作技术进行,防止交叉感染。

考点: 会阴冲洗目的、操作中要点、注意事项

265

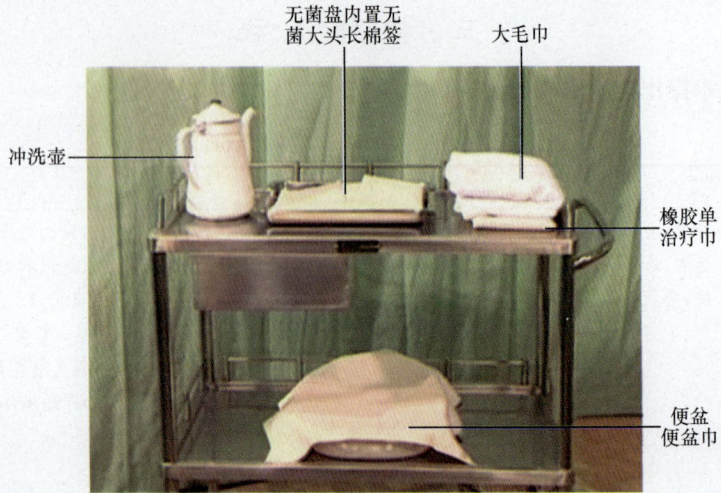

图 14-13　会阴冲洗用物

护考链接

有关会阴冲洗术,叙述错误的一项是

A. 目的是清洁会阴防止逆行感染　　　　B. 可用于产后1周内的产妇

C. 操作前、中要保护患者的自尊　　　　D. 冲洗时勿使水流入阴道

E. 会阴有伤口者,应以伤口为中心从外向内冲洗

分析:会阴有伤口者,应以伤口为中心向外冲洗。答案选 E。

(吴清爱　陈玉华)

第15章

排 泄 护 理

排泄是机体将新陈代谢所产生的废物排出体外的生理过程,是人体的基本生理需要之一。正常的排便、排尿活动在维持机体内环境相对稳定、保证机体正常生命活动中起到很大的作用,但许多疾病会引起排便、排尿活动的改变。对于这些异常,患者往往羞于启口;作为护士,应理解、同情、尊重患者,正确观察患者的排便、排尿情况,为诊断、治疗和护理提供资料,并能在维持正常的排便、排尿功能方面给予正确的指导和帮助,满足患者的排泄需要。

第1节 排尿护理

案例15-1

吴女士,30岁,于23:00顺利分娩一女婴,至次晨7:00未排尿,主诉下腹胀痛难忍,有尿意,但排尿困难。护理体检:耻骨联合上膨隆,可触及一囊性包块。护士采取了安慰患者、按摩下腹部、让患者听流水声并将床头适当摇起等措施,但患者仍未排出尿液。护士根据医嘱给患者进行了导尿术,导尿后患者以上症状得以缓解。患者发生了什么情况,为什么会出现这种情况?哪些因素可以影响患者排尿?导尿前应重点评估哪些内容,如何为患者导尿,导尿时应注意些什么?

一、排尿概述

(一)排尿的解剖生理

泌尿系统由肾脏、输尿管、膀胱及尿道组成(图15-1)。

肾脏是成对的实质性器官,尿液通过肾脏的滤过、重吸收和分泌作用经输尿管连续不断地流入膀胱内。

膀胱位于小骨盆内、耻骨联合的后方。空虚时,其顶部不超过耻骨联合上缘。膀胱为储存尿液的囊状肌性器官,其形状、大小、位置均随尿液充盈的程度而变化。一般膀胱内储存的尿液超过500ml时,才会经尿道排出,因此排尿是一间断的过程。

尿道是尿液排出体外的通道,始于膀胱的尿道内口,末端出口止于体表。男、女性尿道有很大的差异。男性尿道长18~20cm,有三个狭窄,即尿道内口、膜部和尿道外口;两个弯曲,即耻骨下弯和耻骨

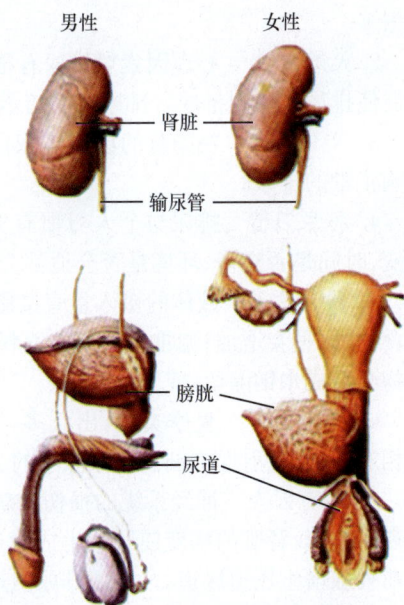

图 15-1　男性、女性泌尿生殖系统解剖结构

考点:男、女尿道的区别

前弯。耻骨下弯恒定、无变化,而耻骨前弯则随阴茎位置不同而变化,如将阴茎向上提起,耻骨前弯即可消失(图15-2)。女性尿道长4～5cm,较男性尿道短而直,富于扩张性,尿道外口位于阴蒂下方,呈矢状裂(图15-3)。

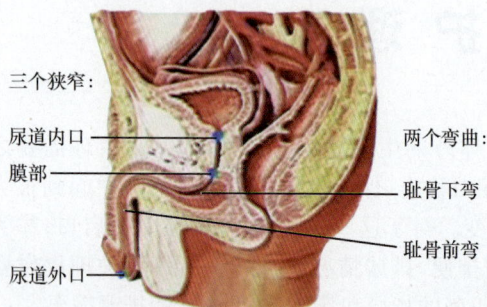

三个狭窄:
尿道内口
膜部
尿道外口

两个弯曲:
耻骨下弯
耻骨前弯

图15-2 男性尿道

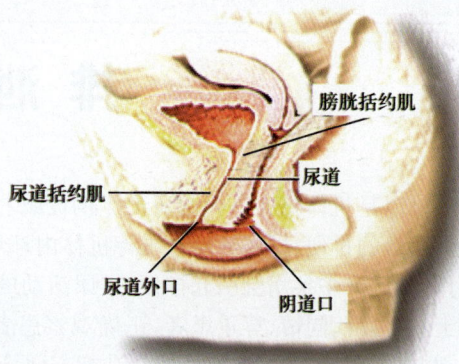

膀胱括约肌
尿道括约肌
尿道
尿道外口
阴道口

图15-3 女性尿道

排尿是一种反射过程。当膀胱内尿量充盈超过500ml时,膀胱壁的牵张感受器受到刺激而兴奋,冲动沿盆神经传入至骶髓的排尿反射初级中枢,产生排尿欲;与此同时,冲动也到达脑干和大脑皮质的排尿反射高级中枢,因此正常状态下排尿过程也受到大脑皮质的控制。如果个体主观认为环境不适宜排尿,则排尿行为将受到一定程度的抑制。但小儿大脑发育不完善,对初级排尿中枢的抑制能力较弱,所以小儿排尿次数多,且易发生夜间遗尿现象。

(二)影响排尿的因素

1. 年龄性别 婴幼儿因大脑发育不完善,排尿不受意识控制,2～3岁以后才能自我控制。老年人因膀胱肌肉张力减弱,出现尿频。妇女在妊娠时,可因胎儿压迫膀胱致使排尿次数增多。

2. 心理因素 心理因素对排尿有很大影响,当情绪紧张、焦虑、恐惧或剧烈疼痛时,可能会促使排尿或抑制排尿。排尿还受暗示影响,如有些人听到流水声就会产生排尿的愿望。

3. 文化因素 在隐蔽的场所排尿已形成了一种社会规范,当个体缺乏隐蔽的环境时会影响正常的排尿。

4. 排尿习惯 排尿与个人习惯有关,如大多数人习惯于起床和睡前排尿。排尿姿势的改变、时间是否充裕、环境是否合适都会影响排尿活动。

5. 饮食饮水 液体的摄入量直接影响尿量和排尿的频率。如大量饮水和摄入含水分多的食物,尿量会增加;咖啡、茶、酒类饮料有利尿作用,可使排尿增多;饮用含盐较高的饮料和食物会造成水钠潴留,使尿量减少。

6. 气候因素 夏季炎热,出汗多,导致尿液浓缩,尿量减少;冬季外周血管收缩,体内水分相对增加,反射性抑制抗利尿激素的分泌,尿量增加,排尿次数增加。

7. 疾病因素 神经系统的损伤和病变,使排尿反射的神经传导和排尿意识控制障碍,会出现尿失禁;肾脏的病变使尿液生成障碍,出现少尿或无尿;泌尿系统的肿瘤、结石、狭窄,男性前列腺增生压迫尿道,可出现排尿困难,甚至尿潴留。

8. 治疗因素 某些药物可直接影响排尿,如利尿剂可阻碍肾小管再吸收而使尿量增加;麻醉剂、止痛药、镇静剂影响神经传导干扰排尿。

二、排尿活动的评估

（一）正常排尿

正常情况下,排尿受意识支配,无痛、无障碍,可自主随意进行。成人日间排尿 3～5 次,夜间 0～1 次,每次尿量 200～400ml,每 24 小时排出尿量 1000～2000ml。新鲜尿呈澄清、透明的淡黄色,密度为 1.015～1.025,pH 为 5～7,呈弱酸性。尿液排出放置一段时间后,由于尿液中尿素分解放出氨,故有氨臭味。

（二）异常排尿

1. 尿液性状评估

（1）尿量与次数异常:24 小时尿量超过 2500ml 者称多尿,见于糖尿病、尿崩症等。24 小时尿量少于 400ml 或每小时尿量少于 17ml 者为少尿,见于心脏、肾脏疾病、休克患者等。24 小时尿量少于 100ml 或 12 小时内无尿,称无尿或尿闭,见于严重的心脏、肾脏疾病和休克等患者。如每次尿量少,且伴有尿频、尿急、尿痛及排尿不尽等症状称为膀胱刺激征,常见于膀胱炎患者。

（2）尿液颜色异常:肉眼血尿呈红色或棕色,见于泌尿系结石、急性肾炎、结核等患者;血红蛋白尿呈酱油色或浓茶色,见于溶血患者;胆红素尿呈黄褐色,见于传染性肝炎、黄疸患者;乳糜尿呈乳白色,见于丝虫病等(图 15-4)。

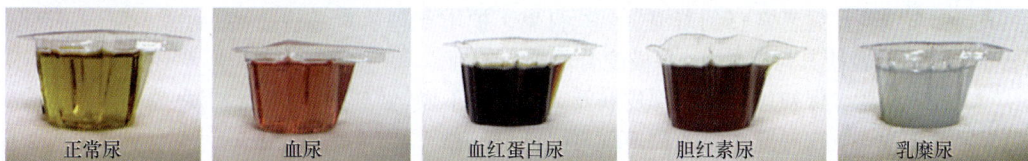

| 正常尿 | 血尿 | 血红蛋白尿 | 胆红素尿 | 乳糜尿 |

图 15-4　尿液颜色

（3）透明度异常:尿中有脓细胞、红细胞、大量上皮细胞、黏液、管型等,可致尿液浑浊,见于泌尿系感染。

（4）气味异常:新鲜尿有氨臭味,提示泌尿道感染;尿液呈烂苹果味,提示糖尿病伴酸中毒;尿液有大蒜臭味,提示有机磷中毒。

（5）pH 异常:酸中毒患者的尿液呈强酸性;严重呕吐患者的尿液呈强碱性。

（6）比重异常:若尿比重固定为 1.010 左右,提示肾功能严重障碍。

护考链接

多尿是指 24 小时尿量超过

A. 1500ml　　　B. 2000ml

C. 2500ml　　　D. 3000ml

E. 3500ml

分析: 多尿是指 24 小时尿量超过 2500ml。见于糖尿病、尿崩症等。答案选 C。

考点: 正常尿量及异常尿液性状评估

2. 腹部视触评估　当膀胱积尿充盈时膀胱底部可超出耻骨上缘,视诊可见下腹部略隆起并可用手触及。膀胱触诊一般采取单手滑行触诊法;嘱患者仰卧屈膝位,检查者以右手自脐开始向耻骨方向滑行触摸,触及膀胱。若膀胱增大为积尿所致,其形状呈扁圆形或圆形,囊性感,较固定。按压时有尿意、排尿或导尿后缩小或消失。

3. 排尿型态评估

（1）尿潴留:指尿液大量存留在膀胱内不能自主排出称尿潴留。当尿潴留时,膀胱容积可增至 3000～4000 ml,膀胱高度膨胀至脐部,下腹部膨隆、疼痛及压痛并伴有排尿困难。体检可见耻骨上膨隆,触及囊样包块,叩诊呈实音。见于各种原因引起的尿道或膀胱颈部阻塞、排尿神经反射障碍,麻醉(腰麻最多见)也可引起尿潴留。

(2)尿失禁:指排尿失去意识控制,尿液不自主流出称尿失禁。尿失禁可分为四种:真性尿失禁、假性尿失禁、压力性尿失禁、急迫性尿失禁。

1)真性尿失禁:指膀胱的神经功能障碍或受损,使膀胱尿道括约肌失去功能,尿液不自主地流出,膀胱完全不能储存尿液。表现为持续滴尿,见于昏迷、瘫痪的患者。

2)假性尿失禁:又叫充溢性尿失禁。膀胱内储存部分尿液,当充盈到一定压力时,即不自主溢出少量尿液,膀胱内压力降低时,排尿停止。主要原因是脊髓排尿中枢活动受抑制,如脊髓损伤的患者。

3)压力性尿失禁:由于膀胱、尿道括约肌张力减低,骨盆底部肌肉及韧带松弛,当咳嗽、喷嚏或运动时腹肌收缩,腹内压升高,以致不自主地排出少量尿液(排尿量少于50ml)。多见于经产妇。

4)急迫性尿失禁:当患者有强烈急迫的排尿愿望时,立刻不自主排尿。表现为在膀胱容量还较低的情况下,出现尿频、尿急,导致尿失禁。见于膀胱感染、机械刺激。

三、排尿异常患者的护理措施

(一)尿失禁患者的护理

1. 心理护理　患者常感到羞涩、焦虑、自卑。护士要理解尊重患者,主动关心问候患者,提供必要的帮助,使其树立信心,积极配合治疗和护理。

2. 皮肤护理　保持患者会阴部皮肤及床铺清洁干燥,做到常观察、常清洗、常更换。

3. 室内环境　定时开门窗通风换气,保持空气清新。

4. 观察排尿反应　假性尿失禁患者膀胱充盈时会出现腹胀不安,护士尽可能在尿液溢出前帮助患者试行排尿。对老年患者准备好便器,每隔2～3小时给予便器一次,消除紧张心理,有意识地控制排尿。

5. 尿液管理

(1)外部引流:女患者可用女式尿壶紧贴外阴接取尿液,也可用尿布垫或尿不湿;男患者可置尿壶于外阴合适部位接取尿液,也可用阴茎套连接集尿袋接尿(此法不宜长期使用)。每天定时取下阴茎套和尿壶,清洗会阴部和阴茎,观察局部有无发红、水肿和破损。随时了解患者对各种处理措施的反应,保证患者舒适。

(2)长期尿失禁患者可留置导尿管持续导尿,避免尿液刺激皮肤;也可定时放尿以锻炼膀胱肌肉张力。

6. 重建正常排尿功能

(1)一般患者对饮水有顾虑,不愿多喝水,结果可能导致尿道感染,加重尿失禁。所以护士应向患者说明饮水的重要性,解除其思想顾虑。此类患者除有禁忌者外,应鼓励保证液体摄入量达2000～3000ml,但尽量在白天完成,入睡前限制饮水,以减少夜间排尿,影响睡眠。对心肾功能不全者,补充液体时应遵医嘱。

(2)训练膀胱功能:帮助患者拟定排尿时间表,让患者养成定时排尿的习惯。开始白天每隔1～2小时让患者排尿,夜间每隔4小时一次,并逐渐延长间隔时间,以训练有意识地排尿,促进排尿功能的恢复。排尿时采取正确体位,指导患者自己用手轻按膀胱上方,向尿道方向压迫,协助排空膀胱。

(3)盆底肌的锻炼:骨盆和会阴部肌肉强而有力有助于预防尿失禁,应指导患者进行盆底肌肉锻炼,以增强控制排尿功能。作盆底肌肉运动的具体方法是:患者可取站位、坐位或卧位,先试做排尿(排便)动作,再慢慢收紧盆底肌,后缓慢放松,每次 10 秒左右,连续 10 遍,每日 5~10 次,以不疲劳为宜。

(二)尿潴留患者的护理

1. **心理护理**　安慰患者,消除焦虑和紧张情绪。

2. **提供排尿环境**　可用屏风或窗帘遮挡,请无关人员回避,为患者创造一个隐蔽的环境;适当调整治疗和护理时间,使患者安心排尿。

3. **调整体位和姿势**　取适当体位,病情许可应协助患者以习惯姿势排尿,如扶患者坐起或抬高上身。对需绝对卧床休息或某些手术患者,应事先有计划地训练床上排尿,避免术后不习惯卧床排尿造成的尿潴留而增加痛苦。

4. **诱导排尿**　利用条件反射诱导排尿。如让患者听流水声或用温水冲洗会阴;采用中医方法如针灸刺激排尿;热敷下腹部,以解除肌肉紧张,促进排尿;当病情许可的情况下,还可用手轻轻按摩腹部协助排尿。

5. **药物排尿**　必要时根据医嘱肌内注射卡巴胆碱。尿潴留患者禁用利尿剂。

6. **健康教育**　指导患者养成定时、及时排尿的习惯,教会患者自我放松的正确方法。

经上述处理无效时,可遵医嘱采用导尿术。

> **护考链接**
>
> 一位尿潴留患者,护理时错误的措施是
> A. 让患者听流水声　　B. 轻轻按摩下腹部
> C. 用温水冲洗会阴　　D. 口服利尿剂
> E. 行导尿术
> **分析**:尿潴留患者禁用利尿剂。答案选 D。

考点:尿失禁、尿潴留患者的护理措施

四、导　尿　术

导尿术是在严格无菌操作下,用无菌导尿管自尿道插入膀胱引出尿液的方法。

导尿术是无菌性护理操作,如果医护人员违反操作规程或缺乏责任心易引起泌尿系统的医源性感染。因此,在操作中应熟悉男、女性尿道解剖特点,严格掌握操作要领,遵守无菌原则,避免增加患者的痛苦。

(一)目的

1. 导尿术可以为尿潴留患者放出尿液减轻痛苦,使尿失禁患者保持会阴清洁干燥。

2. 协助临床诊断。收集无菌尿标本,进行细菌培养;检查膀胱功能,测膀胱容量、压力及残余尿量;进行尿道或膀胱造影。

3. 治疗。治疗尿道或膀胱疾病,如为膀胱肿瘤患者进行膀胱化疗等。

(二)操作流程

1. **女患者导尿术**　见表 15-1。

表 15-1　女患者导尿术操作流程

操作流程	操作要点	沟　通
评估	(1) 环境:导尿是一私密性强的操作,要求环境隐蔽而安全 (2) 患者:患者的病情、意识、心理状态、合作程度、对导尿目的的了解;尿道口解剖位置及会阴部的皮肤黏膜情况、膀胱充盈程度 (3) 查对医嘱:了解导尿的目的,是否需要留取尿标本及留置导尿管	护士:我已对操作环境、患者病情、意识状态、尿道口解剖位置及会阴部的皮肤粘膜情况、膀胱充盈程度、合作情况进行了评估,患者了解导尿目的。用物已准备好,报告老师(举手)开始操作

操作流程	操作要点	沟　　通
准备	(1) 操作者:仪表端庄、着装规范、洗手、戴口罩 (2) 用物:治疗盘内备无菌导尿包[内置弯盘 2 个,导尿管 8 号和 12 号各 1 条,止血钳 2 把,小药杯 1 个内置棉球 4～6 个,液体石蜡棉球瓶 1 个,标本瓶 1 个,洞巾 1 块(图 15-5、图 15-6)],弯盘、治疗碗(内置消毒液棉球若干,血管钳 1 把)、一次性手套(图 15-7)、消毒液(碘伏或 0.1%苯扎溴铵)、无菌手套 1 副、小橡胶单和治疗巾(或一次性尿垫)、大毛巾、无菌持物钳和容器、便器和便器巾、屏风 (3) 环境准备:酌情关闭门窗,调节室温;根据需要使用屏风或床帘遮挡	
实施	(1) 核对解释:核对床号、姓名。告知患者导尿的目的和方法,以取得患者配合。便盆放床旁椅上或床下 (2) 清洗外阴:能自理者,嘱其清洗外阴,不能起床者,协助其清洗外阴 (3) 安置卧位:患者取仰卧位屈膝外展位,护士立于患者右侧,将小橡胶单和治疗巾(或一次性尿布)垫于臀下,帮助患者脱去对侧裤腿,盖于近侧腿上,并盖上浴巾,对侧下肢用盖被遮盖,暴露外阴,弯盘置于近外阴处,治疗碗放在弯盘之后 (4) 初步消毒:左手戴手套,右手持止血钳夹碘伏棉球依次清洗阴阜、大阴唇;左手拇、示指分开大阴唇,消毒小阴唇和尿道口(图 15-8)。每一个棉球只用一次。其顺序由上至下,由外向内。消毒毕,脱手套、血管钳置弯盘,将弯盘、治疗碗置于治疗车下层或床尾 (5) 开包倒液:在患者两腿之间,按无菌技术打开导尿包,用无菌持物钳取出小药杯,倒消毒液 (6) 铺巾润管:戴无菌手套,铺洞巾,使洞巾和内层包布衔接形成无菌区,按操作顺序摆放无菌用物,润滑导尿管前端,检查尿管是否通畅 (7) 再次消毒:左手拇、示指分开大阴唇,右手持止血钳夹消毒棉球再次消毒尿道口、两侧小阴唇、尿道口,每一个棉球只用一次,污染棉球放弯盘内。消毒顺序由上至下,由内向外再向内。消毒毕,小药杯及血管钳置于弯盘内放于床尾 (8) 插导尿管:继续固定小阴唇,另一手将盛有导尿管和血管钳的弯盘移至会阴处,嘱患者缓慢呼吸,导尿管末端放于弯盘内,右手用血管钳持导尿管轻轻插入尿道 4～6cm,见尿后再插入 1～2cm(图 15-9) (9) 固定接尿:松开固定小阴唇的手,下移固定导尿管,将尿液引入弯盘内。如需作尿培养,用无菌标本瓶或试管接取,盖好瓶盖,置合适处。弯盘内尿液盛满后,用止血钳夹住导尿管末端,交于左手中指间,将尿液倒入便盆 (10) 拔管整理:导尿毕,夹住导尿管,轻轻拔出,放入弯盘内。擦净外阴,脱去手套,撤下洞巾,清理用物,放在治疗车下层。协助患者穿裤,询问患者是否舒适,整理床单位。交代注意事项,致谢 (11) 记录送检:测量尿量,洗手,记录导尿的时间及目的、尿量、导尿过程中患者的反应。标本送验	护士:您好!(患者床前)请问您叫什么名字?××床×××您好! 根据病情需要,我将遵医嘱给您导尿,这样就可以把您膀胱内的尿液引流出来,您下腹的胀痛感很快就能缓解了,希望您能配合 护士:现在我给您消毒一下会阴部,消毒棉球可能有点凉 护士:现在我要给您插导尿管了,您看一下,这就是导尿管,大概插入这么长,您尽量放松不要紧张,我会动作轻柔一点的。如果感到不适就告诉我 护士:您膀胱内的尿液已经放出来了,下腹还胀痛吗? 现在我要给您拔导尿管了,放松点 护士:好啦,现在我帮您把被盖好,这样睡舒服吗? 要不要将床摇高? 还有什么需要吗? 有事请按呼叫器,我也会经常来看您的,谢谢您的配合

续表

操作流程	操作要点	沟　通
评价	(1) 患者及家属理解留置导尿的目的及护理的重要性,配合操作	报告老师(举手)操作完毕
	(2) 护士能维护患者的自尊,保护患者隐私,关心患者,护患沟通 有效	
	(3) 导尿操作过程顺利、符合无菌要求。用后物品处置符合消毒技 术规范	

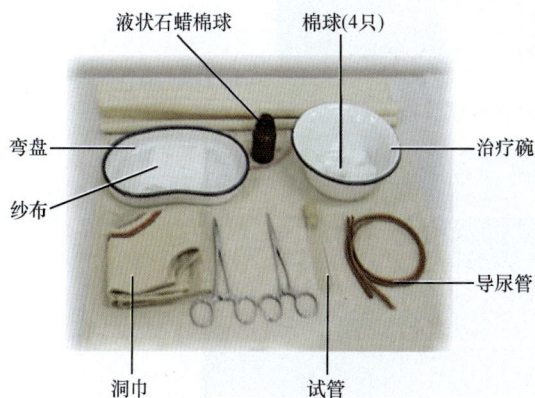

图 15-5　无菌导尿包

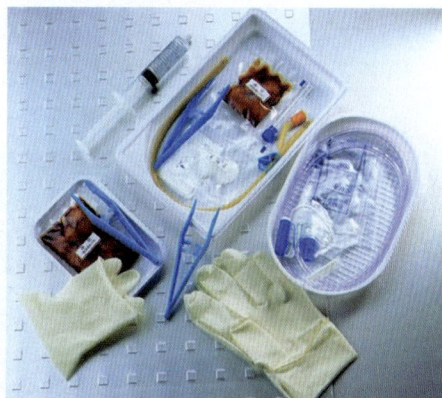

图 15-6　一次性导尿包

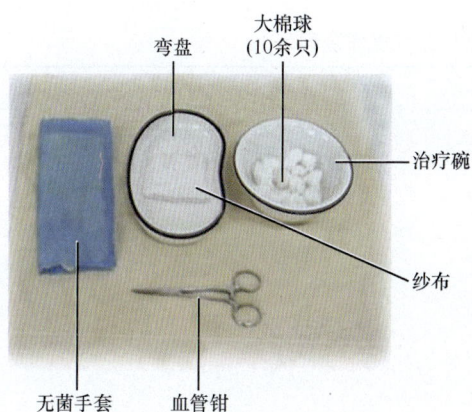

图 15-7　外阴消毒用物

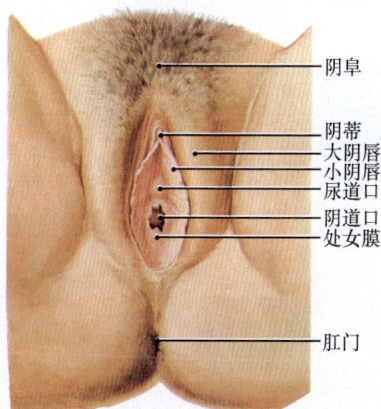

图 15-8　女性会阴部解剖名称

链接

导尿管的种类

根据导尿管腔的多少将导尿管分为三种。单腔导尿管:留取中段尿、膀胱灌注治疗及暂时解除尿潴留。双腔导尿管:一个腔引流尿液,另一个腔与气囊相通。三腔导尿管:其中一个腔用于膀胱冲洗或向膀胱内滴药(图15-10)。

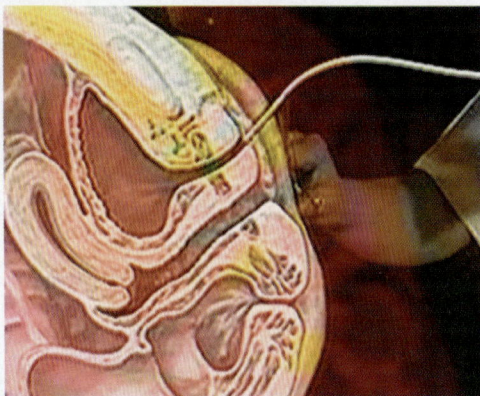

图15-9 女患者导尿管插入

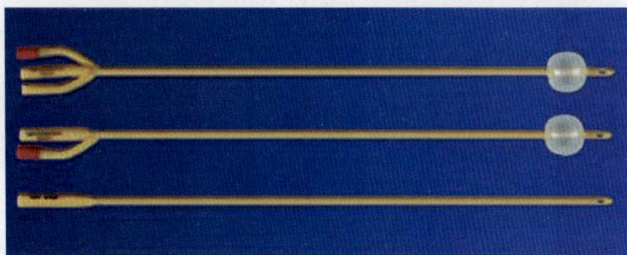

图15-10 不同管腔的导尿管

2. 男患者导尿术 见表15-2。

表15-2 男患者导尿术操作流程

操作流程	操作要点	沟 通
评估	同女患者导尿术	护士:我已对操作环境、患者病情、意识状态、尿道口解剖位置及会阴部的皮肤黏膜情况、膀胱充盈程度、合作情况进行了评估,患者了解导尿目的。用物已准备好,报告老师(举手)开始操作
准备	加纱布2块,其余同女患者导尿术	
实施	(1)核对解释:同女患者导尿 (2)清洗外阴:同女患者导尿术 (3)安置卧位:同女患者导尿术 (4)初步消毒:左手戴手套,右手持止血钳夹碘伏或0.1%苯扎溴铵棉球依次清洗阴阜、阴囊、阴茎。再用无菌纱布包住阴茎,将包皮向后推,充分暴露尿道口及冠状沟,严格消毒尿道口、龟头、螺旋形向上至冠状沟,在阴茎及阴囊之间垫无菌纱布1块。每一个棉球只用一次。污染棉球、小药杯及血管钳置于弯盘内放于床尾 (5)开包倒液:同女患者导尿术 (6)铺巾润管:同女患者导尿术	护士:您好!(患者床前)请问您叫什么名字?××床×××您好! 根据病情需要,我将遵医嘱给您导尿,这样就可以把您膀胱内的尿液引流出来,您下腹的胀痛感很快就能缓解了,希望您能配合 护士:现在我给您消毒一下,消毒棉球可能有点凉。如果您有不适请及时告诉我

操作流程	操作要点	沟　通
实施	(7) 再次消毒：用无菌纱布包住阴茎，将包皮向后推，充分暴露尿道口，消毒尿道口、龟头、冠状沟、再次消毒尿道口，污染棉球、小药杯及血管钳置于弯盘内放于床尾 (8) 插导尿管：将盛有导尿管和血管钳的弯盘移至洞巾口旁，导尿管末端放于弯盘内，提起阴茎使之与腹壁成 60°(图 15-11)，用另一止血钳持导尿管轻轻插入尿道 20～22cm(图 15-12)，见尿后再插入 2cm。若插导尿管时，遇有阻力，可稍待片刻，嘱患者张口做深呼吸，再徐徐插入，切忌暴力 (9) 固定接尿：同女患者导尿术 (10) 拔管整理：同女患者导尿术 (11) 记录送检：同女患者导尿术	护士：现在我要给您插导尿管了，您看一下，这就是导尿管，大概插入这么长，您尽量放松不要紧张，我会动作轻柔一点的。如果感到不适就告诉我 护士：您膀胱内的尿液已经放出来了，下腹还胀痛吗？现在我要给您拔导尿管了，放松点 护士：好啦，现在我帮您把被盖好，这样睡舒服吗？要不要将床摇高？还有什么需要吗？有事请按呼叫器，我也会经常来看您的，谢谢您的配合
评价	同女患者导尿术	报告老师(举手)操作完毕

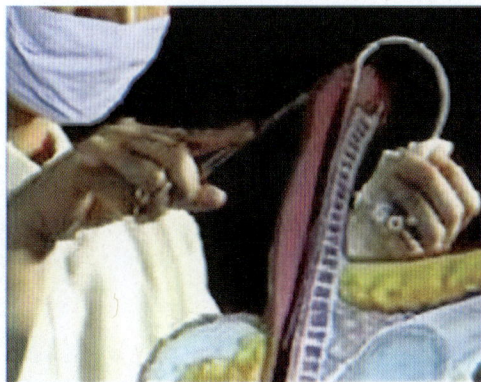

图 15-11　阴茎与腹壁成 60°

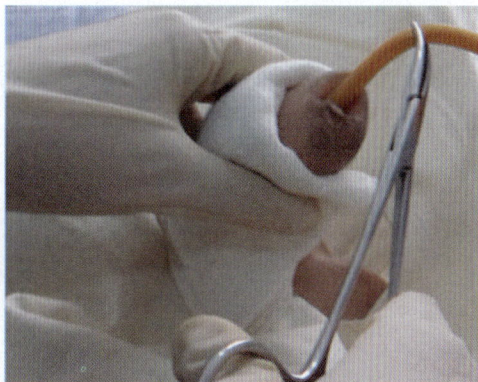

图 15-12　男患者导尿管插入

（三）注意事项

1. 严格执行无菌技术及消毒制度，预防尿路感染。

2. 老年女性尿道口回缩，插管时应仔细辨认。导尿管如误入阴道应立即拔出更换导尿管重新插入。

3. 选择粗细适宜的导尿管，插入导尿管和拔出导尿管时，动作要轻柔以免损伤尿道黏膜。

护考链接

为女患者导尿第二次消毒尿道口及小阴唇的顺序为

A. 自上而下，由内向外向内

B. 自上而下，由外向内

C. 自下而上，由内向外

D. 自下而上，由外向内

E. 尿道口外螺旋式消毒 2 次

分析：尿道口第二次消毒原则由上至下，由内向外再向内。答案选 A。

考点：导尿目的、导尿管插入深度、尿道口两次消毒顺序、注意事项

4. 注意保护患者隐私,操作环境要遮挡。

5. 对膀胱高度膨胀且又极度虚弱的患者,第一次导尿量不可超过 1000ml,以防大量放尿,导致腹腔内压突然降低,大量血液滞留于腹腔血管内,造成血压下降,产生虚脱;亦可因膀胱突然减压,导致膀胱黏膜急剧充血,引起血尿。

五、导尿管留置法

导尿管留置法是指导尿后将导尿管留在膀胱内,以引流尿液,可避免反复插管引起感染。

(一)目的

1. 昏迷截瘫所致尿潴留或尿失禁患者持续引流尿液以及膀胱功能训练。

2. 盆腔手术前留置导尿管,以防术中误伤膀胱。

3. 某些泌尿系统疾病术后留置导尿管便于引流冲洗,并可减轻手术切口的张力,也利于保护创面及切口清洁不受污染。

4. 抢救休克、危重患者时正确记录尿量、比重,借以观察肾功能等。

(二)操作流程

导尿管留置操作流程见表 15-3。

表 15-3 导尿管留置操作流程

操作流程	操作要点	沟 通
评估	同女患者导尿术	护士:我已对操作环境、患者病情、意识状态、尿道口解剖位置及会阴部的皮肤黏膜情况、膀胱充盈程度、合作情况进行了评估,患者了解留置导尿目的。用物已准备好,报告老师(举手)开始操作!
准备	无菌导尿包(导尿管以无菌气囊导尿管为宜),10ml 无菌注射器一副,无菌生理盐水 10~20ml,无菌集尿袋、胶布、别针等,其余同女患者导尿	
实施	(1)清洗剃毛:清洗外阴,根据情况剃去阴毛,以便固定导尿管 (2)消毒插管:同导尿方法,消毒会阴部及尿道口,插入导尿管,排出尿液后,夹住导尿管尾端 (3)固定尿管:脱下手套,移开洞巾,固定导尿管。根据导尿管的类型有胶布固定法和双腔气囊导尿管固定法两种 1)胶布固定法 ①女性:用宽 4cm、长 12cm 的胶布 1 块,将 2/3 部分的一端剪成 3。将完整的 1/3 部分贴于阴阜上,撕开三条的中间一条贴于导尿管上,其余两条分别交叉贴在对侧大阴唇及大腿根部(图 15-13) ②男性:用蝶形胶布固定在阴茎两侧,再用两条细长胶布环绕半圈,开口向上固定在阴茎上,注意两端勿重叠,以免影响血液循环导致阴茎水肿。在距离尿道口 1cm 处用胶布将折叠的两条胶布粘在导尿管上(图 15-14) 2)双腔气囊导尿管固定法:带气囊的导尿管插入膀胱后,见尿液流出后再插入 5~7cm。然后,根据导尿管上注明的气囊容积向气	护士:您好!(患者床前)请问您叫什么名字?××床×××您好! 根据病情需要,我将遵医嘱给您导尿,这样就可以把您膀胱内的尿液引流出来,您下腹的胀痛感很快就能缓解了,希望您能配合 护士:现在我要给您插导尿管了,您看一下,这就是导尿管,大概插入这么长,您尽量放松不要紧张,我会动作轻柔一点的。如果感到不适就告诉我 护士:您膀胱内的尿液已经放出来了,下腹还胀痛吗?现在我要给您固定导尿管了

续表

操作流程	操作要点	沟 通
实施	囊注入等量的生理盐水,然后立即夹紧管腔口,轻轻拉导尿管有阻力感时,证明导尿管已固定好(图15-15)。若患者感觉疼痛或不适,应抽出生理盐水,将导尿管稍向前推进,然后再注入生理盐水 (4)接集尿袋:撕开引流袋外包装,取出集尿袋与导尿管相接,集尿袋固定于床边低于膀胱的高度。固定时引流管应留出足以翻身的长度,再用橡皮圈和安全别针将集尿袋的引流管固定在床单上,防止患者翻身牵拉使导尿管滑脱(图15-16、图15-17) (5)整理记录:协助患者穿好裤子,取舒适卧位,清理用物,洗手后记录	护士:导尿管已连接和固定好,可能要留置几天,医生会根据情况决定拔管时间。在这期间,您要多喝水,多翻身,活动时幅度不能太大,避免尿管脱出来,尿袋不能高于肚脐的位置,以免尿液倒流而感染。现在有什么不适吗 护士:好啦,现在我帮您把被盖好,这样睡舒服吗?要不要将床摇高?还有什么需要吗?有事请按呼叫器,我也会经常来看您的,谢谢您的配合
评价	尿液引流通畅,局部皮肤清洁干燥,未发生泌尿系统感染。其余同女患者导尿术	报告老师(举手)操作完毕

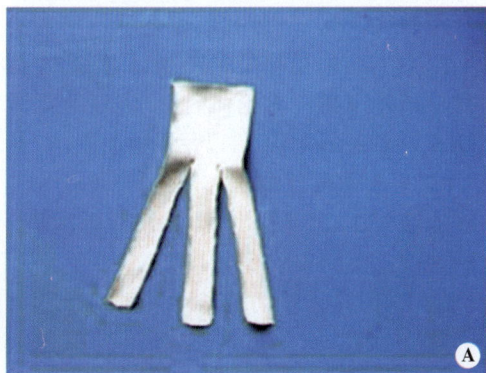

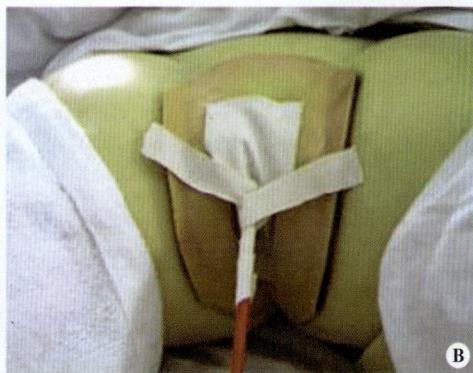

图 15-13　女患者留置导尿固定

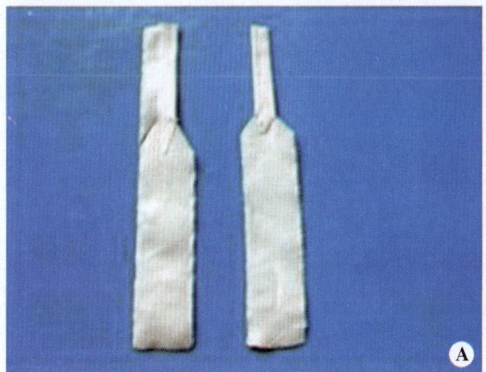

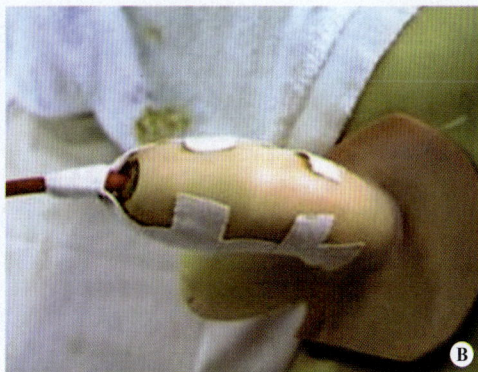

图 15-14　男患者留置导尿固定

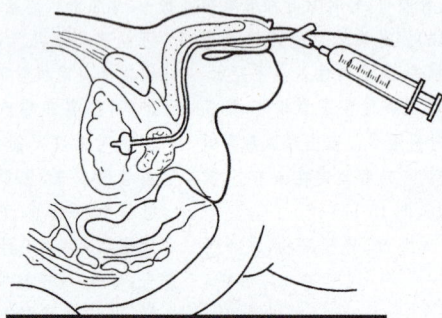

图 15-15　气囊导尿固定

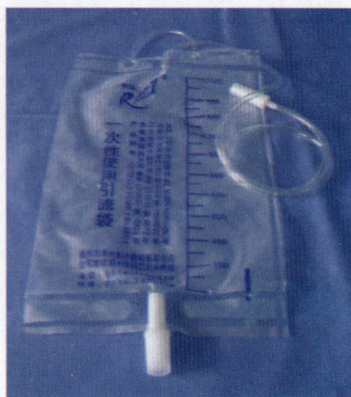

图 15-16　集尿袋

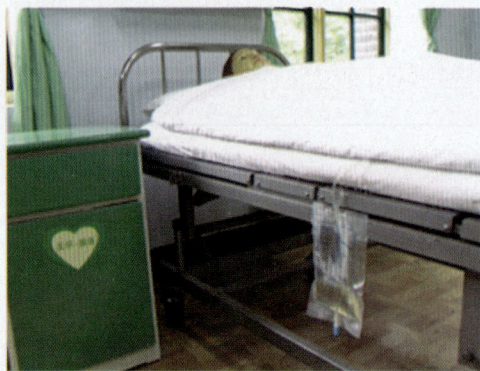

图 15-17　集尿袋固定

护考链接

长期留置导尿后,尿液浑浊沉淀或结晶应

A. 多饮水,膀胱冲洗　　B. 经常更换卧位

C. 膀胱内滴药　　　　　D. 热敷下腹部

E. 经常清洁尿道口

分析:长期留置导尿的患者应观察尿液情况,发现尿液浑浊、沉淀等应做膀胱冲洗。答案选 A。

（三）注意事项

1. 保持尿液引流通畅。避免导管受压、扭曲、堵塞。

2. 防止逆行感染。保持尿道口清洁,每日用碘伏或 0.1‰苯扎溴铵溶液清洁尿道口 2 次,每日定时更换集尿袋,记录尿量,每周更换导尿管 1 次。无论何时,引流管及集尿袋均不可高于耻骨联合,以免尿液反流。

3. 鼓励患者多饮水,常更换卧位。若发现尿液浑浊,沉淀或出现结晶,应及时进行膀胱冲洗。每周查尿常规 1 次。

4. 训练膀胱功能。可采用间歇性阻断引流,使膀胱定时充盈、排空、促进膀胱功能的恢复。

5. 患者离床活动或作检查时,可携集尿袋前往。其方法:将导尿管固定于下腹部;保持集尿袋低于耻骨联合。亦可将导尿管与集尿袋分离,用无菌纱布包裹导尿管末端反折后以胶布扎紧,固定于下腹部;集尿袋开口端用无菌纱布包裹或套入无菌试管内,固定于床单上。患者卧床时,常规消毒两管开口端后接上。

6. 观察尿液情况,发现尿液浑浊、沉淀等应做膀胱冲洗。

六、膀胱冲洗

膀胱冲洗是利用三通的导尿管,将无菌溶液灌入膀胱内,再利用虹吸原理将灌入的液体引流出来的方法。

（一）目的

1. 对留置导尿管的患者，保持引流通畅，预防感染。

2. 前列腺及膀胱手术后清除膀胱内的血凝块、黏液、细菌等异物。

3. 治疗某些膀胱疾病如膀胱炎、膀胱肿瘤。

（二）操作流程

膀胱冲洗操作流程见表 15-4。

表 15-4　膀胱冲洗术操作流程

操作流程	操作要点	沟 通
评估	(1) 患者病情、临床诊断、意识状态、生命体征、膀胱冲洗的目的 (2) 留置导尿是否通畅、尿液性质 (3) 患者的心理状况、合作理解程度	护士：我已对操作环境、患者病情、意识状态、生命体征、留置导尿情况、尿液性质、合作情况进行了评估，患者了解膀胱冲洗目的。用物已准备好，报告老师（举手）开始操作
准备	(1) 用物 1) 开放式膀胱冲洗术：①无菌治疗盘：治疗碗 2 个、镊子 1 把、70％乙醇棉球数个、纱布 2 块、无菌膀胱冲洗器。②弯盘、便盆及便盆巾 2) 密闭式膀胱冲洗术：①无菌治疗盘：治疗碗 1 个、镊子 1 把、70％乙醇棉球数个、无菌膀胱冲洗装置 1 套、血管钳 1 把。②开瓶器 1 个、输液调节器 1 个、输液架 1 个、输液吊篮 1 个、便盆及便盆巾。③常用冲洗溶液：生理盐水、0.02％呋喃西林、3％硼酸溶液、0.1％新霉素溶液。④灌入溶液的温度：38～40℃；若为前列腺增生摘除术后患者，用冰生理盐水灌洗 (2) 患者准备：患者及家属了解膀胱冲洗的目的、过程和注意事项，学会在操作时如何配合 (3) 环境准备：酌情屏风遮挡	
实施	(1) 核对解释：携用物至床旁，核对解释，关门窗，屏风遮挡 (2) 放空膀胱：按留置导尿管术固定导尿管并排空膀胱（便于冲洗液顺利滴入膀胱；有利于药液与膀胱内壁充分接触，并保持有效浓度） (3) 选择冲洗方式 1) 开放式膀胱冲洗术 ①分开导尿管与集尿袋引流管接头处，用 70％乙醇棉球分别消毒导尿管口和引流管接头，并用无菌纱布包裹，严格执行无菌操作，防止污染 ②用注洗器吸取冲洗液，接导尿管，缓缓注入膀胱 ③注入 200～300ml，抽吸或自行流出，反复进行，直至流出液澄清为止 2) 密闭式膀胱冲洗术 ①按输液法消毒瓶塞，打开膀胱冲洗装置，将针头插入瓶塞，溶液倒挂于输液架上，排气后关闭冲洗管	护士：您好！（患者床前）请问您叫什么名字？××床×××您好！根据病情需要，我将遵医嘱给您进行膀胱冲洗，这样可以预防泌尿系感染，希望您能配合 护士：现在我开始给您冲洗了。您觉得水温合适吗？感觉不适就告诉我

操作流程	操作要点	沟　通
实施	②若导尿时使用的为三腔气囊导尿管,直接将冲洗管与导尿管中冲洗腔连接(图15-18);若导尿时使用的为单腔或双腔导尿管,需用"Y"形接管连接,分开导尿管和集尿袋引流管接头连接处,分别消毒,分别与"Y"形管的两个分管连接,主管与冲洗导管连接(图15-19) ③夹闭引流管,开放冲洗管,调节滴速60～80滴/分,溶液滴入膀胱200～300ml或有尿意,夹闭冲洗管,放开引流管,冲洗液全部引流后,夹住引流管 ④按需要反复进行冲洗,每天冲洗3～4次,每次500～1000ml。冲洗中注意观察和询问患者的感受及反应,观察引流液的性状 (3)消毒固定:冲洗完毕,取下冲洗管,消毒导尿管和引流管接头并连接,清洁外阴,固定导尿管 (4)整理记录:协助患者取舒适卧位,整理床单位,清理物品。洗手,记录冲洗液名称、量、引流量、引流液性质、冲洗过程中患者反应	护士:您好!感觉怎么样?如果您有不适请及时告诉我 护士:冲洗好了,我已将您的导尿管固定好。您还有什么不适吗? 护士:好啦,现在我帮您把被盖好,这样睡舒服吗?要不要将床摇高?还有什么需要吗?有事请按呼叫器,我也会经常来看您的,谢谢您的配合!
评价	(1)操作正确、熟练,有较强的无菌观念,操作过程无污染 (2)在操作过程中注意保护关心患者 (3)护患沟通有效,健康教育正确	报告老师(举手)操作完毕

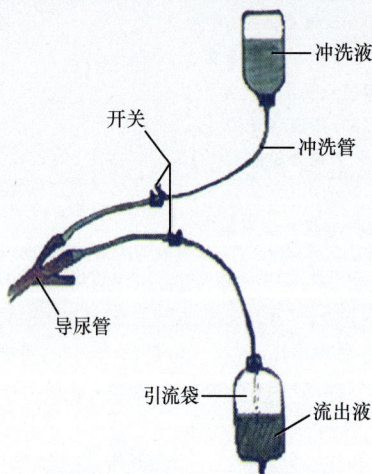

图 15-18　三腔导尿管连接膀胱冲洗术

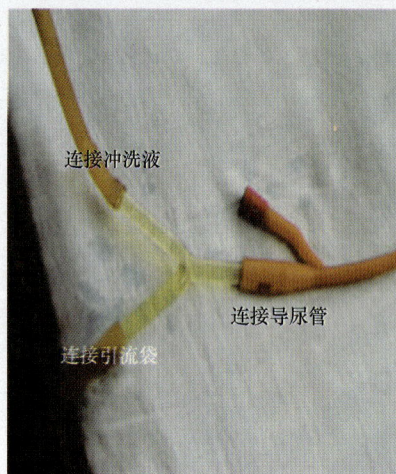

图 15-19　"Y"形管连接膀胱冲洗术

(三)注意事项

1. 严格执行无菌操作,防止医源性感染。

2. 冲洗过程中要密切观察,若流出量少于灌入的液体量,应考虑是否血块或脓液堵塞,可增加冲洗次数或更换导尿管;冲洗时若患者感觉不适,应当减缓或停止冲洗,密切观察;若患者感到剧痛或者引流液中有鲜血时,应当停止冲洗,通知医师处理。

3. 冲洗时,冲洗液瓶内液面距床面约60cm,以便产生一定的压力,利于液体流入,冲洗速度不宜过快,以防尿意强烈,膀胱收缩,迫使冲洗液从导尿管侧溢出尿道外。应根据流出液的颜色进行调节,一般为60～80滴/分;如果滴入药液,须在膀胱内保留30分钟后再引流出体外,或者根据需要延长保留时间。

4."Y"形接管应低于耻骨联合,以便引流彻底。

5.寒冷气候,冲洗液应加温至35℃左右,以防冷水刺激膀胱,引起膀胱痉挛。

6.冲洗过程中注意观察引流管是否通畅。若需持续冲洗,冲洗管和引流管24小时更换一次。

第2节 排便护理

粪便的主要成分是食物经过消化吸收后,由肠道排出体外的食物残渣。护士对患者粪便及排便活动的观察,有助于疾病的诊断、治疗和护理;同时,对排便异常的患者,还应采取有效的护理措施,使患者尽快康复。

案例15-2

患者王某,女性,35岁,主诉腹胀,4天未排便。护理体检腹部较硬且紧张,可触及包块,肛诊可触及粪块。请问患者的排便出现了什么情况?护士该如何处理?处理时要注意些什么?

一、与排便有关的解剖与生理

(一)大肠的解剖

大肠是消化管的末段。起自右髂窝,呈"门"字形环绕小肠,穿过盆膈,经肛门开口于外界。全长约1.5m,包括盲肠、结肠(分为升结肠、横结肠、降结肠和乙状结肠)、直肠(约12cm)和肛管(3～4cm)。一般说来,大肠口径较大,管壁较薄。管壁由内至外分为四层:黏膜层、黏膜下层、肌层和外膜。其肌层一般呈内环外纵两层排列,在盲肠、结肠的纵行平滑肌集中形成三条肉眼可见的结肠带,由于结肠带的长度短于肠管的长度,使肠壁形成一些袋状膨出的结肠袋。

(二)大肠的主要生理功能

吸收水分、无机盐和维生素;形成和排出粪便,也排出少量气体;利用肠内细菌制造维生素;分泌碱性黏液润滑肠黏膜。

(三)大肠的运动

一般有袋状往返运动(空腹时最常见)、分节或多袋推进运动(进食后较多见)、蠕动(稳定向前推动)、集团蠕动(快而远的运动,多见早餐后60分钟内),对排便起重要作用。

(四)排便

直肠内通常无粪便。当肠蠕动将粪便推入直肠时,刺激直肠壁内感受器,兴奋冲动经盆神经和腹下神经传至脊髓腰骶段的初级排便中枢,上传到大脑皮质,引起便意和排便反射。如果环境条件允许,大脑皮质发出下行冲动到初级排便中枢,通过盆神经传出冲动,使降结肠、乙状结肠和直肠收缩,肛门内括约肌舒张,同时,阴部神经冲动减少,肛提肌收缩,肛门外括约肌舒张。此外,由于支配腹肌、膈肌的神经兴奋,腹肌、膈肌收缩,腹内压增加,共同促使粪便排出体外。

二、与排便有关的评估

(一)粪便评估

1. 正常粪便

(1)次数和量:由于生活习惯不同,排便次数也不完全相同。一般成人每日排便1～3次,平均重量 150～200g；婴幼儿每日 3～5 次。

（2）形状和软硬度：正常成人粪便柔软、成形。

（3）颜色和气味：正常成人粪便因有尿粪胆素，故呈黄褐色。食物和药物可影响其色。正常粪便因含有蛋白质分解产物而有臭味，强度由腐败菌的活动性和动物蛋白量而定，肉食者气味重，素食者气味轻。

（4）混合物：主要为食物残渣，还有脱落的上皮细胞、大量细菌和机体新陈代谢产物。

2. 异常粪便

（1）排便次数：成人每日排便多于 3 次或每周少于 3 次应视为异常，如便秘、腹泻。

（2）形状和软硬度：消化不良或急性肠炎可为稀便或水样便，不成形；便秘时，水分在肠道内被过量吸收，使大便干结坚硬，呈栗子样；直肠、肛门狭窄呈扁条状。

考点：大便颜色改变的临床意义

（3）颜色：柏油样便，提示上消化道出血；暗红色便，常提示下消化道出血；白陶土样便，提示完全胆道梗阻；果酱样便，提示阿米巴痢疾、肠套叠；淡黄色混有泡沫，提示脂肪吸收不良；粪便表面有鲜红色或便后有鲜血滴出，提示有直肠息肉、肛裂和痔疮；呈"米泔水"样便见于霍乱、副霍乱。

（4）气味：消化不良为酸臭味；直肠溃疡、直肠癌为腐臭味；继发感染时，有恶臭味；上消化道出血为腥臭味。

（5）混合物：粪便混有大量黏液多见于肠炎；粪便中伴有脓血多见于痢疾、直肠癌；肠道寄生虫感染者，粪便可有蛔虫、蛲虫等寄生虫。

（二）影响排便活动因素的评估

1. 心理因素　是影响排便的重要因素。精神抑郁时，躯体活动减少，肠蠕动减弱，可致便秘；情绪紧张、焦虑可使迷走神经兴奋，肠蠕动加强，可致吸收不良，腹泻发生。

2. 社会文化因素　社会的文化教育影响个人的排便观念。排便是个人隐私的观念已被大多数社会文化所接受。当个体因排便问题需要他人帮助而丧失隐私时，可能压抑排便的需要而造成排便功能的异常。

3. 排便习惯　许多人都有自己固定的排便时间、姿势。如果排便时间紊乱，总是忽略便意，则无法建立有规律的排便习惯，姿势体位的改变也可能影响正常排便。

4. 液体摄入量　粪便中的含水量将影响其软硬度。含水越少，粪便越硬，应保证充足水分的摄入。

5. 饮食　含纤维素高的食物有利于排便。低纤维饮食则使粪团的体积减小，趋向于减少排便反射，易致便秘。

6. 活动　长期卧床或缺乏运动，会导致肌张力下降，影响粪便在肠道内运行，造成水分吸收过多，大便干硬不易排出。

护考链接

患者男性，胃、十二指肠溃疡出血。在出血期间，患者大便呈何种颜色？

　　A. 鲜红色　　B. 暗红色　　C. 柏油样
　　D. 果酱色　　E. 黄褐色

分析：患者胃、十二指肠溃疡出血是属于上消化道出血，出血期间患者大便为柏油样便，故答案选 C。

7. 药物　麻醉药、止痛药等可使肠蠕动减弱而导致便秘；预防便秘药物使用剂量不当时，可引起腹泻或加重便秘。

8. 治疗和检查　腹部、肛门手术后，由于局部肠壁肌肉暂时麻痹和伤口疼痛可导致排便困难；胃肠 X 线检查，常需灌肠或服用钡剂，可影响排便。

三、排便异常患者的护理

（一）腹泻患者的护理

1. 卧床休息　减少肠蠕动和体力消耗。应为患者提供安静、舒适的环境，注意保暖。

2. 饮食调理　鼓励患者多饮水，给予清淡易于消化的流质或半流质饮食。腹泻严重应禁食，以减轻肠道负担，有利其功能恢复。忌辛辣、粗纤维和油腻食物摄入。

3. 遵医嘱给药　如止泻药，抗感染药，口服补盐液或静脉输液，以维持水、电解质平衡。

4. 皮肤护理　粪便通常呈酸性，含有消化酶。肛周皮肤受其刺激易发生红肿疼痛，表皮脱落。每次便后，用软纸轻擦肛门，用温水清洗肛周皮肤，并在肛门周围涂油膏，以保护局部皮肤。

5. 密切观察并做记录　观察和记录粪便的性质、次数等。需要时留取标本送检。病情危重者，注意其生命体征的变化。疑是传染病，则按隔离原则护理。

6. 心理支持　粪便臭味及沾污的被服、便器都会给患者带来不适。因此，要给予患者安慰和支持。协助患者更换沾污的被服、清洗沐浴，使患者舒适。将便器清洗干净后，放到患者易取处，保证患者能迅速而且容易地取用便器。使病室空气流通、无臭味。

7. 健康教育　向患者讲解有关腹泻的知识，指导其注意饮食卫生，养成良好卫生习惯。告知患者多饮水，饮食宜清淡，预防脱水。教会患者观察排便情况，有异常及时与护士联系。

（二）便秘患者的护理

1. 心理护理　给予解释和指导，减轻患者的紧张情绪和思想顾虑。

2. 提供环境　用屏风、窗帘遮挡，避开查房、治疗、护理和进餐时间。给予足够时间排便。

3. 选取适宜的体位、姿势　尽可能采用患者惯用的体位、姿势。如采用坐位或蹲位、升高床头，病情许可时扶患者下床排便。

4. 腹部按摩　排便时，用手自右沿结肠解剖位置向左（由近心端向远心端）环行按摩，可促使降结肠内容物向下移动，并可增加腹压，刺激肠蠕动，帮助排便。

5. 用缓泻剂　遵医嘱指导患者正确使用缓泻剂。对老人、小孩应选用作用缓和的泻药；慢性便秘采用果导、番泻叶、大黄等接触性泻剂。

6. 用简易通便剂　指导患者正确使用开塞露或甘油栓。

7. 必要时灌肠　上述方法无效时，按医嘱给予灌肠。

8. 健康教育

(1) 向患者讲解有关排便的知识，养成定时排便的习惯。

(2) 合理安排膳食：食物中应有足够的纤维素。病情许可，每天液体摄入量不少于2000ml。适当食用油脂类食物。

(3) 运动：帮助患者拟定有规律的活动计划（如散步、做操等）。卧床患者可进行床上活动。

(4) 训练：对需要绝对卧床休息者或某些手术者，有计划地训练床上使用便器。

(5) 简易通便剂：教会患者和家属正确使用的方法，但不可长期使用。

（三）大便嵌塞患者的护理

1. 早期可使用栓剂、口服缓泻剂来润肠通便。

2. 必要时，先做油类保留灌肠，2～3小时后，行清洁灌肠。

3. 人工取便。上述两种方法无效后使用。术者戴手套，将涂润滑剂的手指慢慢的插入患者直肠内,触到硬物时,轻轻破碎后,一块一块地取出。操作时动作轻柔,防止损伤直肠黏膜。操作中患者如有心悸、头昏等不适,立即停止操作。

4. 健康教育。向患者和家属讲解有关排便的知识,协助建立合理的膳食结构,养成良好排便习惯,防止便秘。

(四)大便失禁患者的护理

1. 心理护理　应尊重理解患者,给予安慰和支持,消除紧张所致的窘迫、自卑和忧郁,帮助患者树立信心,配合护理和治疗。

2. 皮肤护理　床上铺橡胶单和中单。每次便后,用温水洗净肛门周围及臀部皮肤,保持清洁干燥。必要时,肛门周围涂软膏以保护皮肤,防破损、感染。注意观察骶尾部皮肤的变化,定时按摩受压部位,预防压疮发生。

3. 帮助患者重建控制排便的能力　掌握患者排便规律,定时给便器,促进患者按时排便。教会患者进行肛门括约肌及盆底肌的锻炼。指导患者先缓慢收缩肌肉,再慢慢放松,每次 10 秒钟左右,连续 10 次,每次练习 20~30 分钟,每日数次,以患者不感觉疲劳为宜。

4. 补充液体　病情允许,保证每天摄入足够液体。

5. 保持病室整洁、无臭味　应勤整理、更换,定时通风换气,保持病室整洁、空气清新。

> **护考链接**
>
> 患者,女性,58 岁,排便失禁多日,护理重点是什么?
>
> A. 鼓励患者多饮水
> B. 给予患者高蛋白饮食
> C. 观察患者排便时的心理反应
> D. 保护臀部皮肤,防止发生压疮
> E. 观察记录粪便性质、颜色及量
>
> 分析:排便失禁的患者因为大便对皮肤的刺激,极容易损伤皮肤造成局部感染而发生压疮,护理重点是防止发生压疮。故答案为 D。

(五)肠胀气患者的护理

1. 指导患者养成良好的饮食习惯,如进食时细嚼慢咽。

2. 去除引起肠胀气的原因,如不吃产气食物(如豆类)和饮料,治疗肠道疾病等。

3. 鼓励患者适当活动。病情允许,可协助患者下床活动,卧床患者可在床上活动或变换体位。

4. 轻微肠胀气,可进行腹部热敷或腹部按摩。严重的,遵医嘱给予药物治疗或行肛管排气。

四、与排便有关的护理技术

(一)灌肠法

灌肠法是将一定量的液体由肛门经直肠灌入结肠,以刺激肠蠕动,清除肠腔内粪便、积气或由肠道供给药物的方法。

根据灌肠的目的不同分为保留灌肠法和不保留灌肠法。不保留灌肠法又分为大量不保留灌肠法、小量不保留灌肠法和清洁灌肠法。

1. 大量不保留灌肠法

考点:大量不保留灌肠的目的

(1)目的

1)解除便秘和肠胀气。

2)清洁肠道,为肠道手术、检查或分娩做准备。

3)排除肠内毒物,减轻中毒。

4)为高热患者降温。

（2）操作步骤：见表15-5。

表15-5 大量不保留灌肠操作流程

操作流程	操作要点	沟　通
评估	（1）患者临床诊断,病情,意识状态,自理能力,排便情况,肛门部位皮肤及黏膜情况 （2）患者的心理反应及合作程度	护士:我已对操作环境、患者身心状况进行了评估。一切准备就绪。报告老师(举手)开始操作
准备	（1）工作人员准备:着装整齐、修剪指甲、洗手、戴口罩 （2）用物准备: 1) 治疗车上层备:灌肠筒(或灌肠袋)一套(橡胶管120cm和玻璃接管,筒盛灌肠液),肛管(24～26号),血管钳(或液体调节开关),润滑剂,棉签,卫生纸,手套,橡胶单及治疗巾,弯盘,水温计 2) 治疗车下层备:便盆及便盆巾 3) 输液架、屏风 4) 灌肠液:0.1%～0.2%肥皂液、生理盐水。成人每次用量500～1000ml,小儿根据年龄酌情减少,200～500ml;常用温度39～41℃为宜,降温时用28～32℃,中暑用4℃生理盐水 （3）环境准备:关门窗,拉窗帘或用屏风遮挡患者 （4）患者准备:患者了解灌肠的目的、过程和注意事项,愿意配合嘱其解小便,排空膀胱 1) 核对、解释:物品备齐,携至床旁,核对床号、姓名及灌肠液,解释目的、过程,请患者配合。确认患者已排尿 2) 环境、体位、垫巾:关门窗,拉窗帘或屏风遮挡。患者取左侧卧位,双膝屈曲,褪裤至膝部,臀部移至床沿,垫橡胶单和治疗巾于臀下,放弯盘于臀边。不能控制排便者取仰卧位,臀下垫便盆。盖好被子,只露臀部 3) 挂筒、排气:将灌肠筒(或灌肠袋)挂于输液架上,筒内液面高距肛门40～60cm。连接肛管,润滑肛管前端,排气后夹管	护士:您好!(患者床前)请问您叫什么名字?××床,×××,您好! 根据病情需要,现在需要给您灌肠。希望您能配合。灌肠前,请你先排尿 请您向左侧翻身。插管时可能有些不舒服,如有不适,请张口呼吸;灌液体时,如有不适请告诉我,我会帮助您的
实施	（4）插管、固定:左手垫卫生纸或戴手套,分开臀裂,暴露肛门,嘱患者深呼吸,右手持肛管轻轻插入7～10cm,小儿插入4～7cm,用手固定肛管(图15-20) （5）灌液:开放管夹,使液体缓缓流入 （6）观察:观察患者的反应和液面下降情况。有便意和腹胀,嘱其深呼吸并降低灌肠筒(或灌肠袋)位置,或夹管暂停片刻;面色苍白、出冷汗、剧烈腹痛立即停止灌肠,与医生联系,及时处理。液面下降过慢或停止,多由肛管前端被粪块堵塞所致,可移动或挤捏肛管 （7）拔管:待溶液即将流尽时夹管。用卫生纸包裹肛管前端轻轻拔出,置于弯盘内,擦净肛门,协助其取舒适的卧位。移去弯盘、胶单和治疗巾,脱手套。嘱患者尽可能保留5～10分钟,有利于软化粪便 （8）协助排便:能下床者,协助上厕所排便。不能下床者,把便盆、卫生纸和呼叫器放在易取处	护士:现在液体已灌完,请尽量忍耐5～10分钟再排便。如有需要,请呼叫我。我也会常来看您的!谢谢您的配合

操作流程	操作要点	沟　　通
整理用物	排便毕,撤出橡胶单和治疗巾,协助取舒适体位休息,整理床单位,致谢,开窗通风,用物按要求处理	
记录结果	洗手,记录。在体温单大便栏内记录灌肠结果。灌肠(enema)缩写符号为"E",如灌肠后排便 1 次,用 1/E 表示;灌肠后无大便,用 0/E 表示;自行排便 1 次,灌肠后又排便 1 次,用 1^1/E 表示	
操作评价	护患沟通有效,患者能配合操作,且对服务满意。操作方法正确,达到目的,无并发症发生	报告老师(举手)操作完毕

考点: 大量不保留灌肠的液体和方法

考点: 大量不保留灌肠的注意事项

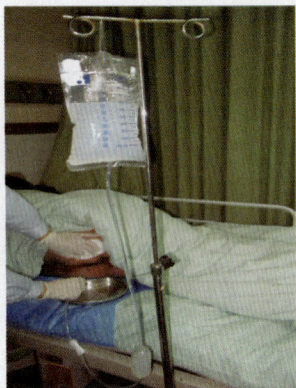

图 15-20　大量不保留灌肠

(3) 注意事项

1) 认真做好查对,防止差错;做好解释,消除患者的顾虑,取得合作。

2) 遵医嘱正确选择灌肠溶液,注意其温度和量。如肝性脑病者禁用肥皂水,以减少氨的产生和吸收;水钠潴留者,禁用生理盐水。

3) 伤寒患者灌肠压力宜低。液面与肛门的距离应小于 30cm,液体量不超过 500ml。

4) 以降温为目的的灌肠,嘱患者保留 30 分钟后排便,排便后 30 分钟再测体温。

5) 观察粪便性质、颜色、量,必要时送检,交代注意事项。

6) 灌肠过程中要观察患者的反应,如果出现心慌气促、脉速、面色苍白、出冷汗、剧烈腹痛等,应立即停止灌肠,与医生联系,配合医生及时处理。

7) 禁忌证:急腹症、消化道出血、妊娠和严重心血管疾病。

护考链接

患者,女性,35 岁。主诉:腹胀,4 天未排便。触诊腹部较硬且紧张,可触及包块,肛诊可触及粪块。

1. 患者出现了便秘,遵医嘱为患者提供的主要护理措施是

A. 清洁灌肠　　　B. 保留灌肠　　　C. 调整排便姿势　　　D. 腹部环形按摩

E. 大量不保留灌肠

2. 灌肠筒(或灌肠袋)内液面距肛门

A. 10~20cm　　　B. 20~30cm　　　C. 30~40cm　　　D. 40~60cm　　　E. 60~80cm

3. 肛管插入直肠的深度是

A. 3~6cm　　　B. 7~10cm　　　C. 11~13cm　　　D. 14~16cm　　　E. 18~20cm

4. 灌肠中若患者出现脉速、面色苍白、出冷汗、腹痛,正确的处理是

A. 移动肛管　　　B. 停止灌肠　　　C. 挤捏肛管　　　D. 调整灌肠筒(或灌肠袋)高度

E. 嘱患者放松长呼气

分析:1. 因患者 4 天未解大便,据医嘱应进行大量不保留灌肠。2. 灌肠筒(或灌肠袋)内液面距肛门 40~60cm,液体才能顺利进入肠道。3. 大量不保留灌肠肛管插入直肠的深度 7~10cm。4. 灌肠中若患者出现脉速、面色苍白、出冷汗、腹痛,正确的处理是停止灌肠。故答案 1.E、2.D、3.B、4.B。

2. 清洁灌肠 指反复多次进行大量不保留灌肠的方法。

(1) 目的:彻底清除滞留在结肠中的粪便,为结肠、直肠检查和手术做肠道准备。

(2) 操作方法:第1次用肥皂水,以后用等渗盐水灌洗数次,直至排出液澄清无粪质为止。灌肠时压力要低,液面距肛门的距离不超过40cm。注意每次灌肠后应让患者休息片刻。

3. 小量不保留灌肠

(1) 目的:解除便秘和肠胀气。适用于腹部或盆腔手术后的患者、年老体弱者、小儿、危重患者和孕妇。

(2) 操作步骤:见表15-6。

表15-6 小量不保留灌肠法操作流程

操作流程	操作要点	沟 通
评估	同大量不保留灌肠法	
准备	(1) 工作人员准备:着装整齐、修剪指甲、洗手、戴口罩 (2) 用物准备(与大量不保留灌肠法不同之处):灌肠筒(或灌肠袋)一套为小容量灌肠筒或注洗器、量杯;肛管细(20~22号);灌肠溶液常用"1、2、3"溶液(50%硫酸镁30ml,甘油60ml,温开水90ml)或油剂(甘油或液体石蜡50ml加等量温开水),溶液温度为38℃。另备温开水5~10ml。(余同大量不保留灌肠) (3)(4)同大量不保留灌肠法	护士:我已对操作环境、患者进行了评估。一切准备就绪。报告老师(举手)开始操作
实施	(1) 核对解释:物品备齐携至床旁,核对床号、姓名及灌肠液,解释目的和配合要点 (2) 环境、体位、垫巾:关门窗,拉窗帘或用屏风遮挡,患者取左侧卧位,双膝屈曲,褪裤至膝部,暴露臀部并移至床沿,臀下垫橡胶单和治疗巾,弯盘放于臀边 (3) 吸液、排气:抽吸溶液或药液,连接肛管,润滑肛管前端,排气后夹管 (4) 插管、固定:术者左手垫卫生纸或戴手套,分开臀裂,暴露肛门,嘱患者深呼吸,右手将肛管轻轻插入7~10cm,固定肛管 (5) 注液:放松血管钳,缓慢注入溶液后夹管。取下注射器再吸溶液,松夹后再推注溶液。如此反复,至溶液推注完毕 (6) 注温开水:注入温开水5~10ml,抬高肛管尾端,使管内溶液全部流入。如用小容量灌肠筒(或灌肠袋),液面距肛门高度应低于30cm(图15-21) (7) 拔管:夹管,用卫生纸包裹肛管前端轻轻拔出,放入弯盘内。擦净肛门,移去弯盘、胶单和治疗巾,脱手套。协助患者取舒适卧位休息。嘱其尽量保留溶液10~20分钟后再排便,以充分软化粪便,有利排便 (8) 排便:协助患者排便	请您向左侧翻身。插管时如果有不舒服,请张口呼吸 护士:现在液体已灌完,请尽量忍耐10~20分钟再排便。如有需要,请呼叫我。我也会常来看您的!谢谢您的配合
整理、记录	整理用物及床单位,致谢。开窗通风,洗手,记录(灌肠的时间,灌肠液的种类、量,患者的反应及排便情况)	
操作后评价	患者理解灌肠的目的,能配合,有安全感。护士操作过程规范、方法正确。患者能排出肠内的积气和粪便,无并发症发生	报告老师(举手)操作完毕

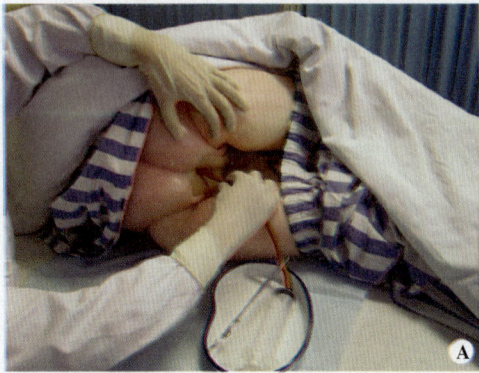

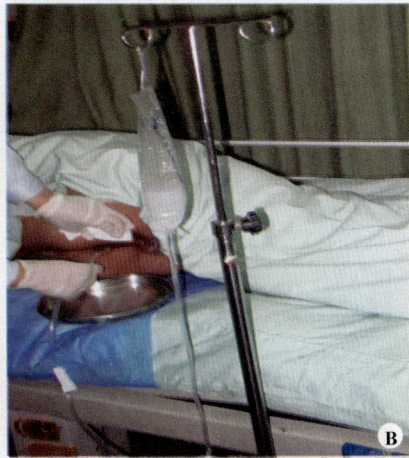

图 15-21　小量不保留灌肠

A. 小容量灌肠筒；B. 灌肠袋

考点："1、2、
3"溶液的
组成

（3）注意事项：灌肠插管的深度为 7～10cm，压力宜低，灌肠液注入的速度不得过快；每次抽灌肠液时，夹紧或反折肛管尾段，防止空气进入肠道，引起腹胀。

4. 保留灌肠　保留灌肠是自肛门灌注药物，保留在直肠或结肠内，通过肠黏膜吸收达到治疗目的。

（1）目的：常用于镇静、催眠及治疗肠道感染。

（2）操作步骤：见表 15-7。

表 15-7　保留灌肠法操作流程

操作流程	操作要点	沟　　通
评估	（1）患者病情，意识状态，临床诊断，治疗目的，肠道病变部位，排便情况，肛周皮肤、黏膜的情况 （2）患者的心理状态，合作程度	护士：我已对操作环境、患者进行了评估。准备就绪。报告老师（举手）开始操作
准备	（1）工作人员准备：同不保留灌肠 （2）用物准备：一般用物同小量不保留灌肠，只是肛管更细（选 20 号以下）。常用溶液遵医嘱准备（镇静、催眠用 10%水合氯醛；肠道杀菌剂用 2%小檗碱、0.5%～1%新霉素或其他抗生素）。灌肠溶液量不超过 200ml，溶液温度 39～41℃ （3）环境准备：同不保留灌肠	护士：您好！（患者床前）请问您叫什么名字？××床，×××，您好！根据病情需要，现在需要给你灌肠。希望您能配合。请你先排尿、排便，好吗
实施	（1）核对解释：物品备齐携至床旁，核对床号、姓名及灌肠液，解释目的，嘱患者排尿、排便 （2）环境、体位：关门窗，拉窗帘或用屏风遮挡。根据病情选择卧位（慢性细菌性痢疾病变多在直肠或乙状结肠，取左侧位；阿米巴痢疾病变多在回盲部，取右侧位），抬高臀部 10cm，防止溶液流出 （3）垫单：垫橡胶单和治疗巾于臀下，放弯盘于臀边 （4）排气、插管、注液：戴手套，润滑肛管前段，排气后轻轻插入肛门 15～20cm，缓慢注入药液 （5）拔管：拔出肛管后，用卫生纸在肛门处轻轻按揉擦干，移去弯盘、胶单和治疗巾，脱手套。嘱患者尽可能忍耐，使药物保留 1 小时以上	请您向左侧翻身（据目的取体位）。插管时如有不适，请张口呼吸 护士：现在液体已灌完，请尽量保留 1 小时以上。如有需要，请呼叫我。谢谢您的配合

续表

操作流程	操作要点	沟　　通
整理、记录	整理患者和床单位,致谢。清理用物,洗手,记录(灌肠时间,灌肠液的种类、量,患者的反应)	
操作后评价	护患沟通有效,患者能配合操作。操作方法正确。达到保留灌肠的目的	报告老师(举手)操作完毕

（3）注意事项

1）肛门、直肠、结肠等手术后的患者和排便失禁患者不宜作保留灌肠。

2）肠道抗感染治疗以晚上睡前灌肠为宜,有利于保留药物,达到治疗目的。

考点:为两种痢疾患者保留灌肠的体位

3）灌肠前嘱患者排便,肛管要细,插入要深,注入药液要慢,量要少,液面距肛门不超过30cm,使灌入药液能保留较长时间,利于肠黏膜充分吸收,达到治疗目的。

（二）简易通便法

采用简单而易行、经济而有效的措施,协助患者排便,解除便秘,适用于年老、体弱、久病卧床的便秘患者。常用的方法如下。

1. 开塞露法　开塞露用甘油或山梨醇制成,装在塑料壳内。使用时将封口端剪去(开口端应光滑),首先挤出少量液体润滑开口处,患者取左侧卧位,分开臀裂显露肛门,嘱患者深呼吸,放松肛门括约肌,将开塞露前端轻轻插入肛门后将药液全部挤入直肠内。成人每次20ml,小儿每次10ml。嘱患者忍耐5～10分钟,以刺激肠蠕动,软化粪块,利于排便。

2. 甘油栓通便法　甘油栓是甘油和明胶制成的栓剂。使用时,术者手垫上纱布或戴手套,捏住栓剂底部(较粗的一端)轻轻插入肛门至直肠内,用纱布抵住肛门处轻轻按揉,嘱患者保留5～10分钟后排便。因机械性刺激及润滑作用而通便。

3. 肥皂栓通便法　将普通肥皂削成圆锥形(底部直径1cm,长3～4cm)。护士戴手套,蘸热水后轻轻插入肛门。由于肥皂的化学性和机械性刺激而引起排便。如有肛裂、肛管皮肤黏膜溃疡及肛门剧烈疼痛者,则不宜使用此法。

（三）肛管排气法

肛管排气法是将肛管从肛门插入直肠,以排除肠腔内积气,减轻腹胀的方法。

1. 目的　帮助患者排出肠腔内积气,减轻腹胀。

2. 操作步骤　见表15-8。

表15-8　肛管排气法操作流程

操作流程	操作要点	沟　　通
评估	患者的临床诊断、病情、意识状态、生命体征、腹胀情况,心理状态和合作程度	护士:我已对操作环境、患者进行了评估。准备完毕。报告老师(举手)开始操作
准备	(1)工作人员准备:同灌肠法 (2)用物准备:治疗盘内备肛管、玻璃接管、橡胶管、棉签。治疗盘外放透明玻璃瓶(内盛水3/4满,瓶口系带或挂钩)、润滑剂、细长胶布条(1cm×15cm)、橡胶圈、别针、卫生纸、弯盘、小橡胶单、治疗巾。必要时,备屏风 (3)环境准备:同灌肠法	护士:您好!(患者床前)请问您叫什么名字?××床,×××,您好!根据您的病情,现在需要从您肛门插管进行排气。请您配合,好吗
实施	(1)核对解释:备齐用物,携至床旁,核对床号、姓名,解释目的及方法 (2)环境与体位:关门窗,拉窗帘或用屏风遮挡,调节室温。左侧卧位或仰卧位,协助患者褪裤至膝部,露出臀部	请您向右侧翻身。插管时,如有些不舒服,请张口呼吸

操作流程	操作要点	沟　通
实施	(3) 系瓶带、连接管:瓶系于患者床旁,橡胶管一端插入玻璃瓶的液面下,另一端以玻璃接管与肛管连接	
	(4) 插管:润滑肛管前端,一手用卫生纸或戴手套分开患者的臀部露出肛门,嘱患者深呼吸,另一手将肛管从肛门缓慢地轻轻旋转插入 15～18cm	
	(5) 固定:用胶布条将肛管固定在臀部,留出足够长的橡胶管用别针固定在床单上。肛管保留不超过 20 分钟	
	(6) 观察:观察排气情况。排气畅通,瓶内液面下有气泡逸出;排气不畅,瓶中气泡很少或无	
	(7) 拔管:拔出肛管,清洁肛门	
整理	协助患者取舒适体位,整理床单位,清理用物,致谢。洗手、记录(排气时间及效果,患者的反应)	护士:现在好些了吗? 这样睡舒服吗? 如有需要,请随时呼叫我。谢谢您的配合
操作后评价	护患沟通有效,患者愿意配合操作。操作方法正确。患者腹胀减轻或消失,感觉舒适,无并发症发生	报告老师(举手)操作完毕

3. 注意事项

(1) 排气不畅时,沿结肠解剖位置作离心按摩或协助患者更换卧位,以促进排气。

(2) 长时间留置肛管会导致肛门括约肌功能降低,甚至出现肛门括约肌永久性松弛。必要时,可隔 2～3 小时再插管排气。

第 3 节　24 小时出入液量记录

正常人每天的液体摄入量与排出量保持动态平衡。当患者休克、大面积烧伤、大手术后或患有心脏病、肾脏病、肝硬化腹水等疾病时,常需记录昼夜摄入和排出液量,以作为了解病情、协助诊断、决定治疗方案的重要依据。

一、记录内容与要求

(一)每日摄入量

包括每日饮水量、食物中的含水量、输液量、输血量等。记录要准确,患者饮水容器应固定,并测定容量。凡固体食物应记录固体单位量及含水量(表 15-9、表 15-10),如馒头 1 个(50g),苹果 1 个(约 150g)等。

(二)每日排出量

主要是尿量和粪便量。对尿失禁的患者应采取接尿措施或留置导尿管,以使计量准确;能自行排尿者可记录其每次尿量,24 小时后总计;也可将每次排出的尿液集中倒在一容器内,定时测量记录。婴幼儿应预先测定干尿布重量,然后测量湿尿布的重量,二者的差值为尿量。此外,对其他排出液,如胃肠减压吸出液、胸腹腔吸出液、呕吐液(呕血、痰液)、伤口渗出液、引流出的胆汁等,也应作为排出量加以测量和记录。

表 15-9　医院常用食物含水量表

食物	单位	原料重量(g)	含水量(ml)	食物	单位	原料重量(g)	含水量(ml)
米饭	1 中碗	100	240	藕粉	1 大碗	50	210
大米粥	1 大碗	100	400	牛奶	1 大杯	250	217
面条	1 大碗	100	250	豆浆	1 大杯	250	230
馒头	1 个	100	44	蒸鸡蛋	1 大碗	60	260
花卷	1 个	50	25	牛肉		100	69
油饼	1 个	100	25	猪肉		100	29
烧饼	1 个	50	20	羊肉		100	59
豆沙包	1 个	50	34	带鱼		100	50
菜包	1 个	100	53	青菜		100	92
水饺	1 个	10	20	大白菜		100	96
蛋糕	1 块	50	25	冬瓜		100	97
饼干	1 块	7	2	豆腐		100	90
油条		50	12	黄瓜		100	83
煮鸡蛋	1 个	40	30	萝卜		100	73
馄饨	1 大碗	100	300	西红柿		100	90

表 15-10　各种水果含水量

名称	重量(g)	含水量(ml)	名称	重量(g)	含水量(ml)
西瓜	100	79	葡萄	100	65
甜瓜	100	66	桃子	100	65
杏子	100	80	柿子	100	58
苹果	100	68	香蕉	100	60
桔子	100	54	菠萝	100	86
梨	100	71	柚子	100	85
广柑	100	88	樱桃	100	67

考点：出入液量记录的内容

护考链接

一般情况下，排出量不包括
A. 尿量　　B. 胃肠减压抽出液　　C. 腹腔抽出液　　D. 汗液　　E. 呕吐物

分析：排出量主要记录尿量和粪便量，对其他排出液，如胃肠减压吸出液、胸腹腔吸出液、呕吐液（呕血、痰液）、伤口渗出液、引流出的胆汁等，也应作为排出量加以测量和记录。一般汗液不好测量，不作统计。故该题选 D。

二、记录方法及要求

1. 用蓝钢笔填写出入液量记录单的眉栏项目(如床号、姓名、日期等)及页码。

考点：出入液量记录的方法

链接

患者出入液量记录单的眉栏项目、晨 7 时至晚 7 时记录内容用蓝钢笔填写，晚 7 时至次晨 7 时记录内容用红钢笔记录。每日晚 7 时做 12 小时的小结，次日晨 7 时做 24 小时总结。并用蓝钢笔填写在体温单的相应栏目内。

用蓝钢笔填写在体温单的相应栏目内。

5. 记录应及时、准确、完整。

2. 出入液量的记录以毫升为单位，摄入的固体食物以克计算，并将克换算出单位含水量再记录。

3. 出入液量记录，晨 7 时至晚 7 时用蓝钢笔，晚 7 时至次晨 7 时用红钢笔记录。

4. 出入液量总结，一般每日晚 7 时做 12 小时的小结，次日晨 7 时做 24 小时总结。并

（陈玉华　付能荣）

第16章

冷热疗技术

生活中人们常用冷或热的方法缓解身体上的伤痛,冷热疗法也是临床上常用的物理治疗方法。实践证明,冷热疗法简便易行、经济实用,能有效缓解某些疾病的症状,适合医院治疗,也适合家庭、社区治疗。但如果使用不当,冷热疗也可能导致烫伤、冻伤等不良后果。为什么冷和热具有神奇的功效?怎样使用冷和热治疗疾病能提高疗效并防止使用中可能给身体带来的伤害?护理人员应该认真学习、正确操作、仔细观察,才能更好地帮助患者解除病痛。

第1节 冷 疗 法

一、冷疗的作用

（一）减轻局部充血或出血

冷可使血管收缩,减轻局部充血;冷还可以使毛细血管通透性降低,血流减慢,有利于血液凝固而减少出血。可用于扁桃体摘除术后、牙科术后、鼻出血、头部外伤及局部软组织损伤早期等。

案例16-1

方某,女,27岁,因产后高热,面部潮红,呼吸急促,脉快速,医嘱乙醇拭浴降温。为什么?护士准备了冰袋和热水袋,应分别用在患者哪两个部位,起到什么作用?何时取下?拭浴时护士应重点将乙醇拍拭在患者的哪些部位?哪些部位不能拍拭?为什么?

（二）减轻疼痛

冷可抑制细胞活动,神经冲动传导减慢,神经末梢敏感性降低而减轻疼痛。由于充血或组织肿胀压迫神经末梢而致疼痛者,也可因冷使血管收缩或渗出减少解除压迫而止痛。临床上常用于牙痛、急性损伤和烫伤等。

（三）控制炎症扩散

冷可使局部血管收缩,血流减少,使细胞新陈代谢降低,同时也降低了细菌的活力,抑制了炎症的扩散。

（四）降低体温

当冷直接作用于皮肤大血管处,通过传导、蒸发等物理作用,可使体温降低。全身用冷后,先是毛细血管收缩,继而皮肤血管扩张,增加散热,从而降低体温。临床上常用于高热,中暑患者。对脑外伤、脑缺氧患者,利用局部或全身降温,减少脑细胞需氧量,有利于脑细胞的康复。

考点:冷疗的作用

二、影响冷疗效果的因素

（一）方式

冷疗分湿冷法和干冷法两大类,用冷方式不同,疗效也不同。水是良好的导体,其传导能力和渗透力均比空气强,因此湿冷的效果优于干冷,应根据患者病情选择适当的方法,使用湿冷法时,温度可比用干冷法高一些。

（二）部位

用冷部位不同,产生的冷效应也不同。身体各部位皮肤有厚有薄,如手和脚的皮肤较厚,对冷刺激的耐受力强,用冷效应较差;而躯体的皮肤较薄,对冷刺激的敏感性强,用冷效应较好。不同深度的皮肤对冷热反应不同,皮肤浅层冷感受器比温觉感受器浅表且数量多 8～10 倍,浅层皮肤对冷刺激较敏感。血液循环也能影响冷疗的效果,血液循环良好的部位冷疗效果更好,因此,临床上为高热患者物理降温,将冰袋、冰囊放置在颈部、腋下、腹股沟等体表大血管流经处,以增加降温效果。

（三）面积

冷效应与用冷面积成正比。用冷面积较大,冷疗效果会较强,反之则较弱。但要注意用冷面积越大,患者的耐受性也越差,可能引起全身反应。如大面积冷疗,导致血管收缩,周围皮肤血液分流至内脏血管,使患者血压升高。

（四）温度

用冷的温度与体表的温度相差越大,机体对冷刺激的反应越强烈,反之则越小。环境温度也会影响冷效应,如室温过低,冷效应增加;室温过高,冷效应降低。

（五）时间

冷疗需要有一定的时间才能产生效应。冷疗时间一般为 20～30 分钟。在规定时间内,冷疗效应随着时间的延长逐渐增强。如果持续用冷时间过长,会发生继发效应,机体对冷的耐受性增强,敏感性降低,从而抵消其治疗效果,甚至还可能引起不良反应,如皮肤苍白、冻伤等。

（六）个体差异

由于个体的年龄、性别、机体状态、神经系统调节功能、居住习惯等有所差异,影响冷疗的效果。婴幼儿神经系统尚未发育成熟,对冷刺激的适应能力有限;老年人由于功能减退,对冷刺激的反应敏感性降低;女性对冷刺激较男性敏感;身体虚弱、意识不清、昏迷、感觉迟钝、麻痹或血液循环受阻的患者,对冷刺激的敏感性降低,要注意防止冻伤。长期居住在寒冷地区者对冷的耐受性较高。

三、冷疗的禁忌证

（一）血液循环明显不良

当机体循环不良,组织营养不足时,使用冷疗会使血管进一步收缩,加重血液循环障碍,导致局部组织缺血缺氧而变性坏死。如大面积组织损伤、全身微循环障碍、休克、周围血管病变、动脉硬化、糖尿病、水肿等患者。

（二）慢性炎症或深部化脓病灶

用冷可使局部毛细血管收缩,血流量减少,妨碍炎症的吸收。

（三）组织破损

用冷可减少血液循环,加重循环障碍,增加组织损伤,且影响伤口愈合。尤其是大范围组织损伤,应禁止用冷。

（四）对冷过敏者

对冷过敏的患者用冷后可出现皮疹、关节疼痛、肌肉痉挛等现象。

（五）禁忌冷疗的部位

1. 枕后、耳郭、阴囊处　用冷易引起冻伤。

2. 心前区　用冷可导致反射性心率减慢、心律不齐、心房颤动或心室颤动等。

3. 腹部　用冷易引起腹痛、腹泻。

4. 足底　用冷可导致反射性末梢血管收缩而影响散热或引起一过性冠状动脉收缩。

考点：冷疗的禁忌部位

四、冷疗的方法

冷疗方法分局部冷疗法与全身冷疗法两大类。局部冷疗法有冰袋、冰囊、化学冰袋、冰帽、冰槽、冷湿敷等；全身冷疗法有酒精拭浴、温水拭浴、医用冰毯全身降温仪等。

（一）冰袋、冰囊的使用

1. 目的　降温、镇痛、止血、局部消肿、抑制炎症扩散。

2. 准备

（1）护士准备：着装整洁，洗手、戴口罩。

（2）患者准备：患者需清楚冷疗的目的、部位及配合要点。

（3）用物准备：冰袋或冰囊（图16-1），布套、帆布袋、木槌、盆、冷水、冰匙、毛巾、冰块适量。

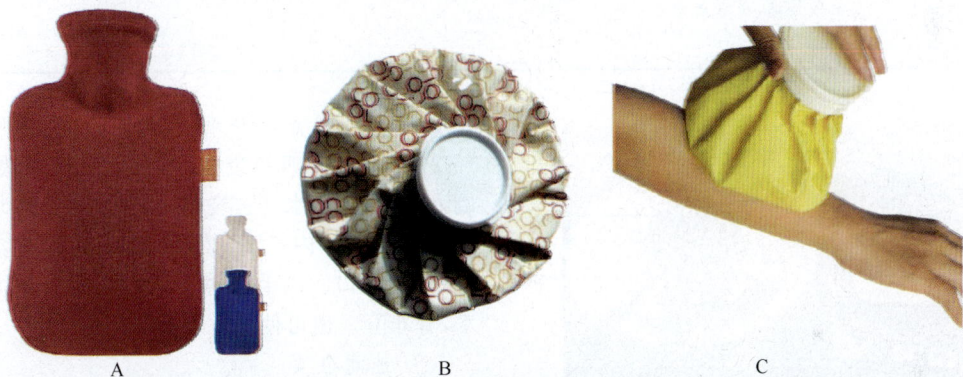

图 16-1　冰袋

（4）环境准备：病室安静、整洁，调节室温，酌情关闭门窗，屏风（围帘）遮挡患者。

3. 操作流程　见表16-1。

表 16-1　局部用冷操作流程

操作流程	操作要点	沟　通
评估	（1）患者的年龄、病情、体温、神志等身体状况和治疗情况 （2）患者局部组织及皮肤状况。如颜色、温度，有无硬结、淤血，有无感觉障碍及对冷或乙醇过敏等 （3）患者的心理状态，合作程度	护士：我已对患者病情、意识状态、合作情况、局部皮肤情况、操作环境等进行了评估。用物准备完毕，报告老师（举手）开始操作
准备	具体见各种冷疗法 （1）核对：核对床号、姓名 （2）解释：告知冷疗目的和方法，取得患者的配合 （3）准备冰袋等：具体见各种冷疗法	护士：您好！（患者床前）请问您叫什么名字？××床×××您好！根据病情需要，现在要为您使用冰袋（囊、帽），刚才已经向您解释了使用的目的，希望您能配合。您现在需要大小便吗

操作流程	操作要点	沟通
实施	（4）实施冷疗：取舒适体位。冰袋的使用：置冰袋于需要部位（忌压部位采用悬挂式），高热降温时冰袋置前额、头顶、侧颈部、腋下、腹股沟等，扁桃体术后冰袋置颈前颌下。冰帽降温：将头部置冰帽中，后颈部、双耳郭垫海绵 （5）观察病情：注意观察局部血液循环、体温变化及冷疗装置是否漏水等。如局部皮肤出现青紫、麻木，则停止使用。使用冰帽应维持肛温在 33℃ 左右，不可低于 30℃，防止出现心室颤动等并发症。冷疗结束，询问患者感受及有无不适，协助患者卧床休息，整理床单位，交代注意事项，致谢	护士：您好！感觉怎么样？我检查一下您用冷部位的皮肤，没有问题。体温也符合要求。如果您有什么不舒适请及时告诉我们
整理	整理用物：冰袋（囊、帽）倒空，冰袋倒挂，晾干，布套清洁后晾干。其他用物消毒、归还原处以备用 洗手，记录冷疗的部位、时间、效果和反应等	护士：冷疗已经结束，我现在帮您整理好被子。您现在感觉怎么样？还有什么需要吗？谢谢您的配合
记录	患者理解冷疗的目的，主动配合。患者感觉舒适，达到治疗目的。护患有效沟通，患者满意	

操作后评价	报告老师（举手）操作完毕

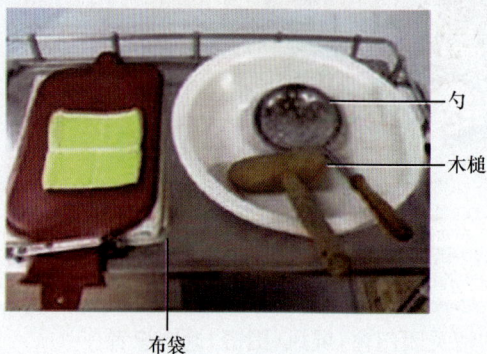

勺

木槌

布袋

图 16-2　冰袋的准备

4. 操作要点及说明　冰袋的准备（图 16-2）冰块装入帆布袋内，用木槌敲成小块，倒入盆内，用冷水冲去棱角，用冰匙将小冰块装入冰袋（囊）内 1/2～2/3 满。排出袋内空气，夹紧袋口。用毛巾擦干，倒提，检查不漏水，套布套。也可使用化学冰袋。

5. 注意事项

（1）密切观察患者病情变化及用冷部位血液循环状况，如出现皮肤苍白、青紫或有麻木感等，应立即停止用冷。

（2）注意观察冰袋（囊）有无漏水、冰块是否融化等，及时更换，保持干燥。

（3）应根据不同目的掌握用冷时间，用于治疗不超过 30 分钟；用于降温，30 分钟后测体温，当体温降至 39℃ 以下，取下冰袋（囊），做好记录。如需长时间用冷者，可间隔 1 小时后再重复使用。

考点：头部降温的目的

（二）冰帽的使用

1. 目的　头部降温，防治脑水肿。降低脑组织代谢、减少其耗氧量，提高脑细胞对缺氧的耐受性，减轻脑细胞损害。

2. 准备

（1）护士准备：着装整洁，洗手，戴口罩。

（2）患者准备：患者及家属明白冰帽冷疗的目的、方法及配合要点。

（3）用物准备：冰帽（图 16-3）、帆布袋、冰、木槌、脸盆、冷水、冰匙、橡胶单及中单、治疗巾、水桶、肛表。冰槽降温备不脱脂棉球 2 个、海绵垫 3 块。

（4）环境准备：病室安静、整洁，室温适宜，酌情关闭门窗或遮挡患者。

3. 操作流程　见表 16-2。

4. 注意事项

（1）注意监测患者体温、心率的变化。肛温不宜低于 30℃，以免发生心房颤动、心室颤动或房室传导阻滞等。

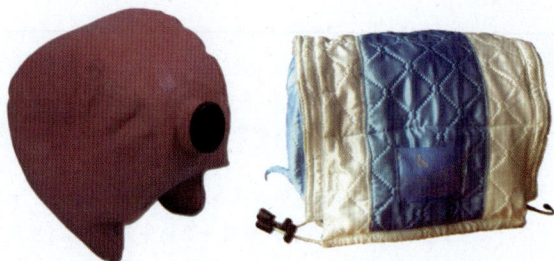

图 16-3　头部降温用冰帽

（2）注意观察头部皮肤变化以防耳郭发生青紫、麻木及冻伤。观察冰帽有无漏水，冰块融化后及时更换或添加。

（3）用冷时间不得超过 30 分钟，以防产生继发效应。

（三）乙醇（温水）拭浴

1. 目的　为高热患者降温。

乙醇具有挥发性，拭浴在患者皮肤上能迅速蒸发，吸收并带走机体热量。同时乙醇又具有刺激皮肤血管扩张的作用，能增加机体散热。

2. 操作流程　见表 16-2。

表 16-2　乙醇（温水）拭浴操作流程

操作流程	操作要点	沟　　通
评估	（1）患者的年龄、病情、体温、神志等身体状况和治疗情况，有无乙醇过敏史 （2）患者皮肤状况，颜色、温度，有无淤血、破损等 （3）患者对乙醇（温水）拭浴的认识、活动能力及合作程度	护士：我已对患者病情、体温、意识状态、合作情况、操作环境等进行了评估。患者无乙醇过敏史。用物准备完毕，报告老师（举手）开始操作
准备	（1）护士准备：着装整洁，洗手、戴口罩 （2）患者准备：了解乙醇（温水）拭浴目的、方法及配合要点。排空大小便 （3）用物准备：治疗盘内置小盆（盛 30℃，25%～35% 乙醇 100～200ml 或另备脸盆盛 32～34℃ 温水 2/3 满）、小毛巾 2 块、大毛巾、热水袋及布套、冰袋及布套、清洁衣裤。必要时备便器、屏风等 （4）环境准备：病室安静、整洁，调节室温，关闭门窗，屏风（围帘）遮挡患者	
实施	（1）核对：核对床号、姓名 （2）解释：告知治疗的目的和方法，取得患者的配合 （3）松被尾脱衣：松开床尾盖被，协助脱去上衣，松解裤带 （4）置冰袋热水袋：放冰袋于头部以助降温并防止头部充血导致头痛；热水袋放于足底可促进足底血管扩张以助降温并减轻头部充血使患者舒适 （5）拭浴：铺大毛巾于拭浴部位下，小毛巾浸入乙醇或温水中，拧至半干，缠于手上成手套状，以离心方向拍拭，拍拭完毕用大毛巾擦干皮肤	护士：您好！（患者床前）请问您叫什么名字？××床×××您好！根据病情需要，现在要使用乙醇（温水）拭浴为您降温，刚才已经向您解释了降温的意义和方法，希望您能配合。您现在需要大小便吗

操作流程	操作要点	沟通
实施	拭浴顺序:双上肢→背部→双下肢 上肢:协助患者仰卧,颈外侧→上臂外侧→手背;侧胸→腋窝→上臂内侧→手心 背部:协助侧卧,颈下肩部→背部→腰部→臀部。协助穿上衣 下肢:协助仰卧、脱裤,髋部→下肢外侧→足背;腹股沟→下肢内侧→内踝;臀下→大腿后侧→腘窝→小腿后侧→足跟。协助穿裤 拭浴时间:每侧3分钟,全过程不超过20分钟。观察患者如果出现寒战、面色苍白、脉搏呼吸异常等情况应立即停止拭浴并通知医生及时处理	护士:您好!感觉怎么样?如果有什么不舒适请及时告诉我。您配合得很好,谢谢
整理	撤袋整理:拭浴完毕取出热水袋,整理床单位,询问患者是否舒适,交代注意事项,致谢	护士:好了,拭浴已经结束,我现在帮您整理好被子。冰袋放在您的头部到您的体温降下来再撤掉。您还有什么需要吗?您现在可以休息了,谢谢您的配合
记录	洗手,记录拭浴的时间、效果和患者的反应等。拭浴后30分钟测体温并记录在体温单上。若体温低于39℃则取下头部冰袋	
操作后评价	患者理解拭浴的目的,主动配合。患者感觉舒适,衣被清洁干燥。护患有效沟通,患者满意	报告老师(举手)操作完毕

3. 注意事项

考点:乙醇或温水拭浴的水温、方法和注意事项

(1) 拭浴过程中注意观察患者反应,如出现面色苍白、寒战,呼吸异常时,应立即停止拭浴并通知医生,给予相应的处理。

(2) 拭浴时,在腋窝、肘窝、掌心、腹股沟、腘窝等大血管分布处,应延长拍拭时间,以促进散热。

(3) 禁忌拍拭胸前区、腹部、后颈部、足底等部位,以免引起不良反应。

(4) 新生儿及血液病高热患者禁用酒精拭浴。

护考链接

1. 中学生陈某运动时不慎致踝部扭伤,正确处理方法是

　　A. 热敷　　　　B. 冷敷　　　　C. 按摩　　　　D. 红外线照射　　　　E. 绷带包裹

2. 患者李某,男,28岁,高热,护士为其降温可放置冰袋的部位是

　　A. 前额、足底　　B. 头顶、腹股沟　　C. 枕部、腘窝　　D. 颈部、腹部　　　　E. 腋窝、胸部

3. 患者陈某,T 40.2℃,为其进行酒精拭浴不正确的做法是

　　A. 乙醇温度为27～37℃　　　　　　　B. 禁拭前胸、腹部

　　C. 拭浴中随时观察患者情况　　　　　D. 拭浴后30分钟测体温

　　E. 体温低于37℃取下头部冰袋

分析:护士应该理解冷疗的作用和机理,掌握冷疗的适应证和禁忌证,能正确选择和实施冷疗,保证冷疗的效果和患者的安全。护考中经常会出现有关冷疗的作用、禁忌、使用方法等方面的试题,尤其要掌握冷疗的禁忌部位。答案1. B,2. B,3. E。

第 2 节　热 疗 法

案例16-2

黄某,女,52 岁,乳腺癌术后,化疗第五天发现右前臂静脉输液处沿静脉走向有条索样红线,且局部皮肤红、肿、热,触之有痛感。初步判断为化疗药物刺激引起的静脉炎。医嘱 50% 硫酸镁局部湿热敷,每日 2 次。为什么?护士应如何为患者进行热敷?每次热敷多长时间?如何防止烫伤?

一、热疗的作用

（一）促进炎症的消散或局限

热疗可以使血管扩张、血流量增多、血液循环加快,故炎症早期用热可促进炎性渗出物的吸收和消散;热疗还可以增强新陈代谢和白细胞的吞噬功能,炎症后期用热可以促使白细胞释放蛋白溶解酶,溶解坏死组织,有利于坏死组织的清除和组织的修复,使炎症局限。

（二）缓解疼痛

温热的刺激能降低痛觉神经的兴奋性;热还能改善血循环,减轻炎性水肿及组织缺氧,加速致痛物质(组胺等)的排出;又由于渗出物被逐渐吸收,从而解除炎性水肿对神经末梢的压力;温热还能使肌肉、肌腱、韧带等组织松弛,增强肌肉组织的伸展性,增加关节的活动范围,可解除因肌肉痉挛、关节强直而引起的疼痛,临床上常用于腰肌劳损、胃肠痉挛、关节疼痛等。

考点:热疗缓解疼痛的机制

（三）减轻深部组织充血

局部用热使体表血管扩张,血流增加,全身血液循环重新分布,深部血流量减少,有利于减轻深部组织的充血。

（四）保暖

热疗可以使血管扩张,血液循环加快,从而把热量带到全身使患者感到温暖舒适。冬天常用于对危重、小儿、老年及末梢循环不良的患者进行保暖。

考点:热疗的作用

二、影响热疗效果的因素

（一）方式

热疗分为干热法和湿热法,湿热效果比干热强。因为水是热的良导体,比空气导热能力和穿透能力强,可达深层组织。应根据病变部位和治疗要求进行选择。使用湿热法时,温度应比用干热法低一些,时间短一些,防止烫伤发生。

考点:干热与湿热疗效的比较

（二）面积

热疗效果与用热面积成正比,面积大对热反应就较强,反之则较弱。但需注意大面积热疗可导致周围血管扩张,血压下降,若血压急剧下降,患者容易发生晕厥。

（三）温度

湿热疗温度一般为 40～60℃,干热疗为 50～70℃,应根据患者的耐受力而定。另外,环境温度的高低也可影响热疗效果,如室温过低,散热快,热效应减低。

（四）时间

热疗时间一般为 10～30 分钟,用热时间过长,机体对热的耐受性增强,敏感性降低,会影响热疗作用,甚至引起不良反应。

（五）个体差异

不同个体,由于年龄、性别、心理状态、神经系统对热的调节功能各不相同,导致机体对热的耐受力有差异。如婴幼儿对热的适应能力有限,老年人对热的反应比较迟钝,昏迷、瘫痪、循环不良的患者局部感觉障碍,故对此类患者用热时要加倍小心,以防烫伤。

三、热疗的禁忌

（一）急腹症未明确诊断前

热疗虽能减轻疼痛,但易掩盖病情真相而贻误诊断和治疗。

（二）面部危险三角区感染

因该处血管丰富又无静脉瓣,且与颅内海绵窦相通,热疗能使血管扩张,血流增多,导致细菌和毒素进入血循环,使炎症扩散,造成严重的颅内感染和败血症。

（三）各种脏器出血者

因用热可使局部血管扩张,增加脏器的血流量和血管的通透性,加重出血。

（四）软组织损伤或扭伤的早期（48 小时内）

热疗可促进血液循环,加重皮下出血、肿胀和疼痛。

（五）其他

1. 心、肝、肾功能不全者　大面积热疗使皮肤血管扩张,减少对内脏器官的血液供应,加重病情。

2. 皮肤湿疹　热疗可加重皮肤受损。

考点:热疗的禁忌及机理

3. 急性炎症　热疗可使局部温度升高,有利于细菌繁殖及分泌物增多,加重病情。如牙龈炎、中耳炎。

4. 孕妇　热疗可影响胎儿的生长。

5. 金属移植物部位　金属是热的良好导体,易造成烫伤。

6. 恶性肿瘤　热疗可使癌细胞分裂及生长加快而加重病情,使肿瘤扩散转移。

7. 麻痹、感觉异常者慎用热疗。

四、热疗的方法

热疗分干热疗法和湿热疗法两大类。干热疗法有:热水袋、烤灯、化学加热袋等;湿热疗法有:热湿敷、热水坐浴、温水浸泡等。

我们可以根据以下几个步骤为患者进行热疗:评估、准备、实施、整理、记录、操作后评价。具体操作流程详见表 16-3。

表 16-3　热疗操作流程

操作流程	操作要点	沟通
评估	(1)患者的年龄、病情、生命体征、神志等身体状况和治疗情况 (2)患者局部组织及皮肤状况、血液循环情况及有无感觉障碍等 (3)患者的心理状态,合作程度	护士:我已对患者病情、意识状态、合作情况、局部组织情况、操作环境等进行了评估。用物准备完毕,报告老师(举手)开始操作
准备	见各种热疗法	

操作流程	操作要点	沟　　通
实施	(1) 核对:核对床号、姓名 (2) 解释:告知热疗目的和方法,取得患者配合 (3) 取位热疗:取舒适体位。热水袋的使用:置热水袋于需要部位。烤灯使用:暴露患处,灯头移至治疗部位斜上方,有保护罩的灯头也可垂直照射,调节灯距、温度后开始照射。热湿敷法:暴露治疗部位,铺橡胶单、治疗巾,局部涂凡士林。敷布拧至不滴水并放于患处,盖塑料纸和棉垫,每3~5分钟更换敷布一次。热水坐浴及温水浸泡:协助患者将臀部或需浸泡肢体全部浸入热水中 (4) 观察病情:注意观察治疗效果、局部及全身反应等。如局部皮肤出现潮红(烤灯照射局部出现紫红)、疼痛,患者有头晕、心慌、面色苍白、软弱无力等情况则应立即停止热疗 热疗结束,协助患者卧床休息,整理床单位。交代注意事项,致谢	护士:您好!(患者床前)请问您叫什么名字?××床×××您好! 根据病情需要,现在要为您使用热水袋(或烤灯照射、热湿敷、热水坐浴、温水浸泡),刚才已经向您解释了使用的目的,希望您能配合。您现在需要大小便吗 护士:您好! 感觉怎么样? 我检查一下您热疗的部位,没有问题。如果您有什么不舒适请及时告诉我们
整理	整理用物:热水袋倒空,倒挂晾干,吹气拧塞。其他用物消毒、归还原处以备用	护士:热疗已经结束,我现在帮您整理好被子。您现在还有什么需要吗? 有什么不舒适请告诉我。谢谢您的配合
记录	洗手,记录热疗的方法、部位、时间、效果和反应等	
操作后评价	患者理解热疗的目的,主动配合。患者感觉舒适,达到治疗目的。护患有效沟通,患者满意	报告老师(举手)操作完毕

（一）热水袋的使用

1. 目的　保暖、解痉、镇痛。

2. 准备

（1）护士准备:着装整洁,洗手。

（2）患者准备:患者明白热疗的目的、部位及配合要点。

（3）用物准备:热水袋(图 16-4)及布套、毛巾、水温计、水壶内盛热水(水温 60~70℃)。

（4）环境准备:病室安静、整洁,调节室温,酌情关闭门窗或遮挡患者。

图 16-4　热水袋

3. 操作流程　见表 16-4。

4. 操作要点及说明

（1）装热水袋法:检查热水袋有无破损,放平、去塞,一手提袋口边缘,一手持热水壶(罐)向袋内灌水,边灌边提高袋口,注意防止热水外溢。灌 1/2~2/3 满,逐渐放平袋口以排尽空气。拧紧塞子,擦干、倒提热水袋检查有无漏水。装入布套,系好带子,避免橡胶热水袋直接接触皮肤,防止烫伤,增加舒适。

（2）局部热敷热水袋使用不超过 30 分钟,以免发生继发效应。

（3）使用热水袋应加强巡视,严格执行交接班制度。

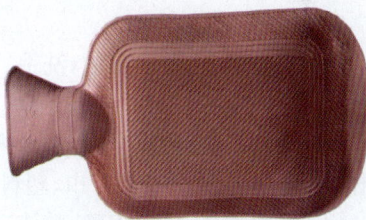

5. 注意事项

（1）使用热水袋过程中经常巡视患者,观察局部皮肤情况,如发现潮红、疼痛等,应立即停止使用,并在局部涂凡士林以保护皮肤。

考点: 使用热水袋的水温要求

（2）小儿、老年人、意识不清、麻醉未清醒、末梢循环不良、感觉障碍等患者使用热水袋时,水温应调节在 50℃以内,热水袋布套外再包一块大毛巾或放于两层毛毯之间,防止烫伤。

（二）烤灯的使用

考点: 烤灯的治疗作用

临床上常用的烤灯有:鹅颈灯、红外线灯及特定电磁波治疗器等。主要是利用红外线、可见光线、电磁波等的辐射热产生热效应而起治疗作用。

1. 准备

（1）护士准备:着装整洁,洗手。

（2）患者准备:患者需明白使用烤灯的目的、部位及配合要点。

（3）用物准备:鹅颈灯、红外线灯等,必要时备湿纱布或有色眼镜。

（4）环境准备:病室安静、整洁,调节室温,酌情关闭门窗或遮挡患者。

2. 操作流程 见表 16-4。

3. 注意事项

（1）根据治疗部位选择不同功率灯泡:照射胸、腹、腰、背等部位选 500～1000W,手、足等部位选 250W(白炽灯选 40～60W)。

考点: 使用烤灯治疗的注意事项

（2）烤灯照射灯距为 30～50cm,时间为 20～30 分钟。

（3）照射过程中注意观察患者,皮肤出现桃红色红斑为合适剂量,如出现紫红色,应立即停止照射,局部涂凡士林保护皮肤。

（4）前胸、面颈部照射时应给患者戴有色眼镜或用纱布遮盖,以保护眼睛。

（5）照射完毕,嘱患者休息 15 分钟后方可外出,防止感冒。

（三）热湿敷法

1. 目的 消炎、消肿、解痉、镇痛。

2. 准备

（1）护士准备:着装整洁,洗手。

（2）患者准备:患者需明白湿热敷的目的、部位及配合方法。

（3）用物准备:治疗盘内:小盆内盛热水(50～60℃)、敷布 2 块、敷钳 2 把、弯盘、纱布、凡士林、棉签、小橡胶单及治疗巾、塑料纸、棉垫、水温计。酌情备热源、热水袋等。

（4）环境准备:病室安静、整洁,调节室温,酌情关闭门窗或遮挡患者。

3. 操作流程 见表 16-6。

4. 操作要点及说明

（1）敷布的使用:敷布浸入热水中,用敷钳拧干敷布(图 16-5),以不滴水为宜,抖开,在手腕内侧试温以不烫手为宜,折叠敷布至合适大小敷于患处。

（2）敷布每 3～5 分钟更换一次,热敷时间为 15～20 分钟,可用热源维持水温或及时更换盆内热水。若热敷部位不怕受压,也可用热水袋放置在敷布上以维持温度。

（3）患者主诉局部过热,可掀开敷布一角散热。若局部皮肤出现潮红、疼痛,应立即停止使用。

考点: 热湿敷的使用方法

5. 注意事项

（1）热敷过程中观察患者皮肤情况,防止烫伤。

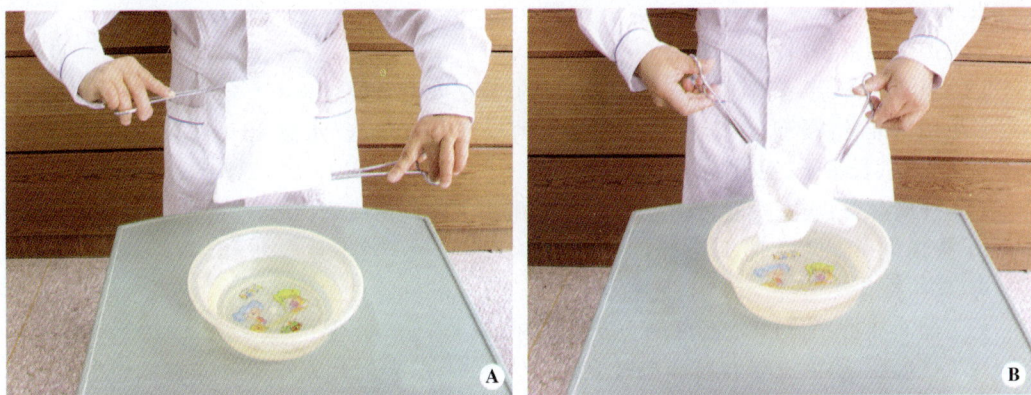

图 16-5　热湿敷拧敷布法

（2）面部热敷者,嘱患者热敷后 30 分钟方可外出,以防感冒。

（3）热敷部位如有伤口,需按无菌技术操作,热敷后按外科换药法处理伤口。

（四）热水坐浴

1. 目的　消炎、消肿、止痛、减轻充血,使患者清洁、舒适。适用于会阴、肛门疾病及手术后。

2. 准备

（1）护士准备:着装整洁,洗手。

（2）患者准备:患者需明白热水坐浴的目的、方法及配合要点。

（3）用物准备:坐浴盆（图 16-6）、热水（40～45℃）、药液（遵医嘱）、无菌纱布、毛巾、水温计。必要时备换药用物。

（4）环境准备:病室安静、整洁,调节室温,酌情关闭门窗或遮挡患者。

3. 操作流程　见表 16-4。

4. 操作要点及说明

考点： 热水坐浴的作用

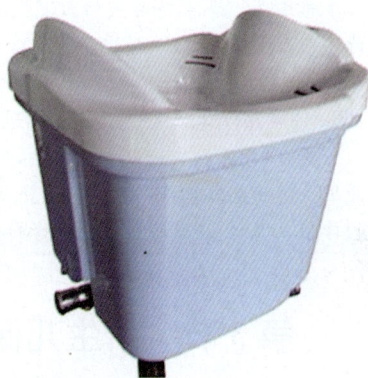

图 16-6　坐浴盆

（1）药液准备:配制好的药液倒于坐浴盆内 1/2 满,调节水温。

（2）屏风（围帘）遮挡,协助患者脱裤至膝部,臀部浸入水中,告知患者使用纱布蘸药液清洗外阴部皮肤。坐浴时间 15～20 分钟。

（3）坐浴完毕,擦干臀部,协助患者穿好裤子,取舒适体位,卧床休息。

5. 注意事项

（1）坐浴过程中注意患者安全,随时观察面色、呼吸和脉搏,如诉乏力、头晕、心慌等不适,应立即停止坐浴,扶患者上床休息。

（2）女患者月经期、妊娠后期、产后 2 周内、阴道出血和盆腔急性炎症均不宜坐浴。

（3）坐浴部位若有伤口,需备无菌坐浴盆及药液,坐浴后按外科换药法处理伤口。

考点： 热水坐浴的方法、注意事项及禁忌

（五）温水浸泡法

1. 目的　消炎、镇痛、清洁和消毒伤口,用于手、足、前臂、小腿等部位的感染。

2. 准备

(1) 护士准备:着装整洁,洗手。

(2) 患者准备:患者需明白温水浸泡的目的、方法及配合要点。

(3) 用物准备:浸泡盆(若有伤口应备无菌浸泡盆)、热水(水温 43～46℃)、药液(遵医嘱)、纱布 2 块、长镊子、毛巾、水温计。

(4) 环境准备:病室安静、整洁,调节室温,酌情关闭门窗或遮挡患者。

3. 操作流程　见表 16-4。

4. 操作要点及说明

(1) 药液准备:配制好的药液倒于浸泡盆内 1/2 满,调节水温。

(2) 试温后,协助患者将肢体患处全部浸入水中,必要时用镊子夹纱布擦拭患处皮肤。浸泡时间 15～20 分钟。

(3) 浸泡完毕,擦干浸泡部位,协助患者取舒适体位,卧床休息。

5. 注意事项

(1) 浸泡过程中随时观察患者全身及局部皮肤情况,如出现发红、疼痛等反应要及时停止浸泡并处理。

(2) 浸泡部位如有伤口,需备无菌浸泡盆及药液,浸泡后按外科换药法处理伤口。

护考链接

王先生,55 岁,晨练时突然出现腹痛难忍,面色苍白,大汗淋漓,同伴立即将其送至附近社区医院就诊。在医生到达之前,值班护士处理措施中不妥的是

A. 安定患者情绪　　　B. 询问病史　　　C. 热水袋热敷腹部以止痛

D. 测量生命体征　　　E. 观察腹痛的特点

分析:热疗可以减轻或解除疼痛,但该患者为急腹症,其主要临床症状是腹痛,腹痛的部位、性质等是医生对疾病作出正确判断的重要依据。用热后患者腹痛缓解,临床症状减轻,可能影响医生作出正确诊断。因此,在急腹症未明确诊断前,不可用热疗。答案选 C。

第 3 节　新生儿保温箱、蓝光灯治疗的护理技术

一、新生儿保温箱的使用

考点:新生儿保温箱的适用对象

案例16-3

李女士,孕 30 周,早产娩一男婴,体重 1500g。生后第一天,体温过低,医嘱将新生儿置保温箱内喂养,为什么?如果你是值班护士,应如何准备保温箱?保温箱内的温湿度应调至多少?护理在保温箱内的新生儿应注意什么?该新生儿何时可以出箱?

新生儿体温调节功能较差,尤其是未成熟儿的体温中枢未发育完善,体温不能维持相对稳定,容易随环境温度而变化。新生儿保温箱可以提供温暖和湿度适宜的环境,维持患儿体温在正常范围。适用于出生体重在 2000g 以下新生儿、高危或异常新生儿(如新生儿硬肿症、体温过低者)等。

(一) 目的

1. 为患儿提供适宜的温度和湿度环境,保持体温稳定。

2. 提高早产儿的成活率。

（二）评估

1. 了解患儿的孕周、出生体重、日龄、生命体征。

2. 了解家长是否理解应用保温箱治疗的必要性及有关知识并进行宣教。

（三）准备

1. **护士准备**　着装规范、剪指甲、洗手、戴口罩。

2. **用物准备**

（1）保温箱：①检查保温箱（图 16-7）结构和功能，保证安全。清洁、消毒保温箱。②将保温箱放于温暖无风处，避免放在门口及窗口。③将蒸馏水加入保温箱水槽中至水位线，湿化器水槽中也要加蒸馏水。④预热：接通电源，打开电源开关，将预热温度调至 28～32℃，预热约两小时温度到所需温度。⑤调整湿度控制旋钮，维持箱内湿度在 55%～65%。

考点：新生儿保温箱的温湿度要求

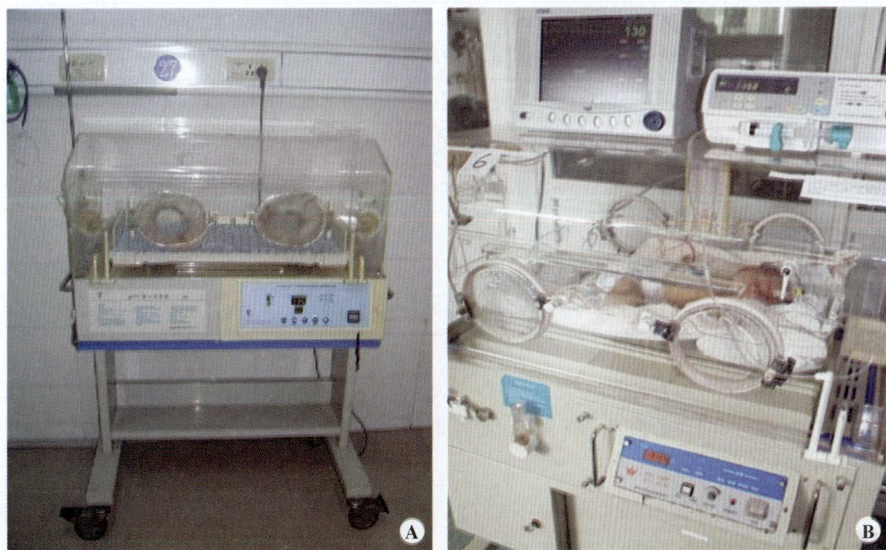

图 16-7　新生儿保温箱

（2）其他用物：婴儿床棉垫、床单、枕头等。

3. **环境准备**　调节室温至 24～26℃，减少辐射热的损失。

（四）操作流程

见表 16-4。

表 16-4　保温箱使用的操作流程

考点：新生儿出箱条件

操作流程	操作要点及说明
评估	见上述
准备	见上述
实施	（1）核对：核对小儿的床号、腕带等信息
	（2）调节温度：按新生儿体重和日龄设置适宜的温度（表 16-5）
	（3）铺床入箱：铺好箱内婴儿床，新生儿穿单衣，裹尿布后放于保温箱内
	（4）监测体温：定时测新生儿体温，保持体温在 36～37℃。在体温未升至正常之前每小时监测一次，升至正常后每 4 小时测一次。根据体温调节箱温，维持相对湿度，做好记录

操作流程	操作要点及说明
实施	(5) 观察病情:密切观察新生儿面色、呼吸、心率及病情变化
	(6) 记录:记录并做好保温箱使用情况的交接班
	(7) 出箱:穿衣(若为冬天应先将小儿的衣被温暖以防其受凉)抱出。出箱条件:①新生儿体重达 2000g 或以上,体温正常;②在不加热的保温箱内,室温维持在 24～26℃时,新生儿能保持正常体温;③新生儿在保温箱内生活了 1 个月以上,体重虽不到 2000g,但一般情况良好者
记录整理	记录小儿体重、日龄、体温等一般情况及出箱时间
	切断电源,用消毒液擦拭保温箱,用紫外线照射 30 分钟,保持清洁、干燥,备用
操作后评价	(1) 保温箱清洁,性能良好,温湿度符合要求
	(2) 新生儿舒适、安全

表 16-5　不同出生体重日龄新生儿保温箱温度参考值

出生体重(g)	保温箱温度			
	35℃	34℃	33℃	32℃
1000	出生 10 天内	10 天后	3 周后	5 周后
1500	—	10 天内	10 天后	4 周后
2000	—	2 天内	2 天后	3 周后
>2500	—	—	2 天内	2 天后

(五)注意事项

1. 保温箱不宜放在阳光直射、有对流风或取暖设备附近及其他各种冷、热风直吹处,并尽量减少开箱门,以利于保持恒温。

考点:新生儿保温箱使用的注意事项

2. 各项治疗、护理尽量在温箱内集中进行,动作轻柔、熟练、准确,尽量少开箱门。如确须将小儿抱出做治疗护理时,应注意保暖。

3. 每日用消毒液擦洗内、外箱壁,每日更换水槽内蒸馏水,长期应用者应每周更换一次温箱并进行彻底消毒。使用过程中定期进行细菌学监测。

4. 使用中严格执行操作规程,注意观察暖箱各仪表显示是否正常,出现报警要及时查找原因并予处理,必要时切断电源,请专业人员进行维修。

二、新生儿蓝光灯治疗的护理技术

考点:新生儿蓝光灯治疗的目的

案例16-4

新生儿王毛毛,因败血症引起新生儿高胆红素血症,医嘱给予蓝光灯治疗,为什么?你应如何准备蓝光箱?治疗前应为患儿做哪些准备?光疗期间患儿出现轻度腹泻,为深绿色稀便且泡沫较多,是否正常反应?监测体温发现患儿体温 38.7℃且持续不退,护士应如何处理?

蓝光灯照射是治疗新生儿高胆红素血症的辅助疗法。主要作用是使血中未结合胆红素经光照后转成水溶性胆红素,易于从胆汁和尿液中排出体外,以降低血清胆红素浓度。适用于各种原因(如溶血症、败血症、胆红素代谢先天性缺陷等)引起的新生儿高胆红素血症。

(一)目的

治疗新生儿高胆红素血症,降低患儿体内间接胆红素含量。

（二）评估

1. 患儿的日龄、体重、生命体征、病因、胆红素检查结果、黄疸范围和程度。

2. 了解家长是否理解应用蓝光灯治疗的必要性及有关知识并进行宣教。

（三）准备

1. 护士准备　着装规范、剪指甲、洗手、戴口罩、戴墨镜。

2. 用物准备

（1）蓝光箱（图 16-8）：一般采用波长 420～470nm 的蓝光灯最好，总体光亮度 160～320W 为宜。蓝光箱分双面光疗和单面光疗两种，单面光疗可用 20W 灯管 6～8 支，平行排列或排列成弧形；双面光疗时上下各装 20W 灯管 5～6 支，灯管与皮肤距离为33～50cm。

（2）遮光眼罩（用黑纸或胶片剪成眼镜状，也可用消毒纱布夹黑纸或黑布制成）、一次性尿布、胶布等。

3. 患儿准备　清洁皮肤，禁止在患儿皮肤上涂粉和擦油。修剪指甲，防止抓破皮肤。测量患儿体温，必要时测体重，取血检测血清胆红素水平。

4. 环境准备　清洁、温暖、舒适、安全。

（四）操作流程

见表 16-6。

考点： 蓝光灯的波长、亮度、灯管与皮肤的距离、患儿皮肤的要求、眼睛的保护方法

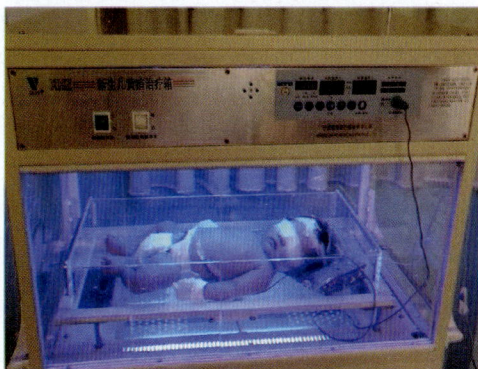

图 16-8　新生儿蓝光箱

表 16-6　蓝光灯治疗的操作流程

操作流程	操作要点及说明
评估	见上述
准备	见上述
实施	（1）检查、清洁蓝光箱：特别注意清除灯管及反射板上的灰尘。湿化器水箱内加水至 2/3 满，接通电源，检查线路及灯管亮度
	（2）预热：使箱温升至患儿适中温度 30～32℃，相对湿度 55%～65%
	（3）放置：蓝光箱放置在清洁、温湿度变化较小、无阳光直射的位置
	（1）核对：核对小儿的床号、腕带等信息
	（2）入箱：脱去患儿衣裤，全身裸露，只用一次性尿布遮盖会阴部，男婴注意保护阴囊。双眼佩戴遮光眼罩，避免光线损伤视网膜。将患儿抱入箱内
	（3）记录：记录光疗开始时间
	（4）光疗：保持患儿皮肤均匀受光，尽量使身体广泛照射。若使用单面光疗一般每 2 小时更换体位 1 次，仰卧、侧卧、俯卧交替照射。俯卧照射时要有专人巡视，以免口鼻受压影响呼吸
	（5）监测体温和箱温变化：每 1 小时测体温 1 次或根据病情、体温情况随时测量。体温保持在 36～37℃ 为宜。根据体温调节箱温。患儿体温超过 37.8℃ 或低于 35℃ 时，要暂停光疗，经处理体温恢复正常再继续光疗。注意保持箱内湿度

操作流程	操作要点及说明
实施	(6) 严密观察病情：观察患儿精神、反应、呼吸、脉搏及黄疸程度的变化；观察大小便的颜色与性状，如有轻度腹泻、深绿色稀便、泡沫多、小便深黄等属于正常反应，可随病情好转而消失；观察皮肤有无发红、干燥、皮疹。若有呼吸暂停、烦躁、嗜睡、发热、腹胀、呕吐、惊厥等应与医生联系，以便查明原因给予处理。光疗前后要监测患儿血清胆红素变化，以判断疗效 (7) 保证水分及营养供给：光疗过程中，应按医嘱静脉输液，按需喂奶，因光疗时患儿不显性失水比正常小儿高2～3倍，故应在奶间喂水，观察出入量 (8) 光疗时间：光疗总时间按医嘱执行。一般根据病因、黄疸程度和胆红素的高低来决定。通常光照12～24小时才能使血清胆红素下降，血清胆红素＜171μmol/L(10mg/dl)时可停止光疗 (9) 出箱：关闭电源开关，给患儿穿好衣服(若为冬天应先将小儿的衣被温暖以防其受凉)，除去眼罩，抱回病床。继续观察
记录整理	做好各项记录，包括出箱时间、光疗总时间、患儿病情变化等 光疗结束后拔出电源插头，将湿化器水箱内水倒尽，做好整机的清洁、消毒工作，使其处于完好的备用状态
操作后评价	(1) 蓝光箱清洁，性能良好，温湿度符合要求 (2) 患儿安全、舒适、光疗效果好，无并发症发生

（五）注意事项

考点：新生儿蓝光灯治疗的方法及注意事项

1. 光疗中应经常巡视患儿情况，注意安全，防止意外发生。如患儿有呕吐、汗水、大小便等应及时清除。如患儿出现反应低下、单声啼哭或尖叫、抽搐、呼吸减慢或骤停，皮肤黄疸加深或无明显消退等异常情况应通知医生进行处理。

2. 护理人员为患儿进行护理时可戴墨镜以保护眼睛。

3. 灰尘会影响照射效果，故应保持灯管及反射板清洁。灯管使用300小时后其灯光能量输出减弱20%，900小时后则减弱30%，因此应正确记录蓝光灯管使用时间，超过1000小时必须更换新灯管。

护考链接

赵毛毛，出生5日，在生后24小时内出现黄疸，进行性加重，有严重贫血、水肿，血清间接胆红素393.3μmol/L(23mg/dl)，进行蓝光灯治疗时错误的做法是

A. 应该保持箱温恒定　　　　　　　　　B. 患儿体液不足时应及时补液

C. 患儿应戴黑色眼罩，包尿布，裸露皮肤照射　　D. 单面光照应每小时翻身1次

E. 应记录灯管使用时间

分析： 蓝光灯照射是治疗新生儿高胆红素血症的辅助疗法，护士应该掌握蓝光灯治疗的护理技术。应保持箱温恒定并根据患儿体温调节箱温。患儿裸露皮肤，包尿布遮盖会阴部，佩戴遮光眼罩。光疗时患儿不显性失水比正常小儿高2～3倍，应按医嘱补液并在奶间喂水。单面光照应每2小时翻身1次，仰卧、侧卧、俯卧交替照射。应记录蓝光灯管使用时间，超过1000小时必须更换新灯管。答案是D。

（杨惠秋）

第17章

管道护理技术

第1节　管道标识和管理

一、管道定义

　　管道是利用人体与外界的通道或开放新的通道,使特殊的导管器械直接进入人体内部,以达到诊断和治疗疾病的目的。管道的应用已成为病情观察的窗口,并成为重要的治疗手段。患者在治疗过程中,各种管道均与患者的抢救、治疗和监测密切相关,有"生命管道"之称,如管道名称不明确,护理不当,就可能发生管道识别错误、操作错误、拔管错误、感染等差错,严重时甚至危及患者生命安全,造成护理事故。因此,护士做好管道护理是护理工作的重中之重。临床通常给患者使用的管道分为供给性管道、排出性管道、监测性管道和综合性管道。根据管道的危急程度也分为高危管道、中危管道和低危管道。

二、管道标识

　　管道标识是通过不同颜色管道标识牌对管道进行区分,管道标识的建立,在繁杂的治疗、抢救环境中起到警示和告知的作用。如膀胱冲洗、空肠造瘘输入肠内营养液的同时,正在静脉输入液体,可在进入静脉输液管的墨菲滴管旁粘贴红色标识,并注明通道名称,避免更换错误。通过管道标识的指引,使各种管道一目了然,指导护士选择工作的重点,提高护士对管道的识别能力,减少因管道识别不清导致管道交接班错误或漏交班现象,这样就可以避免因管道多而杂乱等造成的护理差错,更好地保障患者安全,提高工作效率和护理质量。

　　（一）供给性管道标识

　　通常供给性管道分血管性、气道性、营养支持性管道。

　　1. 管性供给性管道标识　用红色标识红字（图 17-1）,如深静脉置管,周围浅静脉置管,动脉置管等输入型无菌性管道,其中包括监测性血管性管道如上腔静脉导管、中心静脉测压管等所有血管性管道。

　　2. 气道性供给性管道标识　用蓝色标识红字（图 17-2）,如气管插管、气管切开,给氧管等气道性管道。

　　3. 营养支持性管道标识　用绿色标识红字（图 17-3）,如鼻饲管,胃肠减压管。

　　（二）排出性管道标识

　　用黄色标识黑字（图 17-4）,如脑室引流管用橘黄色标识黑字,胸腔引流管和"T"管引流管用棕黄色标识黑字,腹腔引流管和留置导尿管等其他输出型引流管用普通黄色标识黑字。

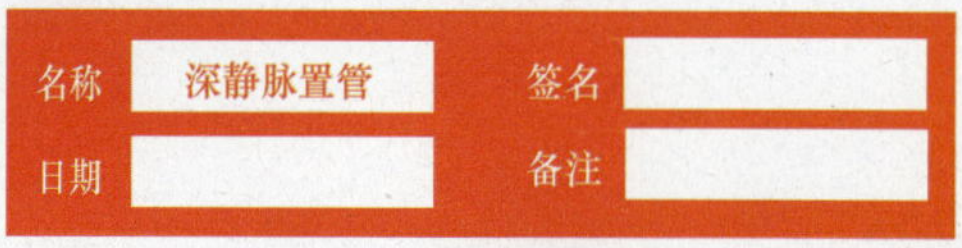

图 17-1　血管性供给性管道标识——深静脉置管 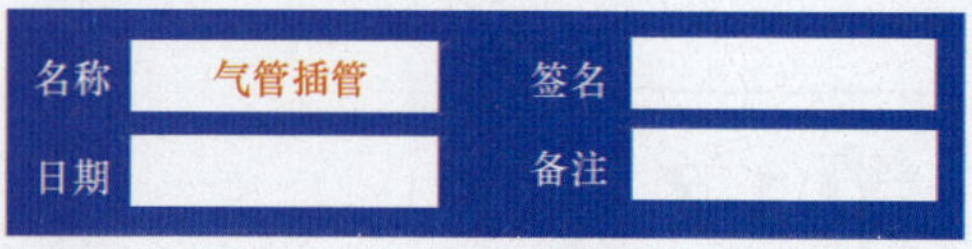　　图 17-2　气道性供给性管道标识——气管插管

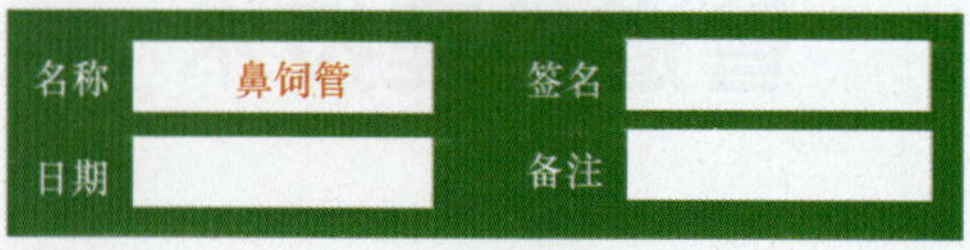

图 17-3　营养支持性供给管道标识——鼻饲管

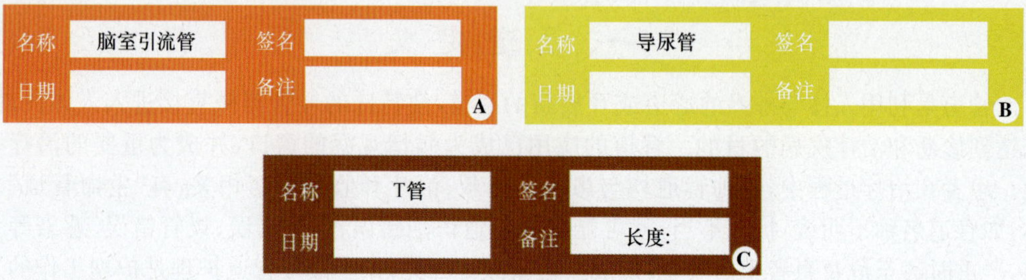

图 17-4　排出性管道标识
A. 脑室引流管；B. 导尿管；C. T 管

（三）其他管道标识

监测性管道指放置在体内的观察哨和监护站，不少供给性或排出性管道也兼有此作用，按以上种类标识，如上腔静脉导管、中心静脉测压管等用血管性管道标识；综合性管道具有供给性、排出性、监测性的功能，在特定的情况下发挥特定的功能，如胃管的三重作用：进食、胃肠减压及监测胃部出血的速度和量、洗胃，用绿色标识红字。

三、管道标识管理

（一）首次负责

护士负责管道标识的核对和正确粘贴；管道标识按要求统一安放在相关管道的固定位置；管道标识污染、脱落及时更换和粘贴；告知患者及家属管道标识的重要性，注意保护。

（二）标识使用

1. 用于护理单元中各种管道较多的患者；用于留置管道大于 24 小时以及需要定期更换的管道管理；用于需要明确认知管道名称，有一定风险因素的管道；护士长定期检查落实和执行情况，加强管道标识的管理，使其管理制度。

2. 使用方法

（1）粘贴方式：均对折于管腔上（或根据具体情况而定）。

（2）粘贴位置：①深静脉置管：标识对折于深静脉置管前端的任意细管腔中端，更换敷贴时间贴于敷贴上；②气管插管、气管切开套管对折于气囊细腔上；③周围浅静脉留置针贴于留置针敷贴上；④头部引流管、腹部引流管、腰大肌引流管、胸腔引流管、胃管等管道，对折于引流管与引流袋或引流瓶接口上或下约 10cm 处（或根据实际情况而定粘贴位置）；⑤尿管对折于分叉处充气囊腔上。

（3）标识填写：当患者置入相关的管道后，责任护士在管道标识上填写日期并签名以加强责任心，防止标识错误，特殊情况在备注栏内说明。

3. 标识格式及种类

（1）规格：8cm×1.5cm 长方形。

（2）种类：①常规类标识：日期栏，供护理人员填写；名称栏，打印具体的管道名称；签名栏，置管道标识者签名；备注栏，特殊情况在备注栏标出。②空白标识：设日期栏、名称栏、签名栏、备注栏共四栏，供特殊类型管道使用，具体内容全部由护士灵活填写。

（三）注意事项

1. 根据患者的病情和置管情况应定期评估管道留置时间、部位、深度、固定、是否通畅、局部情况、护理措施（保持通畅、标志分明、准确留置、固定牢靠、保持清洁）等。

2. 各种导管必须有清楚标识注明导管名称和日期、有签名。

3. 管路操作前，应检查管路源头，尤其是复杂或高危管路系统应正确区分。

4. 各种管道按要求定期消毒、清洁、更换，并定期监测分析管道相关感染情况。

5. 在进行管道护理时，除了完成常规的护理内容外，还需认真观察标识是否完好在位、字迹是否清晰、标识是否正确。

6. 做到及时整理，尽量把管道所接的容器放在同一侧的床边，以便于观察。注意管道标识的使用，使各种管道有明显的标识，从而起到提醒和警示作用，形成安全有效的预警机制。

四、管道护理原则

（一）妥善固定原则

引流管及引流瓶要妥善固定，给予双固定，引流袋位置低于引流部位，防止因翻身、活动、搬动时牵拉而脱出。对躁动不安的患者应由专人守护或适当加以约束，避免将管道拔出。若引流管连接处脱落或引流瓶损坏，应立即双钳夹闭引流导管，并更换引流装置，并协助医生做进一步处理。

（二）防止感染原则

严格遵守无菌技术操作，引流袋可 1 周更换 1～2 次（引流液有性状，颜色改变的需每日更换）。更换引流袋时应先夹闭引流管以免管内引流液反流，保持整个装置无菌。引流管周围皮肤每日以 75％乙醇消毒，管周垫无菌纱布，防止引流液浸润皮肤引起发炎、红肿和破溃。

（三）严密观察原则

每日严密观察引流液的量、颜色、性质变化以及与病情是否相符，并准确记录于体温单上，如发现异常，及时与医生联系。

（四）保持通畅原则

保持各种引流管通畅，避免引流管受压、折叠、扭曲。要经常挤捏引流管，避免阻塞。若有坏死组织脱落、稠厚脓液或血块堵塞管腔，可根据引流部位用无菌注射器轻轻向外抽吸（如脑室引流）或注入生理盐水缓慢冲洗，无法疏通时在无菌条件下更换引流管。

第 2 节　管道护理技术

目前临床常用的管道有很多，分别具有不同的功能，常作为治疗和观察病情的手段和判断预后的依据。护士必须护理好这些管道，并做好正确的标识，使其各置其位，各司其职。护理的准确与否直接关系到疾病的转归乃至患者生命。按管道护理技术置管目的不同分类如下：供给性管道、排出性管道、监测性管道及综合性管道。

一、供给性管道护理技术

供给性管道是指通过管道将氧气、能量、水分或药液源源不断补充到体内。在危重患者抢救时，这些管道被称为"生命管"。有特殊供给性管道，如气管插管、气管切开套管等，以及常用供给性管道，如给氧管、胃管、输液管等。例如创伤性失血性休克的患者，血容量明显不足，心、脑、肾等重要脏器缺血缺氧，通过通畅的管道及时补充液体进行扩充血容量和供给氧气，以抢救患者生命。

（一）特殊供给性管道护理

1. 气管插管护理　气管插管（图 17-5）是指将特制的气管导管，通过口腔或鼻腔插入患者气管内；是一种气管内麻醉和抢救患者的技术，也是保持上呼吸道通畅的最可靠手段（图 17-6）。

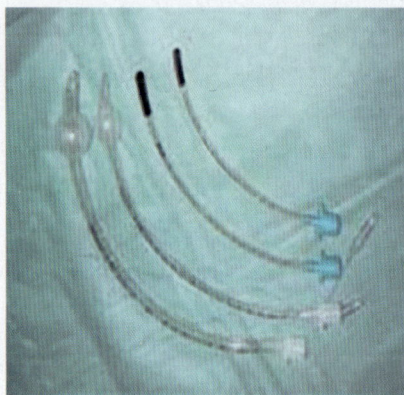

图 17-5　气管插管

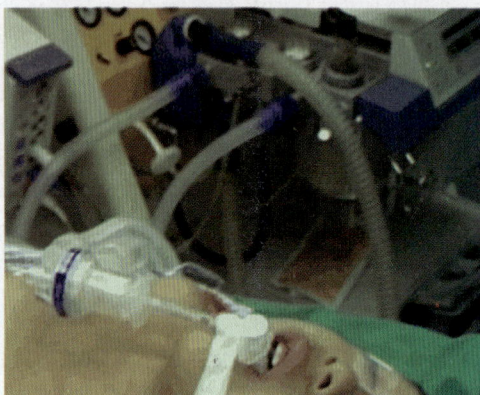

图 17-6　气管插管患者

（1）根据患者的年龄、性别、身材大小、插管的途径，选择导管和用物。

（2）对呼吸困难或呼吸停止者，插管前应先行人工呼吸、吸氧，以免因插管而增加患者的缺氧时间。

（3）妥善固定气管导管，检查其深度。保持气管插管下端在气管分叉上 1～2cm，插管过深导致一侧肺不张，插管过浅易使导管脱出。选择适当牙垫，以利于固定和吸痰。

（4）保持人工气道通畅、湿化，定时给气道内滴注湿化液、加强气道冲洗、雾化吸入和吸痰。

（5）吸痰前给予纯氧吸入 1～2 分钟；吸痰时注意患者的心率、血压和血氧饱和度等参数的变化，并严格执行无菌操作，每次吸痰时均须更换吸痰管，应先吸气管内，再吸口鼻处，不能用一根吸痰管吸引气管、口鼻腔。每次吸痰时间不能超过 15 秒。观察痰液的性质、颜色和量，判断痰液黏稠度，发现异常及时通知医生，并给予相应处理。

（6）密切观察呼吸变化，注意有无套管脱落和异物堵塞，插管后应监测血氧饱和度、心率、血压和血气指标。

（7）监测气囊压力，放气囊前先吸引口腔及咽部的分泌物，每隔 4～6 小时将气囊放气5～10 分钟。患者出现烦躁不安、心率加快、血氧饱和度下降、呼吸机气道低压报警或低潮气量报警时,应重新检查气囊压力。

(8) 做好预防肺炎、肺不张、压疮等并发症的护理。

(9) 拔管前指导患者进行有效咳嗽训练;拔管后密切观察病情变化,注意患者的呼吸频率、节律,保持呼吸道通畅。

2. 气管切开套管护理　气管切开术是切开颈段气管,放入金属气管套管,使患者可以经过新建立的通道进行呼吸的一种手术,主要用于抢救喉阻塞患者。

(1) 根据患者的年龄、性别、身材大小,选择合适的气管套管,同时准备好抢救的药品和器材。

(2) 套管口盖以单层湿纱布以免干燥空气直接进入套管内。注意调整套管系带的松紧,松紧度以带子与颈部间可放入一手指为宜。太松时套管可于咳嗽时脱出切口,太紧患者会不舒适。术后皮下出现气肿的患者,于气肿消退后要及时加紧。

(3) 随时吸引分泌物,观察套管是否通畅,注意分泌物性质,若分泌物黏稠,可加强套管内滴入药物或经套管雾化吸入以稀释痰液,若气管内有干痂时应及时取内管,清洗并消毒后,重新放入。气管切开后,套管通畅与否为治疗的关键。成人一旦切开气管后,出现说话表达能力差不能及时反应病情;小儿若无人照顾,可能由于分泌物被服将套管堵住,仍有窒息的危险,故应有专人护理。

(4) 每日更换纱布垫 2～4 次。

(5) 套管的清洗消毒:内管每 6～8 小时清洗消毒 1 次,分泌物稠厚又多时,可随时换刷,取下内管后应先用清水及毛刷将其内的痰液刷洗干净,然后煮沸消毒,戴无菌手套,将干净内套管放回气管切开套管内,内管取出刷洗时间不宜过长,否则外管分泌物干结,内管部分不宜再放入。外管在手术后一周后,如无特殊需要,不宜更换。因瘘口窦道尚未形成,取出后不易放回,万一需要换时,应准备好气管切开包,拆除缝线以拉钩拉开切口,更换外管。操作中保持呼吸道通畅,取出和放回套管时动作轻柔。

(6) 脱管的紧急护理:套管自造瘘脱出称脱管,脱管的体征是患者重新出现呼吸困难,或者突然发出哭声或声音,以棉丝放在套管口不见有气息出入。一旦判断为脱管时,可先试行双手执套管底板将套管顺其窦道送回,若有阻力时,应将套管拔掉,取床旁血管钳沿创口插入,直至气管内,并用钳子将切口左右撑开,呼吸得以缓解,并应迅速通知医师,重新插入套管。插入外管时,应将管芯放入外管中,作为导引。

(7) 定期留痰及创口分泌物培养,及药敏试验,观察感染情况及时治疗。

(8) 注意患者颈部位置和套管位置,保持套管在自然正中位,以防位置不正,套管末端压迫气道壁,造成气道损伤出血。

(9) 协助患者床旁胸片 X 线检查,以确定气管套管的位置,排除气胸或纵隔气肿,以及偶见的肺部并发症。

(10) 拔管护理:当原发疾病治愈,患者可经喉正常呼吸时,即考虑拔管。先堵管 24～48 小时观察,如患者呼吸平稳、发声好、咳嗽排痰功能佳,即可将套管拔出,创口处盖以无菌纱布,待自然愈合。长期带管者,拔管前应做气管镜检查,若气管瘘口内有肉芽应先予以摘除后再堵塞,拔管最好在上午,以便日间观察。

(二) 常用供给性管道护理

常用供给性管道有吸氧管(图 17-7)、胃管、输液管等。

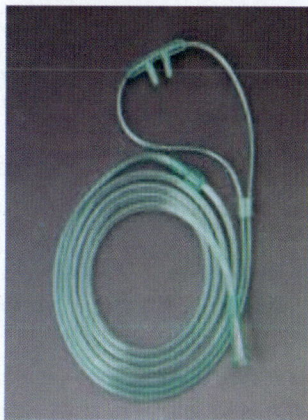

图 17-7　双腔鼻氧管

胃管即可以作为鼻饲管为患者提供胃肠道营养;又可以作为胃肠减压管,吸出胃肠内的气体和液体,减轻患者的腹胀、腹痛等不适,还可以进行洗胃,清除毒物及做术前准备等;同时监测胃液的量、性质和颜色可为临床诊断和治疗提供依据,各管道护理详见相关章节。

我们怎样为患者进行常用供给性管道护理呢? 可根据以下几个步骤:评估、准备、实施、评价。常用供给性管道护理流程见表 17-1。

表 17-1　常用供给性管道护理流程

操作流程	操作要点	沟　　通
评估	评估患者病情、生命体征、意识状态及合作程度	护士:我已对操作环境、患者病情、意识状态、损伤部位、合作情况、伤口及管道情况进行了评估。用物已准备好,开始操作
准备	(1)护士准备:仪表端庄、着装规范、剪指甲、洗手、戴口罩 (2)用物准备:根据医嘱准备各管道护理用物,放置合理 (3)环境准备:清洁、安静、光线适宜	护士:您好,您是 1 床王丽吗? 根据病情的需要,现在要给您插入供给性管道,来,我帮您取合适的卧位,这样便于操作
实施	(1)核对解释:核对医嘱、床号及姓名,携用物至床旁,向患者告知操作目的及配合要点 (2)安置卧位,注意遮挡患者 (3)检查导管是否通畅 (4)插入供给性管道 (5)保持引流管通畅 (6)整理:协助患者取舒适体位,整理用物及床单位,垃圾分类处理,交代注意事项。按要求做好正确的管道标识	护士:谢谢您的配合,如果您有什么不适,请及时呼叫我,我也会随时来看您的。同时告知患者管道护理的注意事项
评价	(1)按消毒技术规范要求分类整理使用后物品 (2)正确指导患者:告知患者管道护理的注意事项 (3)语言通俗易懂,态度和蔼,沟通有效	

二、排出性管道护理技术

排出性管道指通过专用性管道引流出液体、气体等,常作为治疗、判断预后的有效指标。如留置导尿管、各种引流管等。

(一) 各种引流的护理技术

案例17-1

患者,女,55 岁,以腹部剧痛,寒战高热,黄疸急诊住院,诊断为肝外胆管结石,在硬外麻下行胆总管切开取石加 T 管引流术,请问术后护士应如何对患者进行护理? 拔管指征和注意事项有哪些?

1.T 管引流的护理　T 管引流应用在胆道手术患者,无论是行胆总管切开探查,还是胆道成形或重建手术,在手术结束时,绝大多数要在胆总管内放一根 T 形橡皮管(图 17-8),引流胆汁或残余结石,防止发生胆道梗阻和胆汁外漏引起的腹膜炎(图 17-9)。

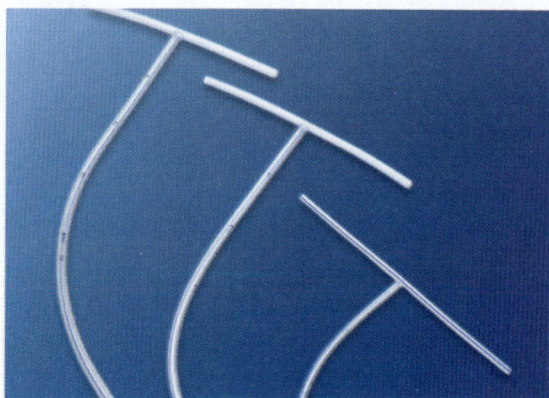

图17-8 T管

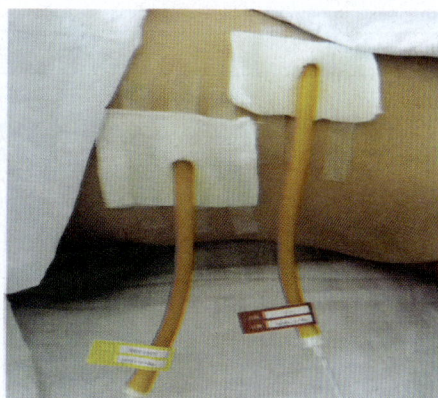

图17-9 T管引流和腹腔引流患者

（1）操作流程：见表17-2。

表17-2 T管引流的护理流程

操作流程	操作要点	沟通
评估	（1）评估患者的病情、生命体征及腹部体征，如有无发热、腹痛、黄疸等 （2）评估患者的皮肤、巩膜黄染消退情况及大便颜色；T管周围皮肤有无胆汁侵蚀 （3）观察引流液的颜色、性质和量	护士：我已对操作环境、患者病情、意识状态、损伤部位、合作情况、伤口及管道情况进行了评估。用物已准备好，开始操作
准备	（1）护士准备：仪表端庄、着装规范、剪指甲、洗手、戴口罩 （2）用物准备：治疗碗、纱布2块、镊子、血管钳、弯盘、引流袋、碘伏、棉签、治疗巾、手套、量杯，放置合理 （3）环境准备：清洁、安静、光线适宜	
实施	（1）核对解释：携用物至床旁，核对医嘱、床号及姓名，向患者告知操作目的及配合要点，取平卧位并暴露T管及右腹壁，注意遮挡患者。局部铺治疗巾，戴手套 （2）更换引流袋，妥善固定：定时更换引流管，更换时用血管钳夹住引流管近端，将新的引流袋检查后挂于床边，出口处拧紧；一手捏住引流管，一手捏住引流袋自接口处断开，将旧引流袋放于医用垃圾袋中；消毒接头及周围，将固定于腹壁外的T管，连接引流袋，观察有无引流液引出并妥善固定。引流管用胶布"S"形固定，标识清楚 （3）保持引流通畅：T管勿受压、扭曲、折叠，经常挤捏保持引流通畅 （4）观察记录胆汁量及性状：正常成人每日的胆汁分泌量为800～1200ml，呈黄色或黄绿色，较清晰无沉渣。术后24小时内引流量为300～500ml，恢复饮食后，可增至每日600～700ml，以后逐渐减少至每日200ml左右。术后1～2天胆汁呈浑浊的淡黄色，以后逐渐加深、清亮，呈黄色。引流量减少，提示可能有管道阻塞，引流量多，提示胆总管下端有梗阻的可能	护士：您好，您是1床王丽吗？根据病情的需要，现在要给您更换T管引流袋和周围皮肤消毒，来，我帮您取平卧位，这样便于操作

操作流程	操作要点	沟　通
实施	(5) 严格无菌操作:长期带T管者,应定期冲洗,引流管周围皮肤每日用75%乙醇消毒,管周垫无菌纱布,防止胆汁浸润皮肤引起发炎、红肿;行T管造影后,应立即接好引流管进行引流,以减少造影后的反应和激发感染;T管周围皮肤有胆汁渗漏时,可用氧化锌软膏保护 (6) 整理:协助患者取舒适体位,整理用物及床单位,物归原处,垃圾分类处理	
评价	(1) 按消毒技术规范要求分类整理使用后物品 (2) 正确指导患者:告知患者放置或者更换引流袋的注意事项;指导患者在身体活动过程中保护T管 (3) 语言通俗易懂,态度和蔼,沟通有效 (4) 过程动作熟练、规范,符合操作原则	护士:谢谢您的配合,平时请您注意,平卧、站立或活动时保护好T管,引流管和引流袋位置要低于腹部切口平面,以防逆行感染。如果您有什么不适,请及时呼叫我,我也会随时来看您的

(2) 拔管指征:T管引流时间一般为12～14天,拔管之前遵医嘱夹闭T管1～2天,夹管期间和拔管后观察有无发热、腹痛、黄疸等情况,如无异常方可拔管。

(3) 注意事项:观察生命体征及腹部体征的变化,及早发现胆瘘、胆汁性腹膜炎等并发症;引流袋位置必须低于切口平面,平卧时引流管的高度不能高于腋中线,站立或活动时应低于腹部切口,以防胆汁逆流引起感染。

2. 胸腔闭式引流的护理　胸腔闭式引流是一种引流装置,根据胸膜腔的生理特点设计,应用水封瓶虹吸作用使胸膜腔内的气体或液体及时引流排出,并防止外界空气或液体进入胸腔,可以保持胸腔内负压,促使肺复张;改善呼吸困难和循环障碍;消灭死腔,预防胸膜腔感染。

(1) 操作流程:见表17-3。

表17-3　胸腔闭式引流的护理流程

操作流程	操作要点	沟　通
评估	(1) 评估患者生命体征及病情变化 (2) 观察引流液颜色、性质、量 (3) 观察长管内水柱波动,正常为4～6cm,咳嗽时有无气泡溢出 (4) 观察伤口敷料有无渗出液、有无皮下气肿	护士:我已对操作环境、患者病情、意识状态、损伤部位、合作情况、伤口及管道情况进行了评估。用物已准备好,开始操作
准备	(1) 护士准备:仪表端庄、着装规范、剪指甲、洗手、戴口罩 (2) 用物准备:治疗车、治疗盘、治疗巾、消毒水封瓶、弯盘2只、止血钳2把、碘伏、棉签、纱布、血管钳2把、生理盐水、胶布、别针、污物桶,放置合理 (3) 环境准备:清洁、安静、光线适宜	

操作流程	操作要点	沟　通
实施	(1) 核对解释:核对医嘱、床号、姓名,向患者告知操作目的及配合要点,患者取半坐卧位	护士:您好,您是 1 床王丽吗?根据病情的需要,我来给您更换引流瓶,来,我帮您取半坐卧位,这样便于操作
	(2) 更换引流瓶:检查伤口,松开别针,挤压引流管,暴露胸腔引流管接口处,并接弯盘用 2 把血管钳夹住胸腔引流管近端。消毒接口处并正确连接引流管。检查引流装置是否正确,放开血管钳,再次挤压胸腔引流管,观察水封瓶内水柱波动情况	
	(3) 保持管道的密闭:随时检查引流装置是否密闭及引流管有无脱落;水封瓶的长玻璃管没入水中 3~4cm 并直立;引流管周围用油纱布包盖严密;搬动患者或更换引流瓶时,需双重关闭引流管,以防空气进入	护士:谢谢您的配合,平时请您注意,不要拔出引流管。如果您有什么不适,请及时呼叫我,我也会随时来看您的
	(4) 严格无菌操作:引流装置应保持无菌;保持引流口处敷料清洁干燥,一旦渗湿,通知医生及时更换;引流装置应低于胸壁引流口平面 60~100cm,以防引流装置内液体反流入胸膜腔	
	(5) 保持引流管通畅:定时挤压胸膜腔引流管,引流液多或有血块则按需正确挤压,捏紧引流管的远端,向胸腔的方向挤压,再缓慢松开捏紧的引流管,防引流瓶中液体倒吸;如接有负压装置,吸引压力适宜,过大的负压引起胸腔内出血及患者疼痛。防止引流管阻塞、扭曲、受压;鼓励患者作咳嗽、深呼吸运动及变换体位,以利胸腔内液体、气体排出,促进肺扩张	护士:您好,您是 1 床王丽吗?根据病情的需要,医生来给您拔除引流管,请您配合深吸气,然后屏住,以免拔管时疼痛,谢谢您的配合
	(6) 观察和记录:注意观察长玻璃管内的水柱波动,一般情况下水柱上下波动 4~6cm。若水柱波动过高,可能存在肺不张,若无波动,则示引流管不畅或肺已完全扩张;但若患者出现胸闷气促、气管向健侧偏移等肺受压的状况,应疑为引流管被血块堵塞,需设法捏挤或使用负压间断抽吸引流瓶的短玻璃管,促使其通畅,并立即通知医生处理;观察引流液的量、性质、颜色,并准确记录	
评价	(1) 按消毒技术规范要求分类处理使用后物品 (2) 正确指导患者:嘱患者不要拔出引流管及保持整套装置密闭状态;拔除引流管前嘱患者深吸气,然后屏住,以免拔出引流管时管端损伤肺脏或者疼痛及造成气胸 (3) 语言通俗易懂,态度和蔼,沟通有效 (4) 过程动作熟练、规范,符合操作原则	

(2) 拔管指征:置管引流 48~72 小时后,临床观察无气体溢出,或引流量明显减少且颜色变浅,24 小时引流液<50ml,脓液<10ml,X 线胸片示肺膨胀良好无漏气,患者无呼吸困难,即可拔管。护士协助医生拔管,在拔管时应先嘱患者先深吸一口气,在吸气末迅速拔管,并立即用凡士林纱布敷料封闭胸壁伤口包扎固定。拔管后注意观察患者有无胸闷、憋气,皮下气肿,伤口渗液及出血等症状,有异常及时通知医生。

(3) 注意事项:患者应采用半坐卧位,有利于呼吸和引流;出血量大于 100ml/h,呈鲜红色,有血凝块,同时伴有脉搏增快,提示有活动性出血的可能,及时通知医生;水封瓶打破或接头滑脱时,要立即夹闭或反折近胸端胸引管;引流管自胸壁伤口脱出,立即用手顺皮肤纹理方向捏紧引流口周围皮肤(注意不要直接接触伤口),并立即通知医生处理;患者下床活动时,引流瓶的位置应低于膝盖且保持平稳,保证长管没入液面下;外出检查前须将引流管双重夹闭。漏气明显的患者不可夹闭胸引管。

3. 腹腔引流管的护理　腹腔引流管(图 17-10)是在腹部手术后,引流腹腔内积血积液,防止继发感染。腹腔引流管的放置意义在于:避免渗液、血液积聚而继发感染;观察术后是否有出血和吻合口瘘;为腹腔感染性疾病提供治疗途径;为肿瘤患者术后实施腹腔化疗提供治疗途径(图 17-11)。

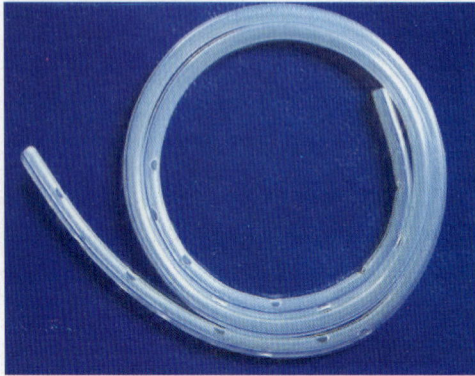

图 17-10　腹腔引流管

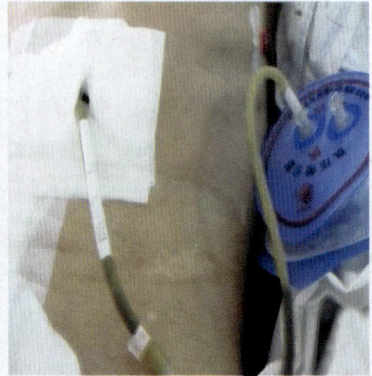

图 17-11　腹腔引流患者

(1)操作流程:见表17-4。

表 17-4　腹腔引流管的护理流程

操作流程	操作要点	沟　　通
评估	(1) 评估患者的病情及腹部体征 (2) 观察引流是否通畅、引流液的颜色、性质和量 (3) 观察伤口敷料处有无渗出液	护士:我已对操作环境、患者病情、意识状态、损伤部位、合作情况、伤口及管道情况进行了评估。用物已准备好,开始操作
准备	(1) 护士准备:仪表端庄、着装规范、剪指甲、洗手、戴口罩 (2) 用物准备:治疗车、治疗盘、血管钳、别针、一次性引流袋(瓶)、污物桶、消毒弯盘(内放消毒纱布 1 块,镊子 1 把)、碘伏、棉签,放置合理 (3) 环境准备:清洁、安静、光线适宜	
实施	(1) 核对医嘱、床号、姓名,向患者告知操作目的及配合要点 (2) 引流管用胶布"S"形固定,防止滑脱,标识清楚 (3) 引流袋位置必须低于切口平面 (4) 定时挤捏引流管,保持引流通畅,防止引流管打折、扭曲、受压 (5) 观察引流液颜色、性质,发现引流量突然减少或增多、颜色性状改变,患者出现腹胀、发热、生命体征改变等异常情况应立即报告医生 (6) 准确记录 24 小时引流量 (7) 定时更换引流袋	护士:您好,您是 1 床王丽吗?根据病情的需要,我来给您更换引流袋,来,我帮您取平卧位,这样便于操作

操作流程	操作要点	沟　通
评价	(1) 按消毒技术规范要求分类处理使用后物品 (2) 正确指导患者:告知其更换体位或下床活动时保护引流管的措施;告知患者出现不适及时通知医护人员 (3) 语言通俗易懂,态度和蔼,沟通有效 (4) 全过程动作熟练、规范,符合操作原则	护士:谢谢您的配合,您在翻身、下床活动时注意保护引流管,防引流管脱出,如果您有什么不适,如出现腹胀、发热,请及时呼叫我,我也会随时来看您的

（2）拔管指征:预防性应用的引流管应在48～72小时拔除,若为防止吻合口破裂后消化液漏入腹腔则应在4～6日拔除。腹腔内引流管如48～72小时不能拔除,则每48～72小时应转动皮管一次,以免长期固定压迫造成继发性损伤。

（3）注意事项:患者翻身、下床、排便时应防止引流管脱出或折断滑入腹腔,滑出者应更换新管插入;拔管后注意观察伤口渗出情况,渗出液较多应及时通知医生处理;观察有无感染、出血、慢性窦道等并发症。

4. 脑室引流管的护理　脑室引流是经颅骨钻孔或椎孔行脑室穿刺放置引流管(图17-12),将超出正常容量的脑脊液引流出脑室外,以降低颅内压、排出脑室积血、降低伤口脑脊液漏的治疗措施之一,同时用于各种原因脑室出血(图17-13)。

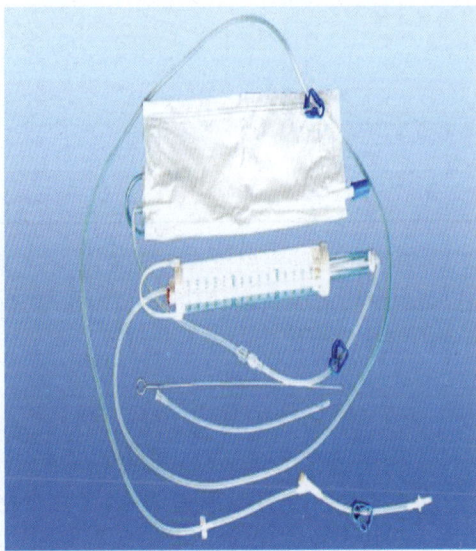

图 17-12　脑室引流装置

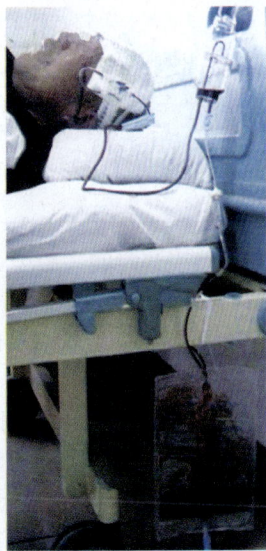

图 17-13　脑室引流患者

（1）操作流程:见表17-5。

表 17-5　脑室引流管的护理流程

操作流程	操作要点	沟　通
评估	(1) 评估患者意识、瞳孔、生命体征及头痛、呕吐等情况 (2) 观察引流管内液面有无波动,引流液的颜色、性状、量 (3) 观察伤口敷料有无渗出	护士:我已对操作环境、患者病情、意识状态、损伤部位、合作情况、伤口及管道情况进行了评估。用物已准备好,开始操作

操作流程	操作要点	沟　　通
准备	(1) 护士准备:仪表端庄、着装规范、剪指甲、洗手、戴口罩 (2) 用物准备:治疗车、治疗盘、血管钳1把、别针、一次性引流袋(瓶)、污物桶、消毒弯盘2个(内放消毒纱布1块,镊子1把)、碘伏、棉签,放置合理 (3) 环境准备:清洁、安静、光线适宜	
实施	(1) 核对解释:核对医嘱、床号、姓名,向患者告知操作目的及配合要点 (2) 妥善固定:患者保持平卧位,将引流管及引流瓶(袋)妥善固定在床头,引流管开口需高于侧脑室平面10~15cm,以维持正常的颅内压 (3) 观察并记录引流液的颜色、量及性状:脑脊液每日引流量不超过500ml为宜;颅内感染患者因脑脊液分泌增多,引流量可适当增加。若脑脊液中有大量血液,或血性脑脊液的颜色逐渐加深,常提示有脑室内出血。脑脊液浑浊提示有感染 (4) 保持引流通畅:注意观察引流管是否通畅,若引流管内不断有脑脊液流出,管内的液面随患者呼吸、脉搏上下波动多表明引流液通畅;若引流管内无脑脊液流出,应查明原因。管道标识要清楚,避免引流管因受压、扭曲、折叠、活动及翻身受到牵拉而阻塞 (5) 定时更换引流装置:更换引流装置时,应先夹闭引流管以免管内脑脊液反流入脑室,注意保持整个装置无菌	护士:您好,您是1床王丽吗?根据病情的需要,我来给您更换引流装置,来,我帮您取平卧位,这样便于操作 护士:谢谢您的配合,脑室引流管期间请您保持平卧位,不能随意移动引流袋位置,不要抓挠伤口。如果您有什么不适,请及时呼叫我,我也会随时来看您的
评价	(1) 按消毒技术规范要求分类处理使用后物品 (2) 正确指导患者:留置脑室引流管期间,保持平卧位;嘱患者不能随意移动引流袋位置,保持伤口敷料清洁,不可抓挠伤口等 (3) 语言通俗易懂,态度和蔼,沟通有效 (4) 全过程动作熟练、规范,符合操作原则	

(2) 拔管指征:引流时间一般为1~2周,开颅术后脑室引流管一般放置3~4天。拔管前应行头颅CT检查,并夹闭引流管24小时,观察患者有无头痛、呕吐等颅内压增高症状,如无方可拔管。拔管时应先夹闭引流管,以免管内液体反流入脑室内引起感染。拔管后要注意观察切口处有无脑脊液漏出。

(3) 注意事项:引流早期(1~2小时)特别注意引流速度,切忌引流过快、过多;观察脑室引流管波动情况,注意检查管路是否堵塞;适当限制患者头部活动,翻身时,避免引流管牵拉、滑脱、扭曲、受压;搬运患者时将引流管夹闭、妥善固定;若引流管有阻塞,可在严格无菌操作下用无菌注射器轻轻向外抽吸,切不可注入生理盐水冲洗,以免管内阻塞物被冲至脑室系统,引起脑脊液循环受阻;密切观察患者的意识、瞳孔、脑脊液及生命体征的变化,正常脑脊液无色透明、无沉淀,术后1~2天可略成血性,以后转为橙黄色,如脑脊液由清转为浑浊伴体温升高可能发生颅内感染,应及时报告医生处理;每天更换引流袋,更换时应先夹闭引流管。

5. 十二指肠引流的护理　十二指肠引流是用十二指肠引流管(图17-14)将十二指肠液及胆汁引出体外进行检查,以协助诊断肝、胆、胰腺、十二指肠等脏器的炎症、结石、寄生虫等疾病,同时可以注入药物达到直接治疗的作用。此术可协助诊断胆囊和胆管的炎症、结石、梗阻,判断胆系运动功能;协助肝胆寄生虫如华支睾吸虫(肝吸虫)、胆道蛔虫、蓝氏贾第鞭毛虫等病的诊断;测定十二指肠液的胰酶,了解胰腺功能;引流和经引流管注药对胆系感染亦有一定治疗作用(图17-15)。

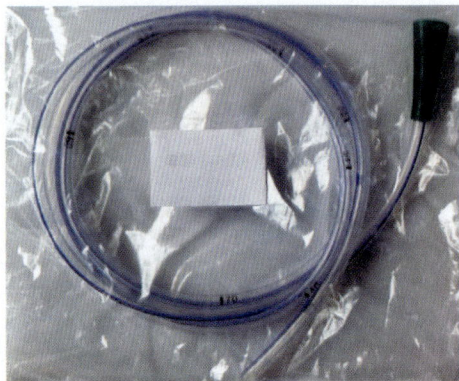

图 17-14　十二指肠引流管

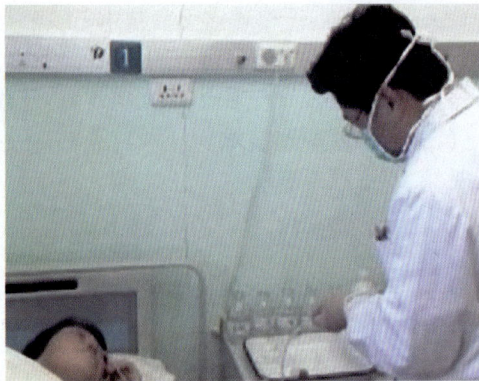

图 17-15　十二指肠引流

（1）操作流程：见表 17-6。

表 17-6　十二指肠引流的护理流程

操作流程	操作要点	沟　通
评估	（1）评估患者的病情、生命体征及胰腺功能 （2）观察引流液的颜色、性质和量	
准备	（1）护士准备：仪表端庄、着装规范、剪指甲、洗手、戴口罩 （2）用物准备：无菌治疗盘内备治疗碗、弯盘、止血钳、镊子、石蜡油棉球、纱布数块、30ml 注射器。无菌手套、引流管、清洁试管及无菌培养瓶各 4 支（分别注明 A，B，C，D）、试管架、酒精灯、火柴、试纸、阿托品 0.5ml、33％硫酸镁 100ml （3）环境准备：清洁、安静、光线适宜	护士：我已对操作环境、患者病情、意识状态、损伤部位、合作情况、伤口及管道情况进行了评估。用物已准备好，开始操作
实施	（1）向患者说明检查目的及方法，消除顾虑，取得其信任与合作 （2）检查前 1 天晚 8 时后禁食，术晨空腹 （3）患者取坐位，颌下铺治疗巾，将涂有滑润油的引流管放入患者咽后部，嘱患者做吞咽动作。当引流管进入 50cm 左右处暂停吞咽，抽出全部胃液 （4）协助患者取右侧卧位，用枕头将臀部抬高约 20cm，嘱患者将引流管间歇徐徐吞入至 75cm 左右处，引流管末端置于试管内。开放引流管，使胆汁自动流入试管内 （5）观察引流液的颜色，用 pH 试纸测试其酸碱度，若为淡黄色呈碱性反应，即为十二指肠液，留取标本为 D 液 （6）注入温热（37℃）33％硫酸镁 50ml，钳闭十二指肠引流管 5～10 分钟，然后放松止血钳，液体自然流出 （7）流出液如为金黄色液体，则是来自胆管及胆囊管之胆汁，5～30ml 为 A 液；25 分钟内流出的暗褐色浓稠液体为来自胆囊的胆汁约 40ml 为 B 液；最后流出的柠檬色稀薄之液体为来自肝胆管的胆汁，为 C 液。将以上胆汁分别收集在 A、B、C 3 支试管内及 3 支培养瓶中送实验室检查 （8）检查完毕，拔出引流管，协助患者洗漱，整理用物	护士：您好，您是 1 床王丽吗？根据病情需要，我来配合医生给您进行十二指肠引流，来，我帮您插入胃管，这样便于操作 护士：您配合得很好，再坚持一会，很快就好 护士：谢谢您的配合，您好好休息吧！如果您有什么不适，如呕血、黑便，请及时呼叫我，我也会随时来看您的
评价	（1）按消毒技术规范要求分类处理使用后物品 （2）正确指导患者：嘱咐患者不要拔出引流管及保持整套装置密闭状态 （3）语言通俗易懂，态度和蔼，沟通有效 （4）全过程动作熟练、规范，符合操作原则	

（2）注意事项：严格遵守无菌技术；正确判断引流管是否在胃内，可注入少量空气，并用听诊器听剑突处，如有气过水声则表示在胃内，如声音远而弱表示管端在十二指肠；嘱患者如有不适可暂禁饮食，如有呕血、黑便等现象，及时配合医生处理。

（二）尿管护理技术

见第15章第1节。

三、监测性管道护理技术

（一）中央静脉插管及中心静脉压测定的配合与护理

1. 中心静脉压概念　中心静脉压（CVP）是指上、下腔静脉进入右心房处的压力，通过上、下腔静脉或右心房内置管测得，它反映右心房压，是临床观察血流动力学的主要指标之一。经皮穿刺检测中心静脉压，主要经颈内静脉或锁骨下静脉，将导管插至上腔静脉。

2. 中心静脉压的正常值及临床意义　CVP的正常值是 $0.49\sim1.18$ kPa（$6\sim12$ cmH$_2$O）。若 CVP 在 $0.196\sim0.49$（$2\sim5$ cmH$_2$O）表示右心房充盈欠佳或血容量不足；若 CVP 在 $1.47\sim1.96$ kPa（$15\sim20$ cmH$_2$O），表示右心功能不良。CVP 高低，主要反映右心室前负荷和血容。CVP 监测的临床意义见表 17-7。

表 17-7　中心静脉压与血压变化的关系及处理原则

中心静脉压	血压	原因	处理原则
低	低	有效血容量不足	加快补液
高	低	心功能不全	减慢输液，使用强心药物
高	正常	容量血管过度收缩	应用扩血管药物
正常	低	血容量不足或心功能不全	补液试验

注：补液试验：在15分钟内快速补液250ml，若中心静脉压不变而血压升高为血容量不足；若中心静脉压升高而血压不变为心功能不全。

3. 适应证

（1）用于不明原因的急性心力衰竭患者。

（2）各类大中型手术，尤其是心血管、颅脑和胸部大而复杂的手术。

（3）各种类型的休克。

（4）大量静脉输血、输液。

（5）血压正常但伴有少尿或无尿时，借以鉴别少尿原因为肾前性因素（缺水）抑或为肾性因素（肾功能衰竭）。

4. 护士如何配合中央静脉插管

（1）评估

1）患者的病情、体位等。

2）患者对中心静脉压测定的认知水平、合作程度及心理反应。

3）患者对静脉穿刺部位皮肤完整性及静脉情况。

（2）准备

1）用物准备：注射盘、无菌中央静脉穿刺包或中心静脉压测定包（带刻度的玻璃测压管、三通器或"Y"形管、延长管、套管针、2%利多卡因5ml、5ml和20ml注射器）、颈外静脉输液用物。

2）护理人员准备：着装整齐、仪表端庄、洗手、戴口罩。

3）环境准备：清洁、安静、温度适宜。

（3）操作步骤：见表 17-8。

表 17-8　中央静脉插管配合操作流程

操作流程	操作要点	沟　通
准备	操作者：护士洗手、戴口罩，携用物至床旁 （1）核对：核对患者床号、姓名，以确认患者 （2）解释：向患者解释中央静脉插管的目的及方法，以取得患者合作，嘱患者排尿 （3）体位：摇平床头，取去枕仰卧位 （4）消毒：暴露穿刺部位，选好插管部位，协助医生常规消毒皮肤，铺无菌洞巾	护士：您好！（患者床前）请问您叫什么名字？××床×××您好！根据病情需要，现在要给静脉插管，希望您能配合，有大小便吗 护士：放松，请不要紧张，我帮您躺好
实施	（1）插管：协助医生局部麻醉后静脉插管：静脉穿刺多选择右侧颈外静脉或锁骨下静脉穿刺，插入静脉导管 12～15cm 至上腔静脉，连接三通器（或"Y"形管）、输液管、测压管，开通输液，并妥善固定静脉导管。也可经股静脉穿刺插管至下腔静脉。但在腹内压增高等情况下，应选择上腔静脉插管 （2）固定：固定测压管使零点与右心房在一水平面上，刻度管的零点与患者仰卧位时的腋中线平齐	护士：现在要给您插管了，请您闭气以减少空气进入气管的机会
测压	测压时先关闭输液导管，让液体进入测压管内，当液面上升升至一定高度时（约 30cm）时，转动三通开关，使测压管与静脉管相通；测压管内液体迅速下降，至一定水平不再下降时，液平面的读数即为中心静脉压（中心静脉压也可用床边监护仪作持续监测，操作时将测压管道系统与监护仪相连即可测压）	
关闭	测压完毕，立即关闭测压管，开放输液通道，先冲净倒流入导管的血液，后调节滴速输液。下次测压时，又可关闭静脉导管，让测压管内液体上升，关闭输液管，再次测压	
整理	协助患者取舒适卧位，整理床单位，清理用物，测毕从三通器上取下测压管换上肝素帽，测压管做浸泡消毒	护士：好啦，现在我帮你躺好，这样睡舒服吗？谢谢你的配合
记录	记录插管时间、患者反应、压力及输液情况等有关事项	

（4）如何测量中心静脉压：测压前应首先选择零点，患者平卧时，测压管的零点位置应定位在患者右侧第四肋腋中线的水平；患者侧卧位时，测压管的零点位置应定位在患者胸骨右缘第 3～4 肋间水平。然后将测压管充满液体，再夹闭三通，使测压管与中心静脉相通，待液柱徐徐降至稳定位置时，其水柱的厘米数即为中心静脉压。测量后将测压管夹闭，开放三通与输液器，以保持静脉通畅。

（5）注意事项

1）严格遵守无菌技术操作，以防感染。

2）静脉导管留置时间一般不超过 5 天，过久易发生静脉炎或血栓性静脉炎，故留置 3 天以上时需用抗凝剂冲洗，以防血栓形成。

3）如导管堵塞无血液流出，应用输液瓶中液体冲洗导管或变动其位置；若仍不流通则用肝素液或 3.8％枸橼酸钠溶液冲洗。

下列哪种情况说明液体量已补足

A. 中心静脉压很低,尿量多

B. 中心静脉压偏低,尿量少

C. 中心静脉压偏低,尿量多

D. 中心静脉压偏高,尿量多

E. 中心静脉压很高,尿量少

分析:中心静脉压的高低可以作为判断心血管功能的指标之一。也可作为临床控制输血、输液的观察指标。如中心静脉压偏低或有下降趋向,常提示输液量不足;中心静脉压偏高超过 $16cmH_2O$,或有进行性升高趋向时,则提示输液过多或心功能减弱,输液需慎重或暂停。故本题选 D。

4)为确保测压的准确性,此管道内不得输入血管活性药物。

5)测压过程中如发现静脉压突然显著波动性升高时,提示导管尖端进入右心室,因心室收缩时压力明显升高所致,应立即退出一小段后再测。

6)单次测定中心静脉压的意义较小,要连续多次观察才有意义,并要注意血管活性药物和加压呼吸对测量值的影响。

7)如需了解中心静脉压的动态变化,应与血压同时检测,结和心功能情况,随时调整输液速度和输液量。

(二)各种造影的管道护理技术

1. 冠状动脉造影术

(1)评估:①患者的年龄、胸片所示升主动脉宽度及有无高血压或主动脉瓣病变等,患者的耐受性及心理反应。②血、尿、大便常规及心、肺、肝、肾等重要器官功能的检查结果;凝血功能检查结果。③正确选择导管的大小。

(2)操作步骤:见表17-9。

表17-9 冠状动脉造影术配合流程

操作流程	操作要点	沟 通
实施	(1)核对解释:核对医嘱,携用物至床旁,尊称并解释 (2)安置体位:患者取仰卧位 碘伏消毒,用无菌布覆盖患者全身	护士:您好,请问您是三床王丽吗?根据病情的需要,现在要给您做冠状动脉造影术,我帮您安置仰卧位,便于操作,希望您能配合
插管	于腹股沟韧带下1.5～2cm股动脉搏动最明显处,在局部麻醉下经股动脉穿刺插入带止血瓣的鞘管,充分抽吸出鞘管中的血液及气泡后注入肝素3000U。然后经该鞘管插入造影导管。注射对比剂插管成功后若压力无衰减,可试验性注射对比剂1～2ml,确定管尖位置合后即可开始造影。每次手推注射对比剂4～6ml,多体位投照	护士:您不用紧张,一会就好。您看,操作很顺利。您配合得很好
拔管	造影完毕后将冠状动脉导管经股动脉拔出	护士:谢谢您的配合,您好好休息吧,有什么不适,请及时呼叫我,我也会随时来看您的
观察	监测心率、心律、呼吸、血压和尿量。观察穿刺局部有无出血和渗血	

考点:囊内注气量及注气顺序,拔管时间、拔管顺序及注意问题

(3)注意事项

1)插入导管过程中需轻柔操作:在推送导管时,一定要注意导丝在导管尖端之外先行,避免导管尖损伤动脉内膜。当导管在推送过程中遇到阻力时,应稍后撤导管,谨慎地推送导丝。切忌强行盲目推送导管。

2)避免导管嵌顿冠状动脉:在导管插入冠状动脉过程中,必须经导管持续监测主动脉内压力。只有当压力不衰减、试验性注射证实导管尖在血管内呈游离状时,方能注射对比剂。

3)反复操作不成功时及时更换导管:进行右冠状动脉插管时,若反复操作导管尖不能固

定在冠状动脉口,尤其当冠状动脉起始部呈钩型向上弯曲时,可选用右冠状动脉导管。

4)预防栓塞并发症:各种导管在插入前必须用肝素盐水仔细冲洗。导管在拔出导丝以后,应充分抽吸血液 3～4ml 弃去,以保证将导管内残存的小血凝块或气泡抽尽,导管连接三联三通后必须首先回吸,将气泡吸尽,方能向导管内注射。

5)操作过程中严密观察患者生命体征变化,发现有异常及时抢救。

(5)术前护理

1)做好解释工作,消除疑虑,安定情绪,术前向患者介绍冠状动脉造影的目的和性质及操作的大致过程,使患者和家属减少顾虑,与医生密切配合,减少不良反应。

2)训练患者有效的咳嗽、吸气、呼气和屏气动作,解释术中造影完毕立即有力咳嗽,从而促使冠脉内的造影剂尽快排空,恢复心肌供血。

3)术前应做的检查,生化、血常规、出凝血时间、肝肾功能、心电图等。

4)术前备皮,做抗生素、碘过敏试验。

5)术前 4 小时禁食,以免术中呕吐。

6)术晨测血压、脉搏和体温。

7)术前患者排空大小便,必要时术前半小时肌注地西泮等。

(6)术后护理

1)术后严密观察生命体征的变化,必要时按医嘱给予吸氧和心电监护。认真填写护理记录单,勤测术侧肢体足背动脉搏动情况,严格执行床头交接班。

2)穿刺部位压迫止血 20～30 分钟。用弹力绷带加压包扎,侧肢平伸包扎处用沙袋压迫止血 8～12 小时,注意防止沙袋滑落和移位。观察穿刺部位有无渗血、出血、血肿形成,若有则进一步观察有无影响远端肢体供血、静脉回流障碍等,可适当抬高穿刺肢体,以促进血液回流。

3)观察足背脉搏动是否良好,注意插管肢体的皮肤、温度、湿度,以了解其供血情况。

4)术后鼓励患者多饮水,以利于造影剂尽快排出。

2.胆道造影

(1)造影前准备

1)做好心理护理,向患者介绍造影的必要性、方法及检查过程中的配合。

2)做好碘过敏试验:详细询问患者有无碘过敏史及其他药物过敏史。造影前 30 分钟给予静脉缓注 30%泛影葡胺 1ml,观察有无过敏反应,如无过敏反应方可造影。

3)准备急救药品及用物,如 1%肾上腺素、地塞米松、氧枕。

4)其他:检查前测量患者心率、血压、呼吸,询问有无特殊不适。仔细检查 T 管是否固定妥当,防止滑脱。排空大小便。

(2)注意事项

1)注入造影剂前应轻轻回抽 T 管及胆管内胆汁、空气。避免注入气泡而误诊为结石阴影。

2)注入造影剂时严格无菌操作,应缓慢不间断推注,避免推注速度过快而促使胆总管内炎性胆汁逆流入肝内胆管引起严重的肝内感染。

3)密切观察病情变化:随时观察患者的生命体征,如患者出现心慌、寒战、大汗淋漓、面色苍白、呼吸困难,立即终止推注。保持呼吸道通畅,同时给予氧气吸入,遵医嘱对症处理。

(3)造影后的护理

1)充分引流:造影结束后松开止血钳,T 管连接一次性引流袋。协助患者取半卧位,使造影剂充分引流。观察引流液的性质,并记录引流量。

2）饮食护理：造影后指导患者禁食 4～6 小时，如无腹胀、腹痛方可进食清淡易消化的半流质饮食，如稀饭、面条等。勿进食油腻食物。嘱多饮水，按医嘱及时准确地经静脉补液，以加速造影剂的排泄。

3）观察生命体征变化：每小时测血压、脉搏、呼吸 1 次，4 次平稳后停测。每日测体温 4 次。如有病情变化随时监测。

考点：胆道造影的注意事项

4）观察并发症：严密观察患者腹部情况，同时注意 T 管瘘口皮肤处有无渗漏。如有腹痛、腹胀、四肢发冷、出冷汗、血压下降，则提示有胆汁性腹膜炎的可能，应立即报告医生，协助做好抢救工作，迅速建立有效的静脉通道，应用抗生素。注入造影剂可引起腹泻。

四、综合性管道护理技术

（一）双气囊三腔管压迫止血术的配合护理

1. 双气囊三腔管及其压迫止血的概念　双气囊三腔管是由包括三腔管、胃气囊和食管气囊三个部分组成，胃气囊和食管气囊附在三腔管的一端，三腔管由一个截面是半圆的腔道和两个截面是 1/4 圆的腔道构成，胃气囊导管和食管气囊导管分别装在 1/4 圆腔道内，胃导管装在半圆腔道内，其截面呈半圆形，其外壁与半圆腔道的内壁密封配合，胃导管可在半圆腔道中活动。双气囊三腔管压迫止血术，是利用柔软的气囊压力，直接压在出血的曲张静脉上，以达到止血。主要用于药物治疗不能控制的食管、胃底静脉曲张破裂出血的患者，是消化内科常用的急救技术，也是临床护理教学的重点内容之一。气囊压迫止血患者痛苦大，并发症多，应细心观察与护理。

考点：双气囊三腔管压迫止血的适应证

2. 双气囊三腔管压迫止血原理　双气囊三腔压迫止血是利用充气的气囊分别压迫胃底和食管下段的曲张静脉，以达到止血目的。双气囊三腔管，一腔通圆形气囊，充气后压迫胃底；一腔通椭圆形气囊，充气后压迫食管下段；一腔通胃腔，经此腔可行吸引、冲洗和注入止血药物。双气囊四腔管专有一腔用于吸取食管囊以上的分泌物，减少吸入性肺炎的发生。

3. 适应证　门静脉高压所致的食管下端、胃底静脉曲张破裂出血。

4. 禁忌证　由于其他原因引起的上消化道出血。

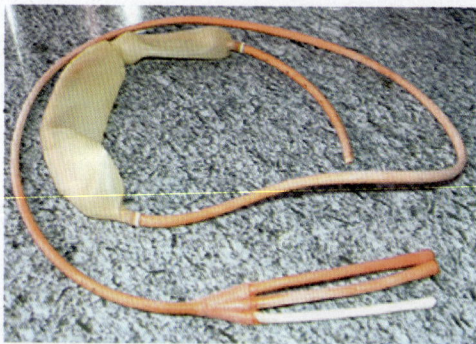
图 17-16　双气囊三腔管

（二）操作前准备

1. 用物准备

（1）治疗盘内放置：治疗碗、弯盘、双气囊三腔管（图 17-16）、短镊子、50ml 注射器 2 支、止血钳 3 把、小线绳两根、弹簧夹 1～3 只、治疗巾、棉垫、纱布、医用胶布、棉签、液状石蜡、生理盐水、血压计、听诊器。

（2）牵引架（或输液架）、牵引物 0.5kg（沙袋或盐水瓶内装 300ml 水）、滑轮、蜡绳、网袋，必要时备胃肠减压器。

（3）特别护理记录单。

2. 使用前检查双气囊三腔管的性能　一般胃气囊注气 200～300ml（压力为 5.3～6.0kPa），食道气囊注气 100～150ml（压力为 4.0～5.3kPa），用弹簧夹夹住管口后仔细检查气囊有无变形、损坏或漏气，要求注气后气囊有足够大小，外观匀称。检查漏气有三种方法：①放入水中，察看有无气泡逸出。②观察抽出气量是否与注入气量相等。③将气囊放在耳边倾听有无漏气声。

3. 患者准备　做好患者及家属的解释工作,消除患者恐惧心理,说明此项操作的目的、操作过程、配合方法等,并给患者示范深呼吸和吞咽动作,以取得患者的合作。检查患者鼻腔,有结痂及分泌物予以清除;对躁动不安或不合作患者,遵医嘱肌内注射地西泮镇静。

4. 操作步骤　见表 17-10。

表 17-10　双气囊三腔管的使用操作流程

操作流程	操作要点	沟　　通
实施	(1) 核对解释:核对医嘱,携用物至床旁,尊称并解释 (2) 安置体位:患者侧卧或半坐卧位头偏向一侧,颌下铺治疗巾 (3) 检查清洁:观察并检查鼻腔,选择通畅无疾患的一侧,用清水或生理盐水棉签清洁鼻腔 (4) 润滑导管:将导管前端及气囊表面用液状石蜡润滑,50～60cm,用注射器抽尽囊内残气后夹闭导管 (5) 缓慢插管:经鼻缓慢插入,同时指导患者做吞咽动作。至50～65cm 标记处时,抽胃液证实已达胃腔	护士:您好!(患者床前)请问您叫什么名字?××床×××您好! 根据病情需要,现在要给你行三腔压迫止血术,目的是利用充气气囊压迫胃底和食管下段静脉,达到止血的目的。希望您能配合,有大小便吗 护士:放松,插管不舒服时请您做深呼吸。您配合得很好 护士:请您做吞咽动作。您配合得很好
注气	先向胃囊内注气(或注水)200～300ml,将开口部反折,以细纱绳扎紧或用夹子夹紧,向外牵拉三腔管,感到有弹性阻力时,表示胃囊已达胃底部,在有中等阻力情况下,用胶布将三腔管固定于患者面部。再在距三腔管尾端 10～20cm 处用蜡绳扎住,穿过牵引架上的滑轮吊以牵引物,进行持续牵引(牵引角度呈 40°左右,牵引物离地面 30cm 左右)并在导管的鼻腔出口处做上标记。若经观察食管止血效果不佳仍有出血者,可向食管囊注气 100～150ml 后夹管,压力维持在 4.0～5.3kPa 以压迫食管静脉。最后用注射器吸出全部胃内容物	
观察	(1) 经常抽吸胃内容物,如见新鲜血液,应考虑是否因牵引不紧或气囊充气不足,造成压迫止血失效,应给予适当调整。必要时将胃管连接于胃肠减压器上,可从吸引瓶中观察止血是否有效 (2) 患者感胸骨下不适,出现恶心或频发早搏,应考虑是否为胃气囊进入食管下段挤压心脏所致,应给予适当调整 (3) 如提拉不慎,将胃气囊拉出而阻塞咽喉部引起窒息,应立即将气囊口打开或剪除三腔管结扎处,放出气体,每 4～6 小时监测一次囊内压,囊内压降低时应抽尽囊内气体,重新注气	护士:如果您感到胸口下不适,或出现恶心,请您及时通知我
拔管	出血停止 24 小时后,可先放食管气囊内的气体,并放松牵引,继续观察 12 小时后仍无出血,可放出胃气囊气体,嘱患者吞服液状石蜡 20～30ml,再缓缓拔出三腔管,以防囊壁与黏膜粘连在拔管时造成损伤	护士:好啦,现在我要给您拔管了,请您配合

考点: 囊内注气量及注气顺序,拔管时间,拔管顺序及注意问题

5. 注意事项

(1) 用前应仔细检查双气囊三腔管的性能和质量。

(2) 气囊压迫后要经常抽吸胃内容物,避免胃膨胀而引起呕吐,因为呕吐可使双气囊三腔管脱出而再次发生大出血。

（3）胃气囊注气量必须足够，以使胃气囊充分膨胀，防止在向外牵引三腔管时因胃气囊过小而滑过贲门进入食管。

（4）食管气囊注气不可太多，以免过分压迫食管黏膜引起坏死。

（5）一般情况下三腔管放置 24 小时后，食管囊应放气 15～30 分钟，放气前应先口服液状石蜡 5～10ml，以润滑气囊壁，防止与食管黏膜粘连，同时放松牵引，并将三腔管向胃内进入少许，暂时解除胃底贲门受压，然后再充气牵引，避免局部黏膜受压过久发生糜烂坏死。

（6）三腔管压迫期限一般为 72 小时，若出血不止，可适当延长。当压迫无效时，因及时检查气囊内压力，偏低者需重新注气，如囊内压仍低者，提示囊壁已破裂，应更换三腔管重新插管牵引。

（7）插管停留期间，应定期用生理盐水冲洗胃管，以防阻塞。出血停止后，如意识障碍的患者可按医嘱定时从胃管腔内注入流质饮食，但必须确认为胃腔后再注入，以免误入气囊发生意外。

（8）注意口、鼻腔清洁，嘱患者勿将唾液、痰液咽下以免误入气管引起吸入性肺炎，甚至发生窒息，每日 2 次向鼻腔滴入少量液状石蜡，以免三腔管黏附于鼻黏膜上造成黏膜损伤。口腔护理，每日两次。

链接

四腔二囊管

四腔二囊管是对二囊三腔管的一种改进。其结构特征是在胃腔的一侧设置一食道腔，且在食道腔接近食道气囊的远近两侧各开一个食道腔近端孔和食道腔远端孔；其优点为：避免因食道内积血反流入气管引起患者窒息，且可从食道腔注入止血药，缩短置管时间，防止食道胃底黏膜糜烂。

（三）血液净化治疗的管道护理

血液净化是把患者血液引出体外并通过一种血液净化装置，除去其中的某些致病物质，达到净化血液，治疗疾病的目的，这个过程即为血液净化。

血液净化技术包括血液透析（HD）、血液灌流（HP）、血浆置换（PE）、血液滤过（HF）、血液透析滤过、免疫吸附等，而连续性血液净化（CBP）、血脂净化、人工肝支持系统（ALSS）是由以上多种技术的联合应用，腹膜透析虽然没有体外循环，仅以腹水交换达到净化血液的目的，但从广义上来讲，也应该包括在血液净化疗法之内。

（四）血液透析和腹膜透析的管道护理

透析疗法是利用半透膜来去除血液中的代谢废物和多余水分并维持酸碱平衡的一种治疗方法。透析疗法并不能治愈尿毒症或肾功能衰竭，它的作用是尽量以人工肾来取代已失去功能的肾脏，从而维系生命。透析疗法可分为血液透析和腹膜透析两种。

1. **血液透析** 简称血透，又称人工肾透析，即为将患者的血液与透析液同时引进透析器（也称为人工肾），两者在透析膜的两侧呈反方向流动，借助膜两侧的溶质梯度、渗透梯度和水压梯度，将血中蓄积的过多毒素和过多的水分清出体外，并维持酸碱平衡的一种治疗方法。是最常用的肾脏替代治疗方法之一，也是最常用的血液净化方法之一。

（1）适应证与相对禁忌证

1）适应证：急性肾衰竭、慢性肾衰竭、急性药物或毒物中毒、肾移植后排异反应使移植肾无功能者。

考点：适应证及禁忌证

2）相对禁忌证：血透无绝对禁忌证，相对禁忌证为凡有严重休克或低血压、心肌梗死、心力衰竭、心律失常、严重出血或感染、恶性肿瘤晚期等，均不宜作血液透析。

（2）护理要点

1）透析前准备：①透析室内必须严格执行定期清洁与消毒制度。②透析前向患者及家属充分解释透析目的、过程、可能出现情况和防治透析反应的措施等，以消除紧张情绪，取得密切配合。③透析前排尿，测体重、脉搏、血压。④准备透析药品，包括透析用药（生理盐水、肝素、5%碳酸氢钠溶液）、急救用药、高渗葡萄糖注射液、10%葡萄糖酸钙溶液、地塞米松及透析液等。⑤检查和保持动静脉瘘管道通畅。并注意观察导管有无滑脱、出血、栓塞、感染等情况的发生，保持导管的清洁无菌。

2）透析过程中的护理：①透析过程中应严密观察患者的生命体征的变化；危重者每隔15～30 分钟，一般患者每隔 30～60 分钟测生命体征和体重一次。②观察血液和透析液颜色是否正常，有无血液分层或凝血现象。③严密观察透析不良反应，注意有无头痛、呕吐、肌肉阵挛等失衡综合征，有无寒战、发热、低血压和过敏反应等现象。④应注意补充蛋白质，摄入量为 1.2～1.4/（kg·d），特别要注意控制摄入水量，即两次透析间期患者的体重增长不能超过 2.5kg。⑤注意防止管道接头松脱出血。⑥观察透析装置各部件运转是否正常。⑦按要求采集化验标本送检。

（3）透析过程中的并发症的预防、观察及处理。

1）低血压：是常见并发症之一。患者出现恶心、呕吐、胸闷、面色苍白、出汗、意识改变等，可能与脱水过多过快、心源性休克、过敏反应等有关。处理上应注意严格掌握脱水量，对醋酸盐溶液不能耐受者改为碳酸氢盐透析液。通过透析管道注入生理盐水、碳酸氢钠、林格液或鲜血，一般输入 200～250ml，另外，也可静注 50%葡萄糖溶液 40～60ml 或 10%NaCl 溶液 10ml。

2）失衡综合征：是指发生于透析中或透析后早期，以脑电图异常及全身和神经系统症状为特征的一组病症，轻者可表现为头痛、恶心、呕吐及躁动，重者出现抽搐、意识障碍甚至昏迷。是由于血透对尿素氮等物质清除率高所致，处理时应注意第一次透析时间应短，发生失衡综合征时可静注高渗糖、高渗钠、应用镇静剂等。

3）致热原反应：由于内毒素进入体内所致，表现为寒战、发热等。预防措施为注意严格无菌操作，做好透析管道、透析器的消毒等。发生致热原反应时可用异丙嗪、地塞米松等。

4）出血：多由于肝素应用不当、高血压、血小板功能不良等所致。可表现为牙龈出血、消化道出血，甚至颅内出血等。处理上应注意减少肝素用量、静注鱼精蛋白中和肝素，或改用无抗凝剂透析等。

5）其他：如过敏反应、心绞痛、心律失常、栓塞、溶血等。

（4）透析后护理

1）透析结束时要测量生命体征，注意有无出血倾向、低血压、心力衰竭表现，以及经脉通路的血流声、局部有无渗血等。

2）外渗者应防止滑脱、出血，并避免在该肢体测血压及静脉穿刺。

3）缓慢回血，穿刺透析后要注意穿刺部位的压迫止血，压迫时间要充分，以彻底止血。

4）透析后 2～4 小时内避免各种注射、穿刺、侵入性检查。

5）透析后 24 小时内复查血液生化，并严密观察病情。

6）测患者体重，与之约定下次透析的时间。

考点：并发症的预防、观察及处理

2. **腹膜透析**　简称腹透，是以腹膜为半透膜，将透析液由腹透管注入腹腔，利用腹膜的弥散和超滤作用，将代谢废物排出，以维持水、电解质和酸碱平衡的方法。按透析时间的长短分为连续非卧床腹膜透析（CAPD）和间歇性腹膜透析（CCPD）两种。腹膜透析的优点是简单实用,可在普通病房或家庭内进行。腹膜透析特别适合儿童、老年人和血透禁忌等人群,是特别符合我国国情需要的一种有效肾脏替代治疗手段,具有良好发展前景。

(1)适应证与相对禁忌证

1)适应证:高龄、心血管系统功能差者、建立血液透析血管通路困难者、出血倾向严重不能作血液透析全身肝素化者、糖尿病肾病尿毒症者。

2)禁忌证:腹部大手术后3日内、腹膜有粘连或有肠梗阻者、腹壁有感染无法值入腹透管者、腹腔肿瘤、肠瘘、膈疝等。

(2)护理要点

1)透析前准备:①腹透室内严格执行定期清洁与消毒制度。②透析前向患者及家属充分解释透析目的、过程、可能出现情况和防治透析反应的措施等,以消除紧张情绪,取得密切配合。③备齐腹透物品,腹透管、穿刺插管或手术切开包、Y形接管、袋装透析液等,并检查腹透液是否清晰。④患者体表毛发经清洁处理,下腹部及会阴部进行术前备皮,作普鲁卡因皮试。⑤术前禁食,排空小便。

2)透析过程中的护理:①患者取仰卧位或半卧位,注意保暖,鼓励患者咳嗽、翻身。②透析过程中关注透析液速度不宜过快,每次1000~2000ml,IPD保留于腹腔30~60分钟,CAPD保留4~8小时,然后将透析袋放于地面(清洁毛巾上),是腹腔内已进行过交换的透析液在虹吸作用下流入空袋内流完后再调换另外的透析液袋。如此反复,IPD每天8~10次,CAPD每天3~5次。③分离和连接各种管道前要注意消毒和严格无菌操作。透析液输入腹腔前要干加热至37℃,掌握好各种连接系统。④做好透析液每次进出腹腔的时间、液量、性状的记录,定期送引流液做各种检查,严密观察患者生命体征的变化及有无腹痛、眩晕或恶心、呕吐等。⑤注意腹透后流出液的颜色,如有浑浊,常提示腹膜炎的发生,应及时与医师联系。⑥腹透会丢失体内大量的蛋白质及其他营养成分,应通过饮食补充,及要求患者蛋白质的摄入量为1.2~1.5g/(kg·d),其中50%以上为优质蛋白,水的摄入应根据每日的出量来决定,如出量在1500ml以上,患者无明显高血压、水肿等,可正常饮水。

3)腹透后的护理:①密切观察透析管出口处皮肤有无渗血、渗液、红肿等,并及早处理。②每天换辅料一次,辅料要保持干燥清洁,如有潮湿,应及时更换。③注意观察全身情况,包括生命体征、体重及水肿有否减退等,并做好记录。

近年来,血液净化技术的研究证实透析疗法对中分子量以上毒素清除较差,所有透析患者外周神经病变和免疫功能异常等的改善明显,从而对血液净化的方法进行各种探索。目前较为成熟的新技术有血液滤过、血液灌流、血浆交换和序贯超滤、弥散透析等。

血液滤过是模拟正常肾小球滤过和清除溶质的方式,使用滤过性能良好的透析膜制成有足够跨膜压力的滤过器,达到短时、高效将血液中多余的水分、氮质代谢产物、电解质等滤过消除,同时纠正酸中毒。血液滤过对中分子量物质清除较好,对小分子量物质清除如血液透析,为了全面清除小、中、大分子毒物,血液滤过与血液透析可同时或间隔进行。

(3)腹膜透析过程中常见并发症的及护理

1)引流不畅或腹膜透析管堵塞:为常见并发症,常见原因有腹膜透析管移位、受压、扭曲、纤维蛋白堵塞、大网膜的粘连等。护理方法:①改变患者的体位;②排空膀胱;③服用导泻或灌肠,促使患者的肠蠕动;④腹膜透析管内注入肝素、尿激酶、生理盐水、透析液等可使堵塞透析管的纤维块溶解;⑤可在X线透视下调整透析管的位置或重新手术置管。

2）腹膜炎：是腹透的主要并发症，大部分感染来自透析管道的皮肤出口处，主要由革兰阳性球菌引起。临床表现为腹痛、寒战、发热、腹部压痛、反跳痛、透析液混浊等。护理：用透析液 1000ml 连续冲洗 3～5 次；暂时改作 IPD；腹膜透析液内加入抗生素及肝素等；全身应用抗生素；若经过 2～4 周后感染仍无法控制，应考虑拔除透析管。

3）腹痛：常见原因可能有透析液的温度、酸碱度不当，渗透压过高，透析液流入或流出的速度过快，腹膜炎等。护理时应注意调节好透析液的温度，降低透析液的渗透压以及透析液进出的速度，积极治疗腹膜炎等。

考点：常见并发症的护理

4）其他并发症：如腹膜透析超滤过多引起的脱水、低血压、腹腔出血、腹膜透析管滑脱、慢性并发症有肠粘连、腹膜后硬化等。

（吕　晶　刘爱芸）

第18章

造口护理技术

第1节 造口定义、分类

一、概 述

（一）造口的定义

造口是指消化系统或泌尿系统疾病引起的，需要通过外科手术治疗对肠管进行分离，将肠管的一端引出到体表（肛门或尿道移至腹壁）形成一个开口。目的主要是使肠道或泌尿道排泄物输出，达到行肠道减压、减轻梗阻、保护远端肠管的吻合或损伤，促进肠道、泌尿道疾病的痊愈，甚至挽救患者的生命。

（二）造口术

造口术是用手术的方法在空腔脏器与体表或空腔脏器之间形成人为的开口。造口可以是暂时性或永久性，常用于营养、减压、通气和排出。临床常用的造口术有气管造口术、肠造口术、胃造口术、膀胱造口术。

（三）造口人

为了保住直肠膀胱病变（如直肠癌、膀胱癌、肠梗阻等）患者的性命，医生通过手术切除患者病变的部位，直肠癌会切除直肠、肛管，膀胱癌会切除膀胱，然后在患者的腹部左侧或者右侧开一个口，患者的排泄物（大便或者小便）便会通过该造口排出体外，患者在出院以后将需要在造口处粘贴一个袋子来装排泄物，医学上称这类患者为"造口人"。"造口人"的身体外形发生了变化，排泄物不能随意控制，在社交、饮食、异味处理、造口袋的使用，以及其他问题上给患者带来的困扰，有的人甚至对生活感到悲观失望，对前途失去信心。因此，造口人士作为社会上特殊群体，需要家人的关爱，需要社会帮助，需要康复指导，更需要人们的理解和社会的认可与支持。

> **链接**
>
> **世界造口日**
>
> "世界造口日"是由国际造口协会倡导的，旨在让世界造口人和造口工作者加强联系和交流，对全社会进行造口知识宣教的纪念日。这个纪念日从1996年开始，每3年举行一次，每次定在10月份的第一个星期六。

二、造口的分类

（一）根据肠管造口的功能分类

1. 输入式造口 用于胃及空肠造口，用于因食道梗阻或其他原因不能通过口腔摄入营养物的患者。这种造口通常为临时性,这里不做详细论述。另外一个例子是胃切除术后的胃造口,用于胃减压。

2.排放式造口　排放式造口按造口的部位又可分为以下三种。

(1)结肠造口:永久性结肠造口术最常见的指征为结直肠癌,这类造口约占结肠造口术患者总数的60%,这类患者多数年龄较大,手术高峰年龄为56岁。暂时性结肠造口术最常见的指征为室性疾病的并发症,Crohn's病,及乙状结肠扭转,此外肛门直肠外伤也可能需要进行结肠造口术,结肠造口患者的粪便较为成形,排便也较有规律(图18-1)。

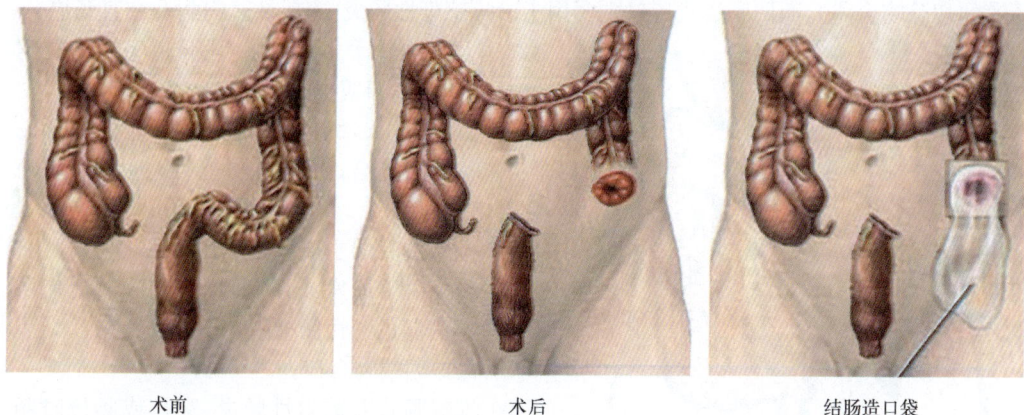

| 术前 | 术后 | 结肠造口袋 |

图 18-1　结肠造口

(2)回肠造口:溃疡性结肠炎(占主要)、Crohn's病、家族性结肠息肉病为常见需行回肠造口术的指征。Crohn's病和室性疾病常需行暂时性回肠造口术。在某些医院,暂时性回肠造口术常被袢式结肠造口术代替以保护远端吻合的肠道。多数手术者的年龄为20～40岁,造口排出物较稀,且量较多,内含少量酶对皮肤的刺激性较强(图18-2)。

(3)尿路造口:肾脏、输尿管、膀胱的损伤及先天性疾病,过去常行尿路造口术治疗,但是新近的外科技术,包括药物的使用及患者自行间歇性的导管插入现在常常取代了手术治疗。事实上,一些尿路造口患者现已被重新认为是潜在的"非转流性"病例。这些患者现在可用间歇性自行导管插入治疗。

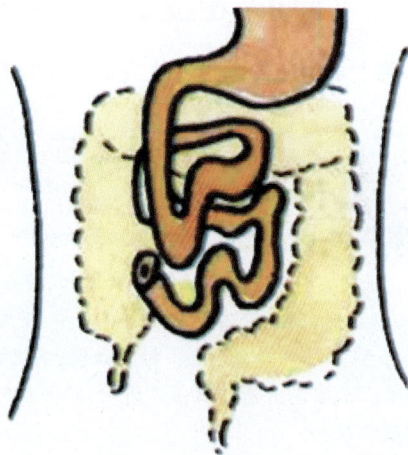

图 18-2　回肠造口

今天尿路造口术的指征主要是肾盂的恶性病变和膀胱癌。(最常见的手术方式为回肠代膀胱手术,及膀胱癌患者,膀胱切除后,游离一段回肠,将两侧输尿管联在回肠上,通过回肠在腹壁上做一开口而排尿。)

3.暂时性造口　用于暂时通过造口将肠内容物排出体外,通过肠内容物的暂时性转流以使"下游"或远端的肠管得以休息和愈合,例如,可保护肠吻合术后的远端肠管免受机械性损伤,而达到促进其延续性恢复的目的。袢式回肠造口和袢式结肠造口就是暂时性造口。

4.永久性造口　用于直肠以及全段或部分结肠切除术,这时肠道的延续性不能恢复,造口用于替代肠道做内容物的输出,两种永久性造口术是端式回肠造口术和端式结肠造口术。尿路转流造口(尿路造口)能够使尿液通过造口排出体外而非通过尿道。常见的方法是将输尿管连接在一小段游离的回肠上,然后这段回肠被引至腹壁造口。

(二)根据造口的方式分类

1. **端式造口** 在腹壁仅一个开口,通常先切除病变的肠段,游离近端肠道,通过切口拉出腹壁,黏膜外翻并与腹壁作分层缝合。通常远端多结扎固定在腹腔内。端式造口大多是永久性造口,结肠端式造口常用来治疗直肠癌或肛门癌及无法恢复的直肠损伤(无法进行远端肠道的切除吻合术),而回肠端式造口主要用于治疗感染性肠炎,家族性息肉病及结直肠癌。

2. **袢式造口** 手术时,将一段肠道经切口拉到腹壁表面,用支撑棒或支撑架支持防止缩回腹腔,支架通常放置5~7天,纵向切开腹壁,黏腹外翻形成两个开口,分层缝合,近端为功能袢,远端为非功能袢。

袢式造口的目的主要有以下几种:

(1)缓解由于原发或继发肿瘤,或放射治疗所至肠腔狭窄引起的急性肠梗阻。

(2)保护远端吻合口。

(3)远端肠管有放射性肠炎,穿孔或肠瘘时肠内容物的转流。

考点: 造口的定义及分类

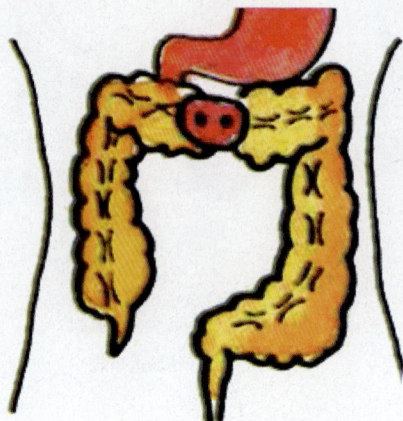

图18-3 横结肠造口

(4)促进肠疾病的愈合,最常见的袢式造口是横结肠造口(图18-3),回肠袢式造口已很少见,但随着手术措施的改进和优良造口袋的出现,目前已逐渐增多。

第2节 各种造口护理技术

案例18-1

张某,男性,49岁,大便次数增加、带血3个月,3个月前无明显诱因,排便次数增多,3~6次/天,不成形,间断带暗红色血迹。有中、下腹痛,无明显腹胀及恶心呕吐。无发热,进食可。近来明显乏力,体重下降约4kg。经结肠镜、病理检查诊断为:结肠癌,入院两周后行结肠造瘘(人工肛门)手术。术后患者情绪低落。请问:护士如何协助患者进行肠造瘘口的护理?护士应如何给患者做健康宣教?

临床常用的造口术有气管造口术、肠造口术、胃造口术、膀胱造口术等。本节重点讨论气管造口术、肠造口术(人工肛门)的护理技术。

一、目 的

(一)气管造口术的护理目的

保持呼吸道通畅,预防气管造口周围皮肤感染。

(二)肠造口的护理目的

维持造口周围皮肤清洁、避免皮肤过敏、炎症发生。

二、适　应　证

1. 气管切开术后,气管套管携带者。
2. 结肠、直肠肿瘤切开术后行肠造口(人工肛门)术后,作为永久肛门排便者。

三、护　　理

(一)气管切开造口的护理

1. 操作步骤　见表18-1。

表 18-1　气管切开造口护理操作流程

操作流程	操作要点	沟　通
评估	患者的年龄、病情、一般状况、对造口的认识程度 患者造口类型及造口功能状况 患者的自理能力、认知水平、心理反应、合作程度	护士:现在我检查一下你气切造口周围的皮肤,您的皮肤没有潮红、破溃、出血等,稍后我要为您清洗伤口,请您配合
准备	(1) 换药盘,(内有镊子一把、Y形纱布一块、碘伏棉球、过氧化氢液棉球、干棉球、无菌生理盐水棉球数个);固定气管套管的颈部系带、气管内套管(与正用的号码相同)、小刷子或纱布条、吸引设备、无菌10ml空注射器、剪刀;双氧水溶液、无菌生理盐水 (2) 洗手、戴口罩 (3) 安静、整洁、温暖、光线适宜、必要时屏风遮挡	1床××,您好!用物已经准备好了,请问可以开始了吗 1床××,现在为您吸痰,过程会有点不适,请您忍耐一下
实施	(1) 洗手后备齐用物携至患者床旁 (2) 核对患者,并向患者及家属解释 (3) ①将内套管内痰液抽吸干净;②用左手拇指及示指将外管两侧的薄板固定,用右手将内管开关逆时针方向旋转90°,轻轻取出内管(图18-4);③用过氧化氢液清除气管套上的痰液及污垢,再用干棉球拭净;④用碘伏棉球由内向外消毒气管造口,再用无菌生理盐水棉球擦拭;⑤气管造口周围用Y形纱布围绕(图18-5);⑥剪除颈部系带,重新用干净的系带固定,系带结打在颈部侧面(图18-5);⑦先抽吸外管,再用左手按住外管薄板将内套管重新插入;⑧将内套管开关依顺时针方向旋转,牢牢锁在外管上,继续观察患者呼吸情况是否顺畅	现在您的皮肤已经洗干净了,没有红肿、出血、异常分泌物等,待皮肤干燥后我再帮您重新包扎
整理	整理用物,洗手	1床××,现在伤口已经帮您处理好了,如果还有什么需要,请随时打铃通知我们,我们也会经常巡视您的,谢谢您的合作
记录	记录患者的痰量、黏稠度、气切口的情况,有无出血及结痂、红肿等	
操作后评估	患者气管造口无感染,用后物品处置符合消毒技术规范	报告老师(举手)操作完毕

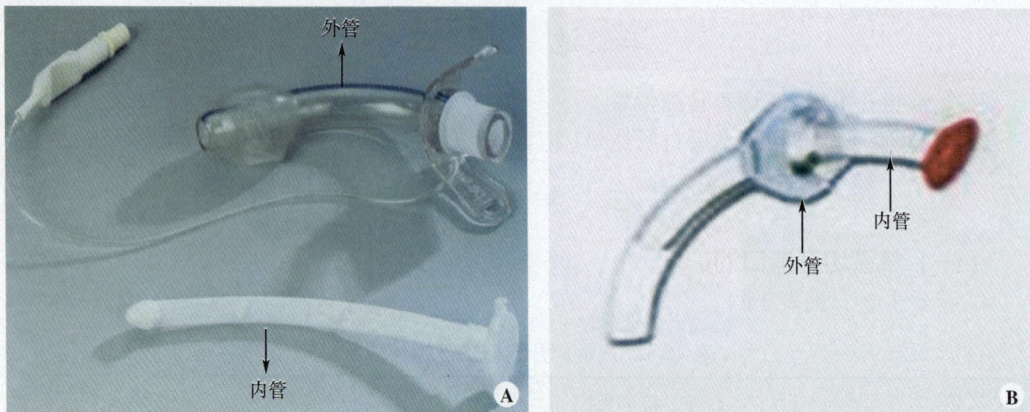

图 18-4　将内管取出

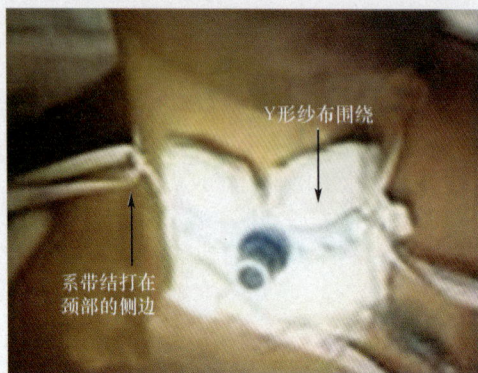

图 18-5　气管切开造口固定

2. 注意事项

（1）严格执行无菌技术操作。

（2）固定颈部的系带避免太紧或太松，保持颈部与系带之间的空隙可放入1～2指为宜，勿打死结。

（3）患者入睡时，避免被子蒙住气切口或滴入药液，以防堵塞或呛到。

（二）肠造口（人工肛门）的护理

1. 操作步骤　见表18-2。

表 18-2　肠造口护理操作流程

操作流程	操作要点	沟　通
评估	患者的年龄、病情、一般状况、对造口的认识程度 患者造口类型及造口功能状况 患者的自理能力、认知水平、心理反应、合作程度	1床××，您好！您的造口留置有一段时间了，现在感觉怎么样了？请让我看一下您的造口好吗？现在有粪便污染了，我将为您换一个新的造口袋，请您协助。我先去准备用物，请您稍等
准备	（1）手消毒液、无菌治疗巾包，一次性手套，铺清洁治疗巾的治疗盘内放造口袋、夹子或橡皮筋，造口度量尺和剪刀，治疗碗2个（一个盛镊子、生理盐水或温开水棉球，一个盛干纱布1～2块），卫生纸（可由患者准备）和垃圾袋。必要时备：皮肤保护膏和皮肤保护粉 （2）洗手、戴口罩 （3）了解更换造口袋的目的，并能配合 （4）安静、整洁、温暖、光线适宜、必要时屏风遮挡	1床××，您好！现在开始为您更换造口袋了，请您配合

续表

操作流程	操作要点	沟　通
实施	(1) 洗手、戴口罩备物至床前	现在我要撕开旧的袋子了,有
	(2) 核对床号、姓名,告知患者及家属配合的方法	什么不舒服请随时告诉我
	(3) 关闭门窗、遮挡患者,协助患者取适宜体位	
	(4) ①戴手套,铺治疗巾在患者身下;②一手轻按腹壁,一手由上向下撕离旧造口袋,观察内容物情况,并将开口向内卷好,用卫生纸包裹后置于垃圾袋内(图 18-6);③先用卫生纸擦去造口及周围残留的排泄物,观察造口周围皮肤情况;④用镊子夹湿棉球擦拭造口及周围皮肤至干净为止,用纱布轻轻擦干(图 18-7);⑤用造口度量尺测量造口的大小和形态并作标记,按照测量好的尺寸用剪刀将造口袋底板剪好(一般开口要比造口本身大约 2mm),撕去造口袋底板粘贴面的纸,手不可触粘贴面,如有需要可涂皮肤保护膏;⑥根据造口的位置由下向上将造口袋贴上,贴好后按压底盘 3～5分钟,将造口袋与造口袋底盘连接,检查并夹好便袋夹	现在您的皮肤已经洗干净了,没有过敏或破损,待皮肤干燥后我再帮您换一个新的
整理	协助患者取舒适体位,整理床单位和用物,交代注意事项,致谢	1 床××,现在造口袋已经更换好了,请您注意观察造口周围皮肤的血运情况,并定期用手扩造口,防止造口狭窄。如果还有什么需要,请随时告诉我们,我们也会经常巡视您的,谢谢您的合作
记录	脱手套,洗手,记录	
操作后评估	患者使用造口袋后无污物渗漏,用后物品处置符合消毒技术规范	报告老师(举手)操作完毕

考点: 气管造口、肠造口的护理

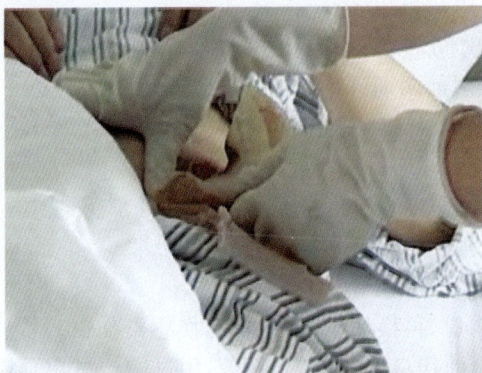

图 18-6　撕下旧造口袋

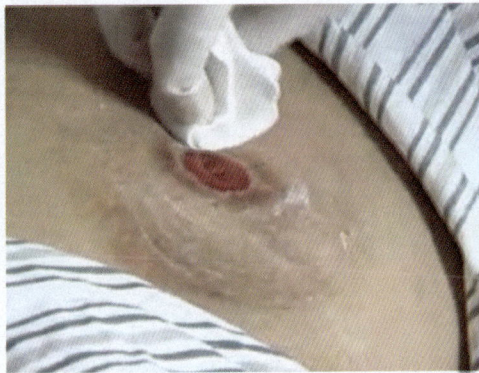

图 18-7　清洁造口周围皮肤

2. 注意事项

(1) 便袋内容物超过 1/3 时应取下清洗,更换另一个便袋。

(2) 观察造瘘口肠黏膜的血液循环,肠造口有无回缩、出血及坏死。

(3) 造口处拆线后,每日进行扩肛一次,防止造口狭窄。

(4) 训练排便习惯,以养成良好的排便习惯。

(5) 更换便袋太快或太勤容易损害皮肤,所以更换时,要小心慢慢撕离,避免过度刺激皮肤。

(6) 如果对现时所用的造口物品有不良反应,应立即停止使用。

第3节　外科一般换药法

人们在生活和工作中,常常遇到各种外伤,引起皮肤和软组织的损伤;接受外科手术后机体上也会留有手术伤口。正确处理伤口,能促进其愈合,反之,可能化脓感染,经久不愈,甚至并发全身感染而危及生命。换药,又称更换敷料,是外科基本技术操作,适用于各类创口的处理。正确的换药方法是保证伤口愈合的重要条件,操作中要求严格遵守无菌原则,防止交叉感染。换药应在专门的换药室进行,住院患者视病情需要也可以在病房换药。

一、伤口分类与处理原则

根据创伤和外科手术中污染的可能性划分。

1. 清洁伤口　是指非外伤性的、未感染的伤口。通常指没有污染的各种手术切口(如甲状腺次全切除术、腹股沟疝修补术等),缝合后一般都达到一期愈合。外伤性的伤口难免有不同程度的污染,但经过处理后能使污染减少,甚至变成清洁伤口。处理原则:立即缝合或经常规消毒处理后缝合。

2. 沾染伤口　是指可能污染或感染伤口。如手术时可能带有污染的缝合切口(胃大部切除术等)、皮肤不容易彻底灭菌的部位的伤口、伤后8小时内处理的伤口等。处理原则:认真清创缝合,清创的目的是使其转变成接近于清洁伤口,清创后当即缝合或延期缝合。

3. 感染伤口　是指各种污染伤口、流脓伤口,邻近感染区或组织直接暴露于感染物的切**考点:**伤口口,如化脓性阑尾炎手术切口、痔疮手术切口、延迟处理的开放性创伤伤口等。伤口有渗出**的分类和处**液、脓液、坏死组织等,周围皮肤常有红肿。处理原则:充分引流脓液,冲洗脓腔,尽量消除脓**理原则**液。伤口须经换药,逐渐达到瘢痕组织愈合。

二、换药的目的及原则

从身体组织受到创伤到愈合,需要经过一段时间,并经历3个过程,即炎性期(渗出期)、增生期(肉芽期)和修复期(成熟期)。换药主要是对前两期进行处理。

(一)目的

1. 观察和了解伤口情况,以便作出相应的处理。

考点:换药 2. 清洁伤口,去除异物、脓液和坏死组织,保持伤口清洁和引流通畅,控制局部感染。
的目的 3. 保护伤口肉芽组织和新生上皮,促进伤口愈合。

(二)原则

1. 根据伤口性质安排换药顺序　先换清洁伤口,再换沾染伤口,最后换感染伤口。特异性感染(如破伤风、气性坏疽、铜绿假单胞菌感染)的伤口,应由专人换药,用过的器械单独消毒灭菌,换下的敷料立即焚烧处理。

2. 根据伤口情况决定换药次数　过于频繁的换药会损伤新生的肉芽组织,还可能增加感染的机会。外科手术切口,可术后2～3天换药1次以观察伤口,若无感染或敷料潮湿、脱落等情况,可直至拆线时换药;一般的肉芽伤口每日换药1次;肉芽组织生长健康,分泌少的伤口,隔日换药1次;脓肿切开引流次日可不换药,以免出血;感染重、脓性分泌物多的伤口可增加换药次数,每日1次或数次。

3. 根据伤口情况确定处理方式　对无感染的浅表创面可采用干燥法,即不使用药物,只在表面用凡士林纱布保护;对感染重、脓性分泌物多、水肿等创面,可采用适宜的药液纱条湿敷;对脓腔伤口可以用纱条填充引流。

三、一般换药法

(一)评估

1. 患者病情及伤口情况　询问受伤原因,观察伤口的位置、深浅、大小、有无出血、异物、分泌物或坏死组织等。据此准备换药器械、敷料和药品等。

2. 患者的一般情况　患者年龄、意识、心理状态,患者是否理解并配合换药操作等。

(二)准备

1. 操作人员准备　着装规范、整洁、洗手、戴口罩,必要时戴手套。

2. 用物准备　治疗盘(图18-8)内置:无菌换药碗(盘)2只、镊子(有齿1把用于传递无菌物品,无齿1把用于换药)、乙醇棉球和盐水棉球各数只(分别置换药碗两侧,不可混淆,另一只碗盖在盛有物品的碗上)、干纱布及药纱条若干、胶布、棉签、绷带、剪刀、弯盘、治疗巾等。有些伤口还需准备引流物、血管钳、探针等。也可准备一次性换药包(图18-9)。

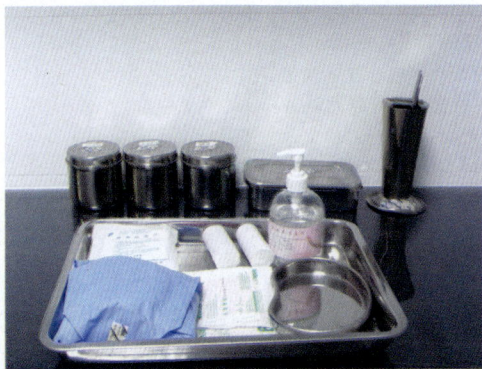

图18-8　换药盘

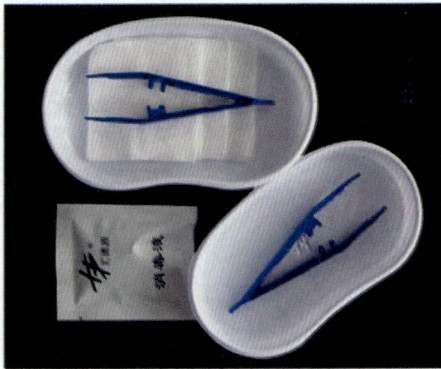

图18-9　一次性换药用物

3. 患者准备　清醒患者需向其解释换药的目的及配合方法,提前排空大小便。协助取舒适体位,充分暴露创面以便于操作,同时注意保暖。如伤口较复杂或疼痛较重,可适当给予镇痛或镇静药物以解除患者的恐惧及不安。

4. 环境准备　原则上在换药室进行。如确需在病房内换药,换药前半小时内不可扫地、铺床等,应避开患者用餐和休息时间换药。病房内温度适宜,光线明亮,必要时屏风遮挡。

(三)操作流程

见表18-3。

表18-3　一般换药法操作流程

操作流程	操作要点	沟　通
评估　　略		护士:我已对患者病情、意识状态、合作程度、伤口情况、操作环境等进行了评估。用物准备完毕,报告老师(举手)开始操作
准备　　略		

操作流程	操作要点	沟　通
实施	(1) 核对:核对床号、姓名 (2) 解释:告知换药的目的和方法,取得患者的配合 (3) 暴露伤口:根据需要安置舒适体位,暴露伤口所在部位,铺治疗巾于伤口下,注意保暖 (4) 揭除敷料:朝向伤口方向揭去胶布。用手揭去外层敷料折放于弯盘内(图18-10)。用无菌镊除去内层敷料或纱条(图18-11)。最内层敷料与创面粘贴紧密时,可用生理盐水浸湿软化敷料后再揭除,防止用力揭开可能引起的疼痛、渗血或新生肉芽组织的损伤 (5) 观察伤口:如有少量渗血,取棉球按压片刻即可止血。认真检视取下敷料上的分泌物量、颜色、气味等。观察创面大小、颜色、深浅、有无感染、脓液、新生肉芽情况等 (6) 清理伤口:双手执镊操作。右手镊子可直接接触伤口,左手镊子专用于从换药碗中夹取无菌物品递给右手(两镊不可相碰)。先以乙醇棉球由内向外环形擦拭消毒伤口周围皮肤2次,范围稍大于敷料范围。再以生理盐水棉球轻轻清洗伤口,清洁伤口由内往外清洗,污染伤口由外往内清洗 (7) 覆盖敷料:根据伤口情况,敷以相应的药液纱条或凡士林纱条,用无菌纱布覆盖,用胶布或绷带固定。胶布粘贴应与肢体或躯体纵轴垂直。创面大、分泌物多者可加用棉垫。也可以用一次性敷贴覆盖伤口并固定。换药结束,撤除用物,询问患者感受及有无不适,协助患者卧床休息,整理床单位,交代注意事项,致谢	护士:您好!(换药室内或患者床前)请问您叫什么名字? ××床×××您好! 根据需要,现在要为您换药。刚才已经向您解释了换药的目的和方法,希望您能配合。您现在需要大小便吗
整理	整理用物,更换下来的各种敷料倾倒入污物桶内;所用器械浸泡在消毒液中预处理,再进一步消毒灭菌	护士:我已帮您换好药,谢谢您的配合! 您现在感觉怎么样? 还有什么需要吗? 我建议您多休息,多吃一些富含蛋白质、维生素和锌的食物,有利于伤口愈合
记录	洗手,记录换药时间、伤口愈合情况、所用药物等	
操作后评价	(1) 患者理解换药的目的,主动配合。护患有效沟通,患者满意 (2) 换药程序、手法正确,无污染、无浪费现象	报告老师(举手)操作完毕

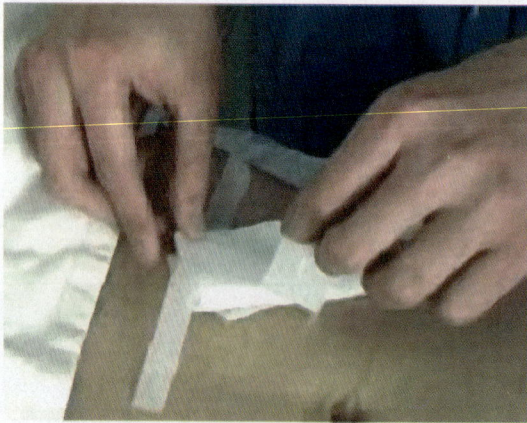

图18-10　揭除外层敷料

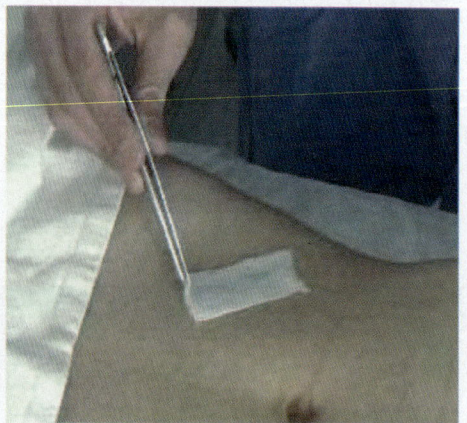

图18-11　揭除内层敷料

(四)注意事项

与患者良好沟通,做好心理护理,消除患者的恐惧和顾虑,减轻伤口疼痛;严格无菌操作,两镊不可接触,以防污染;揭除胶布及敷料时动作轻柔,以防损伤皮肤及创面新生组织或引起患者疼痛;暴露伤口及处理创面得当,保护患者的安全、舒适和隐私。

五、不同伤口的处理

（一）缝合伤口的处理

1. 正常愈合伤口(图 18-12)　术后 2～3 天在无菌操作下查看伤口 1 次,无感染现象,可至拆线时更换伤口敷料。

2. 有引流伤口　手术中渗血较多或有污染的伤口(开放性损伤),切口内常放置橡皮片或橡皮管引流,如渗血、渗液湿透外层纱布,应随时更换以保持干燥。引流物一般术后 24～48 小时取出。

3. 缝线反应　术后 3～4 日若患者自觉伤口疼痛或有发热,应及时检查伤口,是否有感染

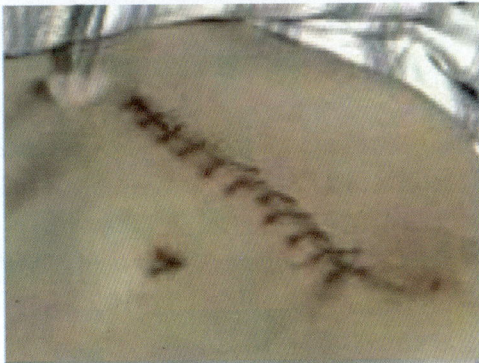

图 18-12　正常愈合的缝合伤口

发生。如出现缝线反应,针眼周围发红,可用 70％乙醇溶液湿敷或红外线照射,使炎症吸收。

4. 针眼处脓肿　针眼周围暗红,肿胀,直径一般不超过 1cm,线眼处出现小脓疱或有脓液渗出。可用无菌针头刺破表皮,以干棉签拭去脓液,涂碘酊和乙醇。必要时拆去此针缝线。

5. 伤口感染　局部红肿,范围较大,有硬结,压痛明显。初期给予物理疗法,如红外线照射。化脓时应拆除部分缝线,分开切口并放置引流物进行引流。

（二）肉芽创面的处理

应根据创面的变化采取不同措施。

护考链接

万先生,49 岁。阑尾炎切除术后第 3 日,切口针眼处发红,稍肿,有一针眼处有小脓疱。

1. 护士为其伤口换药时不妥的措施是
   A. 组织对缝线的反应,用 70％乙醇溶液湿敷
   B. 针眼处脓肿,用红外线照射
   C. 针眼处小脓疱可以用无菌针头刺破表皮,拭去脓液,涂碘酊
   D. 必要时可拆除脓疱处缝线
   E. 有脓腔伤口可放置合适引流物,保持引流通畅

2. 换药时错误的操作是
   A. 暴露伤口及处理创面得当
   B. 揭除胶布和内敷料时动作要轻柔
   C. 用 70％乙醇棉球由内向外环形消毒伤口周围皮肤
   D. 用 70％乙醇棉球轻轻擦拭伤口
   E. 换药时两把镊子不可相碰

分析:该患者伤口为手术后缝合伤口,换药时发现伤口处有缝线反应可用 70％乙醇湿敷。针眼处小脓疱用无菌针头刺破,无菌棉球拭去脓液,并涂碘酊和乙醇,必要时可以拆除此处缝线。护士为患者换药前应酌情暴露伤口以利操作,动作要轻柔,尤其揭除胶布和内层敷料时要避免加重伤口损伤。清理伤口时应该先用乙醇棉球由内向外环形消毒伤口周围皮肤 2 次,范围稍大于敷料范围,再用生理盐水棉球轻轻清洗伤口,双手持镊,两镊分工清楚,不可相碰,以防污染。故答案 1.B,2.D。

1. **健康肉芽** 为鲜红色,较坚实,呈颗粒组织、分泌物少,触之易出血,处理时先以生理盐水棉球蘸吸除去分泌物,外敷等渗盐水纱布或凡士林纱布。较窄的伤口可用蝶形胶布拉拢创缘,以利尽早愈合,减少瘢痕形成。面积较大的新鲜肉芽创面,应尽早植皮覆盖,缩短愈合时间。

2. **肉芽生长过度** 肉芽高于创缘,阻碍周围上皮生长,应将其剪平,以棉球压迫止血,或用硝酸银烧灼后再生理盐水湿敷。要注意保护正常肉芽组织。

3. **肉芽组织水肿** 创面淡红、表面光滑,质地松软,触之不易出血,宜用3‰～5‰高渗氯化钠溶液湿敷。

4. **感染创面** 创面清洗后,脓液稀薄且量多时,用0.1‰依沙吖啶(雷夫奴尔)溶液等药液纱条湿敷;脓液稠厚且坏死组织多者,可剪除坏死组织,应用含氯石灰硼酸溶液(优琐)纱条湿敷。

(三)脓腔伤口的处理

此类伤口多是脓肿切开引流后残余的脓腔,或是缝合伤口感染引起的深部组织化脓。特点是伤口深、脓液多。可酌情用生理盐水、3‰硼酸溶液或0.5‰碘伏溶液冲洗脓腔,然后放置合适的引流物,保持引流通畅。

第4节 缝合与拆线

案例18-3

患者,王女士,40岁,因多发性子宫肌瘤伴轻度贫血住院治疗。身高158cm,体重81kg,手术方案:在全麻下行子宫全切除术。为保障手术的成功和促进术后腹部伤口愈合,术者在缝合时注意什么?患者术后多少天可以进行腹部伤口拆线?拆线后伤口可以暴露不覆盖敷料吗?

一、缝 合

缝合是将已经切开或外伤断裂的组织、器官进行对合或重建其通道,恢复其功能。是保证良好愈合的基本条件,也是重要的外科手术基本操作技术之一。不同部位的组织器官需采用不同的方式方法进行缝合,必须做到解剖层次清楚、止血完善、缝合整齐、减轻术后反应,促进伤口愈合。

(一)缝合的原则与基本要求

在彻底止血的基础上,自深而浅逐层进行严密而正确的对位缝合,以期达到一期愈合的目的。

1. **要保证缝合创面或伤口的良好对合** 缝合应分层进行,按组织的解剖层次进行缝合,使组织层次严密,不要卷入或缝入其他组织,不要留有残腔,防止积液、积血及感染。缝合的创缘距及针间距必须均匀一致,使受力及分担的张力一致,伤口外观整齐美观。

2. **注意缝合处的张力** 结扎缝合线的松紧度应以切口边缘紧密相接为准,不宜过紧,换言之,切口愈合的早晚、好坏并不与紧密程度完全成正比,过紧过松均可导致愈合不良。伤口有张力时应进行减张缝合,伤口如缺损过大,可考虑行转移皮瓣修复或皮片移植。

3. **缝合线和缝合针的选择要适宜** 无菌切口或污染较轻的伤口在清创和消毒清洗处理后可选用丝线,已感染或污染严重的伤口可选用可吸收缝线,血管的吻合应选择相应型号的无损伤针线。

(二)缝合方法

按组织的对合关系分为单纯缝合、外翻缝合、内翻缝合三类;每一类中又按缝合时缝线的连续与否分为间断和连续缝合两种;按缝线与缝合时组织间的位置关系分为水平缝合、垂直缝合;有时则将上述几种情况结合取名。按缝合时的形态分为荷包缝合、半荷包缝合、"U"字缝合、"8"字缝合、"T"字缝合、"Y"形缝合等。另外还有用于特别目的所做的缝合，如减张缝合、皮内缝合、缝合止血等。

单纯缝合法是将被切开的皮肤、组织两边缘对合起来的缝合。常用于皮肤、肌肉、筋膜、腹膜、胃肠道的黏膜或内层缝合。包括间断缝合和连续缝合，间断缝合中又可分为单纯间断缝合和"8"字形缝合；连续缝合又可分为单纯连续缝合和连续锁边缝合。

1. 单纯间断缝合（图 18-13）　操作简单，应用最多，每缝一针单独打结，多用在皮肤、皮下组织、肌肉、腱膜的缝合，尤其适用于有感染的创口缝合。

2. "8"字缝合（图 18-14）　由两个间断缝合组成，缝扎牢固、省时，如筋膜的缝合。

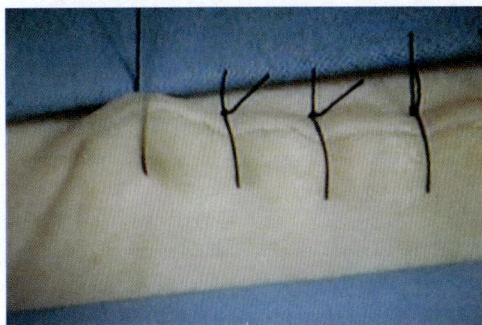

图 18-13　单纯间断缝合

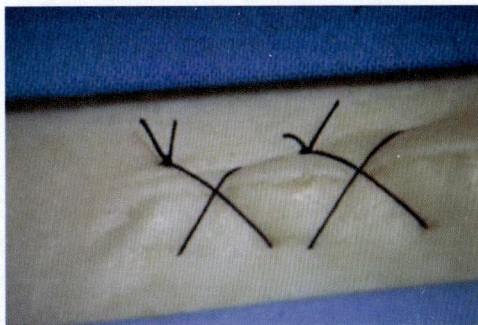

图 18-14　"8"字缝合法

3. 连续缝合法（图 18-15）　在第一针缝合后打结，继而用该缝线缝合整个创口，结束前的一针，将重线尾拉出留在对侧，形成双线与重线尾打结。

4. 连续锁边缝合法（图 18-16）　操作省时，止血效果好，缝合过程中每次将线交错，多用于胃肠道断端的关闭，皮肤移植时的缝合。

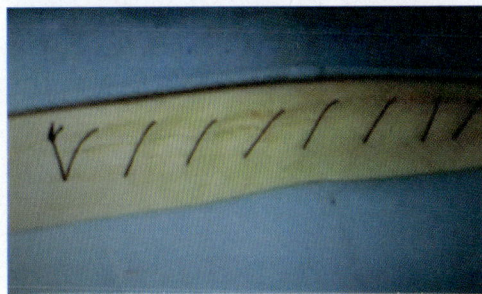

图 18-15　连续缝合法

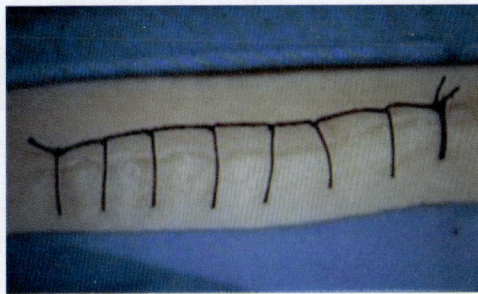

图 18-16　连续锁边缝合法

（三）注意事项

1. 按解剖层次由深至浅分层缝合，注意对合整齐，不留死腔，松紧适度。

2. 严密观察伤口情况。伤口缝合后的 24 小时内注意观察有无渗血，有无皮下血肿，有体腔器官缝合伤口的严密观察生命体征警惕体腔内出血。伤口缝合后的 2～3 天，如果患者自觉伤口疼痛为搏动性，并呈持续状态，甚至在伤口周围出现红肿或发热，这是伤口发生感染的表现，应及时报告医生处理。

3. 遵医嘱给予抗生素预防伤口感染。

4. 注意补充营养和水分，进食高蛋白、高维生素易消化饮食，以促进伤口修复愈合。

二、打　结

打结法是外科手术中最常用和最基本的操作之一,正确而牢固地打结是结扎止血和缝合的重要环节,打结的质量和速度对手术时间的长短、手术的安全以及患者的预后都会产生重要的影响。结扣打得不正确就有可能松动滑脱,导致出血或缝合的组织裂开不愈,继发感染及消化液泻漏等。给患者带来痛苦甚至危及生命。因此必须正确、熟练地掌握外科打结技术。

（一）打结的种类

手术中常用的为方结、三重结与外科结。

1. 方结　又称平结,由方向相反的两个单结相叠而成,其特点是结扎线交错重叠,结扣牢固,不易松脱,是手术中最常用的结,适用于较少的组织或较小血管以及各种缝合的结扎。

2. 三重结　是在方结的基础上再加一个单结,第三个结又与第二个结的方向相反,又称加强结。多用于较重要的血管,张力较大组织的结扎。另外,使用肠线或化学合成线等表面光滑的线,为防止松脱,通常需要作三重或多重结。

3. 外科结　在打第一个单结时线重绕两次,以增加线间的摩擦力,在打第二个结时不易滑脱或松动,因而较牢,但由于费时,故仅于结扎大血管和张力缝合后的结扎。

打结方法不对,则容易造成以下两种错误的线结:

1. 假结　又称顺结,系由同方向的两个单结组成,易于滑脱,应避免使用。

2. 滑结　打方结时,由于操作者拉线时二手用力不均,一紧一松,或只拉紧一侧线头而用另一侧线头打结,造成重叠绕在一根直线上的滑结,极易滑脱,术中尤要注意避免(图18-17)。

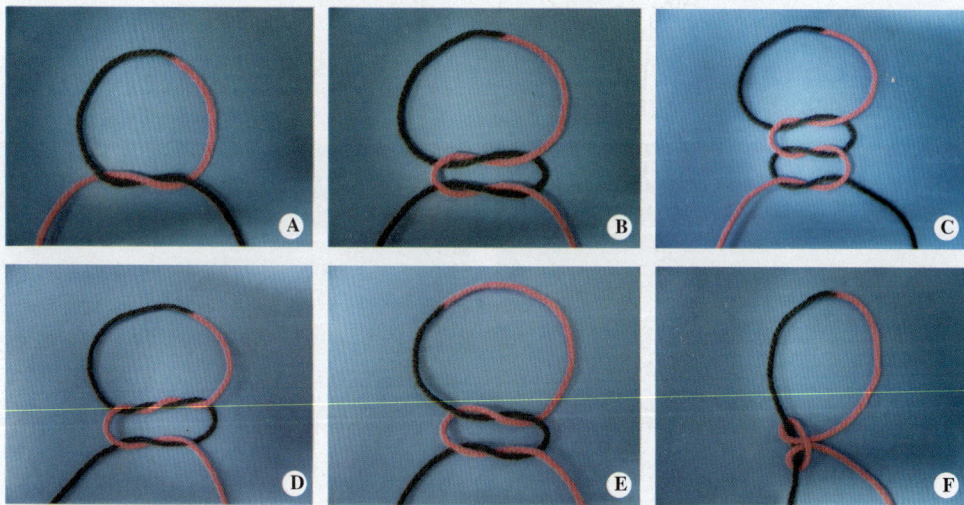

图 18-17　打结的种类
A. 单结;B. 方结;C. 三重结;D. 外科结;E. 假结;F. 滑结

（二）打结方法

1. 单手打结法　一手持线,配合另一手打结,主要动作为"持线、挑线、钩线",由拇、示、中三指末节完成。一般用右手握持针器或缝线,以左手打结较为方便。

2. 双手打结法　除用于一般结扎外,还用于深部组织张力较大的缝合结扎,双手打结较单手打结法复杂,但更牢固可靠。

3. 持钳打结法　一般用于结扎线过短或深部手术的结扎。将血管钳放在较长端缝线与结扎物之间，用长头端缝线环绕血管钳一圈后，再打结即可完成。

（三）注意事项

1. 打第一道结时，拉线方向必须顺着结扎方向，否则缝线易在结扣处折断。

2. 打方结时，第二道打结方向必须相反，即两手须交叉，否则即成滑结。同时注意第一道结扣不要松弛，必要时可用 1 把止血钳压在第一道结扣处，等收紧第二道结扣时，再移去止血钳。线结打在切口的一侧。

3. 两手的用力一定要均匀一致，这一点对结的质量及安全性至关重要。

4. 打结收紧时要三点成一线（两手用力点与结扎点），不可成角向上提起，否则结扣易松脱。

5. 剪线需在直视下进行，勿将线结剪开；同时注意留下线头的长短，一般细线可留短，粗线需留长，丝线留 1～2mm，肠线留 3～4mm，方结稍留长，三重结稍留短。

三、拆　线　法

拆除伤口缝线的方法称为拆线法。只有皮肤缝线需要拆除，所以外科拆线通常指在缝合的皮肤切口愈合以后或手术切口发生某些并发症时（如切口化脓性感染、皮下血肿压迫重要器官等）拆除缝线的操作过程。拆线时应注意不使原来显露在皮肤外面的线段经过皮下组织以免导致细菌污染。

（一）拆线法的操作流程

见表 18-4。

表 18-4　患者切口拆线操作流程

操作流程	操作要点	沟　通
评估	(1) 患者的年龄及营养状况、切口的部位、大小、张力等情况，局部血液供应及缝合伤口愈合等情况 (2) 患者对拆线的认知水平、沟通能力、合作程度及心理反应 (3) 拆线时间：拆线时间因缝线部位、患者年龄等情况而定。头、面、颈部手术，一般 3～5 天拆线，四肢手术 10～12 天拆线，其他部位手术 7～8 天拆线，减张缝合一般 14 天拆线，有时可先采用间隔拆线；已化脓伤口应立即拆线；青少年患者可适当缩短拆线时间；年老体弱、营养不良、糖尿病、贫血患者应适当推迟拆线时间	护士：(到患者床前)您好！请问您叫什么名字？(××床×××您好!)您今天术后 8 天了，身体恢复得很好，伤口愈合良好可以拆线了，希望您能配合，需用便盆吗 患者：哦，不用了
准备	(1) 操作者：仪表端庄、着装规范、剪指甲、洗手、戴口罩 (2) 患者：了解身体恢复情况和缝合伤口愈合情况，知道拆线的过程和需要配合的事项，积极配合拆线操作。排空大小便 (3) 用物：治疗盘内盛无菌换药碗 2 只、短镊 1 把、拆线剪 1 把、干纱布 2 块，另一只碗盖在盛有物品的换药碗上。2.5% 碘酊溶液、70% 乙醇溶液、棉签、胶布、弯盘 (4) 环境准备：环境整洁、安静、舒适、安全。原则上拆线在换药室进行，如需要在病房内拆线，则拆线前 30 分钟不可扫地和铺床，也不宜在患者吃饭和睡觉的时间进行拆线	护士：王阿姨，您好，今天感觉怎样？看起来您的精神好多了，根据医嘱现在给您拆线，拆线过程中您会有点疼，不过请您放心，我会很小心操作的 患者：好的
实施	(1) 查对：核对床号，姓名，拆线部位及时间 (2) 解释：向患者解释拆线的方法，消除紧张、恐惧心理以取得患者配合 (3) 移桌椅：移开床旁桌、椅，松被尾 (4) 安置卧位：根据患者切口部位采取各种不同卧位，注意保暖和必要的遮挡	护士：请您平卧(帮扶患者取合适的卧位)，现在我先揭开伤口胶布，可能有点疼，不过我会顺着毛发生长方向轻轻揭开的。疼吗 患者：不太疼

操作流程	操作要点	沟通
	(5) 消毒:揭除敷料,用2.5%碘酊溶液从内向外进行消毒切口和缝线处及周围皮肤,用70%乙醇脱碘 (6) 剪线:左手持镊夹起线结轻轻向上提,使埋在皮肤内的缝线露出少许,右手持拆线剪在结下贴近皮肤处剪断缝线,向着切口方向抽出缝线(图18-18) (7) 观察病情:注意观察患者病情变化询问患者需求 (8) 消毒整理:再次消毒皮肤后,用无菌纱布覆盖,胶布固定	护士:现在我揭开伤口纱布(用手揭除外层敷料放弯盘内,用无菌镊子夹除内层敷料),您的伤口愈合得很好。拆线前我先用消毒液消毒切口和缝线及周围皮肤。消毒液有些刺激性,可能有些疼痛,请您放松些 护士:现在我开始拆线了,(1针2针,3针……)怎样?疼吗?很好,7针都拆完了。感觉怎样?没问题吧 患者:还好,没问题,谢谢 护士:不用谢
整理	询问患者是否舒适,告知注意事项,整理床单元。致谢	护士:注意不要弄湿伤口敷料,同时不要做剧烈运动,平时咳嗽、打喷嚏时要用手按住伤口,防止突然腹部压力增加,把伤口撑裂,谢谢您的配合(整理用物) 患者:好的,我记住了,谢谢您 护士:不用谢,这是我应该做的。啊,有事您就随时叫我,我会及时来帮助您的
记录	洗手,记录	
操作后评估	(1) 患者积极配合切口拆线 (2) 拆线方法正确,无污染、无线头残留 (3) 患者安全、无损伤	

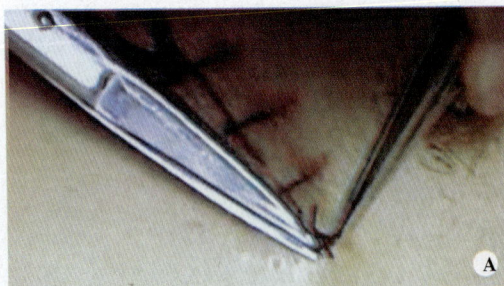

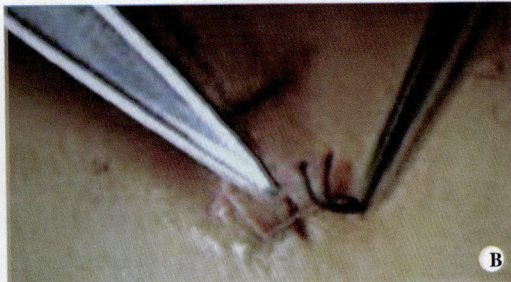

图18-18 拆线法
A. 剪断缝线;B. 拔出缝线

（二）注意事项

1. 拆线时严格无菌操作，防止污染伤口，注意避免残留线头。

2. 拆线后的伤口仍需用无菌敷料保护数天，以避免外来刺激，影响伤口修复。

3. 拆线后活动应循序渐进，注意伤口部位的保护，不要做剧烈运动，以防伤口出血和新的撕裂，影响愈合。

第 5 节　包　扎　法

在损伤救治中，止血、包扎是对伤员进行紧急救护和治疗的有效方法，急救护士通过正确的包扎从而挽救患者生命，解除患者痛苦，提高治愈率，降低伤亡率和致残率。

> **案例18-4**
>
> 　　患者，刘某，男性，32 岁，因车祸致左面颊挫裂伤，左前臂桡侧有一长约 7cm 的伤口出血不止，颜色鲜红，请问急救护士如何为患者快速止血？选用什么材料和方法包扎伤口？患者被送往医院过程中左上腹疼痛，血压下降，有内出血的症状和体征，诊断为脾破裂，急诊手术：在全麻下行脾脏修补术，术后腹部伤口用什么包扎？包扎时注意什么？

一、止　血　技　术

（一）指压止血法

指压止血法是指抢救者用手指、手掌或拳头把出血部位近心端的动脉血管压在骨骼上，使血管闭塞，血流中断而达到临时止血的目的。这是一种快速、有效的首选止血方法。适用于头颈部及四肢中等或较大的动脉出血。

1. 颞浅动脉止血法（图 18-19）　一手固定伤员头部，用另一手拇指垂直压迫耳屏上方凹陷处，可感觉的动脉搏动，其余四指同时托住下颌；用于一侧头顶部出血。

2. 面动脉止血法（图 18-20）　一手固定伤员头部，用另一手拇指在下颌角前上方约 1cm 处，向下颌骨方向垂直压迫，其余四指托住下颌；用于一侧颌部及颜面部的出血。

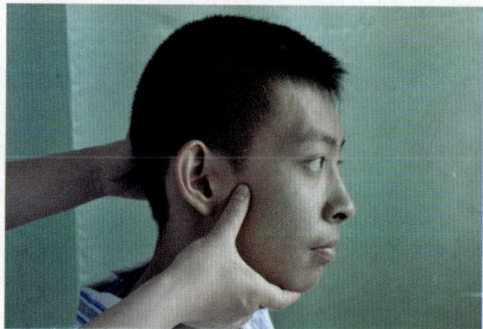

图 18-19　指压颞浅动脉　　　　　　　图 18-20　指压面动脉

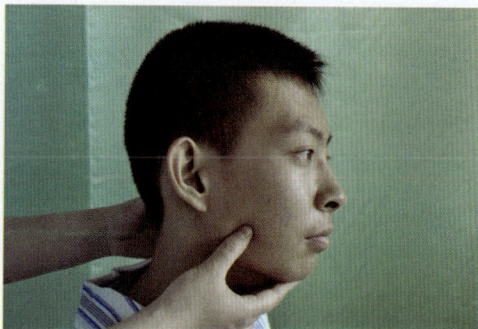

3. 颈动脉止血法（图 18-21）　用拇指或其他四指在颈根部，同侧气管与胸锁乳突肌之间摸到颈总动脉的搏动，然后将其向颈椎体上按压。注意不能同时压迫两侧颈动脉，以免造成大脑缺血；压迫时间也不宜过长，以免引起颈部化学和压力感受器反应而危及生命。用于头、颈、面部大出血,且压迫其他部位无效时使用。

4. 锁骨下动脉止血法(图 18-22) 在同侧锁骨上窝中部处摸到该动脉的搏动,然后用示指压向后下方的第一肋骨面。用于肩部、腋部及上肢的出血。

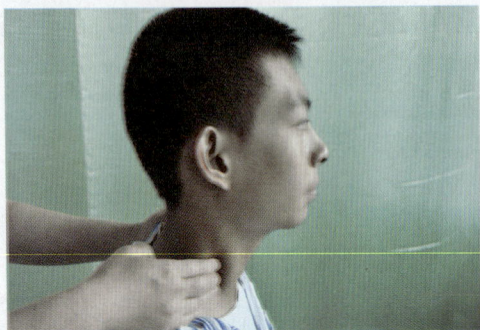

图 18-21 指压颈动脉　　　　　　　　图 18-22 指压锁骨下动脉

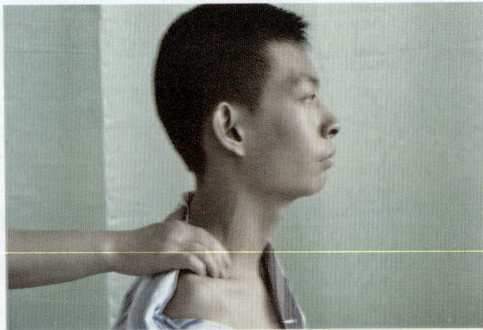

5. 肱动脉止血法(图 18-23) 用拇指或其他四指在上臂内侧中部的肱二头肌内侧沟处摸到肱动脉的搏动,将其压向肱骨。用于前臂的出血。

6. 尺、桡动脉止血法(图 18-24) 用两手拇指在手腕横纹稍上处的内、外两侧摸到尺、桡动脉的搏动,将其压向尺、桡骨面。用于手部的出血。

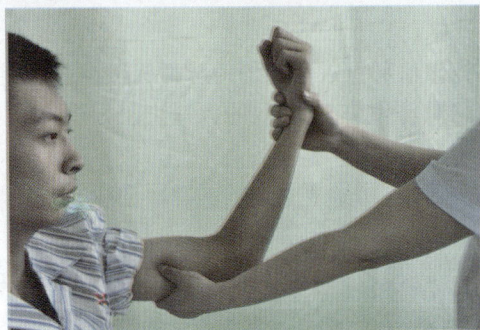

图 18-23 指压肱动脉　　　　　　　　图 18-24 指压桡、尺动脉

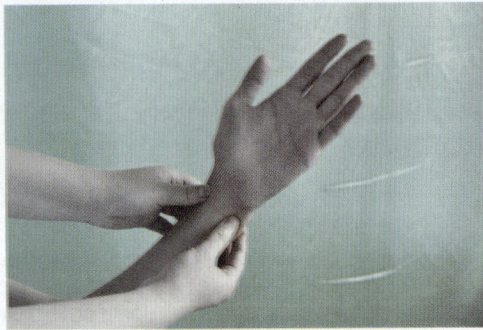

7. 股动脉止血法 在腹股沟中点稍下方处摸到股动脉的搏动,用双手拇指重叠用力将其压向耻骨下支。用于大腿以下的出血。

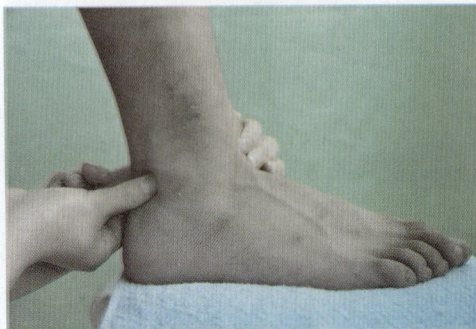

图 18-25 指压足背动脉与胫后动脉

8. 腘动脉止血法 用拇指在腘窝偏内侧处摸到腘动脉的搏动,将其压向股骨方向。用于小腿以下部位的出血。

9. 足背动脉与胫后动脉止血法(图 18-25) 用双手拇指摸到足背皮肤皱纹中点的足背动脉和跟骨与内踝之间的胫后动脉,分别将其压向跖骨和跟骨。用于足部出血。

10. 指动脉止血法 用一手拇指与示指分别压迫指根部两侧,用于手指出血。

（二）橡胶止血带的使用方法

橡胶止血带常用于现场急救，是急救包中必备物品。四肢大动脉损伤时，需要使用止血带控制止血（图 18-26）。

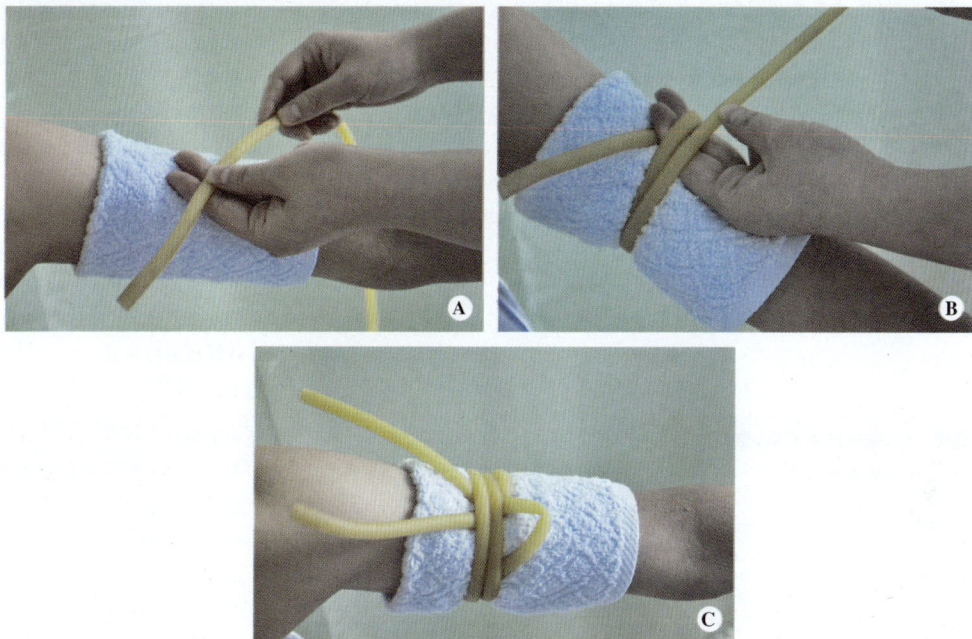

图 18-26　橡胶止血带的使用方法

1. 使用橡胶止血带　操作流程见表 18-5。

表 18-5　使用橡胶止血带操作流程

操作流程	操作要点	沟　　通
评估	（1）患者的年龄、伤口的部位、大小、出血等情况 （2）患者对伤口出血的心理反应、沟通能力、合作程度	操作前解释 护士：刘先生，您好！您的伤口出血很多，别害怕，我马上给您扎止血带止血。这是一种有效的临时止血方法，一会儿到医院后医生还要给您手术止血，请您配合一下好吗 患者：好的
准备	（1）操作者：仪表端庄、着装规范、剪指甲、洗手、戴口罩 （2）患者：了解身体伤口出血情况，积极配合止血 （3）用物：长约 60cm、直径约 1cm 的橡胶管 1 根作止血带；衬垫（敷料或衣物等软织物）	

操作流程	操作要点	沟　通
实施	(1) 向患者解释止血的方法,消除紧张、恐惧心理以取得患者配合 (2) 安置卧位、垫好衬垫:患者取平卧位,抬高患肢,在伤口近心端的适当部位(上肢为上臂的上1/3,下肢为股中段),垫好衬垫(敷料或衣物等软织物),止血带切勿直接扎在皮肤上 (3) 扎止血带:取长约60cm、直径约1cm的橡胶管1根作止血带,用左手拇指、示指、中指夹持止血带的头端,右手持止血带的尾端绕肢体1周后压住头端,再绕1~2周,然后左手示指和中指夹住此段止血带向下拉出,使之成为一活结,便能起到止血作用(图18-26) (4) 放松时,将尾端向上拉出即可 (5) 观察病情:注意观察患者病情变化询问患者需求	操作中指导 护士:请您躺下(帮助患者卧于床上),我在您的前臂先垫上敷料,再扎上止血带。好了,感觉疼吗 患者:我不怕疼,就是希望快点止血 护士:请您放心,扎上止血带后会很快止血的。现在我把您的手放平,稍后抬高一些,请您小心一点,不要随便移动,这样出血会少点 患者:知道了
整理	告知注意事项,整理用物 致谢	操作后嘱咐 护士:过一会儿您可能会感到手有一点麻,不过隔30分钟我会给您放松一下,以改善血液循环 患者:好的,谢谢您 护士:不客气,谢谢您的配合。一会儿到医院医生会进一步处理的,您先休息一下吧
记录	洗手,记录	
操作后评估	(1) 患者积极配合伤口止血 (2) 止血方法正确,伤口不出血,肢体无缺血坏死	

2. 注意事项

(1) 止血带松紧适宜,以刚好止住动脉出血为宜。

(2) 扎止血带时间不宜过长,避免绑扎过久肢体缺血坏死。注意记录使用止血带开始时间,一般每隔30~60分钟放松止血带1次,每次2~3分钟,使肢体暂时恢复血液供应,同时指压动脉止血,然后再行扎紧,直到能手术结扎止血为止。

(3) 在止血带松解期间,局部用敷料加压包扎,防止大出血。

二、包　扎　法

绷带包扎用于固定敷料、压迫止血、减轻疼痛、保护伤口免受再度损伤和污染,有利于伤口尽早愈合。还可用于骨和关节损伤急救时暂时固定患肢夹板。绷带分为卷袖带、多头带、三角巾等。

(一)卷袖带包扎法

1. 卷袖带的种类及用途

(1) 纱布卷袖带:较轻软、透气性能好,适用于小儿和固定敷料、加压止血、悬吊肢体等,临床上使用的最多。

（2）棉布卷袖带：质地较硬，耐用，可重复洗涤，可用于加压止血、固定夹板、悬吊肢体等。

（3）弹性卷袖带：是由具有弹性的纱棉制成，富有伸张性，适用于肢体加压包扎，防止肿胀，或用于胸部伤口包扎，利于呼吸。

（4）石膏卷袖带：系硬布加石膏制成，多用于固定骨折或矫正畸形，为骨科专用绷带。卷袖带有 3～15mm 大小不等的规格，使用时应根据部位不同进行选择。

2. 包扎原则与注意事项

（1）维持患者舒适体位，扶托肢体，并保持其功能位置。

（2）选择干燥、清洁、宽度适宜的卷袖带，不用潮湿、污染的卷袖带，防止干后过紧。

（3）包扎部位必须清洁干燥，若有伤口，先换药再包扎，如伤口有出血，应加压包扎，骨突出或凹陷处应加以棉垫；若为肢体，应先将肢体抬高后再包扎，应露出肢体末端，便于观察血运，一旦发现异常，应松开卷袖带，重新包扎。

（4）包扎方向一般应自下而上、由远及近向心进行。要求用力均匀，松紧适度，过紧影响血运，过松容易滑脱。达到包扎牢固、舒适、整齐、美观。

（5）包扎起、止部位均须环绕 2 周，每周需覆盖前 1 周的 1/3～2/3，需加绷带时，可将两端重叠 6cm，包扎完毕用胶布粘贴固定，或撕开末端打结，结打在不易受压部位。固定绷带的结应放在肢体外侧面，禁忌在伤口处、骨突出部位打结。

3. 基本包扎法

（1）环形包扎法（图 18-27）：在包扎原处环形重叠环绕，即每周绷带完全覆盖前 1 周绷带，为固定绷带，防止滑脱，第 1 圈斜置，环绕 1 周后，将露出的带头斜角下折，再连续环绕包扎 2～3 圈，常用于包扎额、颈、腕、腰，也用于其他缠绕法的起始点和终结处。

（2）蛇形包扎法（图 18-28）：呈斜形环绕包扎，每周不覆盖前 1 周，2 周绷带不重叠。常用于绷带不足、临时简单固定夹板或需由一处迅速伸至另一处时。

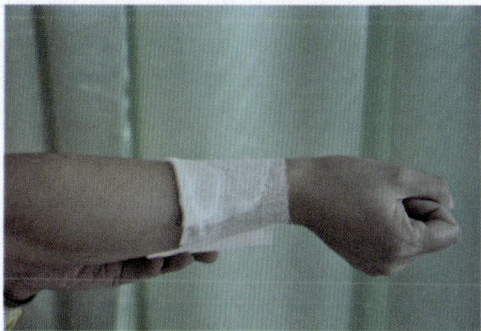

图 18-27　环形包扎法　　　　　　　　　图 18-28　蛇形包扎法

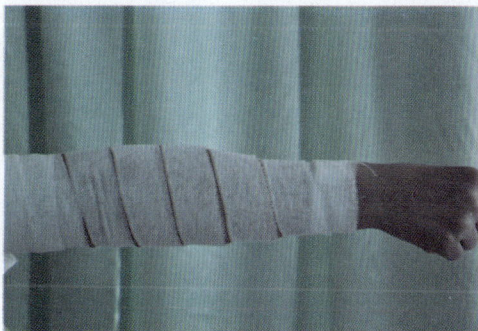

（3）螺旋形包扎法（图 18-29）：螺旋状缠绕，每周绷带覆盖上一周的 1/3～1/2 左右，常用于上下周径相近的部位。如上臂、大腿、躯干、手指等处包扎。

（4）螺旋反折形包扎法（图 18-30）：在螺旋形的基础上每周反折成等腰三角形，每次反折处应对齐，使包扎平整呈麦穗状以保持美观。常用于肢体粗细不均匀的部位，如前臂或小腿。

（5）回反形包扎法（图 18-31）：从顶端正中开始，来回向两侧翻转绷带，回反覆盖前次的 1/3～1/2，直至顶端包没为止。常用于包扎头顶和残肢端。

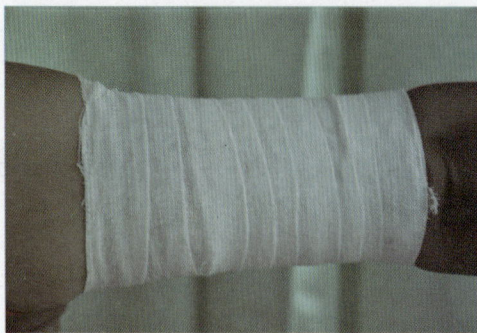

图 18-29　螺旋形包扎法

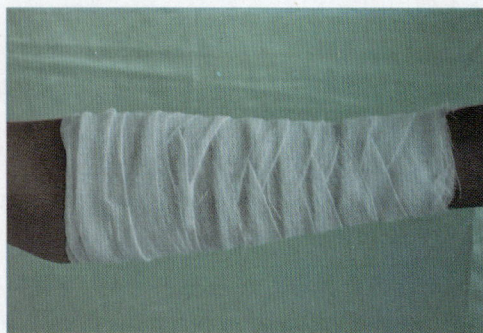

图 18-30　螺旋反折形包扎法

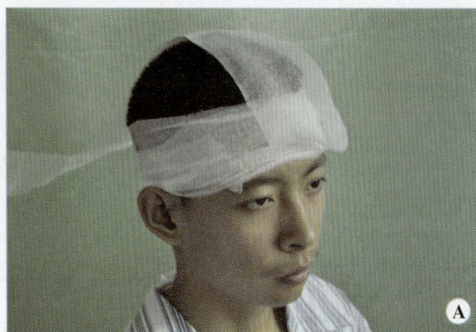

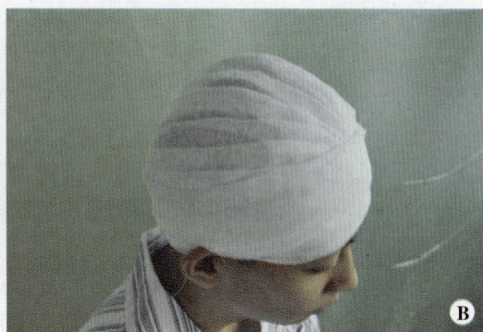

图 18-31　回反形包扎法

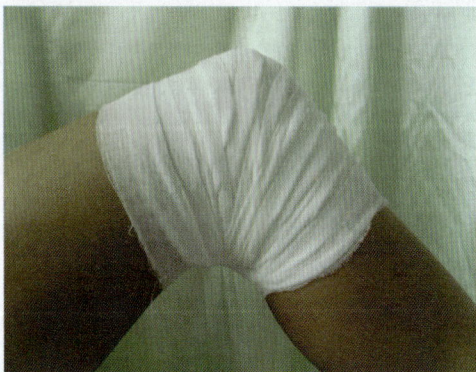

图 18-32　"8"字形包扎法

（6）"8"字形包扎法（图 18-32）：于关节处绷带环绕后，按"8"字书写路径包扎，交叉缠绕。常用于包扎肘关节、膝关节、腹股沟或肩、手掌、手背、足跟、足背等处。

（二）多头带包扎法

1. 腹带包扎法（图 18-33）　用于包扎腹部伤口，内面有 1 快包腹布，外面两侧各有 5 条带脚相互重叠。包扎时，先将腹带平放身下，使包腹带裹住腹部，再将两条横带交叉包扎，一侧的带子覆盖另一侧的带子。若伤口在上腹部，则由上向下包扎；如切口在下腹部，则由下向上包扎。

2. 胸带包扎法　用于包扎胸部伤口，结构与腹带相似，但没有包腹布，多 2 根竖肩带。包扎时，放平胸带后先将肩带拉下置胸前，再由下至上交叉包扎横带，并将露出横带的肩带尾端反折压在横带内，于胸前固定带尾。

3. 四头带包扎法　用于包扎下颌、枕、额部，可将卷绷带的两头剪开制成。

4. "丁"字带包扎法　形如"丁"字状，用于会阴或肛门部位的包扎。

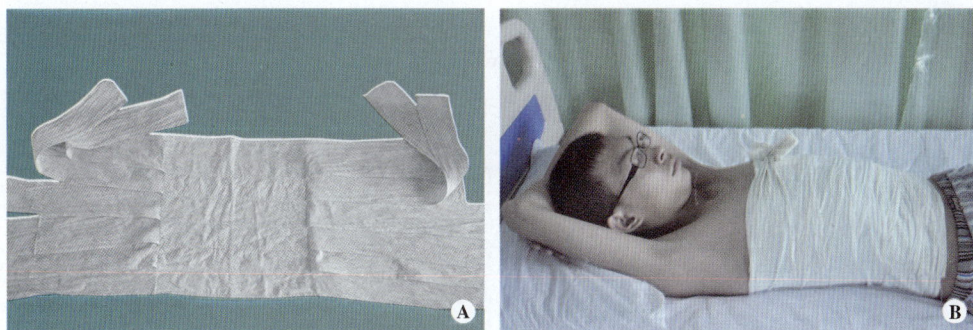

图 18-33　腹带包扎法

（三）三角巾包扎法

1. 头部包扎法（图 18-34）　将三角巾的底边折叠两层 3cm,放前额齐眉,顶角拉向后颅部,三角巾的两底角经两耳上方,拉向枕后,先做一个半结,压紧顶角将顶角塞进结里,然后再将左右底角绕到前额打结。

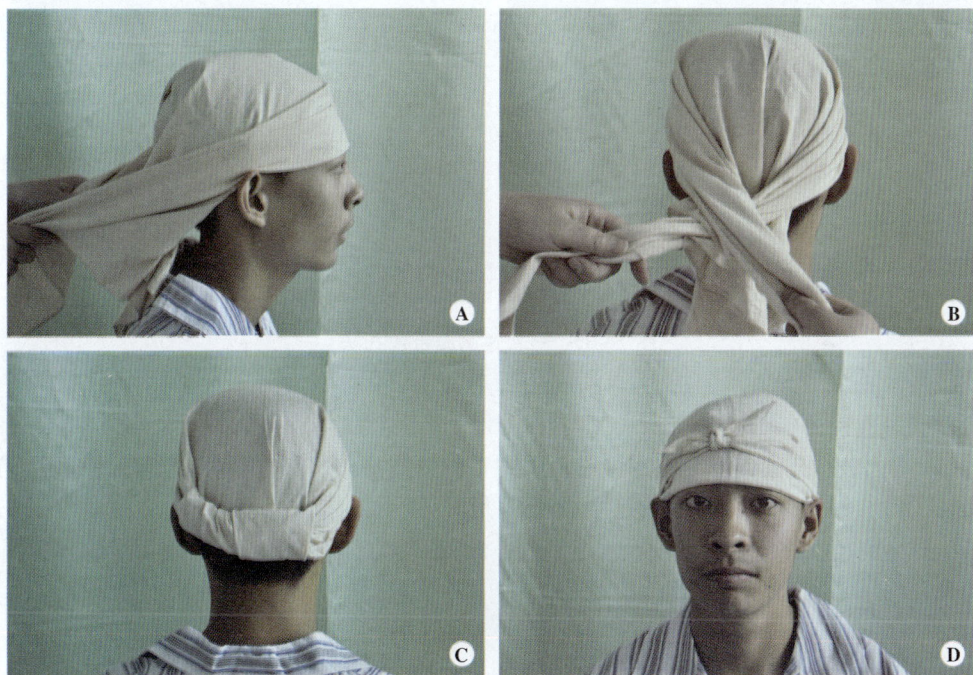

图 18-34　头部包扎法

2. 面部包扎法　在三角巾顶处打一结,套于下颌角,底边拉向枕部,上提两底角,拉紧并交叉住底边,再绕至前额打结。包完后在眼、口、鼻处剪开小孔。

3. 胸背部包扎法　取燕尾巾两条,底角打结相连,将连接置于一侧腋下的季肋部,另外两个燕尾底边角围绕胸背部在对侧打结。然后将胸背燕尾的左右两角分别拉向两肩部打结。

链接

一次性医用制品

一次性医用制品广泛应用于临床，具有透气性好，吸汗性强，简单容易操作，避免交叉感染等优点。一次性腹带和胸带见图18-35和图18-36。

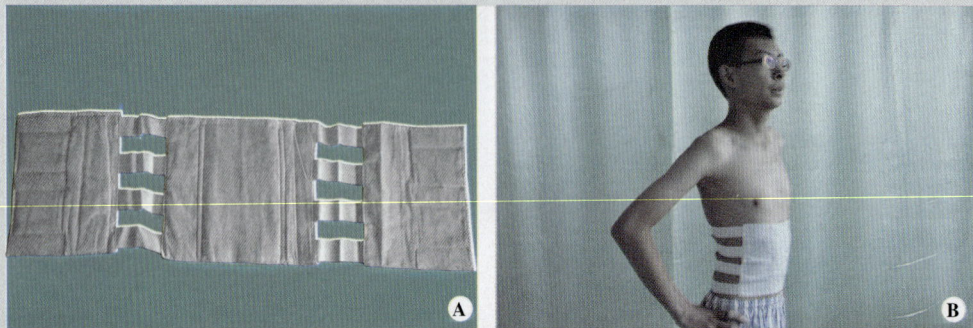

图 18-35　一次性腹带包扎法

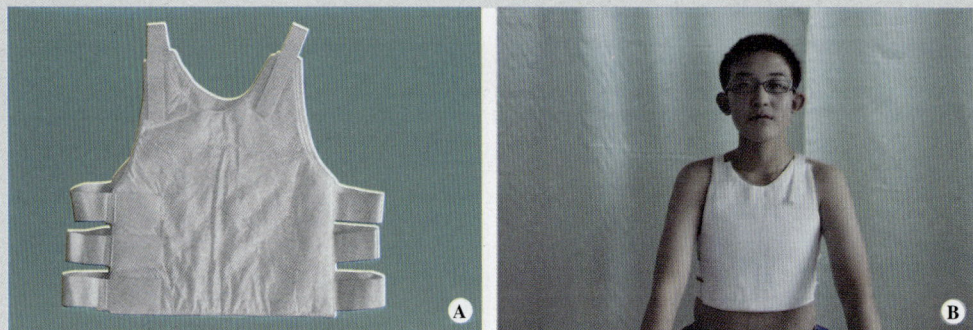

图 18-36　一次性胸腹带包扎法

4. 上肢包扎法

（1）右上肢包扎法（图18-37）：将三角巾铺于伤员胸前，顶角对准肘关节稍外侧，屈曲前并压住三角巾，底边二角绕过颈后打结，肘部顶角反折用别针扣住。

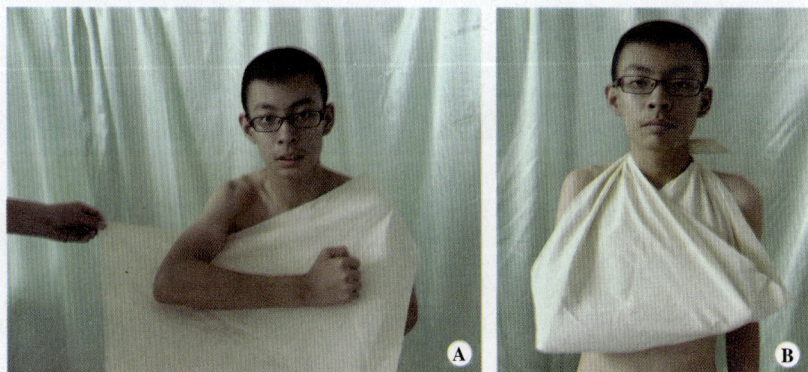

图 18-37　右上肢包扎法

（2）左上肢包扎法（图18-38）：将三角巾底角打结后套在伤侧手上，另一底角沿手臂后侧拉至对侧肩上，顶角包裹伤肢，前臂屈至胸前，拉紧两底角打结。

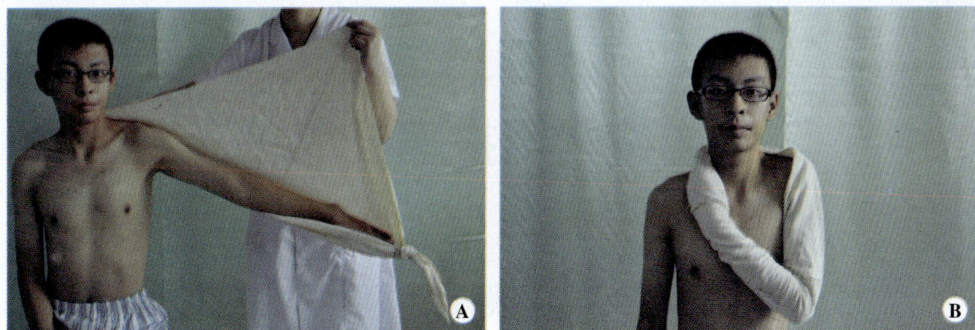

图18-38 左上肢包扎法

5. 膝关节包扎法 三角巾顶角向上盖在膝关节上，底边反折向后拉，左右交叉后再向前拉到关节上方，压住顶角打结。

6. 手、足包扎法（图18-39） 手（足）心向下放在三角巾上，手指（足趾）指向三角巾顶角，两底角拉向手（足）背，左右交叉压住顶角绕手腕（踝部）打结。

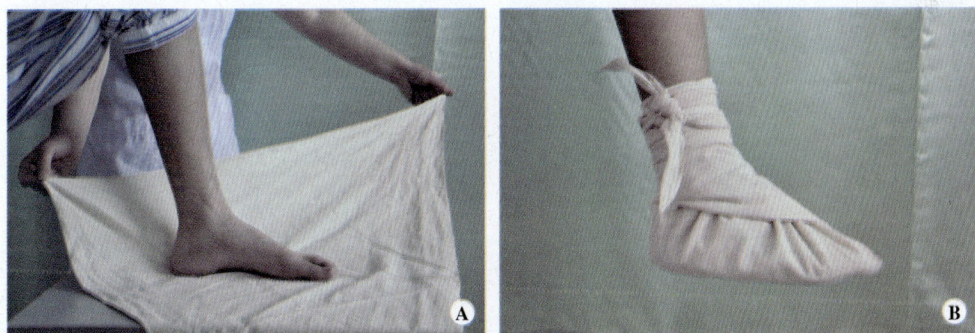

图18-39 足部包扎法

（闭 静 杨惠秋 陈宝华）

第19章

内镜常用护理技术

第1节　纤维支气管镜检查术的配合及护理

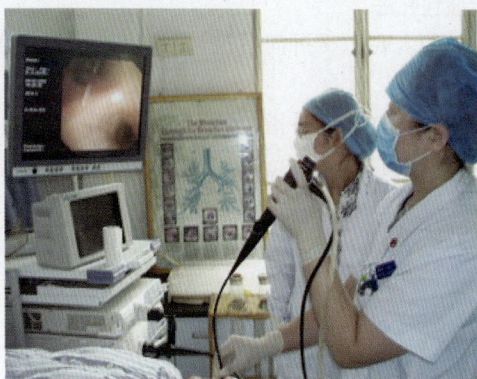

图 19-1　纤维支气管镜检查

纤维支气管镜检查是将导光性强、可弯曲的极细玻璃纤维制成的内镜插入气管、支气管进行检查和治疗的一项操作技术（图 19-1）。

案例19-1

王某，男，67 岁，因咳嗽、咳痰、痰中带血丝入院，医嘱做纤维支气管镜检查，护士应如何指导患者做好术前准备？如何指导患者配合医生完成纤维支气管镜检查术？

一、目　的

利用纤维支气管镜可弯曲性大、管径细、具有较大视野和能进入支气管的特点，进行活检、刷检、灌洗、局部注射药物等，达到诊断和治疗肺部疾病的目的。

二、适　应　证

1. 顽固性咳嗽、咯血及咳痰中带血，胸片和（或）CT 检查怀疑为肺癌者。
2. 引流呼吸道分泌物、做支气管灌洗；摘除息肉、去除异物、局部止血及用药治疗。
3. 肺不张、肺部感染、严重哮喘。
4. 原因不明的声音嘶哑者，作为气管插管的引导，用于急诊抢救。
5. 化疗、放疗、电凝、激光、微波等治疗者。
6. 抢救状态下可在纤维支气管镜引导下进行气管插管。

三、禁　忌　证

1. 病情危重，一般情况极差，不能耐受检查者。
2. 有精神不正常，不能配合检查者。
3. 心肺功能不全、严重心血管疾病者。

4. 有明显出血倾向及凝血机制障碍者。

5. 急性上呼吸道感染、肺部感染、哮喘发作者。

6. 对麻醉药过敏以及不能配合检查者。

四、注意事项

1. 严格遵守无菌技术操作,彻底做好纤维支气管镜及有关器械的清洁、消毒工作,防止发生交叉感染,并妥善保管。

2. 术后患者禁食 2 小时,进食前嘱患者先喝水,无呛咳表示麻醉作用消失,可进温凉流质或半流质饮食,术后半小时内尽量不说话,使声带得到休息。

3. 术后密切观察患者有无发热、声嘶或咽喉疼痛、胸痛及呼吸道出血情况,并作相应处理。如有声嘶或咽喉部疼痛,可给雾化吸入,呼吸道出血一般为痰中带血丝或咯血痰,鼓励患者轻轻咳出痰液和血液。出血量多时应及时通知医生,并积极配合医生进行抢救。

考点: 纤维支气管镜检查术前及术后指导要点

4. 按医嘱常规应用抗生素,预防呼吸道感染。

护考链接

适用于内镜消毒的消毒剂是

A.1‰过氧乙酸　　B. 环氧乙烷　　C.2‰碱性戊二醛　　D.0.1‰碘伏　　E. 84 消毒液

分析:2‰碱性戊二醛适用于浸泡不耐高温的金属器械、医学仪器、内镜等,消毒需 20～45 分钟,灭菌需 7～10 小时。

第 2 节　纤维胃、十二指肠镜检查术的配合及护理

纤维胃、十二指肠镜检查是将带光源的内镜经口、咽、食管插入患者的胃、十二指肠球内,以协助诊断或治疗的一项操作技术(图 19-2)。

一、目　　的

通过在胃、十二指肠镜直视下的检查,更好地观察患者上消化道的情况,确定病变的部位、性质、程度,进行急诊止血等治疗。

二、适　应　证

1. 确诊食管、胃、十二指肠疾病。

2. 明确上消化道出血的部位及性质。

3. 需要内镜进行治疗的如止血、摘除小息肉等。

三、禁　忌　证

1. 严重心肺疾病　如严重心律失常、心梗活动期、重度心衰;哮喘、呼吸衰竭不能平卧者。

2. 上消化道大量出血生命体征不稳定者。

3. 疑有胃肠穿孔者、腐蚀性食管损伤急性期。

4. 急性重症咽喉部疾患内镜不能插入者。

5. 精神异常不能配合检查者。

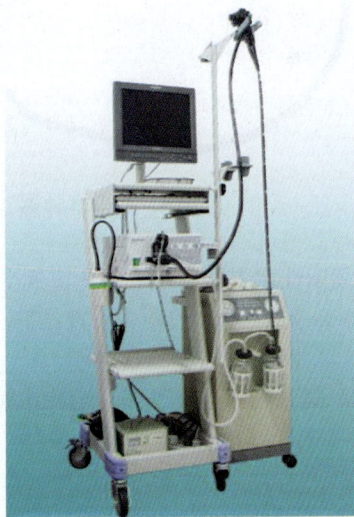

图 19-2　电子胃、十二指肠镜系统

四、注意事项

1. 在咽喉部麻醉作用尚未消退前，嘱患者不要吞唾液，以免呛咳，同时禁食、禁水 2 小时（麻醉作用消失，无麻木感后可先饮水，如无呛咳可进食），当日饮食以流质、半流质为宜。作活体组织检查者，4 小时后方可进冷流质饮食，以减少对胃肠黏膜创面的刺激。

护考链接

胃镜检查的禁忌证是

A. 急性上呼吸道感染和严重咽喉炎

B. 严重脊柱畸形或纵隔疾病致食道严重受压者

C. 未控制的高血压、严重心力衰竭、呼吸衰竭、休克者

D. 极度衰弱和不能配合的精神患者

E. 以上都是

分析: 胃镜检查的禁忌证包括严重的心肺疾病、重症咽喉部疾病内镜不能插入者、精神异常不能配合检查者等，答案选 E。

考点: 纤维胃、十二指肠镜检查术前及术后指导要点

2. 术后患者如有咽喉部疼痛，咽后壁异物感或声音嘶哑，指导不要用力咳嗽，以免损伤咽喉部黏膜，可用温盐水漱口或口含润喉片。

3. 如有腹痛、腹胀症状，大多是术中向胃内所注气体进入小肠引起肠胀气所致，施行腹部按摩，可促进排气，减轻症状。如患者出现剧烈腹痛、呕血、黑便等情况，应立即报告医生，及时协助处理。

4. 胃镜室应设专人管理，认真细致做好器械的准备、清洁、消毒、保养和保管工作，每次使用前应全面检查纤维内镜的性能，每次使用后均严格消毒，防交叉感染。

第3节　纤维结肠镜检查术的配合及护理

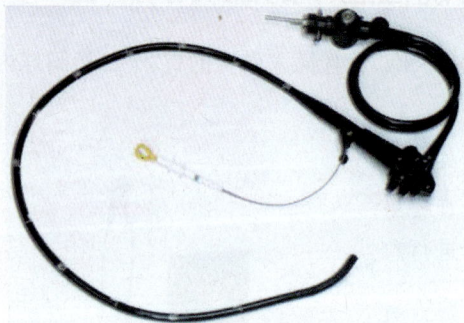

图 19-3　纤维结肠镜

纤维结肠镜检查是将带光源的内镜经肛门插入患者的直肠、结肠内，以协助诊断或治疗的一项操作技术(图 19-3)。

一、目　的

通过纤维结肠镜检查以诊断直肠、结肠内病变部位、性质，并进行息肉切除等治疗。

二、适应证

1. 病因不明的慢性腹泻、便血或大便隐血持续阳性而未能发现上消化道病变者。

2. 临床或 X 线检查发现结肠、直肠有病变但性质不明者。

3. 肠息肉需电凝切除者。

4. 结肠术后及结肠镜治疗术需定期复查者。

三、禁忌证

1. 严重心功能衰竭、近期内有急性心肌梗死或严重心律失常、严重休克未纠正者。

2. 疑有肠穿孔、急性腹膜炎或腹腔广泛粘连者。

3. 严重的急性结肠炎如暴发型溃疡型结肠炎、暴发型克罗恩病。

4. 急慢性菌痢、阿米巴痢疾及肠道传染病、性病等。

5. 有精神异常不能配合检查者。

四、注意事项

1. 患者检查后若无不适即可进食,最好进易消化的流质饮食或软食。

2. 手术后如有轻微腹痛、腹胀症状,大多是术中向结肠内注入气体引起肠胀气所致,嘱患者施行腹部按摩,蹲便可促进排气,减轻症状。

3. 如患者出现剧烈腹痛、腹胀、便新鲜血等情况,应立即报告医生,以便及时处理。

4. 结肠镜室应设专人管理,认真细致地做好器械的准备、清洁、消毒、保养和保管工作,每次使用前应全面检查纤维内镜的性能,每次使用后均严格消毒,防交叉感染。

> **护考链接**
>
> 纤维结肠镜检查的禁忌证是
> A. 严重心功能衰竭患者
> B. 严重休克未纠正者
> C. 孕妇和不合作的精神患者
> D. 急性细菌性痢疾患者
> E. 以上都是
> 分析:严重心功能衰竭,近期内有急性心肌梗死或严重心律失常,严重休克未纠正者,疑有肠穿孔、急性腹膜炎或腹腔广泛粘连者,严重的急性结肠炎,急慢性菌痢,有精神异常不能配合检查者等均不能做纤维结肠镜检查,答案选 E。
>
> **考点:**纤维结肠镜检查术前及术后指导要点

第 4 节　阴道镜检查术的配合与护理

阴道镜检查就是应用阴道镜将子宫颈、阴道和外阴的黏膜放大一定的倍数,在光源的照射下,观察肉眼所看不到的上皮和血管的变化。阴道镜检查可以及时发现宫颈病变,提供可疑异常部位定点进行活检,结合病理学检查作出诊断(图 19-4)。

一、目　的

阴道镜检查对诊断女性下生殖道疾病,尤其对诊断早期宫颈癌及宫颈癌前病变等有重要价值。

二、适应证

1. 异常增多的阴道分泌物　药物治疗无效、接触性出血、宫颈炎久治不愈等。

2. 阴道细胞学异常　巴氏涂片二级或以上。

3. 临床上肉眼检查发现可疑病灶或不能确诊的新生物。

4. 病理切片可疑时可在阴道镜下活检,以提高病理诊断的正确率。

5. 临床诊断和病例诊断不符时,可在阴道镜检查的帮助下作出正确的诊断。

6. 宫颈癌前病变、宫颈癌可疑者。

7. 阴道赘生物、结节等性质不明者。

8. 对外阴瘙痒、外阴色素改变及外阴赘生物性质不明等。

9. 尖锐湿疣的诊断。

三、禁忌证

1. 外阴、阴道、宫颈、盆腔急性炎症。

2. 大量阴道流血。

3. 宫颈恶性肿瘤。

4. 月经期不宜检查。

考点:阴道
镜检查术前
及术后指导
要点

护考链接

不会增加患者痛苦的检查项目是

A. 纤维支气管镜检查

B. 纤维胃、十二指肠镜检查

C. 纤维结肠镜检查

D. 阴道镜检查

E. 腹腔镜检查

分析:阴道镜检查虽属内镜的一种,但不像其他内镜检查需将镜头放到人体内,它只需在体外对准子宫颈,即可进行检查,非常快速,不会增加患者痛苦,答案选 D。

四、注意事项

1. 术后安置患者休息,如有标本,协助填单送验。

2. 检查前 24 小时内禁止阴道冲洗、放药、检查及性交,以避免影响检查效果。

3. 认真细致做好器械的准备、清洁、消毒、保养和保管工作,每次使用前应全面检查阴道镜设备和电源是否完好,每次使用后均严格消毒,防交叉感染。

第 5 节 腹腔镜检查术的配合与护理

腹腔镜是用于腹腔内检查和治疗的内镜。其实质上是一种纤维光源内镜,包括腹腔镜、能源系统、光源系统、灌流系统和成像系统。腹腔镜检查术是通过腹部微小创口(不用开腹),使用冷光源提供照明,将腹腔镜镜头(直径为 3～10mm)插入腹腔内,运用数字摄像技术使腹腔镜镜头拍摄到的图像通过光导纤维传导至后级信号处理系统,并且实时显示在专用监视器上。然后医生通过监视器屏幕上所显示患者器官不同角度的图像,对患者的病情进行分析判断,同时对异常情况做手术治疗。具有出血少、损伤少、疼痛轻、盆腔脏器干扰小、术后恢复快、住院时间短、切口小且美观等优点(图 19-4)。

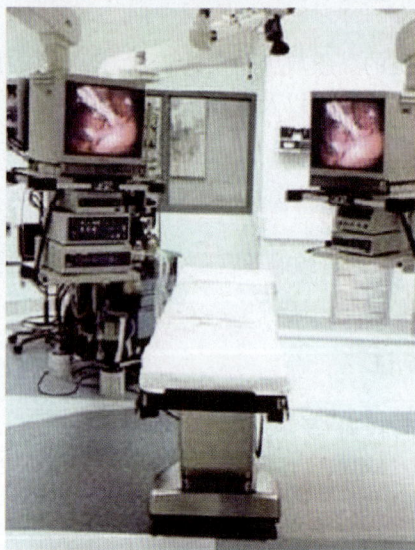

图 19-4 全套腹腔镜外科手术系统

案例19-2

张某,女,22 岁,被诊断为子宫内膜异位症,且伴有子宫肌瘤,医嘱进行子宫肌瘤宫腔镜手术,术后应指导患者注意哪些问题?

一、目　的

将内镜经腹壁插入腹腔内观察病变的形态、部位;摘取有关活体组织标本,进行病理学检查,可同时进行相应的治疗。

二、适　应　证

1. 适用于各种不明原因的盆腔疼痛、盆腔性质不明包块的鉴别诊断。

2. 原因不明的少量腹腔内出血、少量腹水的检查。

3. 原发不孕,继发不孕或不育的检查。

4. 异位妊娠的鉴别和确诊及内生殖器畸形的诊断。

5. 子宫内膜异位症的诊断、分期及药物治疗后的评估。

6. 内分泌疾病的诊断,如多囊卵巢综合征、卵巢早衰。

7. 子宫穿孔的检查及宫腔操作的监视。

三、禁　忌　证

1. 严重的心血管疾病,肺功能不全。

2. 各种类型肠梗阻及弥漫性腹膜炎及各种疝。

3. 既往有腹部手术史,盆腹腔内广泛粘连者禁用。

四、注 意 事 项

1. 每日观察腹壁穿刺孔有无渗血、渗液等,保持伤口清洁、干燥,必要时对创口进行换药。待伤口完全愈合后,方可淋浴。

2. 术后两周内少量的阴道出血属正常现象,在 8 周内不应同房或拿重物,避免造成伤口的愈合不良或出血。

3. 鼓励患者尽早活动,尽量排尽肠腔内气体,术后两周可恢复正常作息。

4. 开始进食时以流质食物为主,注重摄取高蛋白食物,避免刺激性和易产气的食物,以减少腹胀等不适。

5. 术前放置导尿管,术后注意保持导尿管的通畅,术后患者可以起身如厕即可拔出导尿管。

护考链接

腹腔镜手术的优点
A. 出血少　　　B. 疼痛轻
C. 术后恢复快　D. 切口小
E. 以上都是
分析:腹腔镜在妇科手术中以出血少、损伤少、疼痛轻、盆腔脏器干扰小、术后恢复快、住院时间短、切口小且美观等优点广泛应用于临床。答案选 E。

考点:宫腔镜检查术前及术后指导要点

（丁仁艳）

第20章

常见穿刺术的护理配合技术

穿刺术是临床上一项重要诊疗技术,可以协助诊断、指导治疗、估计预后。临床常用穿刺术包括胸腔穿刺术、腹腔穿刺术、腰椎穿刺术、骨髓穿刺术、肾脏穿刺术、小儿侧脑室穿刺术等。学好这些技术的概念、目的、适应证以及各种穿刺术的注意事项、护理要点、能够独立完成各种穿刺术的术前准备是能否正确配合医生完成各种穿刺术操作的关键,也是穿刺术后护理的关键。

一、胸腔穿刺术

案例20-1

患者,男性,47岁,由于胸部外伤,患者出现呼吸困难、发绀、血压8.7//5.3kPa(65/40mmHg)、右胸饱满、气管向左侧移位,叩诊鼓音、颈部、胸部有广泛的皮下气肿,处理该患者应首选什么操作?目的是什么?如果该患者体质虚弱病情危重能否用上述处理方式?

胸腔穿刺术是用无菌胸腔穿刺针经皮肤刺入胸膜腔内,抽取胸腔积液、积气或行胸腔内给药的一项重要诊疗技术。

(一)目的

1. 抽取胸腔积液送检,以明确胸水性质及细菌种类,协助诊断。
2. 排出胸腔积液或积气,减轻压迫症状,避免胸膜粘连增厚。
3. 胸腔内注射药物,进行治疗。

(二)适应证

1. 胸腔积液性质不明者。
2. 胸腔大量积液或气胸者。
3. 脓胸抽脓灌洗治疗或恶性胸腔积液,需胸腔注入药物者。

(三)禁忌证

出血性疾病、体质衰弱、病情危重、难于耐受操作者应慎用。

考点: 胸腔穿刺术的适应证、禁忌证

(四)胸腔穿刺术的护理配合流程

胸腔穿刺患者的护理配合流程,根据以下几个步骤:评估、准备、实施、整理、操作后评价。

1. 注意事项

(1)穿刺前检查注射器有无漏气,穿刺针衔接是否紧密,严防空气进入胸诱发气胸。

(2)严格执行无菌技术操作,避免胸腔内继发感染。

(3)维护患者自尊,注意保暖、避免受凉。

（4）术中密切观察患者情况，仔细询问有无异常反应。患者若有任何不适，应减慢抽吸或立即停止抽液。一旦发生"胸膜反应"（患者突然感到头晕、心悸、出冷汗、面色苍白、脉细，四肢发冷），立即停止抽液或抽气，协助患者平卧。必要时按医嘱皮下注射 0.1% 肾上腺素 0.3～0.5ml 或进行其他对症处理。

（5）每次抽液不可过多、过快，诊断性抽液抽取 50～100ml 即可。

减压抽液，一般首次不超过 600ml，以后每次不超过 1000ml，以防纵隔复位太快引起循环障碍如为脓胸，每次尽量抽尽。疑为化脓性感染时，助手用无菌试管留取标本，行涂片革兰染色镜检、细菌培养及药敏试验。检查瘤细胞时，则需至少 100ml，并立即送检以免细胞自溶。

考点： 胸腔穿刺的注意事项

2. 术后护理

（1）术后患者平卧或半卧位休息，避免过早活动。

（2）观察患者呼吸、脉搏情况、注意穿刺点有无渗血、渗液或气体逸出现象。

（3）注入药物的患者，嘱患者转动体位，有利于药物在胸腔内混匀，并观察患者有无药物不良反应如发热、胸痛等。

考点： 胸腔穿刺的术后护理

（4）观察有无呼吸困难情况，发现异常及时报告医生。

二、腹腔穿刺术

腹腔穿刺术是用无菌穿刺针经皮肤刺入腹腔引出腹水或注入药物的一项诊疗技术。

（一）目的

协助诊断和治疗腹腔内疾病。

（二）适应证

1. 抽取腹腔积液作化验和病理检查，以协助诊断。

2. 对大量腹水引起严重胸闷、气促、少尿者，适当放液以缓解症状。

3. 腹腔内注入药物。如注射抗生素、化疗药物以协助治疗疾病。

4. 进行诊断性穿刺，以明确腹腔内有无积脓、积血。

（三）禁忌证

1. 严重肠胀气、妊娠。

2. 因既往手术或炎症腹腔内有广泛粘连者。

3. 躁动、不能合作或肝性脑病先兆。

4. 粘连性腹膜炎、包虫病及卵巢囊肿者。

考点： 腹腔穿刺术的适应证、禁忌证

（四）腹腔穿刺术的护理配合流程

腹腔穿刺患者的护理配合流程，根据以下几个步骤：评估、准备、实施、整理、操作后评价。

1. 注意事项

（1）穿刺前、后均测量腹围、脉搏、血压、检查腹部体征等，以便观察情况变化。

（2）严格执行无菌技术操作，避免腹腔内继发感染。

（3）维护患者自尊，注意保暖、避免受凉。

（4）术中应密切观察患者的反应，如发现头晕、恶心、心悸、气促、脉快、面色苍白应立即停止操作，并作适当处理。

(5) 腹腔放液不宜过快、过多,肝硬化患者一次放腹水一般不超过 3000ml,过多放液可诱发肝性脑病和电解质紊乱,但在补充输注大量白蛋白的基础上,也可以大量放液。有肝性脑病先兆者,禁忌腹腔穿刺放腹水。在放腹水时若流出不畅,可将穿刺针稍作移动或变换体位。

(6) 穿刺点选择视病情而定,少量腹水行诊断穿刺,应先让患者侧卧于拟穿刺处约 5 分钟;急腹症时穿刺点宜选择在压痛点及肌紧张处。

考点:腹腔穿刺的注意事项

2. 术后护理

(1) 术后住者平卧 8～12 小时,并使穿刺点位于上方,以免腹水继续漏出。

(2) 密切观察神志、血压、尿量、穿刺点有无渗液,保持穿刺点敷料清洁干燥。

(3) 如有腹水漏出时,可用蝶形胶布粘贴,及时更换浸湿的敷料、腹带,防止伤口感染。

考点:腹腔穿刺的术后护理

三、腰椎穿刺术

腰椎穿刺术是用无菌腰椎穿刺针通过椎间隙刺入脊髓蛛网膜下隙,引出脑脊液或注入药物的一项诊疗技术。

(一)目的

用于中枢神经系统疾病的诊断、鉴别诊断与治疗。

(二)适应证

1. 协助中枢神经系统疾病的病因诊断。

2. 鞘内药物注射,治疗中枢神经系统感染。

3. 恶性肿瘤、放出脑脊液、降低颅内压。

4. 供阻滞麻醉(简称腰麻)。

(三)禁忌证

1. 颅内占位性病变,尤其是颅后窝占位性病变。

2. 脑疝或疑有脑疝者。

3. 腰椎穿刺处局部感染或脊柱病变。

考点:腰椎穿刺术的适应证、禁忌证

(四)腰椎穿刺术的护理配合流程

腰椎穿刺患者的护理配合流程,根据以下几个步骤:评估、准备、实施、整理、操作后评估。

1. 操作流程　具体详见表 20-1。

表 20-1　腰椎穿刺术护理配合流程

操作流程	操作要点	沟通
评估	评估患者的病情、年龄、意识状态、生命体征等情况穿刺部位皮肤情况、观察有无感染、瘢痕评估患者对腰椎穿刺术的认知水平、沟通能力、合作程度、心理反应等	护士:我已对操作环境、患者病情、穿刺部位皮肤情况、合作程度、沟通能力进行了评估。用物已准备好,报告老师(举手)开始操作
准备	(1)操作者:仪表端庄、着装规范、剪指甲、洗手、戴口罩 (2)用物准备:治疗盘内:无菌腰椎穿刺包一个、无菌手套、2%利多卡因注射液、根据需要备无菌培养瓶、酒精灯、注射药物等 (3)环境准备:环境整洁、安静、温度适宜,酌情关闭门窗、适当遮挡患者	

操作流程	操作要点	沟　通
实施	(1) 查对:核对床号,姓名 (2) 解释:告知患者及家属胸腔穿刺的目的和方法,以取得配合;嘱患者排空膀胱 (3) 安置卧位:协助患者露出欲穿刺部位并安排适当的穿刺体位。虾米状姿势:患者侧卧、背部向外、两腿屈曲、大腿紧贴腹部颈部稍向下弯曲,两手抱住两膝 (4) 定位:选择适宜的穿刺点,一般常以髂后上嵴连线与后正中线交汇处。相当于第3～4腰椎棘突间隙。有时也可在上一个或下一个间隙进行,小儿取第5腰椎棘突间隙。对少量积液或包裹性腹水常须B超指导下定位穿刺 (5) 操作:①消毒、麻醉:协助医生常规消毒皮肤、戴无菌手套、铺洞巾,用2%利多卡因溶液自皮肤至椎间韧带做局部麻醉。穿刺前检查穿刺针、测压管、注射器是否通畅,衔接是否紧密。②协助穿刺:术者左手固定穿刺部位皮肤,右手持穿刺针以垂直背部、针尖稍向头部的方向缓慢刺入。进针深度:成人4～6cm,小儿2～4cm。当针头穿过韧带与硬脑膜时,有阻力突然消失的落空感,表明穿入硬脊膜。注意:此时护士协助患者保持腰椎穿刺的正确体位,嘱患者勿移动身躯,以免发生断针、软组织损伤及术野被污染 (6) 测压:成功后将针芯慢慢拔出(严防脑脊液迅速流出形成脑疝),脑脊液自动流出,此时让患者全身放松,平静呼吸,双下肢和头部略伸展,接上压力管,可见液面缓缓上升,到一定平面后可见液平面随呼吸而波动,此读数为脑脊液压力;如压力不高,接取脑脊液2～5ml于无菌试管中送检。如压力明显增高,针芯则不能完全拔出,使脑脊液缓慢滴出,以防脑疝形成 (7) 术毕:穿刺完毕将针芯插入一同拔出穿刺针,穿刺处用2%碘酊溶液消毒并局部按压1～2分钟,覆盖无菌纱布,胶布固定,随时观察穿刺部位有无疼痛水肿、出血	护士:您好!(患者床前)请问您叫什么名字?××床×××您好!根据病情需要,现在要给你行腰椎穿刺术,希望您能配合,请您排空膀胱内尿液 护士:现在我检查一下您的皮肤、确定穿刺的部位,请不要担心。穿刺时会给您打麻药的,不会很痛 护士:穿刺时不要移动位置。好啦!穿刺很成功,请不要紧张,现在开始测压。如果有不舒服的症状及时告诉我
整理	整理床单元。清理用物,交代注意事项,致谢	护士:好啦,穿刺完毕,我帮你在床上平卧休息吧,注意24小时内不要离床活动。现在我帮你把被盖好,我们会及时巡视的。谢谢你的配合
记录	标本贴上标签及时送检,洗手,记录脑脊液的压力、颜色、性质、患者情况等	
操作后评价	患者体位舒适安全,护患沟通有效,护士配合操作熟练,操作严格无菌。患者和家属理解、配合,用后物品处置符合消毒技术规范	报告老师(举手)操作完毕

2. 注意事项

(1) 严格无菌技术操作,注意保暖,患者如颅内压增高、穿刺部位感染,不宜做此项检查。躁动不安者、不合作者不宜强行检查。

（2）协助患者保持腰椎穿刺体位时，动作要轻柔，勿过度弯曲，以免影响患者呼吸。

（3）鞘内注射药物时，应先放出等量脑脊液，然后再将等量置换性药液注入，注射应极缓慢。

考点：腰椎穿刺的注意事项

（4）术中密切观察患者生命体征、意识状况、瞳孔等变化。若出现意识障碍、剧烈头痛、频繁呕吐、呼吸加深、血压升高、体温上升等脑疝前驱症状，应立即报告医生协助处理。

3. 术后护理

（1）穿刺后使患者去枕平卧 6～8 小时，不可抬高头部，以防发生头痛、恶心、呕吐、眩晕等症状。颅压高者平卧 12～24 小时，最好 24 小时内勿下床活动。

考点：腰椎穿刺的术后护理

（2）继续观察患者情况及有无头痛、恶心、腰痛等反应。防止颅内低压和颅内高压的症状，如出头痛、呕吐或眩晕，可能为颅内压降低所致，应嘱患者多饮水或静脉滴注生理盐水，并延长卧床休息时间。

（3）保持穿刺部位的纱布清洁干燥，有无渗血及渗液，有异常情况及时报告医生。

四、骨髓穿刺术

骨髓穿刺术是用无菌骨髓穿刺针经皮肤刺入骨髓腔以抽取骨髓液的一项诊疗技术。

（一）目的

采集骨髓液进行细胞学、寄生虫或细菌学检查。

（二）适应证

1. 抽取骨髓液做骨髓象检查，协助诊断血液病、传染病和寄生虫病。
2. 了解骨髓造血功能，作为化疗、放疗及应用免疫抑制剂时的参考。
3. 骨髓腔输液、输血、给药。
4. 骨髓移植。

（三）禁忌证

考点：骨髓穿刺术的适应证、禁忌证

1. 血友病患者禁止做骨髓穿刺。
2. 有出血倾向的患者，操作时应特别注意。

（四）骨髓穿刺术的护理配合流程

骨髓穿刺患者的护理配合流程，根据以下几个步骤：评估、准备、实施、整理、操作后评价。

1. 注意事项

（1）严格无菌技术操作，以防引起骨髓内感染，注意保暖、防止受凉。

（2）骨髓穿刺针和注射器必须干燥，以免发生溶血。

（3）由于骨髓液中含有大量的幼稚细胞，极易发生凝固。因此，穿刺抽取骨髓液后应立即涂片。

（4）送检骨髓液涂片时，应同时附送 2～3 张血涂片。

考点：骨髓穿刺的注意事项

（5）术中注意观察患者面色、脉搏变化，如发现精神紧张、大汗淋漓、虚脱等现象时，应立即报告医生，并配合处理。

考点：骨髓穿刺的术后护理

2. 术后护理

（1）术后患者静卧休息 4 小时，24 小时内禁止沐浴，保持局部干燥，以防穿刺部位感染。

（2）注意观察穿刺部位有无出血、血肿。若渗血较多应及时更换清洁纱布，并压迫止血直至渗血停止为止。

（3）若局部出现触痛和发红，疑为感染征象，报告医生，及时处理。

（4）向患者解释术后伤口可能略有疼痛，但不会对身体和生活带来不良反应。

五、肾脏穿刺术

肾脏穿刺术即肾活检，也称肾穿刺活检术，是用无菌穿刺针经皮肤刺入肾脏以取得肾组织的一项诊疗技术。是肾脏病患者常规检查之一。

（一）目的

采集肾组织进行病理检查，以明确诊断、指导治疗、估计预后。

（二）适应证

1. 原因不明的血尿、蛋白尿。

2. 急性、慢性肾小管间质性病变。

3. 肾病综合征。

4. 原因不明的肾衰竭者。

5. 判断肾移植是否排异。

6. 全身疾患累及肾脏，如系统性红斑狼疮、过敏性紫癜等。

（三）禁忌证

1. 未控制的出血性疾病。

2. 重度高血压未纠正者。

3. 孤立肾。

4. 肾动脉瘤。

5. 肾脏感染性疾病。

6. 妊娠晚期。

考点：肾脏穿刺术的适应证、禁忌证

（四）肾脏穿刺术的护理配合流程

肾脏穿刺患者的护理配合流程，根据以下几个步骤：评估、准备、实施、整理、操作后评估。

1. 注意事项

（1）肾组织脆弱、血运丰富、操作时宜轻巧准确。

（2）穿刺前后血压不宜太高，一般控制在 18.7/12.8kPa 之间，过高时适当使用降压药防止出血。

考点：肾脏穿刺的注意事项

（3）操作中注意有无出血现象。

（4）严格无菌技术，防止感染。

2. 术后护理

（1）穿刺后嘱患者平卧 24 小时，1 周内不做剧烈运动。

（2）术后 24 小时内每 30 分钟测量血压、脉搏一次，无异常改为每 1 小时一次，4 小时后停止。

（3）术后留取尿标本三次，注意观察尿液的颜色，如肉眼血尿应延长卧床时间，必要时输入止血药物维生素 K_1、垂体后叶素和输血；鼓励患者多饮水，促使少量凝血块及造影剂排出。

考点：肾脏穿刺的术后护理

（4）注意观察有无腹痛、腰痛及疼痛的性质、程度、持续时间等,发现异常及时处理。

六、小儿侧脑室穿刺术

小儿侧脑室穿刺术是将穿刺针经小儿前囟侧角刺入,自侧脑室抽出或引流出脑脊液的一项护理技术。临床上主要用于前囟未闭的新生儿及婴幼儿。

（一）目的

1. 用于测量脑压、取脑脊液标本进行检查,协助诊断及鉴别诊断。

2. 用于脑积水颅内减压及脑疝需侧脑室引流减压,协助治疗。

（二）适应证

1. 不宜腰穿者需检查脑脊液时。

2. 脑积水或脑疝紧急减压时。

3. 脑室炎的诊断及治疗。

考点:小儿侧脑室穿刺术的适应证、禁忌证

（三）禁忌证

1. 小儿前囟已闭者。

2. 有出血倾向者,不宜应用。

（四）小儿侧脑室穿刺术的护理配合流程

小儿侧脑室穿刺患者的护理配合流程,根据以下几个步骤:评估、准备、实施、整理、操作后评价。

1. 注意事项

（1）脑室穿刺有一定的危险性和并发症,应严格掌握适用范围。

（2）针头进入颅内后,必须沿固定方向笔直前进,不可随意转动方向,以防损伤脑组织。如要改变方向,必须将穿刺针拔出后重新穿刺。

考点:小儿侧脑室穿刺的注意事项

（3）放脑脊液不宜太快,一次放液不宜超过 10ml,以免颅内压骤减。

（4）穿刺点不宜距中线过近,以免损伤上矢状窦。

（5）严格执行无菌技术操作,以免继发感染。

2. 术后护理

（1）术后有效按压穿刺部位,防止脑脊液外渗,避免头痛,保证穿刺部覆盖的纱布清洁、干燥。

（2）术后去枕平卧 6 小时,同时密切观察患儿的脉搏及呼吸等,发现问题,及时报告医生。

考点:小儿侧脑室穿刺的术后护理

（3）进行脑室引流时,固定好导管,防止引流管脱出或进入颅内。引流时,导管留置不宜超过 5～7 天,以免继发感染。

护考链接

（1,2 题共用题干）

患者,男性,35 岁,司机,主诉 4 小时前,患者上腹部突然发生了刀割样剧痛,并迅速波及全腹,伴有恶心、呕吐,腹式呼吸弱,全腹均有压痛、反跳痛、肌紧张。

1. 为了明确诊断,最有效的手段是

A. B 超   B. 实验室检查   C. 腹腔穿刺术

D. X 线检查   E. CT

护 考 链 接

2. 下列哪项不是该手段的适应证

　　A. 进行化验、协助诊断　　　　　　B. 进行病理检查、协助诊断

　　C. 适当放液缓解症状　　　　　　　D. 不能注入药物治疗疾病

　　E. 明确腹腔内有无积脓积血

分析：最有效的手段是腹腔穿刺术、可以通过腹腔穿刺注入药物,协助治疗。答案 1.C,2.D。

(3、4 题共用题干)

李某,男性,55 岁,胸腔积液,为其进行胸膜腔穿刺抽液过程中,患者突然感到头晕、心悸、出冷汗、面色苍白、脉细、四肢发冷。

3. 该患者可能发生

　　A. 紧张过度　　　　　　　B. 胸膜反应　　　　　　　C. 休克

　　D. 麻醉药过敏　　　　　　E. 穿刺针损伤心脏

4. 下列处理哪项不妥

　　A. 立即停止抽液　　　　　B. 协助患者平卧位　　　　C. 吸氧

　　D. 继续抽液　　　　　　　E. 遵医嘱皮下注射肾上腺素

分析：该患者可能发生了胸膜反应,正确处理时应该立即停止抽液,患者取平卧位,吸氧,遵医嘱用药对症处理。答案 3.B,4.D。

(尹红梅)

第21章

危重患者的护理和抢救配合技术

危重患者是指病情严重随时可能发生生命危险的患者。由于危重患者具有变化快,病情复杂难以预测的特点。要求在抢救患者的过程中争分夺秒,挽救患者的生命,最大限度地减少伤残和并发症的发生。对危重患者的认真观察是抢救患者的重要前提;及时准确地对危重患者实施抢救,是挽回患者生命的主要环节;周密精心的护理是配合抢救患者成功的关键,护理人员只有具备熟练的抢救技术,才能及时将患者从死亡的边缘挽救过来,从而达到延长患者生命,提高其生活质量目的。

第1节 危重患者的病情观察及支持性护理

案例21-1

王××,女,50岁,因"走路时突然摔倒昏迷"入院。现患者 T 38.2℃,P 68 次/分,R 20 次/分,BP 180/100 mmHg,意识障碍,呼吸道通畅,躁动不安,大小便失禁,唤之不醒,强刺激有反应。医疗诊断:昏迷待查。入院后按医嘱行心电监护仪监测、气管切开、吸痰、吸氧、降颅压等治疗,请问护士在值班过程中应如何观察病情?如何实施相应的护理措施?

一、危重患者的病情观察

(一)病情观察的意义

病情观察是临床护理工作中的一项重要内容,也是护士的基本职责,是护理危重患者的前提,及时、准确地观察病情,对患者诊断、治疗、护理和预防并发症提供依据,为抢救患者赢得宝贵的时间,是挽救患者生命的基础,所以护士要有高度的责任心,高尚的职业道德,扎实的理论基础,娴熟的专业技能,较强的沟通能力,敏锐的观察力和判断力,认真掌握病情观察的方法、内容和技术。

(二)病情观察的方法

观察病情要求做到五勤:勤巡视、勤询问、勤观察、勤思考、勤记录。

1. 直接观察法 是操作者通过直观感受的方法所获得的信息。护士通过望、问、触、叩、听、嗅和护理体检等形式所获取的信息。

2. 间接观察法 是护士借助仪器、交流、阅读医疗、护理文件所获得的资料。

(1)通过听患者或有关人员的介绍,如倾听患者、陪护人员或目击者的介绍。

(2)通过其他医疗、护理文件资料所获取的信息,如检查报告单、病史相关记录、护理记录单等。

(三)病情观察内容

1. 生命体征的观察

(1)体温的观察:体温低于 35℃时,称体温不升,多见于极度衰竭、休克、早产儿等,同时多伴有末梢循环不良;当体温升高时,多见于感染、中枢性发热和恶性发热等,持续高热和超高热或体温持续不升提示病情危重。

(2) 脉搏和心率的观察:脉搏与心率是反映患者心血管功能的重要指标,应注意频率、节律、强弱等方面的异常,如脉搏(心率)大于 140 次/分或小于 60 次/分、出现细脉、细脉、间歇脉等甚至摸不到桡动脉则提示患者病情有变化,随时需要抢救。

(3) 呼吸的观察:呼吸应注意观察频率、节律、深浅度、强弱、声音、气味、呼吸困难等变化,提示病情危重,呼吸节律异常如潮式呼吸、毕奥呼吸均提示呼吸中枢衰竭,气味有烂苹果味提示有酮症酸中毒,吸气性呼吸困难常见于喉头水肿或异物等。

(4) 血压的观察:应注意观察收缩压、舒张压或脉压是否正常,如收缩压持续高于180mmHg 或舒张压持续高于 110mmHg 表示重度高血压,可能出现脑出血;如收缩压持续低于 70mmHg 或脉压低于 20mmHg 多见于休克患者。

(5) 疼痛的观察:严密观察患者疼痛的性质、程度和特点,这往往可以反映病变的部位和病情的轻重缓急,它与疾病的发生、发展及转归有着密切的关系。

2. 意识状态的观察　人的意识状态受高级中枢神经系统指挥,正常人意识清楚,表现为反应灵敏、语言流畅,定向力(对地点、时间、人物判断力)准确。意识障碍则随着病变程度的不同,对周围事物及刺激表现出不同的反应,对意识障碍的判断有以下两种:

(1) 以觉醒度改变为主的意识障碍

1) 嗜睡:是最轻的意识障碍,表现为睡眠时间延长,易唤醒,醒后能正确、简单、缓慢地回答问题,且刺激去除后能很快入睡。

2) 昏睡:意识障碍程度加重,处于深睡眠状态,不易唤醒,强刺激下可唤醒,表现答非所问,对答含糊,停止刺激即又进入熟睡。

3) 昏迷:是最严重的意识障碍,也是病情危重的信号,按其程度可分为①轻度昏迷:意识大部分丧失,无自主运动,对声、光刺激无反应,对疼痛的刺激有痛苦表情,可做出退缩或防御动作。角膜反射、瞳孔对光反射、眼球运动、吞咽反射均存在,生命体征叮尢明显改变。②中度昏迷:对各种刺激反应迟钝,对强刺激可有防御反应,角膜反射减弱,瞳孔对光反射迟钝,眼球无转动,生命体征有改变,可有大小便失禁或潴留。③重度昏迷:对各种强刺激无反应,全身肌肉松弛,深浅反射消失,呼吸不规则、血压下降,大小便失禁或潴留。

(2) 以意识丧失内容可分为

1) 意识模糊:睡眠程度较嗜睡深,正常的外界刺激不能唤醒,强刺激唤醒后能做出简单的思维活动,语言不连贯,对时间、地点、人物的定向力完全或部分障碍,此期可出现错觉、幻觉、谵语、烦躁或精神错乱等症状。

2) 谵妄:高级神经中枢异常兴奋所致活动失调状态,表现为意识模糊、定向力丧失、感觉错乱、言语杂乱、躁动不安、出现幻觉、错觉、狂躁。

3. 瞳孔的观察　瞳孔的改变,是观察颅内疾病、中毒性疾病、昏迷等许多疾病病情变化的重要指标。应注意观察两侧瞳孔的形状、大小、对称性及对光反应。

(1) 正常瞳孔:圆形、位置居中、边缘整齐,在自然光线下,直径 2.5～5mm,且两侧等大等圆,调节反射灵敏。

(2) 异常瞳孔

1) 瞳孔散大:直径大于 5mm 称为瞳孔散大,双侧瞳孔散大且对光反射消失提示中脑受损、脑缺氧、颅内压增高、颠茄类药物中毒或濒死期。一侧瞳孔散大且固定提示该侧动眼神经受损,由颅内病变(颅内血肿、脑肿瘤)所致脑疝。

2)瞳孔缩小:瞳孔小于 2mm 称瞳孔缩小,小于 1mm 为针尖样瞳孔,双侧瞳孔缩小见于脑桥被盖损伤如脑桥出血或有机磷农药和吗啡中毒;单侧瞳孔缩小见于小脑幕裂孔疝。

3)瞳孔对光反应:用拇指与示指分开上下眼睑露出眼球,用聚光手电筒直接照射瞳孔以观察瞳孔对光线照射的反应。①对光反应灵敏:当光线照射时瞳孔立即收缩,光线离开时迅速恢复。②对光反应迟钝:当光照时瞳孔缩小缓慢,撤离光线时瞳孔缓慢恢复,见于中度昏迷。③对光反应消失:瞳孔大小不随光照改变,见于深度昏迷或危重患者。

4. 排泄物与呕吐物的观察

(1)排泄物的观察:包括大小便、痰液、引流液和汗液等,护士应注意观察其颜色、性状、味、量及次数,详见有关章节。

(2)呕吐物的观察:呕吐可由多种疾病引起,应观察呕吐物的性状、量、色、味、呕吐的时间、方式和伴随症状如恶心、头痛、腹泻、腹痛等。

5. 一般情况观察

(1)发育:可根据年龄、身高、体重、智力之间的关系和第二性征来判断患者的发育状况,通过毛发质量、光泽度及皮肤弹性和色泽判断其营养状况。

(2)饮食与营养:饮食在疾病的治疗中占重要地位,注意患者的饮食习惯,有无特殊嗜好,包括食量、食欲、进食后的反应,与相关疾病是否有直接或间接关联,并予以相应的饮食调整。

(3)面容与表情:病情的缓急可直接由患者的面容与表情反映出来,常见的典型面容有如下几种。

1)急性病容:表现为面色潮红、烦躁不安、呼吸急促、痛苦呻吟,如急性感染性疾病和急腹症等。

2)慢性病容:面容憔悴、肤色灰黄、精神委靡,见于慢性消耗性疾病。

3)二尖瓣面容:患者双颊紫红、口唇发绀,见于风湿性心脏病。

4)病危面容:面容枯槁,面色苍白或铅灰,表情淡漠,双目无神,眼眶凹陷,鼻骨峭耸,常见于严重脱水、休克、大出血等严重疾病的患者。

5)贫血面容:面色苍白,唇舌和结膜色淡,疲惫乏力,多见各种类型的贫血患者。

(4)皮肤黏膜:主要观察其完整性、颜色、弹性、温度、湿度及有无出血、水肿、黄疸、发绀、皮疹和压疮等情况。

(5)体位、步态与姿势:体位是指身体在休息时所处的状态。患者的体位、步态与姿势对病情的判断具有一定意义。昏迷或衰竭患者呈被动体位,腹痛的患者蜷缩being被迫体位,破伤风患者出现角弓反张。颅脑损伤患者可出现与脑组织相对应一侧的肢体瘫痪。

(6)休息及睡眠:观察患者休息的方式、睡眠的习惯、深度、时间,有无失眠、入睡困难、易醒、多梦、嗜睡等现象。

6. 心理状态观察　危重患者心理状态复杂多变,由于疾病带来的痛苦和死亡的威胁,使患者出现恐惧、焦虑、烦躁、消沉等不良情绪,可通观察患者的眼神、语言或动作了解其内心情绪变化,给予相应的护理以取得最大程度的配合。

7. 治疗后反应的观察

(1)特殊检查后观察:如内镜、造影、各种穿刺等,有可能给患者带来不适或创伤,要注意观察被检查者的面部表情、主诉和生命体征,倾听其主观感受,要了解各项处置的相关注意事项,防止并发症的发生。如腰穿术后需去枕平卧 6 小时,正确指导患者的卧位,并向患者解释操作目的取得配合,随时观察有无不良反应。

（2）特殊治疗后的观察:如手术、吸氧、引流、输血等,要认真观察患者治疗后的反应,如手术伤口处有无出血,引流液的性状、量等,输血后有无不良反应,吸氧治疗后疗效的观察与不良反应的观察等。

考点:危重患者病情观察内容

（3）用药后的观察:在用药过程中,应注意观察疗效、有无过敏反应和毒副作用,利尿药和解热药,观察有无水、电解质紊乱和虚脱现象。如发现问题应及时处理。

二、危重患者的支持性护理

危重患者病情的特殊性,要求护士必须在认真观察、准确判断的基础上,及时给予相应的治疗和完整的护理,以减轻患者痛苦、缩短病程、避免并发症和后遗症发生。

（一）保持呼吸道通畅

呼吸道通畅是护理危重患者的关键,及时清理呼吸道分泌物和异物,保持呼吸道通畅。要勤翻身、拍背排痰、稀释痰液,鼓励患者自行咳嗽、咳痰等,预防坠积性肺炎、肺不张和分泌物阻塞等并发症的发生;对于昏迷患者,使患者仰卧头偏向一侧,及时处理呕吐物与分泌物,预防异物误吸气管形成窒息或吸入性肺炎。

（二）加强临床护理

1. 眼睛护理　及时用湿棉签或纱布清理眼部分泌物,定期用眼药水或无菌生理盐水清洗眼结膜,并涂抗生素眼软膏或凡士林油纱布覆盖双眼,保护角膜,以预防角膜感染。

2. 口腔、皮肤、大小便、饮食的护理　应用相应护理技术予以分别护理。

（1）口腔护理:认真做口腔护理,每日口腔护理 2～3 次。仔细观察口腔黏膜的变化,有无溃疡,准确判断溃疡性质以选择合适的漱口液。

（2）皮肤护理:维持舒适,预防压疮,如有压疮发生,按压疮的分期实施护理。

（3）大小便护理:仔细观察排尿、排便是否有潴留或失禁,应予以处理,并保持会阴部皮肤干燥,预防感染等并发症的发生。

（4）饮食护理:根据病情需要,及时补充营养物质和水电解质,维持体液平衡,不能进食者给予鼻饲,合理配餐。

3. 确保安全　对意识不清烦躁的患者要有专人看护,并加放床挡或必需的护具,防止坠床或碰伤等;对抽搐患者要用压舌或开口器以保护牙齿舌头以免损伤,且室内光线要暗,避免刺激抽搐;注意保暖,促进末梢血液循环,避免对带有引流管的患者,要认真观察,保证引流管通畅,防止脱落、扭曲、阻塞和引流液倒流等。

4. 心理护理　危重患者由于病痛的折磨、死亡的威胁、生活不能自理,导致烦躁、焦虑、忧郁等不良情绪。护士要密切观察其心理变化,勤与患者沟通,同情、鼓励患者,尊重患者的自尊。对语言沟通障碍的患者,用书写方法了解患者的主观感受,护士可用肢体语言为患者传递关爱,最大限度地减轻患者的痛苦和心理压力。

三、抢救工作的管理及抢救设备

危重患者的病情复杂多变,是医疗护理工作的一项紧急任务,护士应具备组织管理能力,熟练掌握各种抢救技术,以备病情突变时做到争分夺秒,保证抢救工作的顺利进行。抢救成功率是一个医院综合实力的重要体现,也是衡量一个医院技术水平和管理水平的标志。

(一)抢救工作的组织管理

1. 病区要制定完整的抢救制度,以及抢救小组的组成成员,如一般情况下管床医生或值班医生为主抢救医生,责任制护士或值班护士为主抢救护士。其他配合抢救人员由病区环境而定(图21-1)。

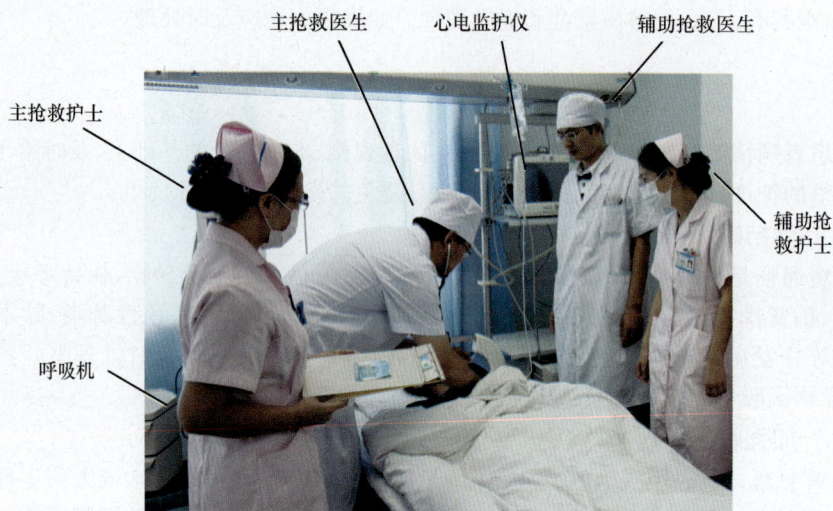

图 21-1　抢救方位

2. 配合医生立即制订抢救方案,本着先急后缓的原则,拟订初步护理计划。

(1)首优问题:是指会威胁患者生命,需立即去解决的问题。如清理呼吸道无效,出血不止等。

(2)中优问题:是指虽不会威胁患者生命,但能导致患者身体上的不健康或心理负担的问题,如生活不能自理、皮肤完整性受损等。

(3)次优问题:指人们在应对发展和生活的问题。如食欲不振、社会适应能力差等。

3. 认真做好抢救记录,并做好交接班。

4. 抢救小组成员分工明确,紧密配合。

(二)抢救设备

1. **抢救室**　应设在距医护办公室较近、且在病区中心的单间,以便于观察,室内宽敞,安静、光线充足。

(1)抢救床应放在抢救室的中间,要求四不靠边。以能升降的活动床为佳。并备一块木板以备胸外心脏按压用。

(2)抢救设备与器械:管道供氧、负压吸引、心电图机、电除颤仪、心脏起搏器、电动洗胃机、呼吸机、简易人工呼吸器、心电监护仪等。

(3)抢救车:抢救患者时抢救车放置患者床尾,抢救车内放置的物品如下。

1)常见抢救药品:见表21-1。也可根据专科情况确定各科备用的急救药品种类。

表 21-1　抢救药品

类别	药物
呼吸兴奋药	尼可刹米(可拉明)、洛贝林(山梗菜碱)等
抗休克药	去甲肾上腺素、肾上腺素、异丙肾上腺素、间羟胺、多巴胺等
降压药	利血平、肼屈嗪、硫酸镁注射液等
强心药	毛花苷 C(西地兰)、毒毛花苷 K 等
抗心律失常药	利多卡因、维拉帕米(异搏定)、普鲁卡因胺等
血管扩张药	酚妥拉明、硝酸甘油、硝普钠等
平喘药	氨茶碱(有舒张冠状动脉血管作用)等
止血药	酚磺乙胺(止血敏)、卡巴克洛(安络血)、氨甲环酸、维生素 K_1、鱼精蛋白、垂体后叶素等
抗过敏药	异丙嗪(非那根)、苯海拉明等
激素类药	氢化可的松、地塞米松、可的松、胰岛素等
脱水利尿药	20%甘露醇溶液、25%山梨醇溶液、呋塞米(速尿)等
镇痛镇静抗惊厥药	吗啡、哌替啶(杜冷丁)、地西泮(安定)、异戊巴比妥钠、苯巴比妥钠、硫喷妥钠、氯丙嗪(冬眠灵)、硫酸镁注射液等
碱性药	5%碳酸氢钠溶液、11.2%乳酸钠溶液
其他药品	生理盐水、各种浓度的葡萄糖、右旋糖酐 40 葡萄糖液;右旋糖酐 70 葡萄糖液、平衡盐、10%葡萄糖酸钙溶液、氯化钙、代血浆等

2)一般物品:血压计、听诊器、张口器、压舌板、舌钳、手电筒、止血带、电插板、夹板、砂轮、碘酊、乙醇、棉签等。

3)各种无菌包:各种规格的注射器、输液器、输血器、静脉切开包、气管切开包、导尿包、开胸包、各种穿刺包、无菌导管、无菌手套、无菌敷料等。

4)记录本:抢救车内放置物品交接班记录本,车内一切物品要认真交接并做好记录。

2. 为了不延误抢救时机,所有抢救物品严格管理,处于应急备用状态。以确保抢救工作正常进行。

四、重症监护病房的设备与管理(intensive care unit,ICU)

重症监护病房(ICU)是收治危重患者的场所,ICU 是应用现代医学理论,利用高科技现代化医疗设备,对危重症患者进行集中监测,强化治疗和护理的一种特殊病房,可分为综合 ICU 和专科 ICU,综合 ICU 是以监测患者所有脏器为职责;专科 ICU 是针对某一脏器功能的监护而设置。如心脏 ICU、颅脑 ICU、血液 ICU 等。

(一) ICU 配置

ICU 的基本人员配置如下。

1. ICU 的医师人数与床位数之比为 1:1 以上;ICU 护士与实际开放床位比达到(2.5~3):1 [发达国家可达(5~7):1],三级甲等医院达到 3:1,有创呼吸机使用超过 30%时护理人数适当增加。CCU 护士与实际开放床位比达到 2.5:1。

2. ICU 专科人员必须占 60%以上,专职医师必须经过危重病医学相关技术的培训,较高的心血管内科、呼吸科、麻醉科等专科知识。专用的操作技术:气管插管、气管切开、胸腔穿刺、腹腔穿刺、心肺复苏技术、临时起搏器、腹膜透析,以及建立各项血管通路的技术等。

3. 护士经过 ICU 专业技术培训,获得相应的资格证书,应逐渐达到持证上岗。

(二)ICU 设备

1. 每床配备完善的功能设备带或功能架,提供电、氧气、压缩空气和负压吸引等功能支持。每张监护病床装配电源插座 12 个以上,氧气接口 2 个以上,压缩空气接口 2 个和负压吸引接口 2 个以上。医疗用电和生活照明用电线路分开。每个 ICU 床位的电源应该是独立的反馈电路供应。ICU 最好有备用的不间断电力系统(UPS)和漏电保护装置;最好每个电路插座都在主面板上有独立的电路短路器(图 21-2)。

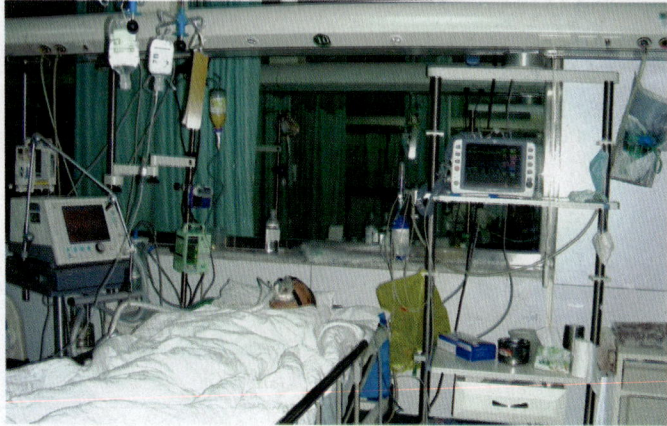

图 21-2　ICU 床单元

2. 应配备适合 ICU 使用的病床,配备防压疮床垫。

3. 每床配备床旁监护系统,进行心电、血压、脉搏血氧饱和度、有创压力监测等基本生命体征监护。为便于安全转运患者,每个 ICU 单元至少配备便携式监护仪 1 台。

4. 三级医院的 ICU 应该每床配备 1 台呼吸机(图 21-3A,B),二级医院的 ICU 可根据实际需要配备适当数量的呼吸机。每床配备简易呼吸器(复苏呼吸气囊)。为便于安全转运患者,每个 ICU 单元至少应有便携式呼吸机 1 台。

5. 输液泵和微量注射泵每床均应配备,其中微量注射泵每床 2 套以上。另配备一定数量的肠内营养输注泵。

6. 其他设备:心电图机(图 21-3C)、血气分析仪、除颤仪、血液净化仪(图 21-3D)、连续性血流动力学与氧代谢监测设备、心肺复苏抢救装备车(车上备有喉镜、气管导管、各种接头、急救药品以及其他抢救用具等)、体外起搏器、纤维支气管镜、电子升降温设备等。

7. 医院或 ICU 必须有足够的设备,随时为 ICU 提供床旁 B 超、X 线、生化和细菌学等检查。

(三)ICU 的病室环境要求

1. 中心护士站应设在所有病床的中央区。ICU 每张床的占地面积应比普通病室的要大,一般宜在 $15\sim20cm^2$ 左右。相邻床位可根据需要使用玻璃间隔或隔离帘,以便于临床观察和操作为原则。设置单独的隔离病房。遇有严重感染、传染、免疫功能低下等患者应及时与其他患者隔离。病房要有通风设备(上进风、下回风)。每个房间应配有流动水洗手设备。每张床床头应设有医院中心控制的高压氧气管道、真空负压及压缩空气装置等。每张床床旁

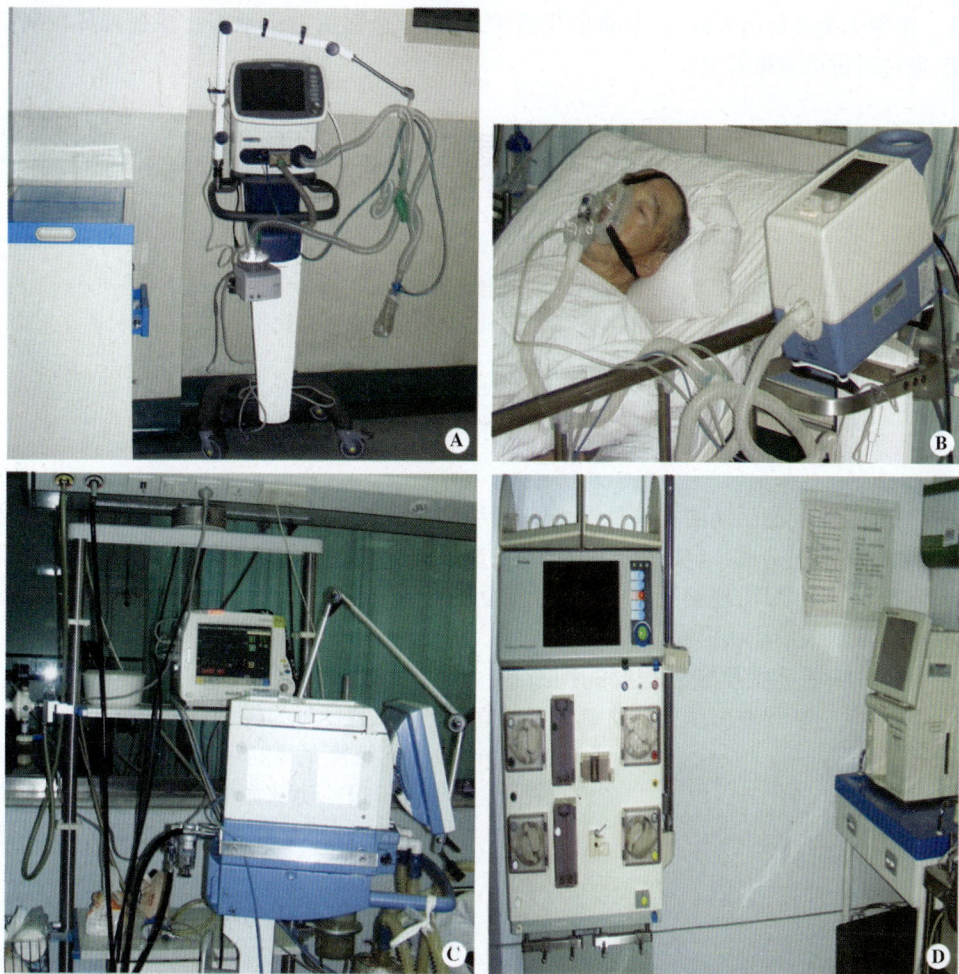

图 21-3 ICU 设备
A. 人工呼吸机;B. 人工呼吸机;C. 心电监护仪;D. 血液透析仪

应设有多功能电源插头。可控制病床床头床尾高低,床体两侧有可升降的床档保护装置。ICU 内的照明应以患者及医护人员适宜的强度而定。夜间使用较暗的壁灯,床位上方的吊灯应尽量减少,以免患者感到耀眼。急救时要有足够的亮度。各病床前应有醒目的时钟,以满足患者对时间概念的需求,同时便于医护人员工作。每张床床旁应有紧急呼叫系统,以备紧急情况下使用。

2. ICU 的管理

(1) ICU 护士的要求:高尚的职业道德,敏锐的观察能力,较强的应变能力和沟通能力,娴熟的专业技能。

(2) 全部采用封闭式管理(无陪制):由于危重患者的抵抗力较弱,对患者实施保护性隔离,进病房穿隔离衣、换鞋,避免发生交叉

护 考 链 接

阿托品药物中毒,患者瞳孔改变为

A. 散大   B. 缩小

C. 无改变   D. 对光反应消失

E. 一侧散大

分析:阿托品的药理作用可解除平滑肌痉挛,瞳孔散大,答案是 A。

感染。限制无关人员出入病房,患者的生活护理、治疗全部由护士承担。探视人员在病室外探望,通过对讲机与患者交流。

第2节 危重患者的抢救技术

案例21-2

患者,张××,男性,75岁,曾患有"慢性肺源性肺气肿",3天前因"感冒",气促、胸闷、咳嗽、咳痰逐渐加重,咳出黄色浓痰,不易咳出,今早入院治疗,医嘱立即给患者氧气吸入、吸痰、抗炎等处理,请问护士应如何为患者氧气吸入和吸痰?

一、吸 氧 法

氧气是人体代谢活动的关键物质,是维持生命必要条件。轻度缺氧即便不会出现生命危险也会对机体组织造成一定的损害,而严重的缺氧则可能造成组织形态结构改变甚至局部组织坏死,如脑缺氧,可出现脑死亡,严重者将会使生命受到威胁。吸氧是常用的急救措施之一,可以缓解缺氧的症状提高血氧含量。

(一)缺氧症状及缺氧程度的判断

根据血气分析检查所测得的血氧分压的值可将缺氧程度分为轻、中、重三度。

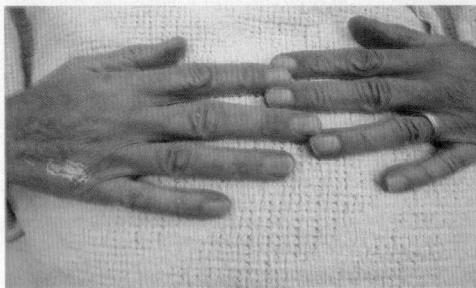

图21-4 发绀

1. 轻度缺氧 氧分压 $PaO_2 > 6.67kPa$(50mmHg),动脉血氧饱和度 $SaO_2 > 80\%$,无发绀或轻度发绀,呼吸困难不明显,一般不需氧疗。如有呼吸困难,可给予低流量低浓度(氧流量 1~2L/min)氧气。

2. 中度缺氧 PaO_2 4.6~6.67kPa(30~50mmHg),SaO_2 60%~80%,有发绀、呼吸困难,部分患者有烦躁,需氧疗。

3. 重度缺氧 $PaO_2 < 4.6kPa$ (30mmHg),$SaO_2 < 60\%$,显著发绀(图21-4),呼吸极度困难,出现三凹征,患者昏迷或半昏迷,是氧疗的绝对适应证。

(二)吸氧适应证

血气分析检查是用氧的指标,当患者的动脉血氧分压低于 6.6kPa(50mmHg)时,应给予吸氧。正常值10.6~13.3 kPa,PaO_2 的最低限值为 6.6 kPa,如低于此值应给患者氧气吸入。

1. 肺活量减少 因呼吸系统疾患而影响肺活量者,如肺炎、肺水肿、肺气肿、支气管哮喘、气胸等。

2. 心肺功能不全 是肺部充血而致呼吸困难者,如心力衰竭、心包积液等。

3. 各种中毒引起的呼吸困难 如药物中毒、一氧化碳中毒等。

4. 神经系统疾病引起的呼吸困难 如昏迷、颅脑损伤、脑血管意外、癫痫发作时等。

5. 其他 某些手术前后、休克患者及分娩时产程过长或胎心音不良等。

（三）供氧装置

1. 氧气管道装置（中心供氧装置）　病室墙壁有氧气管道接口，用氧时将氧气流量表接在氧气管道接口上，接上湿化瓶，打开流量表开关即可（图 21-5）。中心制氧是采用高新技术，利用分子筛压力转换吸附方式，清除空气中的氮气和其他物质，以高纯度的氧气供医院患者使用。

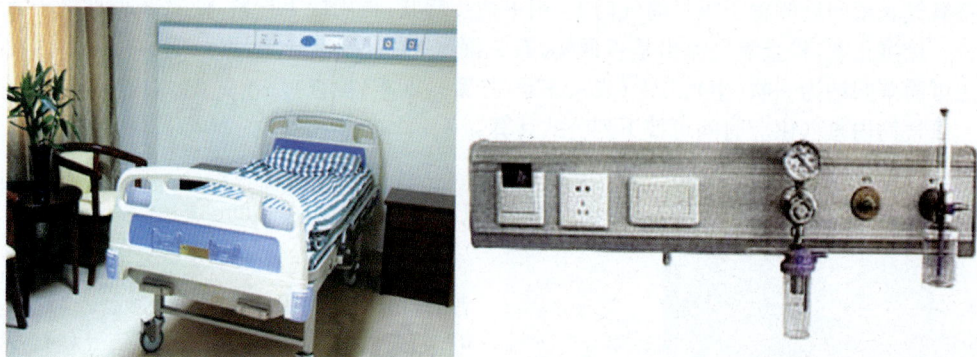

图 21-5　供氧装置

2. 氧气筒及氧气表装置（图 21-6）

（1）氧气筒：为圆柱形无缝钢筒，筒内能耐高压达 14.7MPa（150kg/cm²），容积 40L，能容纳氧气 6000L。氧气筒顶部有一总开关，控制氧气的进出，使用时将总开关向逆时针方向旋转 1/4 周即可有足够的氧气流出，停用时向顺时针方向旋紧即可。氧气筒颈部的侧面，有一气门与氧气表相连，是氧气自筒中输出的途径。

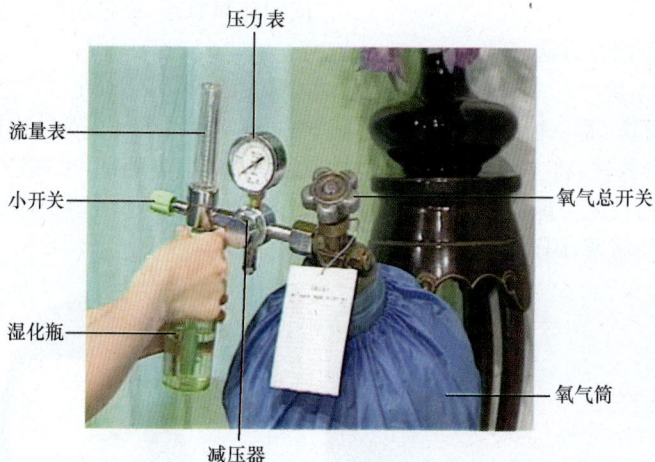

压力表
流量表
小开关
湿化瓶
减压器
氧气总开关
氧气筒

图 21-6　氧气筒及氧气表

（2）氧气表：由压力表、减压器、流量表、湿化瓶及安全阀组成（图 21-6）。压力表可测知氧气筒内的压力以 MPa（kg/cm²）表示。减压器是一种弹簧自动减压装置，将来自氧气筒内的压力减至 2～3kg/cm²（0.2～0.3MPa）使流量平稳，保证安全。流量表用来测量每分钟氧气的流出量，流量表内有浮标，从浮标上端平面所指的刻度，可知每分钟氧气的流出量用 L/min 表示。湿化瓶内装1/3～1/2蒸馏水或冷开水,通气管进入水中,湿化瓶出口和鼻导管相连。安全阀的作用是氧流量过大、压力过高时,安全阀内部活塞自动上推,过多的氧气由四周小孔流出以确保安全。

(3)装表法:氧气表装在氧气筒上,以备急用。方法是:将氧气筒置于氧气架上,打开总开关,使少量气体从气门处流出,随即迅速关上,达到避免灰尘吹入氧气表、清洁的目的。然后将氧气表稍向后倾置于氧气筒气门上,用手初步旋紧,再用扳手拧紧,使氧气表直立于氧气筒旁。接湿化瓶,检查氧气流出是否通畅,有无漏气,关紧流量开关,推至病房待用。因此装表法可简单归纳为一吹(尘)、二上(表)、三紧(拧紧)、四查(检查)。

氧气筒内氧气供应时间可按下列公式计算:

$$可供应时间=\frac{(压力表压力-5)(kg/cm^2)×氧气筒容积(L)}{1kg/cm^2×氧流量(L/min)×60min}$$

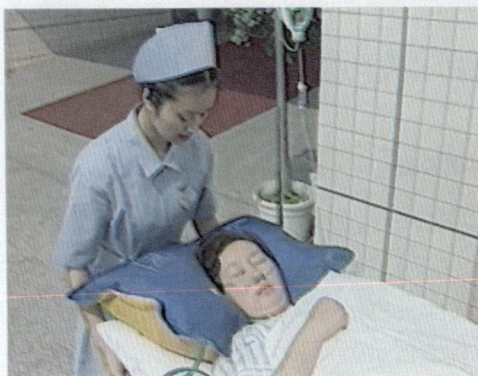

图21-7 氧气枕

3. 氧气枕代替供氧装置 在抢救危重患者时,由于氧气筒准备不及时或转移患者途中,如果没有小型氧气筒,可用氧气枕代替供氧装置,同时氧气枕也适用于家庭氧疗。氧气枕为一长方形橡胶枕,枕的一角有橡胶管。氧气枕冲入氧气接上湿化瓶即可使用(图21-7)。

(四)给氧方法

1. 氧气疗法 是指通过给氧,提高动脉血氧分压(PaO_2)和动脉血氧饱和度(SaO_2),增加动脉血氧含量(CaO_2),纠正各种原因造成的缺氧状态,促进组织的新陈代谢,维持机体生命活动的一种治疗方法。

2. 常用给氧方法

(1)双侧鼻管法:是一种简单、舒适的给氧方法,将双侧小管插入鼻孔内(图21-8)。

(2)单侧鼻导管法:将一细导管从一侧鼻孔经鼻腔到达鼻咽部,末端连接氧气的供氧方法。鼻导管插入的长度为鼻尖至耳垂的2/3(图21-9)此法患者不易耐受,且导管对鼻腔产生压力而易被分泌物堵塞,因而目前不常用。

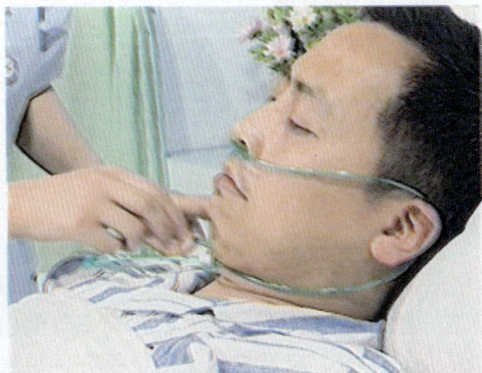

图21-8 双侧鼻塞法

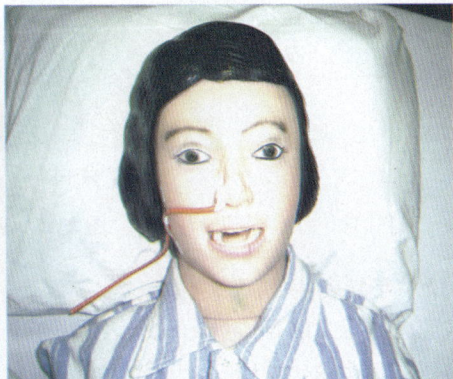

图21-9 单侧鼻导管

（3）鼻塞法：鼻塞是一种用塑料制成的球状物，鼻塞法将将鼻塞塞入一侧鼻孔鼻前庭内，供给患者氧气的方法（图 21-10），此法可交替两侧鼻孔使用，患者舒适，适用于长期吸氧的患者。

（4）面罩法：将面罩置于患者的口鼻部用松紧带固定后供给氧气的方法。氧气自下端输入，呼出的气体从面罩两侧孔排出（图 21-11）。由于口、鼻部都能吸入氧气，效果较好。给氧时必须有足够的氧流量，一般需 6～8L/min。可用于张口呼吸的患者和病情较重、氧分压明显下降者，但会影响谈话、进食、饮水、服药等，且翻身易移位。

（5）氧气头罩法：将患者头部置于头罩内，罩面上有多个孔，可以保持罩内一定的氧浓度、温度和湿度（图 21-12）。头罩与颈部之间要保持适当的空隙，防止二氧化碳潴留及重复吸入。此法简单、无刺激、便于观察病情，能根据病情调节氧浓度，长期吸易发生氧中毒，主要用于小儿。

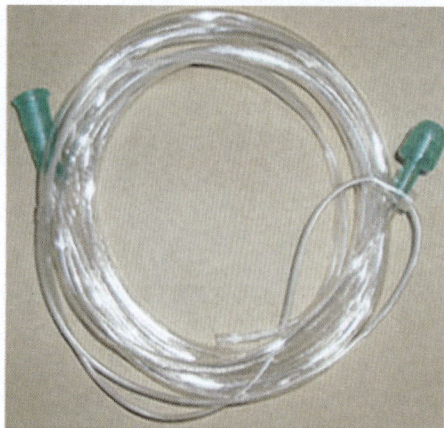

图 21-10　鼻塞吸氧管

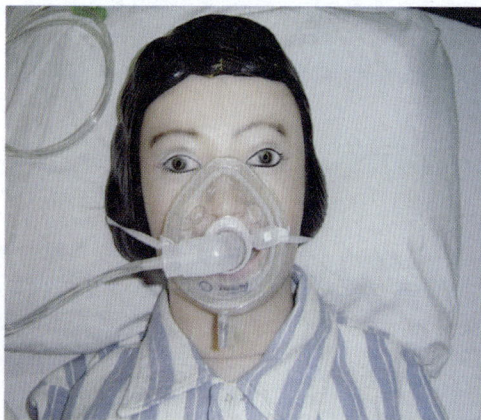

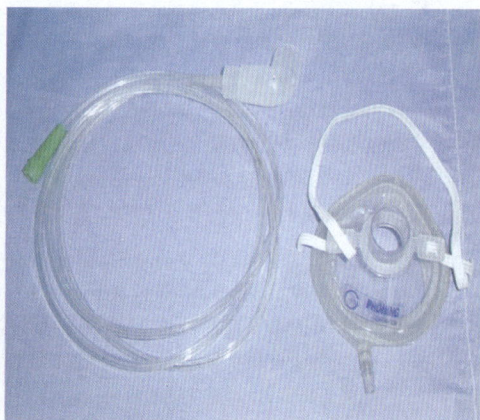

图 21-11　面罩吸氧

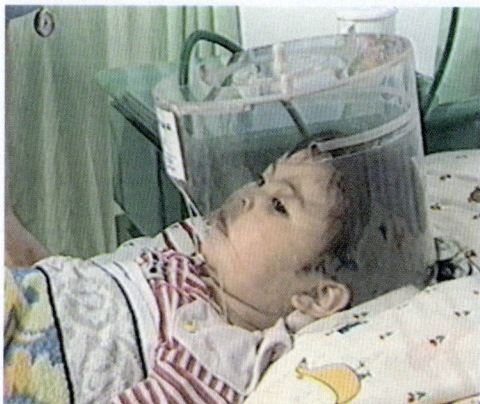

图 21-12　头罩法

（6）氧气帐法：将患者的头胸部置于塑料帐幕内吸入氧气的方法。因设备复杂造价高，故仅用于烧伤和新生儿的抢救。

3.操作方法

（1）目的：①纠正各种原因造成的缺氧状态，提高动脉血氧分压（PaO_2）和动脉血氧饱和度（SaO_2）增加动脉血氧含量（CaO_2）。②促进组织的新陈代谢，维持机体生命活动。

（2）操作步骤：以单侧鼻塞给氧法为例见表 21-2。

表 21-2　氧气筒单侧鼻塞给氧法操作流程

操作流程	操作要点	沟　通
评估	评估患者的年龄、意识、病情、治疗情况,心理状态及合作程度 评估患者的缺氧状况,鼻腔情况	护士:我已对操作环境、患者病情、意识状态、缺氧程度、合作情况、鼻腔情况进行了评估。用物已准备好,报告老师(举手)开始操作
准备	(1) 操作者:仪表端庄、衣帽整洁、修剪指甲、洗手、戴口罩 (2) 用物:供氧装置,氧气表装置,吸氧记录单、笔、扳手、夸盘;治疗碗(内盛冷开水)、吸氧管、棉签、湿化瓶等(图 21-13) (3) 环境准备:温湿度适宜、光线充足、环境安静、远离火源 (4) 患者准备:了解吸氧的目的、方法、注意事项及配合要点;体位舒适,情绪稳定,愿意配合	
实施	(1) 查对:核对床号、姓名 (2) 解释:向患者及家属解释吸氧目的,告知不要吸烟 (3) 开总开关:打开氧气筒总开关,使小量气体流出,吹去气门处灰尘,随即关好总开关 (4) 装氧气表:将氧气表接于氧气筒的气门上,用手旋紧,表稍后倾,再用扳手旋紧,使氧气表与地面垂直 (5) 检查漏气:检查流量表是否关闭,打开总开关,检查各衔接处有无漏气 (6) 接瓶和管:连接湿化瓶和橡胶管,检查氧气流出是否通畅,关紧总开关和流量表开关 (7) 清洁鼻孔:用湿棉签清洁鼻孔,避免分泌物堵塞 (8) 连接、调节流量:连接鼻氧管,开总开关和流量表开关,调节氧流量(轻度缺氧 1~2L/min,中度缺氧 2~4L/min,严重缺氧 4~6L/min)确认氧气流出通畅:感觉有气体流出,湿化瓶内有气泡,检查吸氧管是否通畅,将鼻塞轻轻插入一侧鼻孔,安置患者舒适卧位,告知用氧注意事项 (9) 记录:洗手,记录用氧时间和氧流量 (10) 观察:观察氧疗的效果,缺氧症状是否改善,氧气是否通畅 (11) 停止用氧:取下鼻导管,关闭流量表,关闭氧气筒总开关,打开流量表放出余气,关上流量表开关	护士:您好!(患者床前)请问您叫什么名字?××床×××您好! 根据病情需要,现在要给您吸氧,希望您能配合,为了您的健康和安全请您和家属不要吸烟 护士:现在我清洁一下您的鼻腔 护士:氧气我已经给您输上了,为了安全,请注意防火、防油、防热、防震动。您感觉好些了吗? 谢谢您的配合
整理	整理用物,洗手,记录停氧时间和用氧效果	
操作后评估	患者缺氧症状改善,生命体征平稳,感觉舒适,操作规范,未发生呼吸道黏膜损伤及其他意外,患者及家属了解安全用氧的知识。氧气装置:有无漏气,是否通畅	报告老师(举手)操作完毕

4. 注意事项

(1) 用氧前,检查氧气装置有无漏气,是否通畅。

(2) 严格操作规程,注意用氧安全,切实做好"四防",即防火、防热、防油、防震。氧气筒应放于阴凉处,周围严禁烟火及易燃品,至少距明火 5m,距暖气 1m,以防止燃烧;氧气筒搬运时避免倾倒、撞击;氧气、氧气表开关及螺旋口等严禁涂油;防止燃烧、爆炸。

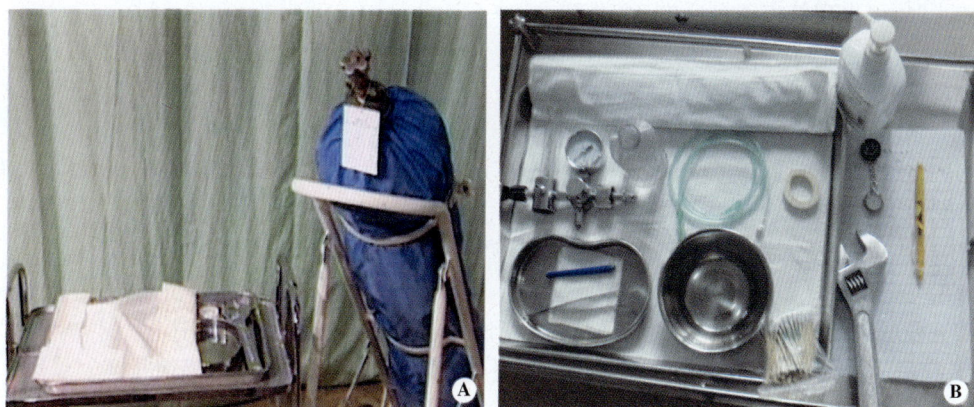

图 21-13　吸氧用物

（3）患者吸氧过程中,应先调节流量后应用;需要调节氧流量时,应当先将患者鼻导管取下,调节好氧流量后再连接。停止吸氧时,先取下鼻导管,再关流量表。以免一旦关错开关,大量氧气突然冲进呼吸道而损失肺组织。

（4）用氧过程中应始终保持湿化瓶内有 1/3～1/2 的蒸馏水。橡胶氧气管、湿化瓶等应定期消毒更换,防止感染。常用湿化液有冷开水、蒸馏水。急性肺水肿用 20％～30％乙醇溶液,具有降低肺泡表面张力,使肺泡易破裂,消散,改善肺部气体交换,减轻缺氧症状的作用。

（5）持续吸氧的患者,应保持管道通畅,必要时进行更换。吸氧过程中,应保持呼吸道通畅,及时清理呼吸道分泌物。持续单侧鼻导管用氧者,每日更换鼻导管 2 次以上,双侧鼻孔交替插管,并及时清除鼻腔分泌物。鼻塞给氧应每日更换鼻塞。面罩给氧应 4～8 小时更换一次面罩。

（6）氧气筒内氧不可用尽,压力表至少要保留 0.5MPa(5kg/cm²),以免灰尘进入筒内,再次充气时引起爆炸。对未用完或已用空的氧气筒,应分别悬挂"满"或"空"的标志,以便于及时更换,避免急救时搬错,延误抢救时机。

（7）用氧过程中,应加强监测。缺氧症状改善实验室检查指标:PaO_2（正常值 95～100mmHg)、$PaCO_2$（正常值 35～45mmHg)SaO_2（正常值 95％)。

5. 氧气浓度与流量的关系和用途

氧浓度和氧流量的关系公式:吸氧浓度（％)＝21＋4×氧流量(L/min)

（1）低浓度氧疗:给氧浓度低于 41％,即氧流量低于 5L/min。用于低氧血症伴二氧化碳潴留的患者。如慢性阻塞性肺部疾病,呼吸的调节注意依靠缺氧对周围化学感受器的刺激来维持,吸入高浓度氧,解除缺氧对呼吸的刺激作用,使呼吸中枢抑制加重,甚至呼吸停止。因此应低浓度、低流量(1～2L/min)持续给氧。但低于 25％的氧浓度与空气中的氧含量相似（空气中氧浓度为 21％),无治疗价值。

（2）中等浓度氧疗:给氧浓度为 41％～61％,即氧流量为 5～10L/min。用于血红蛋白低或心排血量不足者,如肺水肿、心肌梗死、休克等。

（3）高浓度氧疗:给氧浓度在 61％以上,即氧流量大于 10L/min。用于单纯性缺氧而无二氧化碳潴留的患者,如成人型呼吸窘迫综合征、心肺复苏后的生命支持阶段,但持续时间超过 24 小时,可出现氧疗不良反应,须注意。

(4) 高压氧疗:指在特殊的加压舱内,以 $2\sim3kg/cm^2$ 的压力给予 100% 的氧气吸入。

6. 氧疗不良反应及预防

(1) 氧中毒

1) 表现:高浓度、高流量给氧,出现恶心、呕吐、烦躁不安、进行性呼吸困难,脉搏减弱、血压下降,甚至昏迷。

2) 预防:避免长时间高浓度氧持续吸入,经常做血气分析,动态观察氧疗的治疗效果。

(2) 肺不张

1) 表现:烦躁、呼吸、心率增快,血压上升,继而出现呼吸困难、发绀、昏迷。

2) 预防:控制给氧浓度,鼓励患者做深呼吸,多咳嗽和经常改变卧位,及时排痰。

(3) 呼吸道分泌物干燥

1) 表现:呼吸道黏膜干燥,分泌物黏稠、结痂、不易咳出。

2) 预防:加强吸入气体的湿化,定期做雾化吸入。

(4) 晶状体后纤维组织增生

1) 表现:仅见于新生儿,以早产儿多见。由于视网膜血管收缩,发生扩张、弯曲、异常增生、纤维化并导致视网膜周边剥离和视网膜完全剥离,最后失明。

2) 预防:应控制给氧浓度在 41% 以下,控制 PaO_2 在 $13.3\sim16.0$ kPa($100\sim120$mmHg)。

(5) 呼吸抑制

1) 表现:常见于慢性呼吸衰竭患者吸入高浓度氧,可使呼吸中枢抑制加重,甚至呼吸停止。

2) 预防:低流量、低浓度持续给氧,维持 PaO_2 在 8 kPa(60mmHg)左右。

护考链接

患者,女性,72 岁。反复咳嗽,喘息 20 年,加重 1 周入院。目前患者的医疗诊断是肺源性心脏病,患者血气分析结果显示 PaO_2 50mmHg,$PaCO_2$ 55mmHg。此时患者吸氧的浓度应为

A. $25\%\sim29\%$ B. $35\%\sim40\%$ C. $41\%\sim45\%$

D. $46\%\sim50\%$ E. $51\%\sim60\%$

分析:该患者血气分析结果显示 PaO_2 50mmHg,$PaCO_2$ 55mmHg。据我们前面所学为轻度缺氧但伴有二氧化碳潴留。对慢性呼吸衰竭的患者,给氧原则是持续低流量给氧,$1\sim2$L/min,吸氧浓度($\%$)$=21+4\times$氧流量(L/min),故答案选 A。

二、吸 痰 法

吸痰法是指利用负压吸引的原理用导管经口、鼻或人工气道将呼吸道内的分泌物吸出,以保持呼吸道通畅的治疗方法。此法是预防吸入性肺炎、肺不张、窒息等并发症的一种方法。临床上主要适用于危重、年老、昏迷、麻醉未清醒等各种原因引起的不能有效咳嗽、排痰的患者。

(一)吸痰装置

1. 中心吸引器　各大医院均设有中心负压装置,吸引器管道连接到各病房床单位,使用时只需接上负压表接吸痰管,开启开关,即可吸出,非常便利。

2. 电动吸引器　由马达、偏心轮、气体过滤器、压力表、安全瓶、储液瓶组成(图 21-14)。

384

安全瓶和储液瓶可各储液 1000ml,瓶塞上有两个玻璃导管,并通过橡胶管相互连接。接通电源后马达带动偏向轮,从吸气孔吸出瓶内空气,并由排气孔排出,不断循环转动,使瓶内产生负压,将痰液吸出。

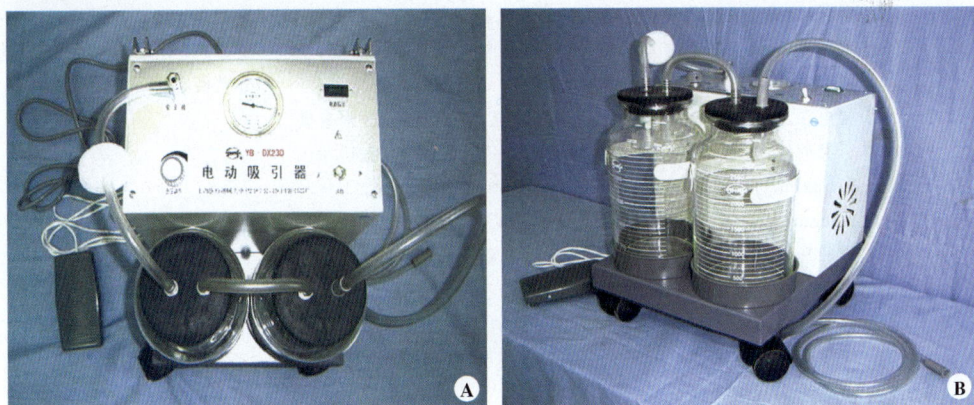

图 21-14 电动吸痰器

3. 注射器吸痰和口对口吸痰 在紧急状态下可用 50～100ml 注射器或手动吸引器连接导管进行抽吸或由操作者托起患者下颌,使其头后仰并捏住患者鼻孔,口对口吸出呼吸道分泌物,解除呼吸道梗阻症状。

(二)操作方法

1. 目的

(1)清除呼吸道分泌物,保持呼吸道通畅。

(2)促进呼吸功能,改善肺通气。

(3)预防并发症发生。

2. 实施 以电动吸引器吸痰法为例见表 21-3。

表 21-3 电动吸引器吸痰法

操作流程	操作要点	沟 通
评估	评估患者年龄、病情、意识状况、治疗情况。评估患者呼吸道分泌物的量、黏稠度、部位,及有无呼吸道分泌物排出的能力。患者口、鼻腔黏膜有无异常,鼻腔有无阻塞	护士:我已对操作环境、患者病情、意识状态,呼吸道分泌物的量、黏稠度和口鼻情况进行了评估。用物已准备好,报告老师(举手)开始操作
准备	(1)操作者:仪表端庄、着装规范、剪指甲、洗手、戴口罩 (2)用物:治疗盘内备有盖罐 2 只(一只盛无菌生理盐水,一只盛放已消毒的吸痰管数根)、弯盘、无菌纱布、无菌血管钳或镊子、玻璃接管、弯盘、必要时备压舌板、开口器、舌钳。治疗盘外备电动吸引器或中心吸引器,试管(内盛有消毒液,系于床栏处),可消毒吸引器上玻璃接管,必要时备电插板 (3)环境准备:温湿度适宜,光线充足,环境安静 (4)患者准备:了解吸痰目的、方法、注意事项及配合要点	

操作流程	操作要点	沟　通
实施	(1) 查对:核对床号,姓名 (2) 解释:向患者及家属解释吸痰的目的及配合要点 (3) 取合适体位:帮助患者取合适卧位,将患者的头转向操作者,检查患者口腔取下活动义齿 (4) 接电源、检查吸引性能:连接导管,接通电源,打开开关,检查吸引器的性能,调节合适的负压成人 300~400mmHg,即 40.0~53.3kPa;儿童 < 300 mmHg 即 40.0kPa;婴幼儿 100~200mmHg;新生儿<100 mmHg 连接吸痰管,试吸生理盐水润滑冲洗吸痰管,以检查负压大小,用无菌镊子或戴手套,接好吸痰管试吸生理盐水,检查是否通畅 (5) 插管吸痰:如果经口腔吸痰,告诉患者张口。对昏迷患者可以使用压舌板或者口咽气道帮助其张口,吸痰毕,取出压舌板或者口咽气道 一手折叠吸痰管末端(连接玻璃接管处),另一手用无菌镊持吸痰管插入口腔咽部,然后放松折叠处,左右旋转,向上提吸,将口咽部分泌物吸出 气管内有痰时,另换无菌吸痰管经咽部进入气管,然后吸引每次吸痰时间不超过 15 秒,导管退出后每次用生理盐水抽吸冲洗 吸痰过程中,观察吸痰前后患者呼吸频率的改变,注意吸出物的性质、颜色、黏稠度及量等痰液稀稠,可叩拍胸背、交替使用超声雾化吸入或缓慢滴入生理盐水、化痰药物	护士:现在我给您插管,请您配合我张口,可能会有一点不舒服,不过很快就会好了请您稍微忍耐一下
整理	吸痰毕,关闭吸痰器开关,取下吸痰管丢弃或重新消毒清洁患者的口鼻,脱手套,帮助患者恢复舒适体位,整理床单位,致谢	护士:您现在感觉好点了吗?如有什么不舒服请及时告诉我,谢谢您的配合
记录	洗手,记录病情和痰液情况	报告老师(举手)操作完毕
操作后评估	(1) 患者和家属能理解吸痰的重要性并能配合 (2) 患者呼吸道分泌物及时清除,呼吸道保持通畅,吸痰后患者感觉舒适 (3) 吸痰过程中患者呼吸道未发生损伤	

3. 注意事项

(1) 吸痰前,检查电动吸引器性能是否良好,连接是否正确,同时检查吸痰管是否通畅,同时润滑导管前端。

(2) 吸痰时动作轻柔,敏捷。插管时不可有负压,以免损伤呼吸道黏膜。吸痰时,吸痰管应左右旋转、缓慢上移、向上提出的手法,以利于呼吸道分泌物的充分吸引。

(3) 吸痰时间不宜超过 15 秒,以免造成缺氧。如痰液较多,需要再次吸引,应间隔 3~5 分钟,患者耐受后再进行。一根吸痰管只能使用一次。

(4) 使用呼吸机或缺氧严重的患者,吸痰前后应当给予高流量吸氧,吸痰前可加大氧流量,再行操作。

(5) 吸痰过程中严格执行无菌操作,治疗盘内吸痰用物每天更换 1~2 次。

(6) 插管前先吸少量生理盐水,检查导管是否通畅;退出吸痰管须吸少量生理盐水,冲洗内腔防止堵塞;引流瓶须及时倾倒。

（7）如痰液黏稠时,可配合蒸汽吸入、雾化吸入,叩击、拍背等振动气管,使痰液松动易于吸出。患者发生缺氧的症状时,如发绀、心律减慢等症状时,应当立即停止吸痰,休息后再吸。

（8）昏迷患者可用压舌板或开口器协助张口,有义齿帮助取下。自口腔吸痰困难者,可由鼻腔进行。有气管切开者先吸气管切开处,再吸口腔,最后吸鼻腔。婴幼儿吸痰时吸痰管要细,动作要轻柔,负压不可过大,以免损伤黏膜。

（9）注意观察痰液的性状、颜色、量等,必要时送检。

（10）储液瓶内的吸出液应及时倾倒,一般不应超过 2/3,以防痰液吸入损坏机器。

护考链接

患者,男性,自行咳痰困难,护士使用吸引器为患者进行吸痰时,正确的做法是
A. 操作者站在患者头侧,协助患者抬颈,使头后仰
B. 一手捏导管末端,一手持吸痰导管头端插入患者口腔
C. 尽早为昏迷患者行气管切开,方便呼吸道管理
D. 气管切开者应先吸口、鼻腔,再吸气管套管处分泌物
E. 吸痰过程中随时观察呼吸改变
分析:在吸痰过程中护士站在患者一侧,一手将吸痰导管末端折叠,一手用无菌镊持导管前端插入患者口中;气管切开者严格无菌操作,先吸气管套管处分泌物,再吸口鼻腔;在吸痰过程中密切观察吸痰前后呼吸频率的改变是非常重要的。因此答案选 E。

三、洗　胃　法

案例21-3

白××,女,26 岁。因与丈夫争吵,服农药自杀后被家人发现,急送医院急诊,入院时患者神志不清,呼之不应,瞳孔呈针尖样改变,小便失禁,口腔内闻及蒜臭味,经询问得知患者服用敌敌畏农药,估计服用量约 30ml。诊断为有机磷中毒,医嘱立即为患者洗胃,请问护士为患者洗胃时,应选择何种洗胃液? 为什么? 如何正确地洗胃? 每次灌注入胃内洗胃液的量是多少?

洗胃是将大量溶液饮入或通过胃管插入患者胃内,反复注入和吸出一定量的溶液,以冲洗并排出胃内容物,减轻或避免吸收中毒的方法。主要适应于非腐蚀性毒物中毒,如有机磷、安眠药、重金属类和生物碱等及食物中毒的患者。禁忌证有强腐蚀性毒物(如强酸、强碱)中毒、肝硬化伴食管胃底静脉曲张、胸主动脉瘤、近期内有上消化道出血及胃穿孔患者禁忌洗胃;上消化道溃疡、胃癌患者不宜洗胃。

（一）常用洗胃溶液

常用洗胃溶液见表 21-4,护理人员应按医嘱根据毒物性质准备洗胃溶液。

表 21-4　常用洗胃溶液

毒物种类	常用溶液	禁忌药物
酸性物	镁乳、蛋清水、牛奶	强酸药物
碱性物	5%醋酸溶液、白醋、蛋清水、牛奶	强碱药物

续表

毒物种类	常用溶液	禁忌药物
氰化物	3%过氧化氢溶液,引吐后,1:20 000~1:15 000高锰酸钾溶液洗胃	
敌敌畏	2%~4%碳酸氢钠溶液,1%生理盐水,1:20 000~1:15 000高锰酸钾溶液洗胃	
1605,1059,4049(乐果)	2%~4%碳酸氢钠溶液	高锰酸钾
美曲膦酯(敌百虫)	1%盐水或清水,1:20 000~1:15 000高锰酸钾溶液	碱性药物
DDT(灭害灵)、666	温开水或生理盐水洗胃,50%硫酸镁溶液导泻	油性药物
酚类、煤酚类、苯酚(石炭酸)	用温开水、植物油洗胃至无酚味为止,洗胃后多次服用牛奶、蛋清保护胃黏膜	液体石蜡
巴比妥类(安眠药)、异烟肼	1:20 000~1:15 000高锰酸钾溶液,硫酸钠溶液导泻	硫酸镁
灭鼠药(磷化锌)	1:20 000~1:15 000高锰酸钾溶液;0.1%硫酸铜溶液洗胃或0.5%~1%硫酸铜溶液每次10ml,每5~10分钟口服一次,催吐;温水洗胃;硫酸钠溶液导泻等	鸡蛋、牛奶、脂肪及其他油类食物

链接

1. 蛋清水可黏附于黏膜表面或创面上,从而起到保护作用,并可减轻患者疼痛。

2. 氧化剂可将化学性毒物氧化,改变其性能,从而减轻或去除其毒性。

3. 1605、1509、4049(乐果)等禁用高锰酸钾溶液洗胃,否则可氧化成毒性更强的物质。

4. 敌百虫遇碱性药物可分解出毒性更强的敌敌畏,其分解过程随碱性的增强和温度的升高而加速。

5. 巴比妥类药物采用硫酸钠导泻,是利用其在肠道内形成的高渗透压,而阻止肠道水分和残存的巴比妥类药物的吸收,促其尽早排出体外。硫酸钠对心血管神经系统没有抑制作用,不会加重巴比妥类药物的中毒。

6. 磷化锌中毒时,口服硫酸铜可使其成为无毒的磷化铜沉淀,阻止吸收,并促使其排出体外。磷化锌易溶于油类物质,忌用脂肪性食物,以免促使磷的溶解吸收。

护考链接

患者,男性,因敌百虫中毒急送医院,护士为其洗胃。禁用的洗胃液是

A. 高锰酸钾　　B. 生理盐水

C. 碳酸氢钠　　D. 温开水

E. 牛奶

分析:根据前面所学敌百虫中毒禁忌使用的药物是碱性药物,而碳酸氢钠溶液属于碱性药物,答案选C。

胃部、食管下段、十二指肠手术前。

(二)洗胃目的

1. 解毒　清除胃内毒物或刺激物,减少毒物吸收,还可利用不同灌洗液进行中和解毒,用于急性食物或药物中毒,服毒后4~6小时内洗胃最有效。

2. 减轻胃黏膜充血水肿　幽门梗阻患者饭后常有滞留现象,引起上腹胀满、不适、恶心、呕吐等症状,通过洗胃减轻潴留物对胃黏膜的刺激,减轻胃黏膜水肿、炎症。

3. 手术或某些检查前的胃肠道准备　如

（三）洗胃方法

1. 实施　见表21-5。

表 21-5　洗胃法

操作流程	操作要点	沟　通
评估	评估患者年龄、病情、医疗诊断、意识状态、生命体征等；口腔黏膜有无损伤，有无活动义齿，心理状态以及对洗胃的耐受能力、合作程度、知识水平、既往经验等。针对性的评估患者中毒物质的名称、量及时间等	护士：我已对操作环境、患者病情、意识状态、中毒物质的名称、计量及时间、合作情况、进行了评估。用物已准备好，报告老师（举手）开始操作
准备	(1) 操作者：仪表端庄、着装规范、剪指甲、洗手、戴口罩 (2) 用物：①口服催吐法。治疗盘内置：量杯（或水杯）、压舌板、水温计、弯盘塑料围裙或橡胶单（防水布）另备水桶2只（一个盛洗胃液，一个盛污水）。洗胃溶液：按医嘱根据毒物性质准备洗胃液。一般量为 10 000～20 000ml，将洗胃溶液温度调节到 25～38℃ 范围内为宜。为患者准备洗漱用物。②胃管洗胃法。治疗盘内：无菌洗胃包（内有胃管、镊子、纱布或使用一次性胃管）、塑料围裙或橡胶单、治疗巾、检验标本容器或试管、量杯、水温计、压舌板、弯盘、棉签、50ml注射器、听诊器、手电筒、液体石蜡、胶布、手套，必要时张口器、牙垫、舌钳放于治疗碗中。水桶2只。洗胃溶液（同催吐法）。洗胃设备：电动吸引器洗胃法备电动吸引器（包括安全瓶及 5000ml 容量的贮液瓶），Y形三通管，调节夹或止血钳，输液架，输液器，输液导管。漏斗胃管洗胃法备漏斗洗胃管。全自动洗胃机洗胃法另备全自动洗胃机。③环境准备。环境整洁、安静、舒适，根据需要使用屏风或床帘遮挡 (3) 患者准备：了解洗胃的目的、方法、注意事项及配合要点；患者体位适合操作	
实施	(1) 查对：核对床号，姓名 (2) 解释：告知患者更换卧位的目的和方法，以取得患者配合 (3) 安置合适体位：根据洗胃方法选择体位。①口服催吐法取坐位；②胃管洗胃取坐位或半坐位；③中毒较重者取左侧卧位（可减慢胃排空，延缓毒物进入十二指肠的速度）；④昏迷患者去枕平卧位，头偏向一侧 (4) 口服催吐法：围好围裙，取下活动义齿，置弯盘于口旁，无水桶置于床头下方用于服毒量少和清醒愿意合作的患者用压舌板刺激患者咽后壁或者舌根诱发呕吐，遵医嘱留取毒物标本送检协助患者每次饮洗胃液 300～500ml，用压舌板刺激患者咽后壁或者舌根诱发呕吐，如此反复进行，直至洗出液澄清无味为止 (5) 漏斗胃管洗胃法（润滑、插管、固定抽吸、注入、引流）：按鼻饲法插入胃管，证实胃管在胃内后，用胶布固定。先将漏斗低于胃部水平位置，挤压橡皮球抽尽胃内容物，必要时留标本送检做毒物鉴定，帮助选择对抗性洗胃液（图21-15）	护士：您好！（患者床前）请问您叫什么名字？××床×××您好！根据病情需要，现在要给你洗胃，以清除您胃内的毒物，会稍微有一些不舒服，您忍耐一下好吗

操作流程	操作要点	沟　　通
实施	漏斗上举距患者头部 30~50cm,将洗胃液缓慢倒入漏斗,一次 300~500ml,当漏斗内液体尚余稍许时,将漏斗降至低于胃部的位置翻转,倒置于污水桶内,引流出胃内灌洗液。利用虹吸原理,将胃内容物及毒物排除。引流不畅时,可挤压橡胶球,帮助引流。反复灌洗直至洗出液澄清无味为止。适用于幽门梗阻和胃手术前的洗胃 (6) 自动洗胃机洗胃法:连接洗胃机并打开电源。确定胃管在胃内后,将胃管连接至洗胃机,先按"手吸"键吸尽胃内容物,遵医嘱留取毒物标本送检。调节参数启动"自动"键即可自动洗胃,每次注入洗胃液 300~500ml;至洗出液澄清无味为止(图 21-16) (7) 电动洗胃法:先检查吸引器功能,将输液管与 Y 形管主管相连,胃管及储液瓶的引流管分别与 Y 形管两个分支相连,将灌洗液倒入输液瓶内,夹紧输液管挂至输液架上。插入胃管,打开吸引器,吸出胃内容物后夹紧引流管。开放输液管,使洗胃液流入胃内 300~500ml 后夹紧输液管,开放引流管,开动吸引器,吸出灌洗液。如此反复灌洗,直至洗出澄清无味液体为止 (8) 注射器洗胃法:按鼻饲法插入胃管,证实胃管在胃内后再用胶布固定好,先用注射器抽尽胃内容物后,再注入胃液每次约200ml,如此反复灌洗,直至洗出澄清无味液体为止(注射器洗胃法是利用负压吸引原理,适用于小儿洗胃及幽门梗阻和胃手术前准备的患者)	
观察	密切观察患者病情、生命体征变化及洗胃情况,观察洗胃液出入量的平衡,洗出液的颜色、气味。如有腹痛、休克现象或洗出液呈血性,应立即停止洗胃,并采取急救措施	
整理	洗胃毕,停机拔出胃管,整理床单位,协助患者漱口,洗脸	护士:好啦,现在我帮您漱漱口再洗洗脸,谢谢您的配合
记录	洗手,记录:①灌洗液的名称、量;②洗出液性质、气味、颜色、量;③患者的反应	
操作后评估	动作轻巧,稳重、准确,达到洗胃目的。爱护患者,患者无创伤或其他并发症。护患沟通有效,患者及家属理解洗胃的目的,愿意接受并主动配合	

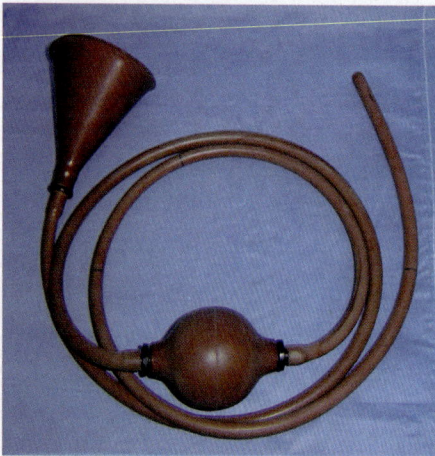

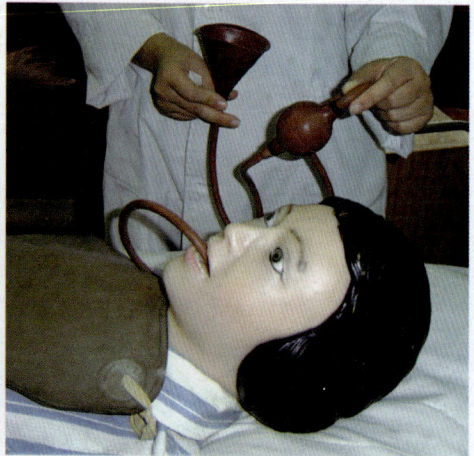

图 21-15　漏斗胃管洗胃法

2. 注意事项

(1) 急性中毒患者应迅速采取口服催吐法,必要时进行洗胃,每次洗胃前应先吸尽胃内容物,才行洗胃,以减少毒物的吸收。洗胃插管时动作要轻快,切勿损伤食管或误入气管。

(2) 当中毒物质不明时,应抽出胃内容物送检,应用温开水或生理盐水洗胃。

(3) 吞服强酸、强碱等腐蚀性毒物患者,切忌洗胃以免造成胃穿孔。可给予牛奶、豆浆,蛋清水,以保护胃黏膜。待病情稳定后,再给对抗剂。

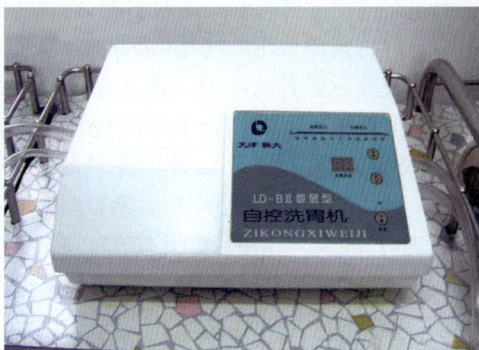

图 21-16　自动洗胃机

(4) 洗胃过程中密切观察病情,如有血性液体流出或出现休克、腹痛等现象,应立即停止洗胃,及时采取措施,并通知医生进行处理。每次灌入量以 300～500ml 为宜,不能超过 500ml,并保持吸入量与吸出量平衡,以免造成窒息或急性胃扩张。

(5) 幽门梗阻的患者洗胃宜在餐后 4～6 小时或空腹、睡前进行,应记录胃内潴留量,以了解梗阻情况,供补液参考。

(6) 防止黏膜损伤,电动洗胃时动作要轻快,负压不可过大(保持在 100mmHg 即 13.3kPa),以免造成食管及胃黏膜的损伤。

(7) 小儿洗胃灌入量不宜过多,婴幼儿每次以 100～200ml 为宜。小儿胃呈水平位,插管不宜过深,动作要轻柔,对患儿应稍加约束或酌情给予镇静药。

(8) 对于有自杀倾向的患者,要做好心理护理及安全防范工作,防止再次发生意外。

(9) 及时准确记录灌注液名称、液量,洗出液量及其颜色、气味等洗胃过程。

(10) 昏迷患者洗胃应谨慎,可采用去枕平卧位,头偏向一侧,以防窒息。

(11) 保证洗胃机性能处于备用状态。

四、院内心肺复苏技术

(一)院内心肺复苏步骤

心肺复苏(又称心肺脑复苏)概念见第 6 章第 2 节,现代心肺复苏技术包括:

1. 基础生命支持(BLS)　目标是做到紧急提供通气和全身性血液灌注,心肺复苏的关键是速度,BLS 及时与否直接关系到心脏骤停的病死率和致残率。因此心肺复苏院内急救技术关键是 BLS 是否成功,才能进行 ALS 和 PLS 挽救患者生命。BLS 技术主要包括开放气道(A)、人工呼吸(B)、胸外心脏按压(C),具体抢救的操作流程见第 6 章第 2 节表6-1。

2. 高级生命支持(ALS)　是借助器械设备及先进的复苏技术知识,以争取较佳疗效的阶段,院内急救时 BLS 与 ALS 可同时进行,其中包括呼吸、循环的支持、心电监护、电除颤及复苏药物的应用如肾上腺素(心搏骤停的首选药)、利多卡因(预防和治疗心室颤动的首选药)、碳酸氢钠、阿托品等手段进行的复苏技术。

3. 持续生命支持(PLS)　指患者的心搏、呼吸复苏后随即应进行的处理。

(1) 心电监护、专人监护,密切观察心率、心律的变化,心率应维持在 80～120 次/分,心律不齐易再次出现心功不全或心脏停搏。

(2) 降低颅内压,预防脑水肿,患者抬高头部和上身 10°～30°,可用冰袋、冰帽降温,保持体温在 32～35℃,遵医嘱应用脱水剂,以保护脑细胞。

（3）严密监测血压的变化,患者血压应维持在 80～90/50～60mmHg。

（4）复苏后患者的呼吸功能不健全,可表现为呼吸不规则、表浅或潮式呼吸、间断呼吸等,应鼓励患者咳嗽排痰等,必要时行气管插管、使用人工呼吸机或气管切开术。

（5）严格观察和记录 24 小时尿量的变化以了解病情的变化。

（6）预防感染,合理使用抗生素,严格遵守无菌技术操作,尽早拔除插管。

（二）成人、儿童、婴儿实施心肺复苏的差异

成人、儿童、婴儿实施心肺复苏的差异见表 21-6。

表 21-6　比较成人、儿童、婴儿实施心肺复苏的差异

项目	成人	1～8 岁儿童	婴儿(1 岁以内)
开放气道	仰头举颏法	仰头举颏法	仰头举颏法
人工呼吸	2 次有效呼吸 (每次持续 1 秒钟以上)	2 次有效呼吸 (每次持续 1 秒钟以上)	2 次有效呼吸 (每次持续 1 秒钟以上)
呼吸频率	10～12 次/分 (5～6 秒吹气一次)	10～12 次/分 (5～6 秒吹气一次)	10～12 次/分 (5～6 秒吹气一次)
检查循环	颈动脉搏动	颈动脉搏动	
按压位置	胸部正中乳头连线水平	同左	两乳头连线与胸骨正中线交点下一横指
按压方式	两只手掌根重叠	两只手掌根重叠/一只手掌根	示指和中指
按压深度	4～5cm	2～3cm	1～2cm
按压频率	100 次/分	100 次/分	100 次/分
按压通气比	30∶2(单人或双人)	30∶2 单人或双人	同左
潮气量比	500/600～1000ml	每8ml/kg(150～200ml)30～50ml	

（三）心肺复苏有效的体征和终止抢救的指征

1. 观察颈动脉搏动,有效时每次按压后就可触到一次搏动。若停止按压后搏动停止,表明应继续进行按压。如停止按压后搏动继续存在,说明患者自主心搏已恢复,可以停止按压。

2. 若无自主呼吸,人工呼吸应继续进行或自主呼吸很微弱时仍应坚持人工呼吸。

3. 复苏有效指征　详见第 6 章第 2 节表 6-1。

4. 当有下列情况可考虑终止复苏

（1）复苏持续 30 分钟以上,仍无心搏及自主呼吸,现场又无进一步救治和送治条件,可考虑终止复苏。

（2）脑死亡,如深度昏迷,瞳孔固定、角膜反射消失,将患者头向两侧转动,眼球原来位置不变等,如无进一步救治和送治条件,现场可考虑停止复苏。

（3）危险威胁到抢救人员安全(如雪崩、山洪暴发),以及医学专业人员认为患者死亡,无救治指征时。

2010 新指南心肺复苏术与 2005 旧指南心肺复苏术功能对比

1.CPR 操作顺序的变化　A-B-C(旧)→C-A-B(新)。

2.2010 新指南强调胸外按压的重要性　明确:如果旁观者没有经过心肺复苏术培训,可以提供只有胸外按压的 CPR。即"用力按,快速按",在胸部中心按压,直至受害者被专业抢救者接管。

3. 胸外按压频率　≥100 次/分,胸外按压的深度:至少 5cm 或≥5cm。旧指南胸外按压频率:＝100 次/分,胸外按压深度:4～5cm。

五、人工呼吸器使用法

(一)简易人工呼吸器

其使用法详见第 6 章第 3 节。

(二)人工呼吸机的使用

呼吸机是一种能代替、控制或改变人的正常生理呼吸,增加肺通气量,改善呼吸功能,减轻呼吸功消耗,节约心脏储备能力的装置。

1. 人工呼吸机的适应证

(1)睡眠呼吸暂停综合征:对阻塞型、中枢型及混合型都有显著疗效。

(2)慢支炎、肺气肿、肺心病患者急性发作,出现呼吸衰竭,或病情稳定后进行康复治疗。

(3)哮喘引起的呼吸衰竭。

(4)急性肺水肿,早期成人型呼吸窘迫综合征。

(5)重症肌无力及其他神经肌肉性疾病引起的呼吸衰竭或功能不全。

(6)脊柱畸形等引起的呼吸功能不全,麻醉手术中或手术后通气支持。

(7)应用于撤离呼吸机前的过渡。

2. 人工呼吸机的禁忌证　胸部 CT 或 X 线检查发现有肺大泡;气胸或纵隔气肿;血压明显降低,如休克未得到纠正时;严重冠心病;脑脊液漏、颅脑外伤或颅内积气时,因持续气道正压通气可能产生颅内积气或加重颅内积气,需慎重考虑;急性中耳炎。正压气体可能通过咽鼓管进入中耳,故应在感染好转后应用。

3. 人工呼吸机的使用　见表 21-7。

表 21-7　人工呼吸机操作流程表(Drager Savina)

项目	步骤
评估患者	(1)护士着装规范,洗手(演示六步洗手法,时间大于 15 秒)
	(2)核对腕带,查对患者
	(3)评估患者生命体征(心率/律、呼吸、血压、血氧饱和度)
	(4)判断患者意识及瞳孔变化
	(5)评估患者气管插管的深度和固定情况(口述气管插管型号、距门齿的深度、固定是否牢靠)
用物准备	(6)洗手,戴口罩
	(7)用物准备并核对有效期(用物包括:呼吸机管路 1 套,湿化瓶 1 个,模拟肺 1 个,灭菌蒸馏水 1 瓶,安尔碘 1 瓶,消毒棉签 1 包,瞳孔笔 1 支,听诊器 1 个,弯盘 1 个,网套 1 个,输液器 1 个,常规治疗车一辆)

项目	步骤
操作过程	(8) 携用物至床边,核对患者腕带
	计时开始: (9) 打开湿化瓶外包装,戴手套,安装湿化器
	(10) 脱手套,速干手消毒剂洗手
	(11) 打开灭菌蒸馏水瓶口,消毒瓶口,接输液器与湿化器口连接,打开输液器开关,加蒸馏水至湿化器水位线以下
	(12) 打开呼吸机管路外包装。安装呼吸机管道:用单根短管路将呼吸机送气口与湿化罐连接,将四根管路按要求连接成一呼吸回路,分别与湿化罐、呼吸机出气口相连
	(13) 打开模拟肺外包装,将模拟肺与呼吸机管路连接
	(14) 将连接好的呼吸机管路置于专用支架固定
	(15) 连接电源。打开主机开关,呼吸机进行自检
	(16) 打开湿化器开关,调节湿化器温度至 2 档
	(17) 选择呼吸机模式为同步间歇指令通气(SIMV)
	(18) 正确设置参数:吸入氧浓度($FiO2$),潮气量(Vt),呼吸频率(f),呼气末正压(PEEP)
	(19) 设报警参数:呼吸频率($Ftot$)
	(20) 返回波形或参数界面,举手示意(计时结束)
	(21) 观察呼吸机运行情况,观察时间为 2 分
	(22) 呼吸机运行正常后,将呼吸机与患者的人工气道正确连接(口述)
	(23) 评估两肺呼吸音,观察呼吸动度是否一致,评估患者一般状况,及时排除呼吸机故障
	(24) 通气半小时后查血气分析,根据医嘱调节参数(口述)
	(25) 严密观察患者情况及时吸痰,吸痰时选择智能吸痰模式(口述)
	(26) 洗手并口述记录内容(呼吸机参数、气管插管深度、生命体征)
	(27) 关机:断开呼吸机和气管插管的接口→ 按待机键待机 →按报警复位键→ 关主机电源→ 关湿化器开关
	(28) 呼吸机管路更换时间为 72 小时,湿化罐更换时间为 24 小时
	(29) 呼吸机显示屏每日用 75% 乙醇溶液擦拭消毒,机身用 0.5% 有效氯擦拭消毒,呼吸机管路送供应科消毒
呼吸机日常保养(口述)	标准操作时间 5 分钟 每提前 5 秒加 0.1 分 每超过 5 秒扣 0.1 分
标准操作时间	

4. 人工呼吸机的使用过程中的观察护理

(1) 注意观察患者的胸部活动,呼吸音的强弱,呼吸频率与呼吸比,潮气量及分钟通气量是否合适。

(2) 观察病情变化,如神志、皮肤颜色、心率及心律、血压和尿量的变化,发现异常及时处理。

(3) 定时做血气分析,根据结果调整呼吸机各参数。

(4) 定时翻身、拍背,及时吸痰(吸痰前按下吸痰增氧键 3 秒启动增氧吸痰功能),保持呼吸道通畅,气道湿化液温度不宜过高,以免烫伤呼吸道。

（5）防止气管插管或气管切开管与呼吸机意外脱开。

（6）停用呼吸机应在镇静、镇痛药作用消失,呼吸循环指标正常,密切观察下进行,停用呼吸机后继续给氧。

5.人工呼吸机的注意事项

（1）使用呼吸机期间,患者床旁应备有简易呼吸器、吸引器、吸氧装置,并且性能良好。

（2）使用呼吸机期间,应严密观察生命体征的变化,加强气道的管理,保持呼吸道通畅,遵医嘱定时做血气分析,防止机械通气并发症的发生。

（3）及时正确处理呼吸机报警。

（4）加强呼吸机的管理:调节呼吸机悬背（支架）或给患者翻身时,应妥善固定好人工气道,防止应管道牵拉造成气管插管或套管脱出,导致患者窒息;长期使用呼吸机的患者,应每日更换湿化液,每周更换呼吸机管道或按医院感染管理规范执行;呼吸机上的过滤网应每天清洗;及时添加湿化罐内蒸馏水,使之保持在所需刻度处;保持集水杯在管道的最低位,及时倾倒集水杯和管道内的冷凝水。

六、心电监护与护理

案例21-4

　　某患者行肺癌切除术后安返病房,病房护士妥善安置患者,测量生命体征后,立即为其安装心电监护仪进行监测,为什么?

（一）心电监护概念

心电监护是监测心脏电活动的一种手段。普通心电图只能简单观察描记心电图当时短暂的心电活动情况。而心电监护则是通过显示屏连续观察监测心脏电活动情况的一种是无创的监测方法,可适时观察病情,提供可靠的有价值的心电活动指标,并指导实时处理,因此对于有心电活动异常的患者,如急性心肌梗死,各种心律失常等有重要使用价值。

（二）心电监护的适应证

由于普通心电图只能记录某一段短时间内的心电活动,故价值有限。而心脏监护系统可以连续实时观察并分析心脏电活动情况,可以说是心血管病十分有价值的监视病情的手段。

1.心肺复苏　心肺复苏过程中的心电监护有助于分析心脏骤停的原因和指导治疗（如除颤等）;监测体表心电图可及时发现心律失常;复苏成功后应监测心律、心率变化,直至稳定为止。

2.心律失常高危患者　许多疾病在疾病发展过程中可以发生致命性心律失常,心电监护是发现严重心律失常、预防猝死和指导治疗的重要方法。

3.危重症心电监护　急性心肌梗死,心肌炎、心肌病、心力衰竭、心源性休克、严重感染、预激综合征和心脏手术后等。对接受了某些有心肌毒性或影响心脏传导系统药物治疗的患者,亦应进行心电监护。此外,各种危重症伴发缺氧、电解质和酸碱平衡失调(尤其钾、钠、钙、镁)、多系统脏器衰竭。

4.某些诊断、治疗操作　如气管插管、心导管检查、心包穿刺时,均可发生心律失常,导致猝死,必须进行心电监护。

（三）心电监护的临床意义

连续实时观察并分析患者心脏电活动情况；心电监测分为心律（节律）监测和心率（速率）监测。危重患者 ECG 监测，是对心脏节律监测最有效的手段。通过监测，可发现心脏节律异常，各种心律失常，如房性、室性早搏，心肌供血情况、电解质紊乱等。

（四）心电监护的操作流程

心电监护的操作流程见表 21-8。

表 21-8　心电监护的操作流程

操作流程	操作要点	沟　　通
评估	(1) 核对医嘱、患者的床号、姓名、年龄及诊断 (2) 评估患者的病情、意识状态、配合程度 (3) 向患者及陪人解释心电监护的目的、需要配合的项目	护士：您好！您的名字是××吗？由于您的病情需要进行心电监测，操作中给您带来不便，请您配合，谢谢
准备	(1) 工作人员准备：洗手、规范着装 (2) 用物的准备：心电监护仪、导联线、接线板。治疗盘内有电极粘贴纸5 个、持物钳、弯盘、生理盐水棉球、生理盐水纱布、弯盘、记录单 (3) 检查仪器性能是否完好 (4) 环境准备：安静、宽敞、整洁、光线充足、用屏风遮挡	
操作	(1) 协助患者取仰卧位或半坐卧位，用生理盐水棉球擦电极粘贴部位 (2) 安装仪器：连接监测仪与导线，接地线、接通电源、打开开关 (3) 安装电极：粘贴电极纸。RA—右锁骨中线下缘靠近右肩；LA—左锁骨中线下缘靠近左肩；RL—右季肋部；LL—左季肋部；V—胸壁上。保持接触充分，与心电监护导线连接 (4) 连接脉搏血氧饱和度探头于患者指（趾）端，指套松紧适宜 (5) 连接血压袖带，松紧度以能容纳一指为宜。体温探头夹紧于患者腋下 (6) 选择监护导联，调整波幅、根据病情正确设置各监测参数及监测指标的报警界限 (7) 严密观察并做记录：观察患者反应与显示屏显示监测仪是否正常工作，记录监护时间、参数值及参数变化(图 21-17)	护士：您好！您有不舒服吗
撤离	切断电源，分离导联线与电极片，去除电极片，用纱布擦去监护仪电极片局部皮肤的粘胶	
整理	整理床单位，妥善放置监护仪，清理用物 记录监护停止时间及参数	护士：您好！现在您的病情平稳，给您撤去心电监护，谢谢您的配合
操作后评估	(1) 沟通效果好 (2) 操作娴熟、正确 (3) 显示屏正常工作 (4) 记录及时、准确、完整 (5) 监护过程顺利	

（五）注意事项

1. 根据病情选择合适的卧位，一般情况选仰卧位或半坐卧位。

2. 密切观察显示屏的参数及显示效果,随时排除故障,如电极脱落或电波干扰。心电图机附近要避免交流电干扰。

3. 血氧饱和度探头尽可能专人专用,每班用 75% 乙醇棉球消毒一次;必要时每 1～2 小时更换一次部位。

4. 注意观察患者粘贴电极片局部皮肤,有无发红、水泡等局部皮肤过敏反应,定期更换电极片的位置。

5. 意识不清或躁动患者,防止导联线打结、缠绕和脱落。

6. 袖带做到专人专用,连续监测的患者,必须做到每班放松 1～2 次。患者在躁动、肢体痉

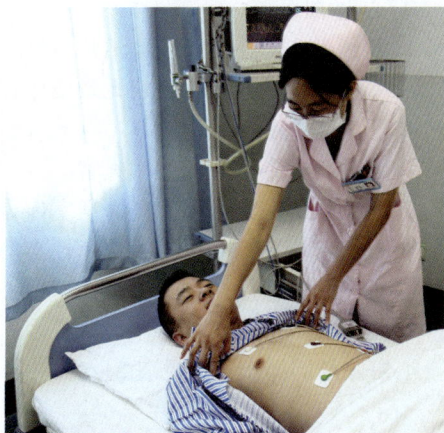

图 21-17　心电监护

挛时所测值有很大误差勿过频测量。严重休克、心率小于每分 40 次;大于每分钟 200 次时;所测结果需与人工测量结果相比较,结合临床观察。

7. 嘱咐患者、亲属不应擅自应用、调节监护仪,以免造成仪器的损坏。停机时,向其做好解释。

护考链接

　　某患者突然摔倒,意识丧失,呼吸、心跳停止。护士在实施抢救过程中,立即进行心电监测,其监测目的是

　　A. 是否有颅内出血　　　　B. 循环衰竭　　　　C. 呼吸功能监测

　　D. 监测意识状态　　　　　E. 监测心功能状态

　　分析:使用心电监护仪的目的是长期监测心电变化,早期发现心功能的异常及各种疾病所致的心功能的异常。答案为 E。

考点:心电监护仪设备、目的、适应证和操作要点

七、心脏除颤技术与护理

　　心脏电除颤技术也称心脏电复律,是运用高能电脉冲,间接或直接通过心脏,消除心脏快速的异位节律,使其恢复窦性心律的方法,特别是由于心室颤动引起的心脏猝死、经多种药物治疗效果不佳的室上性心动过速的救治过程中起到十分重要的作用。

案例21-5

　　某女,60 岁,自诉胸闷、胸痛、烦躁,下床直立时突然意识丧失,呼吸、心跳消失。立即行胸外心脏按压术,心电监护仪显示室颤,应给予何种急救措施?

(一)目的
为心室颤动的危重患者消除室颤,恢复室律,各类异位性快速心率失常,使之转为窦性心率。

(二)适应证
1. 心室颤动。

2. 心室扑动、心博骤停的患者。

3. 心电-肌分离。

4. 持续性心房扑动而药物治疗效果不佳。

5. 室性心动过速药物治疗无效或伴有血流动力学紊乱。

（三）禁忌证

1. 洋地黄中毒引起的心率失常。

2. 室上性心率失常伴完全性房室传导阻滞。

3. 病态窦房结综合征中的快速性心率失常。

4. 心复律后使用药物无法维持窦性心律、房颤复发或不能耐受药物维持者。

（四）操作流程

心脏除颤的操作流程见表21-9。

表21-9　心脏除颤操作流程

操作流程	操作要点	沟　　通
评估	（1）病情、生命体征、神志 （2）心功能情况及监测指标	护士：家属您好！现在患者心室颤动，需要行心电除颤术，望您配合
准备	（1）用物的准备：除颤仪、氧气、电极膏或盐水纱布、硬板床、各种急救药 （2）工作人员准备：规范着装、洗手 （3）环境准备：整洁、宽敞、光线充足	护士：您好！现在请您不要接触患者与病床，以免触电
实施	（1）备齐用物到床旁 （2）核对医嘱、床号、姓名、年龄 （3）协助患者取仰卧位或右侧卧位，卧于绝缘木板上 （4）接好地线，连接电源，打开体外除颤和非同步电除颤。选择电复律能量，首选200J （5）将电极板涂好电极膏或垫以蘸有盐水的纱布，放置电极部位，操作者两臂伸直用力使电极板压紧皮肤，操作者身体离开床缘，两拇指同时按下放电按钮（图21-18） （6）观察心电监护仪的显示结果，了解除颤效果，如不成功可加大电能到300J再除颤一次，最大不能超过360J （7）整理床单位，记录除颤效果和病情	护士：家属您好！现在除颤动效果很好，谢谢配合

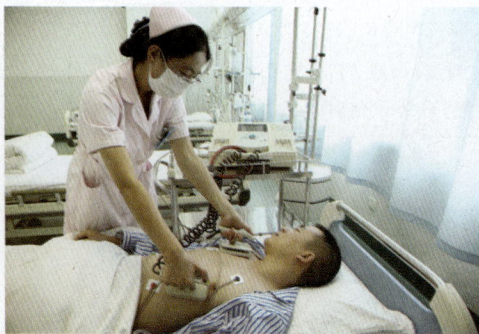

图21-18　心脏电除颤

（五）注意事项

1. 除颤部位皮肤无潮湿和湿敷料，如患者有植入起搏器，应避开起搏器 10cm。

2. 除颤前确定周围人员无直接或间接与患者接触。

3. 操作者身体不能与病床和金属类物品或患者接触。

4. 动作要准、快。

5. 加强设备的保护，保持设备完好备用。

护 考 链 接

心电除颤操作中为防止电极板接触不良以下方法错误的是

A. 消瘦患者可垫盐水纱布　　　B. 紧急情况下可用清水纱布

C. 电极膏涂抹均匀　　　D. 可多蘸电极膏、盐水或清水，导电物质从电极板下流出无妨

E. 两电极间间隔 10cm 以上

分析：电极板涂的电极膏或导电物质就适度涂抹均匀，如从电极板下流出的导电物质使两个电极板相连，会造成电流不通过心脏在胸壁上流通，导致无效心电除颤。答案选 D。

第 3 节　危重患者的交接班及记录

危重患者病情复杂多变且涉及面广，在危重患者的护理过程中，交接班制度和抢救记录是护理工作的重要内容之一，认真做好床头交接班，准确及时的抢救记录，对病情的下一步治疗、护理方案的制订和转归起着重要作用。

一、交　接　班

1. 床旁交接班（也称口头交接班）危重患者要实行床旁交接班。

（1）生命体征、皮肤、口腔黏膜、病情变化、各种治疗进程、有无毒副作用及不良反应、各种引流管情况和引流液的性状、氧气吸入的时间、浓度、效果评价、护理和特殊处置等。

（2）根据专科特点进行床旁交班，注重交接班工作的严谨性。

2. 书面交接班　要求字迹清晰，简明扼要，叙述完整、准确、及时，不得涂改。内容包括以下几点：

（1）病情的发展过程，治疗情况和后续治疗，一些特殊治疗、处置、检查等。

（2）抢救物品的性能、数量的书面交接记录，抢救药品的书面交接班记录。

二、危重患者的护理记录

抢救记录不仅是抢救过程的记录，也是处理法律纠纷的重要依据，同时是教学科研的重要资料，要求记录用词准确完整、内容扼要、字迹清晰。

1. 病情描述　生命体征、意识状态、心理状态等病情观察内容。

2. 用药记录　用药名称、剂量、用法及疗效，毒副作用和不良反应的记录，在抢救过程中往往使用口头医嘱，待抢救结束后及时补记。记录要求字迹清晰、简单扼要。

3. 护理措施　如导尿、灌肠等处置，要求记录操作时间、引流液的量、性状同时做出效果

评价,也要记录后续的治疗与相关的护理措施。

4. 效果评价　要将各项抢救措施做出综合效果评价,如病情好转、平稳或恶化等。

链接

抢救记录书写要求

1. 抢救记录是指患者病情危重,采取抢救措施时作的记录。内容包括病情变化情况、抢救时间及措施、参加抢救的医务人员姓名及专业技术职务、在场的患者亲属姓名及关系,以及记录他们对抢救工作的意愿、态度和要求。

2. 记录抢救时间应当具体到分钟。

3. 因抢救危重患者,未能及时书写病历的,在抢救结束后6小时内据实补记,并注明抢救结束时间及记录时间。

护考链接

考点:危重患者交接班和抢救记录的内容

重患者,韩某,女,58岁,诊断:急性心肌梗死。T 37℃,P110 次/分,R20 次/分,BP80/50 mmHg,于17点患者突然意识丧失,呼吸、心跳停止,立即行胸外心脏按压、心电除颤术、吸氧和加强生命支持护理技术,于17点10分自主呼吸和心跳恢复,现在患者神志清,精神委靡,心电监护仪监测,有尿潴留,行留置导尿术,持续低流量吸氧,根据内容,以下说法错误的是

A. 叙述了病情　　　　　B. 描述了抢救过程　　　　　C. 给出了效果评价

D. 用药后的反应　　　　E. 不用床旁交班

分析:危重患者交接班包括床旁和书面交接两种形式。答案是 E。

（任国心　赵妤聪）

第22章

特殊护理技术

高压氧治疗属于特种医学范畴,近几年越来越多的护理人员经过特殊培训取得相关证书之后成为了高压氧舱的操舱人员,作为一种特殊的治疗手段我们发现它在许多疾病的治疗方面有着独特的作用,尤其是缺氧性的疾病和各种气体中毒的治疗上显现出积极的效果。

第1节　高压氧舱治疗护理技术

案例22-1

患者,李某,女性,56岁。独自一人在家中燃炉火烷取暖,因烟道不畅逸烟致意识丧失,被家人发现即被送至急诊。入院当时患者呼之不应,口吐白沫,反复呕吐。查:T37.8℃,R22次/分,P100次/分,BP120/78mmHg。患者皮肤黏膜呈樱桃红色,神志不清,呼之不应、双眼凝视,但对疼痛刺激有反应,瞳孔对光反射迟钝,病理反射未引出。初步判断患者为急性中毒一氧化碳中毒,医生立即给予患者高压氧治疗,请问高压氧治疗的原理和注意事项是什么?

一、高压氧舱简介

(一)高压氧舱

高压氧舱是一个密闭圆筒,通过管道及控制系统把纯氧或净化压缩空气输入,舱外医生通过观察窗和对讲器可与患者联系,大型氧舱有10~20个座位,适用于各种缺氧症的治疗(图22-1)。

(二)原理

高压氧舱治疗是通过将人体置于一个舱内,在高压状态下吸氧以达到治疗疾病的目的,应用范围十分广泛如心脑血管疾病、煤气中毒、脑外伤、骨折术后、植皮术后、皮肤坏

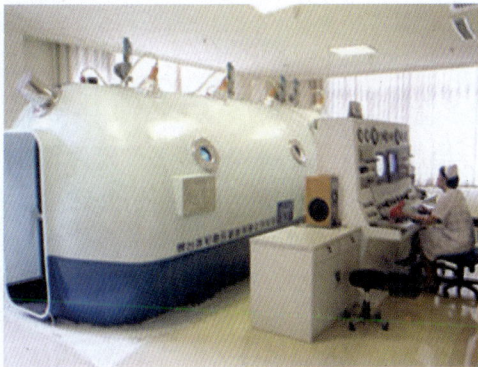

图22-1　高压氧舱

死、糖尿病、突发性耳聋等。与普通吸氧相比,高压氧的力度更大,效果更好,能够直接利用氧量解决缺氧问题,高压氧还具有抗菌等效果。

(三)高压氧疗的种类

1. 高气压氧舱　舱内是压缩的空气所以需要带上面罩吸氧。

2. 纯氧舱　不需要戴面罩,高压氧舱的装置有:一次性的吸氧装置,包括一个面罩和两个管道,蓝色的是吸气管,通过管道和面罩就可以吸氧,白色的是呼气管,经过这个管道呼出的气体就排出了舱外。

二、适应证和禁忌证

（一）适应证

1. 煤气、硫化氢、沼气等有害气体中毒。
2. 脑血栓、脑出血、脑外伤、神经炎。
3. 脉管炎。
4. 糖尿病坏疽、难愈合的溃疡。
5. 胎儿发育不良、新生儿窒息。
6. 急性气栓症、减压病、高原病。
7. 突发性耳聋、美尼尔综合征、眩晕症等。

（二）禁忌证

1. 活动性内出血及出血性疾病。
2. 未经处理的气胸、纵隔气肿。
3. 未经处理的多发性肋骨骨折、胸壁开放性创伤。
4. 空洞型肺结核并咯血。
5. 肺大泡。

链接

高压氧舱安全防范

高压氧舱安全防范措施:仪器设备合格、医务人员的操作规范,以及患者的尊医行为:患者在舱内不能随便移动和摩擦,避免座椅或治疗床的碰撞产生静电,引起火灾。患者进入高压氧舱要经过医生严格的检查,必须更衣换鞋,按照要求换上纯棉衣服,身上不能带有任何金属类东西,以防产生静电引起着火,要打湿头发,因为头发上的啫喱水等物都可能产生摩擦静电起火,不允许携带火柴、打火机、手炉、MP4、手机、儿童玩具、钢笔、油笔等所有可能产生静电起火花的东西。要求使用高压氧舱专用服饰品。

三、高压氧治疗的注意事项

治疗前应仔细检查全套设备及附件,保证各部件功能完好;昏迷及气管切开患者需备好吸引装置,如吸痰管、镊子、冲洗液;特殊感染者应用单舱治疗,预防交叉感染;掌握高压氧的适应证和禁忌证;加压过程中,嘱患者饮水做吞咽动作或作下颌运动;舱内输液者,加压时将滴管内液面调至最低,减压时,再调到较高平面;加压时嘱患者所带饮料瓶盖和水杯盖打开以免爆炸;嘱患者在治疗过程中尽量少讲话;吸氧期间,密切观察患者反应及各种引流管、输液管情况,如患者出现烦躁不安、面色苍白出冷汗等立即摘除面罩,改吸空气,并立即报告医生;治疗期间,嘱患者多饮水,不宜过饱,不宜吃产气食物,多洗热水澡,以利惰性气体排出,并建议患者口服维生素 C、维生素 E 及进食富含维生素的食物。

第 2 节　测血糖护理技术

案例22-2

王某,女,58 岁,退休在家。患糖尿病十余年,经确诊为 2 型糖尿病。近期自觉不适,腿发软。询问原因,主要是心情不畅所致。请问如何为患者进行护理? 该如何监测血糖?

血糖是指存在于血液中的葡萄糖。不在血液中的糖类不能被称为血糖，而血液中葡萄糖以外的糖类，也不能叫做血糖。例如，食物中的双糖和多糖必须分解成单糖才能被吸收，而血液中的其他单糖，如果糖和半乳糖，也只有在转化为葡萄糖后才能被称为血糖。现在测血糖常用的方法是葡萄糖氧化酶法。血糖的测定单位为毫摩尔/升(mmol/L)。

一、测血糖的目的

1. 较尿糖测试更为准确。
2. 更简捷地防止高血糖和低血糖。
3. 可记录日常的血糖值的变化情况。
4. 有助于制定最佳的治疗指标。
5. 有助于及时调整治疗程序。

二、如何确定测量血糖的时间

血糖检测次数因人而异，在血糖不易控制的 1 型糖尿病及胰岛功能差的 2 型糖尿病，一日可测 4～8 次，一般选三餐前及三餐后 2 小时，睡前或夜间 1～2 点，病情稳定后可逐渐减少测定的次数，一般一周测 4～8 次。

三、不同时间段血糖测定意义

（一）空腹血糖

早晨 6～8 点空腹抽血检测。空腹血糖正常值为 3.9～6.1mol/L。早期和轻型糖尿病患者的空腹血糖往往轻度升高或正常，对糖尿病的诊断敏感性低于餐后 2 小时血糖。诊断糖尿病的空腹血糖值为 7.0mmol/L(126mg/dl)，5.6～7.0mmol/L(100～126mg/dl)为空腹血糖受损，空腹血糖大于 11.1mmol/L(200mg/dl)表示患者的胰岛贮备功能较差。

（二）餐前血糖

中餐和晚餐前测定，用于治疗中病情的监测。

（三）餐后 2 小时血糖

从进食开始计时，2 小时后准时采血。如检查目的为确定有无糖耐量异常，应给予标准餐负荷，进食 100g 馒头或米饭；如目的是观察糖尿病治疗效果，了解糖尿病控制程度，检查日应按平时进食和治疗用药，不要改变原有治疗方法。

（四）夜间 3 点血糖

对 1 型糖尿病来说，凌晨 3 点血糖不应＜3.9mol/L(70mg/dl)，若低于该值，表示夜间可能出现过低血糖。

（五）随机血糖

一天中任何时候检查，在怀疑低血糖或明显高血糖时随时检查。

（六）自我监测血糖

常用的测定时间有：早晨空腹，早餐后 2 小时，中、晚餐前，中、晚餐后 2 小时，晚 10 点，凌晨 3 点。有时夜间还要增加监测频率。多次监测血糖适用于病情不稳定者，为调整胰岛素用量提供依据。病情稳定者，单纯饮食控制或用口服降糖药者，可适当减少监测次数。

（七）糖耐量试验（OGTT）

受检者口服一定量的葡萄糖后,定时测定血中葡萄糖含量,服后若血糖略有升高,两小时内恢复服前浓度为正常;若服后血糖浓度急剧升高,2～3小时内不能恢复服前浓度则为异常。具体操作方法:

1. 试验前每天糖类摄入量不少于150g,有正常的体力活动至少3天。

2. 过夜空腹10～14小时。

3. 试验前禁用酒、咖啡、茶,保持情绪稳定。

4. 上午8:30以前抽空腹血,然后饮用含75g葡萄糖的水250～300ml,5分钟内饮完(若空腹血糖＞15.0mmol/L或1型糖尿病、有酮症倾向者以100g面粉馒头替代,10～15分钟内吃完)。

5. 分别于饮糖水或吃完馒头后0.5小时,1小时,2小时,3小时各抽血一次,测定血糖值。

四、血糖仪测血糖

（一）血糖仪测血糖操作流程

血糖仪测血糖的具体操作流程见表22-1。

表22-1 血糖仪测血糖操作流程

操作流程	操作要点	沟 通
评估	评估患者的病情、意识状态,配合能力	
准备	(1) 操作者:仪表端庄、着装规范、剪指甲、洗手、戴口罩 (2) 用物:血糖仪图(22-2)、棉签、乙醇、试纸 (3) 环境准备:环境整洁、安静、舒适	
实施	(1) 查对:核对床号,姓名 (2) 解释:告知患者测血糖的目的和方法,以取得患者配合 (3) 洗手:用肥皂洗净患者双手并晾干或擦干 (4) 安装:安装一次性采血针头,根据血糖仪说明书安装试纸 (5) 消毒:用乙醇溶液消毒采血局部皮肤 (6) 采血:将血挤向末梢血管后,快速用采血笔采血,并将血滴在试纸指定位置 (7) 读数:待血糖仪上显示血糖值后,读数	护士:请问您是五床的张杰吗? 现在我给您测一下血糖请您配合一下,谢谢 护士:张姐,您先用肥皂清洗一下双手 护士:张姐,稍微有点疼请您忍耐一下
整理	整理用物,致谢	护士:好了,测完了,谢谢您的配合。请您好好休息
记录	洗手,记录数值	
操作后评估	测血糖时间和方法正确,测得数值准确	

（二）血糖仪（图22-2）种类

1. 按照测糖技术血糖仪可以分为电化学法测试(电极型)和反射技术测试(光电型)两大类。

2. 从采血方式上,血糖仪也可以分为两种,一是抹血式,一是吸血式。抹血的机器一般采血量比较大,患者比较痛苦,如果采血偏多,还会影响测试结果,血量不足,操作就会失败,浪费试纸,这种血糖仪多为光电式的。吸血式的血糖仪,试纸自己控制血样计量,不会因为血量的问题出现结果偏差,操作方便,用试纸点一下血滴就可以了。

3. 新型无痛血糖检测仪 患者只需将这种新型血糖检测仪放在前臂、上臂或手掌拇指根部的表皮上按一下按钮,仪器就会自动完成取血、涂抹血糖试纸条和测定血糖水平等步骤。检测仪每次仅取 $2\mu l$ 血,患者在取血部位只略微有点感觉。新血糖检测仪可以储存 450 次带有日期和时间的测试结果,并且显示患者一星期、两星期和四星期里的平均血糖水平。但这种血糖仪价格比较昂贵。

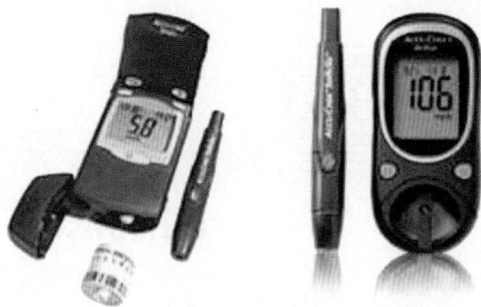

图 22-2 血糖仪

(赵好聪)

第23章

出院患者护理技术

出院护理是住院患者经过治疗和护理,病情好转、稳定或痊愈需出院或转院时,护理人员对患者所进行的一系列护理工作。其目的是:了解出院患者的生理、心理及社会再适应能力,协助其重返社会;指导患者办理出院手续;指导患者和家属在出院后仍能遵守医嘱按时接受治疗或定期复诊;清洁、消毒和整理床单位,准备迎接新患者。

案例23-1

患者,男,48岁,乙肝病史12年,近期因公司业务连续出差、应酬多,自觉体力不支,肝区疼痛,以"肝区疼痛待查"入院,查生命体征正常,但肝功能检查异常,经保肝对症治疗后出院,护士在患者出院前应做哪些护理工作?患者出院后的有关文件应怎样处理?患者出院后的床单位怎样处理?你应如何进行健康教育和电话回访?

第1节　患者出院的护理

一、出 院 方 式

（一）医生同意出院

经过治疗痊愈或病情好转可回家休养,医生主动通知患者出院,或由患者申请建议后经过医生同意出院。

（二）患者自动出院

疾病未痊愈仍须住院治疗,但患者或家属因经济、个人、家庭等因素主动要求出院。在这种情况下,患者或家属需填写"自动出院"字据,然后由医生开出"自动出院"的医嘱。

（三）转院

根据患者的病情需转往其他医院继续诊治。医生需告知患者及家属,并开具出院医嘱。

二、出 院 护 理

（一）出院准备工作

1. 通知患者及家属

（1）医生根据患者康复情况,同意出院并决定出院日期后下达出院医嘱,填写出院通知单。

（2）护士根据出院医嘱,将出院日期提前通知患者及家属做好出院准备,并完成出院记录。

2. 评估患者身心需要

（1）出院前护士应对患者的身心状况进行评估,并填写患者出院护理评估。

（2）针对患者的康复情况,适时进行恰当的健康教育。

（3）指导患者出院后在休息、饮食、用药、功能锻炼和定期复查等方面的注意事项。

（4）必要时向患者和家属提供出院指导的有关资料,教会患者及家属相关的护理知识和技能等。同时,做好患者的心理护理,给予安慰和鼓励,增强其信心,减轻离开医院所产生的恐惧与焦虑。

3. 办理出院手续

（1）停止一切医嘱的护理,做好出院登记。由患者或家属到出院处办理出院手续并结账。

（2）如患者出院后仍需继续服药治疗时,护士凭医生处方至药房领取药物,交给患者,并交代服药剂量、次数等,指导患者用药常识。

（3）护士收到出院证,协助患者整理个人用物,收回患者住院期间所借的物品,消毒处理,同时归还患者寄存的物品,并开具物品带出证。

（4）根据患者所患疾病进行恰当的健康教育,指导患者出院后注意饮食保健,建立合理的生活方式,加强康复和功能锻炼,掌握所服药物的常识和家庭护理知识及技能,提示复查的日期和时间。

4. 征求意见　患者离开医院前应真诚地征求患者及家属对医院医疗护理等各项工作的意见及建议,以便医院不断改进工作方法,提高医疗护理质量。

（二）出院患者护理流程

出院患者的护理流程　见表 23-1。

表 23-1　出院患者护理流程

操作流程	操作要点	沟　　通
准备	操作者:服装衣帽整齐,态度和蔼可亲,洗手至床旁	护士:××床×××您好! 您现在病情控制得很好,接医生通知您明天就可以出院了,请做好出院的准备
评估	（1）核对:核对患者床号、姓名,以确认患者 （2）评估:评估患者疾病恢复情况 （3）通知:确定出院日期,通知患者做好出院准备	
文件处理	（1）完成出院登记 （2）根据医嘱终止各种治疗和护理 （3）在体温单相应时间内填写出院日期和时间 （4）完成出院护理记录 （5）整理出院病例,送病史室保存	
指导	针对患者病情及恢复情况进行出院指导,包括办理出院结账手续方法出院后注意事项、带药指导、饮食及功能锻炼、遵医嘱通知复诊时间、地点、及联系方式	护士:需要我帮您通知家人吗? 您出院后一定要注意饮食,按时服药
征求意见	听取患者出院期间的意见及建议	
出院	热情护送患者出院(为行动不方便的出院患者提供轮椅等送至医院门口)	
整理	对患者床单位进行常规清洁消毒,特殊感染患者按院内感染要求进行终末消毒	
评价	患者/家属能够晓知护士告知的事项,对护理服务满意,床单位清洁消毒符合要求	

第2节　出院患者相关的处理

一、出院患者医疗文件的处理

患者出院时填写和记录的医疗文件是医院和患者的重要档案资料,也是教学、科研、管理以及法律上的重要资料,其中记录了患者出院的方式、用药及康复的情况,是医疗护理文件重要的组成部分。因此护理人员在记录时应做到认真、细致、负责,遵守专业技术规范。

1. 执行出院医嘱　停止一切医嘱,用红笔在各种卡片如服药单(卡)、注射单(卡)、饮食单(卡)、护理单(卡)或有关表格上填写"出院"字样,注明时间并签名。

2. 撤去"患者一览表"上的诊断卡及床头卡。

3. 填写出院时间　用红色钢笔在体温单 40～42℃ 相应时间栏内竖写患者的出院时间。

考点: 出院病例的排列顺序

4. 排列出院病历顺序　住院病案首页、住院证、出院记录或死亡记录、入院记录、病史及体格检查、病程记录、会诊记录、各种检验及检查报告、护理病案、体温单。患者办完出院手续后将病案按上述顺序整理好后交病案室保存。

5. 填写出院患者登记本。

二、出院患者病床单位的处理

患者离开病床后方可整理床单位,避免在撤被服时给患者带来心理上的不适感。

1. 清洁　撤去病床上的污被服,放入污衣袋,由洗衣房收回。根据出院患者病种类别决定清洗和消毒方法。

2. 擦拭浸泡　用消毒液擦拭床、床旁桌及床旁椅,非一次性痰杯、脸盆须消毒浸泡。病床及床旁桌、椅用消毒溶液擦拭;传染患者出院后,需按终末消毒处理。

3. 消毒　将床垫、床褥、枕芯、棉胎等置日光下暴晒 6 小时,也可选用紫外线照射或臭氧消毒按要求折叠。

4. 通风　病室开窗通风换气,更新室内空气。

5. 铺床　铺好备用床,准备迎接新患者。

考点: 病床单位的处理

链接

电话回访的意义

电话回访是利用信息化工具,在护士和家庭成员间建立有目的的互动,以促进和维护患者健康,是一项衡量医院护理工作质量的重要尺度,体现了医院人性化关怀,影响患者就医选择,是医院优质服务的重要举措。

（刘爱芸）

第24章

临终和死亡患者的护理技术

第1节　临终患者的护理技术

生、老、病、死是人生的自然发展过程,而临终和死亡是生命活动的最后阶段,是构成完整生命历程不可回避的重要组成部分。如何才能减轻临终患者身体上的痛苦和心理上的压力,如何才能提高临终患者生存的质量,帮助患者及家属坦然地面对临终和死亡等问题,是临终关怀医护人员应该认真思考和解决的问题。

案例24-1

陈老太,退休教师,73岁,患肺癌并已广泛转移,在当地肿瘤医院住院治疗。其老伴已去世3年,只有一个儿子,其生活起居全由儿子、媳妇照顾。为了照顾母亲,他们白天在单位上白班,晚上在母亲床前上夜班,时间长了疲劳不堪。患者疼痛难忍而时常发脾气,指责儿子、媳妇对她关心不够,时常沉默、忧郁、哭泣,不愿多讲一句话。你认为该患者此时处于什么状态?护理人员应该从哪些方面帮助她及家人?

一、临终与临终关怀

临终是指由于疾病末期或意外事故而造成人体主要器官生理功能衰竭不能用现在医疗技术治愈,死亡即将发生的过程。

临终关怀是向临终患者及其家属提供包括生理、心理、社会等方面的全面支持和照料,又称善终服务、安息护理等。临终关怀主要是通过疼痛控制、症状处理、心理疏导等方式减轻临终患者的身心痛苦,使其生存质量得到提高,能够安详、舒适、有尊严地走完人生的最后旅程,并使其家属的身心健康得到维护,平稳顺利度过哀伤期。随着医学模式和护理模式的改变,**考点:** 临终世界人口老龄化趋势加快,临终关怀已被社会广泛认可和重视,享受临终关怀是人的一项基 关怀的定义本权利。临终关怀不仅是一种服务,也是以临终患者的生理、心理发展和为临终患者提供全 和内容面照料,减轻患者家属精神压力为研究对象的一门新兴学科。

二、临终患者的心理反应及护理

(一)临终患者的心理反应

临终患者的心理反应十分复杂。美国医学博士伊丽莎白·库布勒·罗斯(Dr. Elisabeth Kubler-Ross)通过研究认为临终患者往往会经历五个心理反应阶段,即否认期、愤怒期、协议期、忧郁期和接受期,各期的心理反应不同。

1. 否认期　患者得知自己患不治之症时,首先会表现出震惊与否认,他们会说"不,不是我"或"不可能"。患者可能会采取各种方式试图证实诊断是错误的,如要求复查、转换医院就医等。这是因为患者尚未作好接受自己疾病严重性的准备。否认是为了暂时逃避现实的压力,每个人经历否认期的长短不同。

2. 愤怒期　在被诊断无误后,患者情感上难以接受现实,痛苦、怨恨、嫉妒、无助等情绪交织在一起。表现为生气、愤怒、怨天尤人,"为什么是我?"有的人甚至迁怒于医务人员和家属,以谩骂等破坏性行为发泄其内心的痛苦。

3. 协议期　患者愤怒的心理逐渐消失,开始接受死亡即将来临的事实,期望延长生命。患者表现为不再怨天尤人,会提出要求,希望尽一切力量延长生命,要求活到完成某件重要事情之后,患者为延长生命会承诺做某些事情,如许愿、做善事、配合治疗和护理等。

4. 忧郁期　随着病情逐渐恶化,患者已清楚地意识到自己正面临着死亡。患者表现为悲伤、失落、情绪低沉、食欲下降、甚至产生轻生的念头。此时患者可能很关心死后家人的生活,同时急于交代后事。

5. 接受期　此期的患者对自己即将面临的死亡已有所准备,恐惧、焦虑和最大的心理痛苦已经消失,表现出平静与接纳。"是的,是我,我已经准备好了。"患者机体极度衰弱,常处于嗜睡状态。

(二)护理措施

1. 否认期护理　否认是一种自我防卫机制,护理人员应尊重患者的反应,不要急于揭穿其防御心理,但也不要对他撒谎。和患者谈话时要保持一种坦率、诚实、关心的态度,认真倾听其感受。要热心、支持和理解,使之维持适当的希望感。同时对其家属给予支持,使之理解患者的行为。

2. 愤怒期护理　"愤怒"是患者心理调适的反应,护士要理解患者发怒是源于害怕和无助,也是一种求生欲望的表现,而不是针对某个人。工作中不能因患者愤怒而影响自己的情绪和行为,更不能用愤怒的表现去反击他。不要告诉患者"不应该怎样做""不应该怎样说"。护士要为患者提供表达其愤怒的机会,以宣泄其情感,可以说:"我要是你也会发脾气的,那就一股脑地发出来吧!"可以在适当的时候尽量陪伴,同时为其提供及时、有效的护理,尽量满足其合理需要。

3. 协议期护理　此期患者对治疗积极配合,试图延长生命,这种情绪对患者是有益的。护士应主动地关心体贴患者,认真观察病情,加强护理,如及时补充营养,做好基础护理,严防感染及压疮等。此期应尽量满足患者的合理要求,即使难以实现,也要做出积极努力的姿态。

4. 忧郁期护理　忧郁和悲伤对于临终患者是正常的,应允许他们根据自己的需要表达这些感情。护士应多陪伴患者,使用非语言的交流方式给予患者安慰、关心和心理支持,并满足其亲人陪伴的要求。此期应注意加强安全保护以防意外。

5. 接受期护理　患者面临死亡,医护人员应以极大的责任心进行抢救。也应尊重患者的意愿,允许其安静地接受死亡的现实。不要勉强与之交谈,不要过多地打扰。可以继续陪伴患者,不断地给予适当的支持。应保持环境整洁、安静、舒适,帮助其解决未了心愿,让他们在平和、安逸的心境中走完人生之旅。

罗斯博士认为临终时的心理反应过程因人而异,5个阶段的发生顺序和时间并没有一定规律,可能同时发生,可能重复发生,或停留在某阶段。护理人员在工作中应及时了解患者千变万化的心理活动并进行有效的护理,尽量减轻患者的心身痛苦。

护士在照顾临终患者的同时,也要重视对其亲属的心理护理,应理解和同情亲属的悲痛心情并予以心理支持,护士要向他们解释家属的情绪与患者的关系,宣传生与死的客观规律以及临终阶段提高生命质量的重要性。要适当提供家属与患者单独接触的时间,鼓励他们交谈,并提前交代家属准备后事,鼓励他们战胜心理危机,促进心理的健康发展。

考点: 临终患者的心理反应及护理措施

三、临终患者的生理变化及护理

(一)临终患者的生理变化

1. 肌肉张力丧失　表现为大小便失禁,吞咽困难,无法维持良好舒适的功能体位。肢体软弱无力,不能进行自主躯体活动。脸部外观改变呈希氏面容(面容消瘦、呈铅灰色、眼眶凹陷、双眼半睁半滞、下颌下垂、嘴微张)。

2. 胃肠道蠕动减弱　表现为恶心、呕吐、食欲不振、腹胀、便秘或腹泻、脱水、口干、体重减轻。

3. 循环功能减退　表现为皮肤苍白、湿冷、大量出汗,四肢发绀,出现斑点,脉搏细速、不规则或测不出,血压降低或测不出,心律失常。

4. 呼吸功能减退　表现为呼吸频率不规则,呼吸由快变慢,由深变浅,出现潮式呼吸,间断呼吸,叹气、抽泣、点头样呼吸等。由于分泌物在支气管内潴留,出现痰鸣音或鼾声呼吸。

5. 感知觉、意识改变　表现为视觉逐渐减退,由视觉模糊发展到只有光感,最后视力消失。眼睑干燥,分泌物增多。听觉常是人体最后消失的一个感觉。意识改变可表现为嗜睡、意识模糊、昏睡、昏迷等。

6. 疼痛　大部分临终患者表现为烦躁不安,主诉全身疼痛或不适,大声呻吟、不寻常的姿势等。可有疼痛面容即五官扭曲、眉头紧锁、眼睛睁大或紧闭、双眼无神、咬牙等。

(二)护理措施

1. 促进患者舒适

(1)维持良好、舒适的体位,定时翻身,更换体位,避免某一部位长期受压,促进血液循环。

(2)加强皮肤护理,以防压疮产生。大小便失禁者,注意会阴、肛门附近皮肤的清洁、干燥,必要时留置导尿。大量出汗时应及时擦洗干净,勤换衣裤。床单位保持清洁、干燥、平整、无渣屑。

(3)注意口腔护理,晨起、餐后、睡前协助患者漱口,保持口腔清洁卫生。口唇干裂者可涂石蜡油,有溃疡或真菌感染者酌情涂药。口唇干燥者可适量喂水,也可用湿棉签湿润口唇或用湿纱布覆盖。

2. 增进食欲,加强营养

(1)向患者和家属解释恶心、呕吐的原因。

(2)根据患者的饮食习惯准备饮食,创造条件增加患者的食欲;注意食物的色、香、味,少量多餐,以减轻恶心;注意提供良好的进食环境。

(3)给予流质或半流质饮食,便于吞咽。必要时采用鼻饲法或完全胃肠外营养,保证患者营养供给。

(4)加强监测,观察患者电解质指标及营养状况。

3. 改善循环功能

(1)观察体温、脉搏、呼吸、血压、皮肤色泽和温度。若桡动脉脉搏测不到,可测颈动脉、股动脉或听心音。

（2）患者四肢冰冷不适时，应加强保暖，必要时给予热水袋保暖。

4. 改善呼吸功能

（1）保持室内空气新鲜，定时通风换气。

（2）神志清醒者可采用半卧位，能够扩大胸腔容量，减少回心血量，改善呼吸困难。昏迷者可采用仰卧位头偏向一侧或侧卧位，防止呼吸道分泌物误入气管引起窒息或肺部并发症。

（3）保持呼吸道通畅，使用雾化吸入稀释痰液，拍背协助患者排痰，必要时使用吸引器吸出痰液。

（4）根据呼吸困难程度给予吸氧，纠正缺氧状态，改善呼吸功能。

5. 减轻感、知觉改变的影响

（1）提供合适的环境：环境安静、空气新鲜、通风良好、有一定的保暖设施、适当的照明，避免临终患者视觉模糊产生害怕、恐惧心理，增加安全感。

（2）及时用湿纱布拭去眼部分泌物：昏迷患者眼睑不能闭合，可涂金霉素、红霉素眼膏或覆盖凡士林纱布，以保护角膜，防止角膜干燥发生溃疡或结膜炎。

（3）听觉是临终患者最后消失的感觉，因此护理人员应避免在患者周围窃窃私语，以免增加患者的焦虑。与其交流时可采用触摸患者的非语言交流方式，配合柔软温和的语调、清晰的语言交谈，使临终患者感到即使在生命的最后时刻也并不孤独。

6. 减轻疼痛

（1）观察疼痛的性质、部位、程度、持续时间及发作的规律。

（2）护理人员可采用同情、安慰、鼓励等方法与患者沟通交流，以稳定其情绪，并适当引导转移其注意力以减轻疼痛。

考点：临终患者的生理变化及护理措施

（3）协助患者选择减轻疼痛的最有效方法。若患者选择药物止痛，可采用世界卫生组织推荐的三步阶梯疗法控制疼痛，注意观察用药后的反应，把握好用药的阶段，选择恰当的剂量和给药方式，达到控制疼痛的目的。

（4）使用非药物方法也能取得一定的镇痛效果，如松弛术、音乐疗法、催眠意象疗法、外周神经阻断术、针灸疗法、生物反馈法等。

第2节　死亡的概念和分期

一、濒死和死亡的概念

（一）濒死

濒死即临终，是生命的最后阶段，指患者在接受治疗或姑息性治疗后，病情加剧恶化，各种迹象显示生命即将结束。

（二）死亡

死亡是指个体生命活动和新陈代谢的永久性停止。长期以来，医学界将心肺功能作为生命最本质的特征，以呼吸、心跳停止作为判断临床死亡的标准。随着医学科学的发展，心肺功能停止的患者可以依靠机器来维持，只要大脑功能保持着完整性，一切生命活动都有恢复的可能。而一旦大脑出现不可逆的破坏即脑死亡，尽管心脏还在跳动，也无回生之术。因此，目前医学界主张以脑死亡作为死亡的判断标准，认为脑死亡后，生命活动才无法逆转。

（三）脑死亡的判断标准

1. 不可逆转的深昏迷。
2. 自发呼吸停止。
3. 脑干反射消失。
4. 脑电波平直。

考点：脑死亡的判断标准

二、死亡过程和分期

大量医学科学和临床资料表明，死亡不是生命的骤然结束，而是一个逐渐发展的过程，一般分为三个阶段：濒死期、临床死亡期和生物学死亡期。

（一）濒死期

濒死期又称临终状态，是死亡过程的开始阶段。此时机体各系统的功能严重紊乱，脑干以上中枢神经系统功能处于抑制状态。表现为意识模糊或丧失，各种反射减弱或迟钝，肌张力减弱或消失，心跳减弱，血压下降，呼吸微弱或出现潮式呼吸及间断呼吸。濒死期的持续时间可随患者机体状况及死亡原因而异，年轻强壮及慢性病患者较年老体弱及急性病患者濒死期长；猝死、严重的颅脑损伤等患者可直接进入临床死亡期。此期生命处于可逆阶段，若得到及时有效的抢救治疗，生命可复苏；反之，则进入临床死亡期。

（二）临床死亡期

此期延髓处于深度抑制状态。表现为心跳、呼吸停止，瞳孔散大，各种反射消失，瞳孔散大固定，但各种组织细胞仍有微弱而短暂的代谢活动，持续时间极短，一般5～6分钟，超过这个时间，大脑将发生不可逆的变化。在低温条件下，尤其是头部降温脑耗氧降低时，此期可延长达1小时或更久。临床上对触电、溺水、大出血等致死患者，因此期重要器官的代谢过程尚未停止，及时采取积极有效的急救措施仍有复苏的可能。

（三）生物学死亡期

此期是死亡过程的最后阶段。神经系统以及各器官的新陈代谢相继停止，并出现不可逆变化，整个机体已不可能复活。随着此期的进展，相继出现尸冷、尸斑、尸僵、尸体腐败等现象。

考点：死亡的分期及特点

第3节　死亡后的护理技术

一、尸体护理

（一）目的

1. 使尸体整洁，面容安详，姿势良好，易于辨认。
2. 尊重死者，给家属以安慰，减轻哀痛

考点：尸体护理的目的

（二）准备

1. 护士准备　着装整洁、洗手、戴口罩、手套。
2. 用物准备　治疗盘内备：血管钳、剪刀、衣裤、尸单、填好的尸体识别卡3张（表24-1）、别针3枚、不脱脂棉适量、梳子、绷带、大单。另备：平车、脸盆、毛巾等；有伤口者准备敷料，必要时备隔离衣和手套、屏风。
3. 环境准备　安静、肃穆，必要时屏风遮挡。

表 24-1　尸体识别卡

姓　名_____　住院号_____　年　龄_____　性　别_____
病　室_____　床　号_____　籍　贯_____　诊　断_____
住　址_____
死亡时间_____年_____月_____日_____时_____分

护士签名_____

医　院_____

（三）操作流程

具体操作流程，见表 24-2。

表 24-2　尸体护理操作流程

操作流程	操作要点	沟　通
评估	(1) 医生确认患者死亡，开出死亡诊断书 (2) 死者病情（是否传染病）、诊断、治疗、抢救过程、死亡原因及时间 (3) 尸体清洁程度、有无伤口、引流管等 (4) 死者家属的心理状况、对死亡的态度及合作程度	护士：医生确认患者死亡，开出死亡诊断书。我已了解死者病情（是否传染病）、死亡原因及时间等情况。环境安静、肃穆。我已安慰并劝离死者家属。用物准备完毕，报告老师（举手）开始操作
准备	见上述	
实施	(1) 填卡备物：填写尸体识别卡3张，用物携至床边，屏风遮挡 (2) 劝慰家属：请家属暂离病房。如家属不在应尽快通知来医院探视遗体 (3) 撤去治疗用物：撤去一切抢救及治疗用物（包括呼吸机及各种导管等） (4) 安置体位：床放平，使尸体仰卧，头下垫枕，防止尸体面部淤血变色。留大单或被套遮盖尸体，维护死者隐私 (5) 整理仪容：清洗面部及颈部，有义齿者代为装上，闭合口、眼。若眼睑不能闭合，可用毛巾热湿敷或于上眼睑下垫少许棉花，使上眼睑下垂闭合。口不能闭紧者，轻揉下颌或用四头带托起下颌。梳理头发 (6) 清洁全身：脱去衣裤，依次擦洗双上肢、胸、腹、背、臀、双下肢。用松节油擦净胶布痕迹。有伤口者更换敷料，有引流管者应拔出后缝合伤口或用蝶形胶布封闭并妥善固定 (7) 填塞孔道：用血管钳将不脱脂棉花垫塞于口、鼻、耳、肛门、阴道等孔道，防止液体外溢，棉花勿外露 (8) 包裹尸体：穿上衣裤鞋袜，将一张尸体识别卡系在尸体右手腕部，用尸单包裹尸体，用绷带在胸部、腰部、踝部固定牢固，将第二张尸体识别卡系在死者胸前的尸单上 (9) 运送尸体：移尸体于平车上，盖上大单，送往太平间，置于停尸屉内，将第三张尸体识别卡放尸屉的外面带回大单放污衣袋内。清点遗物交给家属，若家属不在则两人核对登记，交护士长保管。床单位进行终末处理	

续表

操作流程	操作要点	沟　通
整理记录	洗手,记录,整理医疗文件	
操作后评价	(1) 尸体整洁、姿势良好,易于辨认 (2) 家属得到安慰,对尸体护理表示满意	报告老师(举手)操作完毕

（四）注意事项

1. 尸体护理应在医生开出死亡证明、家属同意后立即进行,以防尸僵。

2. 做尸体护理时,态度要严肃认真,尊重死者,注意遮挡,不可暴露尸体,维护死者隐私。

3. 认真填写尸体识别卡,系卡位置正确,避免认错尸体。

4. 传染患者尸体按隔离原则进行护理。

考点: *尸体护理的方法*

二、整理医疗文件

1. 填写死亡通知单。

2. 在体温单 40～42℃ 之间相应时间栏内用红笔竖写死亡时间。

3. 注销各种执行单(治疗、药物、饮食单等)、床头(尾)卡、诊断小卡等,按出院手续办理结账。

4. 整理病案并交病案室保存。

考点: *死亡时间的填写方法*

三、病室及床单位的处理

1. 关闭病室门窗,打开床旁桌、壁柜的抽屉和柜门,用乳酸熏蒸或用 1% 过氧乙酸溶液喷雾消毒,1～2 小时后打开门窗通风。

2. 棉胎(毛毯)、枕芯、床褥等暴晒 6 小时,注意翻动。布单类洗涤消毒。

3. 病室门窗、病床、床旁桌椅等用 0.2%～0.5% 过氧乙酸溶液擦拭,医疗器械浸泡消毒,茶杯、痰杯、餐具等用消毒液浸泡后,清洗再消毒。病室地面用 3% 氯胺溶液等消毒液拖擦。

护考链接

患者,殷某,肝癌晚期,治疗效果不佳,肝区疼痛剧烈,腹水,呼吸困难,患者感到痛苦,悲哀,有轻生念头。

1. 此患者心理状态属于临终患者心理反应的哪个阶段

　A. 否认期　　B. 愤怒期　　C. 协议期　　D. 忧郁期　　E. 接受期

2. 对该患者的护理,下列哪项不妥

　A. 允许家属陪伴　　　　B. 尽可能满足患者需要　　　　C. 加强安全保护

　D. 多给患者以同情和照顾　　E. 让患者控制悲哀的情绪

分析: 此患者病情严重,治疗效果不佳,患者已清楚地意识到自己正面临着死亡,痛苦、悲哀、有轻生的念头,属于忧郁期的表现。护理人员应允许他们根据自己的需要表达这些感情,应多陪伴患者,给予其安慰,关心和心理支持,允许家人陪伴,加强安全保护以防意外,但不能控制和压抑患者的情绪表达。答案 1. D,2. E。

（杨惠秋）

第25章

医疗护理文件的书写与保管

医疗护理文件是医院和患者的重要档案资料。随着新的《医疗事故处理条例》和最高人民法院《关于民事诉讼证据的若干规定》的实施,医疗护理文件书写规范和医疗护理文件管理以法律规范的形式公示于众,使其得到了充分重视和发展,这对加强医疗护理文件质量管理、提高医护服务质量、预防医疗事故的发生起到积极的作用,为评价医院护理工作质量与护理管理水平提供重要依据。

第1节 医疗护理文件的重要性及书写和保管要求

案例25-1

患者,男性,56岁。于9:00步入病房。主诉间断咳嗽,气短半年,加重1周,由门诊收入院。既往史:高脂血症半年,湿疹病史10年。过敏史:磺胺过敏致皮肤破溃。入院后患者神志清楚。现时有咳嗽,咳痰,少量白痰,尚可咳出、气短、活动后加重,时有胸闷憋气、头晕无头痛、无视物旋转,偶有心慌、入睡困难。请问患者住院期间的诊断、治疗、护理是怎样记录的? 记录的文件有哪些意义? 出院后又是如何保管的?

一、医疗护理文件的重要性

1. 提供患者的信息资料 医疗护理文件科学记载了患者疾病的发生、发展及转归的全过程,为患者再次入院的诊断、治疗、护理等工作提供重要依据,有利于对疾病作出更快速细致和全面的判断。

2. 提供教学与科研资料 医疗护理文件是临床工作的原始文件记录,充分体现了理论在实践中的应用,是最好的实用教材,为医疗、护理、教学和科研工作提供了重要资料。

3. 提供医学统计原始材料 医疗护理文件为疾病的调查、传染病的管理、流行病的研究提供了医学统计的原始资料,成为卫生行政机构制定、实施政策的重要依据。

4. 提供法律依据 医疗护理文件属法律相关性文件,也是法律上的证明文件,是法律认可的证据,在法庭上可作为医疗纠纷、保险索赔、犯罪刑案及遗嘱查验的证明,具有重要的法律意义。

5. 提供评价依据 医疗护理文件可反映医院的医疗技术水平、护理质量和医护人员的业务素质,是评价医院工作和科学管理水平的重要标志之一。

二、医疗护理文件的书写原则

1. **及时**　记录及时,不得拖延或提前,更不能漏记。若因抢救急、危重患者不能及时记录时,应在抢救结束后 6 小时内据实补记,并注明抢救完成时间和补记时间。

2. **准确**　记录内容应该准确真实,语句表述应简明扼要,重点突出,不能含糊其辞。使用医学术语和标准的外文缩写,采用国家法定的计量单位,数字一律用阿拉伯数字书写。

3. **客观**　记录内容应是医护人员观察和测量到的患者客观信息,避免主观臆断。记录患者主观资料时用引号标明自诉内容,同时补充相应的客观资料。

4. **完整**　眉栏、页码必须逐页逐项填写,各项记录必须有完整的日期和时间,记录内容应连续不可留有空行或空白处,记录者签全名,以示明确责任。实习、进修人员书写的各项记录,上级医护人员应及时审查并签全名。

5. **清晰**　各种记录应按规定的内容和格式书写,字体要清楚、端正,书写不可出格跨行,不得涂改、剪贴或滥用简化字。记录过程中出现错字时用双线划在错字上并在上面签名,除特殊规定外,须分别使用红、蓝钢笔书写。一般白班用蓝笔,夜班用红笔书写。　*考点:* 医疗护理文件的书写要求

三、医疗护理文件的保管要求

1. 医疗护理文件按规定放置,记录和使用后须及时放回原处。

2. 住院医疗护理文件放于医疗护理文件柜中加锁保管,患者和家属不得随意翻阅,也不能擅自携带出病区。

3. 医疗护理文件必须保持清洁、整齐、完整,防止污染、破损、拆散、丢失。

4. 任何人不得涂改、伪造、窃取、隐匿、抢夺、销毁医疗护理文件。

5. 患者出院或死亡后的病案,医护人员应及时填好有关内容,由护士按规定顺序排列、整理好送病案室,按卫生行政部门规定的保存期限保管,病区交班报告等由病区保存至少一年,医嘱本保存两年,以备查阅。

链接

卫生部有关病案的保存期限

我国《医疗机构管理条例实施细则》第 53 条规定,医疗机构的门诊病历的保存期不得少于 15 年,住院病历的保存期不得少于 30 年。但由于信息科学的发展,有建议说病案的保存分三类:永久性保存(50 年以上),用于疑难病、稀罕、典型或发生重大医疗纠纷与医疗事故的病案,长期保存为 16～50 年,用于多发病,常见病的病案,短期保存为 15 年以下。　*考点:* 病案保管要求及保存时间

---

6. 因教学、科研需要查阅医疗护理文件的人员需经医疗机构主管部门同意,阅后立即归还不得泄露患者隐私。

7. 患者和家属及其他机构人员需要查阅、复印医疗护理文件(体温单、医嘱单、护理记录单)的应持证明材料提出申请,经主管部门同意,指定专人在申请人在场的情况下进行复印或复制,经申请人核对无误后加盖医疗机构证明印章。　*考点:* 可复印的医疗护理文件

护考链接

医疗文件的书写要求不包括

A. 记录及时、准确　　　B. 医学术语确切　　　C. 内容简明扼要

D. 文字生动、形象　　　E. 记录者签全名

分析：记录内容应是医护人员观察和测量到的患者客观信息，真实准确，避免主观臆断，也不能含糊其辞，夸大和缩小患者病情都是错误的。答案选 D。

第2节　医疗护理文件的书写

一、体温单

体温单为表格式，以护士填写为主，内容包括患者姓名、科室、床号、入院日期、住院病历号（或病案号）、日期、手术后天数、体温、脉搏、呼吸、血压、大便次数、出入液量、体重、住院周数等，详见第9章第5节体温单的绘制。

二、医嘱单

医嘱是医生根据患者的病情需要拟定治疗、检查计划和护理措施等书面嘱咐。医嘱单分为长期医嘱单和临时医嘱单，是医护人员共同实施治疗和护理的重要依据，也是护士处理和执行医嘱的核查依据。

（一）医嘱的内容

医嘱的内容包括：日期、时间、床号、姓名、护理常规、隔离种类、护理级别、饮食、体位、药物（名称、剂量、浓度、时间和方法），各种检查、治疗，术前准备和医生、护士签名。

（二）医嘱的种类

1. 长期医嘱　长期医嘱指有效时间在24小时以上，在医生注明停止时间前一直有效。如二级护理；普通饮食；0.9%氯化钠注射液 250ml＋盐酸左氧氟沙星注射液 200mg 静脉滴注 bid（表25-1）。

表25-1　长期医嘱单

姓名　于×× 　　科别　胸外　　床号　29　　住院病历号　204281

开始					停止			
日期	时间	医嘱	医师签名	护士签名	日期	时间	医师签名	护士签名
2012-02-19	13:17	胸外科护理常规	王××	窦×	02-25	09:55	王××	杨×
2012-02-19	13:17	一级护理	王××	窦×	02-20	07:55	王××	张×
2012-02-19	13:17	半坐卧位	王××	窦×	02-25	09:55	王××	杨×
2012-02-19	13:17	普食	王××	窦×	02-25	09:55	王××	杨×
2012-02-19	13:17	氧气吸入 3L/min　24 小时	王××	窦×	02-20	07:55	王××	张×
2012-02-19	13:17	保留胸腔闭式引流　右侧	王××	窦×	02-24	07:52	王××	张×
2012-02-19	13:17	0.9%氯化钠注射液　100ml ivgtt qd	王××	窦×	02-24	07:52	王××	张×
2012-02-19	13:17	盐酸氨溴索注射液 30mg 入壶 tid	王××	窦×	02-24	07:52	王××	张×

	开始		停止					
日期	时间	医嘱	医师签名	护士签名	日期	时间	医师签名	护士签名
2012-02-19	13:17	0.9％氯化钠注射液 100ml	王××	窦×	02-24	07:52	王××	张×
2012-02-19	13:17	注射用氯诺昔康 8mg ivgtt qd	王××	窦×	02-24	07:52	王××	张×
2012-02-19	13:55	0.9％氯化钠注射液 250ml	王××	窦×	02-24	07:52	王××	张×
2012-02-19	13:55	盐酸左氧氟沙星注射液 200mg ivgtt bid	王××	窦×	02-24	07:52	王××	张×
2012-02-19	13:55	哌替啶 50mg　im q6h prn	王××	窦×	02-24	07:52	王××	张×
2012-02-19	13:55	洛芬待因缓释片 2 片 po q12h	王××	窦×	02-24	07:52	王××	张×
2012-02-19	13:55	维生素C　200mg po tid	王××	窦×	02-24	07:52	王××	张×
2012-02-20	07:56	二级护理	王××	张×	02-25	09:55	王××	杨×
2012-02-20	07:56	氧气吸入　2L/min 10 小时	王××	张×	02-24	07:52	王××	张×

　　长期医嘱单内容包括患者姓名、科别、床号、住院病历号(病案号)、开始日期和时间、长期医嘱内容、停止日期和时间、医师签名、护士签名、页码。其中,由医师填写开始日期和时间、长期医嘱内容、停止日期和时间。护士每天执行长期医嘱的给药单、输液单、治疗单等,由执行护士签名,不归入病历。

　　2. 临时医嘱　临时医嘱指有效时间在 24 小时以内,应在短时间内执行,一般只执行 1 次。有需要立即执行临时医嘱,如盐酸布桂嗪注射液 100mg 肌内注射 st;有限定执行时间的临时医嘱如手术、会诊、X 线摄片、各种特殊检查、化验等;另外出院、转科、死亡等也列入临时医嘱(表 25-2)。

表 25-2　临时医嘱单

　　　姓名　　于××　　　科别　　胸外　　床号 29　　　住院病历号　204281

日期	时间	医嘱	医师签名	执行护士签名	执行时间
2012-02-19	13:17	血常规(五分类)	王××	窦××	13:25
2012-02-19	13:17	血型	王××	窦××	13:25
2012-02-19	13:17	凝血酶原时间及活动度 PT	王××	窦××	13:25
2012-02-19	13:17	生化全项	王××	窦××	13:25
2012-02-19	13:17	腹部常规彩超	王××	窦××	13:25
2012-02-19	13:17	腹部正位＋胸部侧位	王××	窦××	13:25
2012-02-19	13:17	电脑多导联心电图	王××	窦××	13:25
2012-02-19	13:17	胸腔闭式引流术一次	王××	窦××	13:25
2012-02-19	13:17	盐酸利多卡因注射液 10ml 局麻	王××	窦××	13:25
2012-02-19	13:17	盐酸布桂嗪注射液 100mg im st	王××	窦××	13:25
2012-02-19	19:17	地西泮 5mg po sos 未用	王××	李××	07:58
2012-02-21	07:52	换药(小)	王××	陈××	07:58

　　临时医嘱单内容包括患者姓名、科别、床号、住院病历号(或病案号)、日期和时间、临时医

嘱内容、医师签名、执行护士签名、执行时间、页码。其中由医师填写医嘱时间、临时医嘱内容;由执行临时医嘱的护士填写执行时间并签名。

3. 备用医嘱 分为长期备用医嘱和临时备用医嘱两种。

(1) 长期备用医嘱(prn):有效时间在 24 小时以上,必要时使用,两次执行之间有间隔时间,由医生注明停止时间后方为失效。如哌替啶 50mg im q6h prn,见表 25-1。

考点:医嘱的种类及其概念

(2) 临时备用医嘱(sos):仅在 12 小时内有效,必要时使用,只执行一次,过时尚未执行自动失效。如地西泮 5mg po sos(表 25-2)。

(三)医嘱的处理

1. 医嘱的处理原则 医生开写医嘱后,由主班护士进行处理。一般的处理原则为:

(1) 先急后缓,处理和执行医嘱应首先判断医嘱的轻重缓急,合理安排执行顺序;

考点:医嘱的处理原则

(2) 先临时,后长期,临时医嘱应立即安排执行。

(3) 先执行,后打印(转抄)到执行单上。

2. 医嘱的处理方法

(1) 长期医嘱:护士将长期医嘱分别打印(转抄)各种执行单上,如服药单(卡)、注射单(卡)、一般治疗单(卡)、输液单(卡)、膳食通知单(卡)等,注明执行时间并签全名。定期执行的长期医嘱应在执行单上注明具体的执行时间,如维生素 C 200mg po tid,服药单上应该注明维生素 C200mg po tid 8am-12n-4pm。

(2) 临时医嘱:需立即执行的临时医嘱,主班护士应安排有关护士立即执行。护士执行后,必须写上执行时间并签全名。有限定执行时间的临时医嘱,护士应转抄到临时治疗本或交班记录本上做好交班;会诊、手术、各种检查、检验申请单应及时转送到有关科室;执行后写上执行时间并签全名。

考点:长期医嘱、临时医嘱、临时备用医嘱处理方法

(3) 长期备用医嘱(prn):按长期医嘱处理,患者需要时使用。每次执行后,在临时医嘱单上记录执行时间和签全名,供下次用药参考。每次执行前必须先了解上次执行的时间。如哌替啶 50mg im q6h prn。

(4) 临时备用医嘱(sos):医生开写在临时医嘱单上,待患者需要时执行,执行后按临时医嘱处理,过时未执行,护士应用红笔在该医嘱栏内写"未用"二字,见表 25-2。日间的临时备用医嘱仅于日间有效,至 19:00 自动失效;夜间临时备用医嘱仅夜间有效。

(5) 停止医嘱:医生在长期医嘱单原始医嘱内容的停止栏内注明日期、时间并签全名。护士首先将该项医嘱在相应的执行单或卡片上注销,然后在医嘱单原医嘱内容的停止栏内注明执行时间和签全名,见表 25-1。

(四)重整医嘱

凡长期医嘱调整项目较多或长期医嘱单超过 3 页要重整医嘱。重整医嘱时,在最后一行医嘱下面用红笔画一横线,在红线下面写上"重整医嘱"四字,再将有效的继续执行的长期医嘱按原始日期排列顺序,打印(抄录)在红线以下的医嘱单上,打印(抄录)完毕需两人核对无误后,抄录者、核对者签全名。

考点:转科手术和分娩医嘱处理方法

凡转科、手术和分娩,也要重整医嘱,即在原医嘱最后一行的下面用红笔画一横线,以示前面医嘱一律作废,同时将各执行单(卡)上的原医嘱注销。并在红线下面写上"转科医嘱"或"手术医嘱"或"分娩医嘱",然后医生重新开写医嘱,护士处理医嘱。

(五)注意事项

1. 医嘱必须经医生签字后方为有效。一般情况下不执行口头医嘱,在抢救或手术过程

中医生提出口头医嘱时,护士必须向医生复诵一遍,双方确认无误后方可执行,抢救或手术结束后医生应及时补写在医嘱单上。

2. 不能机械地处理和执行医嘱,如有疑问,必须与医生核实,无误后方可执行。

3. 凡需下一班执行的临时医嘱要交班,并在护士交班记录上注明。

4. 医嘱须每班、每日查对,每周总查对一次,查对后签全名。

考点:处理医嘱的注意事项

5. 处理医嘱时,精力要集中,做到认真、细致、准确、及时,要求字迹清楚,不得任意涂改。

护 考 链 接

患儿,3 岁,毛细支气管炎,体温 39.4℃,脉搏 110 次/分,呼吸 26 次/分。医嘱:小儿百服宁 1/4 片 q6h,prn。请问 q6h,prn 的含义是

A. 长期备用,每次间隔不少于 6 小时　　　　B. 长期备用,每 6 小时 1 次

C. 临时备用,每次间隔不少于 6 小时　　　　D. 临时备用,每 6 小时 1 次

E. 每次间隔不少于 6 小时

分析: prn 是长期备用医嘱的英文缩写,有效时间在 24 小时以上,必要时使用,两次执行之间有间隔时间,q6h 是每 6 小时 1 次,两者合在一起的意思是长期备用,每次间隔时间不少于 6 小时。答案选 A。

考点:处理医嘱的注意事项

三、护理记录单填写说明

(一)适用范围

1. 病重、病危患者。

2. 病情发生变化、需要监护的患者。

(二)眉栏部分(表 25-3)

楣栏项目包括:科别、姓名、年龄、性别、床号、住院病历号、入院日期、诊断。

(三)填写内容

1. 意识　根据患者实际意识状态选择填写:清醒、嗜睡、意识模糊、昏睡、浅昏迷、深昏迷、谵妄状态。

2. 体温　单位为℃,直接在"体温"栏内填入测得数值不需要填写数据单位。

3. 脉搏　单位为次/分,直接在"脉搏"栏内填入测得数值,不需要填写数据单位。

4. 呼吸　单位为次/分,直接在"呼吸"栏内填入测得数值,不需要填写数据单位。

5. 血压　单位为毫米汞柱(mmHg),直接在"血压"栏内填入测得数值,不需要填写数据单位。

6. 血氧饱和度　根据实际填写数值。

7. 吸氧　单位为升/分(L/min),可根据实际情况在相应栏内填入数值,不需要填写数据单位,并记录吸氧方式如双腔鼻氧管法、鼻塞法、面罩法等。

8. 出入量

(1)入量:单位为毫升(ml),入量项目包括:使用静脉输注的各种药物、口服的各种食物和饮料以及经鼻胃管、肠管输注的营养液等。

(2)出量:单位为毫升(ml)/克(g),出量项目包括:尿、便、呕吐物、引流物等,需要时写明颜色、性状。

9. 皮肤情况　根据患者皮肤出现的异常情况选择填写,如压疮、出血点、破损、水肿等,并注明皮肤异常部位或范围。

10. 管路护理　根据患者置管情况填写,如静脉置管、导尿管、引流管等。

表25-3　护理记录单

科别　胸外　姓名　于××　年龄　23　性别　男　住院病历号　204281　入院日期　2012-2-19　诊断　右侧自发性气胸　床号　29

日期/时间	意识	体温(℃)	脉搏(次/分)	呼吸(次/分)	血压(mmHg)	血氧饱和度(%)	吸氧(L/min)	入量 名称	入量 ml	出量 名称	出量 ml	出量 颜色性状	皮肤情况	管路护理	病情观察及措施	护士签名
02-19 16:00	神清	37	76	19	126/80	100	3						完好	胸腔闭式引流管	病人精神差，引流管通畅，咳时有气体引出，长管水柱波动在5～7cm，胸部伤口处敷料清洁干燥无渗出，诉伤口疼痛能忍受，遵医嘱给予一级护理，持续低流量吸氧，无胸憋气短症状，未诉其他不适	高××
02-19 20:00	神清	36.5	80	18	120/80	100	3						完好	胸腔闭式引流	病情平稳，引流管通畅，胸部伤口处敷料清洁干燥无渗出，诉伤口疼痛能忍受，持续吸氧能入睡	郝××
02-20 06:00	神清	36.1	72	17	120/80	98	3						完好	胸腔闭式引流管	病情平稳，间断睡眠6小时，引流管通畅长管水柱波动在3～5cm，胸部伤口处敷料无渗出，间断吸氧。	李××

11. 病情观察及措施　简要记录护士观察患者病情的情况,以及根据医嘱或患者病情变化采取的治疗和护理措施。

四、病重(病危)患者护理记录单

病重(病危)患者的护理记录适用于所有病重、病危患者,以及病情发生变化、需要监护的患者。护理记录以护理记录单的形式记录,内容包括患者科别、姓名、年龄、性别、床号、住院病历号(或病案号)、入院日期、诊断、记录日期和时间,根据专科特点需要观察、监测的项目以及采取的治疗和护理措施、护士签名、页码等。护理记录应当根据相应专科的护理特点设计并书写,以简化、实用为原则。

记录方法及要求如下。

1. 眉栏各项及页码用蓝钢笔填写。

2. 日间 7:00 到 19:00 用蓝钢笔记录。夜间 19:00 到次晨 7:00 用红钢笔记录。

3. 及时准确的记录患者的体温、脉搏、呼吸、血压和出入液量等,并详细地记录患者的病情变化、治疗、护理措施和效果,记录时间具体到分钟。因抢救患者未能及时记录的,应在抢救结束后 6 小时内据实补记所有内容,不得随意涂改,每次记录后应签全名。

4. 各班交班前,应将患者的出入液量和病情动态治疗护理措施做简要的小结并签全名。

5. 24 小时患者的出入液量应于次晨总结,填写在体温单相应栏内。

6. 首次书写病重(病危)患者的护理记录单,须有疾病诊断、目前病情,手术后患者应记录手术名称、麻醉方式、术中情况、术后病情、伤口、引流等情况。停止病重(病危)护理记录应有病情说明。

考点: 病重 (病危)护理 记录单记录 方法及要求

五、手术清点记录

手术清点记录内容包括患者科别、姓名、性别、年龄、住院病历号(或病案号)、手术日期、手术名称、输血情况、术中所用各种器械和辅料数量的清点核对、手术器械护士和巡回护士签名等。手术清点记录应当在手术结束后即时完成,由手术器械护士和巡回护士签名,见表 25-4。填表说明:表格内的清点数必须用数字说明,不得用"√"表示;空格处可以填写其他手术物品;表格内的清点数目必须清晰,不得采用刮、粘、涂等方法涂改。

注:本表为参考表,因不能涵盖所有手术器械,建议医院根据实际设定器械名称。

六、手术安全核查记录

手术安全核查记录是指由手术医师、麻醉医师和巡回护士三方,在麻醉实施前、手术开始前和患者离室前,共同对患者身份、手术部位、手术方式、麻醉及手术风险、手术使用物品清点等内容进行核对的记录,输血的患者还应对血型、用血量进行核对,应有手术医师、麻醉医师和巡回护士三方核对、确认并签字。

七、病室交班报告

病室交班报告是由值班护士针对值班期间病室情况及患者病情动态变化、治疗和护理情况等做出的书面交班报告。通过阅读病室报告,可掌握和了解病室工作动态,患者的身心状况和工作重点,使接班护士做到心中有数,护理工作能够有计划连续地进行。病室交班报告一般由主班护士书写。

考点: 病室 交班报告一 般由主班护 士书写

表 25-4　手术清点记录

科别　胸外　　姓名　于××　　性别　男　　年龄　23　　住院病历号　204281

手术日期　2012　年　02　月　19　日　　　　手术名称　右侧胸腔闭式引流术

输血：血型＿＿＿＿＿　血液成分名称＿＿＿＿＿＿　血量＿＿＿＿＿ml

器械名称	术前清点	术中加数	关体腔前	关体腔后	器械名称	术前清点	术中加数	关体腔前	关体腔后
卵圆钳					咬骨钳				
巾钳					骨刀、凿				
持针钳	1	1	1	1	拉钩				
组织钳					刮匙				
大弯血管钳					脊柱牵开器				
弯血管钳					腹腔牵开器				
直血管钳	2	2	2	2	胸腔牵开器				
蚊式钳					有齿镊	2	2	2	2
直角钳					无齿镊	2	2	2	2
扁桃腺钳					刀柄	1	1	1	1
柯克钳					手术剪	1	1	1	1
胃钳					吸引头				
肠钳					电烧（头）				
取石钳									
胆石刮									
胆道探子					大纱垫				
肾蒂钳					小纱垫				
输尿管钳					纱布	10	10	10	10
沙式钳					纱条				
持瓣钳					棉片				
阻断钳					棉签				
肺叶钳					阻断带				
心房钳					花生米				
心耳钳					缝针	2	2	2	2
哈巴狗					注射器	1	1	1	1
气管钳					针头	1	1	1	1
剥离子					棉球				
髓核钳									

手术器械护士签名　　高××　　　巡回护士签名　　　常×

（一）书写要求

1. 值班护士必须在深入病室全面了解患者情况和病情动态的基础上书写，于交班前完成。

2. 书写的内容应全面、正确、真实、使用医学术语，叙述简明扼要、重点突出，有连贯性，以利于系统地观察病情。

3. 白班用蓝钢笔，夜班用红钢笔书写，字迹清楚不得随意涂改，并签全名。

4. 对新入院、转入、手术、分娩患者及危重患者，在诊断栏目的下方分别用红钢笔注明"新"、"转入"、"手术"、"分娩"字样，危重患者做特殊红色标记"※"，以示醒目。

（二）书写顺序（表 25-5）

用蓝钢笔填写眉栏项目 如病室、年、月、日，患者总数和入院、出院、转出、转入患者数，危重、手术、分娩、死亡患者数,如无入院者写"0",其他项目也类同。

1. 顺序　根据下列顺序书写交班报告,同一栏内的内容按床号先后书写。

(1) 当日离开病室的患者:即出院、转出、死亡的患者。

(2) 进入病室的新患者:即新入院和转入的患者。

(3) 病室内重点护理的患者:即手术、分娩、危重及有异常情况的患者。

2. 交班的内容

(1) 出院、转出、死亡患者:说明离开时间,转出患者注明转往何院、何科,死亡患者注明死亡原因和时间。

考点:病室交班报告书写要求和书写顺序

(2) 新入院和转入的患者:应报告患者入科的时间、方式(步行、平车、轮椅),生命体征,患者主诉、发病经过和主要症状、体征,给予的治疗、护理措施及效果,需要重点观察内容和注意事项等。

(3) 危重患者:应报告患者的生病体征、神志、瞳孔、病情动态,特殊的指标、特殊的抢救治疗、护理措施和效果及注意事项等,详细记录危重患者的病情变化。

(4) 择期手术、预约检查和待行特殊治疗的患者:应报告将要进行的手术、治疗和检查项目,术前或检查前准备、用药和注意事项等。

(5) 手术后患者:应报告施行何种麻醉、手术名称、手术经过,清醒时间,回病室后的情况,如生命体征,切口敷料有无渗血,是否已排尿、排气,各种引流管是否通畅及引流液情况,输液、输血及镇痛药的应用,需要重点观察内容和注意事项等。

(6) 产妇:产前应报告胎次、胎心、宫缩及破水情况;产后应报告产式、产程、分娩时间、婴儿情况、阴道出血量、会阴切口、恶露情况及有无排尿等。

(7) 老年、小儿和生活不能自理的患者:应报告生活护理情况,如口腔护理、压疮护理及饮食护理等。

(8) 病情突然有变化的患者:应报告病情变化详细情况,采取的治疗和护理措施,需要重点观察内容和处理事项等。

<hr>

护考链接

患者,男性,68岁,因突然剧烈压榨性胸痛,呕吐伴窒息感2小时于11:20入院。体温36.8℃,心率110次/分,呼吸23次/分,血压85/60mmHg,心电图示$V_1 \sim V_4$导联ST段弓背抬高,心律不齐。

1. 记录特别护理记录单用

　　A. 蓝钢笔　　　B. 碳素笔　　　C. 红钢笔　　　D. 铅笔　　　E. 圆珠笔

2. 记录内容哪项不妥

　　A. 生命体征　　B. 体重　　　C. 患者主诉　　　D. 药物治疗　　　E. 出入液量

3. 书写交班报告时应该

　　A. 首项交班内容　　　　　B. 最后交班内容　　　　　C. 随时交班

　　D. 位于出院患者之后交班　　E. 位于转入患者之后交班

分析:1. 病重(病危)患者的护理记录单日间7:00~19:00用蓝钢笔记录。夜间19:00到次晨7:00用红钢笔记录。2. 及时准确的记录患者的体温、脉搏、呼吸、血压和出入液量等,并详细地记录患者的病情变化、治疗、护理措施和效果,体重记录在体温单。3. 病室报告书写顺序是:先书写当日离开病室的患者(出院、转出、死亡)再书写进入病室的新患者。答案选1. A,2. B,3. D。

(陈宝华)

表 25-5　病室交班报告

病区：胸外　　　　　　　　　　　　　　　　　　　　　　　　　　　　2012 年 2 月 19 日

姓名 床号 性别 / 年龄 中医诊断 / 西医诊断 / 转床日程 符号	白班 患者总数：28	小夜班 患者总数：28	大夜班 患者总数：28
	入院：1　出院：1　转入：0 转出：1　手术：1　分娩：0 病重：1　病危：0　死亡：0	入院：0　出院：0　转入：0 转出：0　手术：0　分娩：0 病重：1　病危：0　死亡：0	入院：0　出院：0　转入：0 转出：0　手术：0　分娩：0 病重：1　病危：0　死亡：0
出院	8 床 张×× 左胸外伤 于 10:00 出院		
转出	22 床 冯×× 肺癌 于 10:30 转肿瘤科		
29 床 于××，男性，23 岁，右侧自发性气胸 "新" "手术"	主诉 3 天前出现右侧胸痛、胸闷、轻度呼吸困难或咳嗽或痰活动后症状明显，伴咳嗽。咳白色粘痰。今日症状加重。门诊以"右侧自发性气胸"收入院。于 12:20 步行进入病房，神志清楚，情绪稳定。T36.8℃，P72 次/分 R18 次/分 BP120/80mmHg。立即在局麻下行右侧胸腔闭式引流术，手术过程顺利，术中出血约 5ml，术中有大量气体溢出，长管水柱波动在 5～7cm，胸部伤口以无菌敷料覆盖，干燥无渗出，未诉口疼痛能忍，未诉其他不适，遵医嘱给予一级护理，持续低流量吸氧，对症治疗，持续低流量吸氧，无胸憋气短症状	20:00 T36.5℃ P80 次/分 R26 次/分 患者神志清楚、精神委靡、咳嗽、给予持续低流量吸氧，胸腔闭式流通畅，胸部伤口以无菌敷料覆盖，干燥无渗出，主诉伤口疼痛能忍，未诉其他不适，睡眠，病情平稳	6:00 T36.1℃ P72 次/分 R24 次/分 患者神志清楚、咳嗽、咳痰喘轻、给予同侧低流量吸氧，胸腔闭式引流通畅，长管水柱波动在 3～5cm，胸部伤口以无菌敷料覆盖，干燥无渗出，同侧睡眠 6 小时，病情稳定

第26章

护理技术操作中职业防护常识

护士是为人们提供医疗服务的特殊职业群体,护士在把健康带给人们的同时,自己每天也暴露于各种各样的危险之中。各种职业暴露不但可以损害护理人员的身心健康,甚至可以威胁到其生命。随着现代医学科学的迅速发展和对医院感染认识的提高,护士的自我防护问题越来越受到国内外同行的关注。护士应提高对自身职业危害的防护意识,避免自身遭受疾病的侵袭。

第1节 概 述

一、相关概念

(一)护理职业暴露

护理职业暴露指护理人员工作在医院特定的环境之中,在为患者提供护理服务过程中,经常暴露于感染患者的血液、体液及排泄物污染的环境中,有感染某种疾病的危险。如接触污染的注射器、针头、各种导管等,还有各种理化损伤因子,如光、热、电磁辐射等及工作压力的影响。

(二)护理职业危害

护理职业危害指护理人员接触存在于医院特定职业环境中的各种有害的化学、物理、生物等因素,而影响人体的正常功能或引发各种各样的疾病。

(三)护理职业防护

护理职业防护指在护理工作中采取多种有效措施,保护护士免受职业损伤因素的侵袭,或将其所受伤害降到最低程度。

(四)普及性预防

普及性预防指在为患者提供医疗服务时,无论是患者还是医务人员的血液和深层体液,也不论其是阳性还是阴性,都应当作为具有潜在的传染性加以防护。

(五)标准性预防

标准性预防是指认为患者的血液、体液、分泌物、排泄物均具有传染性,需进行隔离,不论是否有明显的血迹、污染,是否接触非完整的皮肤与黏膜,接触上述物质者,必须采取预防措施。

国家对临床护士的职业防护相当重视和关注,相继出台相应的防护要求,提倡标准预防措施。

二、护理职业防护的意义

(一)提高护士职业生命质量

护理职业防护措施的有效实施,不仅可以避免由职业卫生和职业安全对护士造成的机体损害,而且还可以控制由环境和行为引发的不安全因素。通过职业防护可以维护护士的身体

427

健康,减轻工作过程中的心理压力,增强社会适应能力,提高护士职业生命质量。

（二）科学规避护理职业风险

护士通过对职业防护知识的学习和技能的强化,可以提高护士职业防护的安全意识,使之严格遵守护理操作规程,自觉履行职业规范要求,有效控制职业危险因素,科学规避护理职业风险,减少护理差错、事故的发生,增加护理工作的安全感和成就感。

（三）营造轻松和谐工作氛围

良好安全的职业环境,不仅可以对劳动者产生愉悦的身心效应,而且可以增加护士职业满意度,促进人与人之间的健康交流,使之获得对职业选择的积极认同。同时轻松愉快的工作氛围,可以缓解护士工作的压力,改善护理人员的精神卫生状况,焕发职业工作的激情,提高护士的职业适应能力。

第2节 护理职业危害因素与防护措施

案例26-1

护士小赵工作三年后被安排在肿瘤病房。某日,在为一肿瘤患者推注化疗药物后,不慎被注射器针头刺伤手指,流血不止。通过查阅该患者的病历得知,该患者是乙型肝炎病毒携带者。小赵在工作中,威胁她健康的危害因素有哪些? 如果你是小赵,怎样防范?

一、护理职业危害因素

护理职业危害因素主要包括物理性因素、化学性因素、生物性因素及心理-社会等因素。

（一）物理性损伤

1. **职业性劳损** 由于护理工作的性质,护士在工作中常常会搬动患者或较重物品,使身体负重过大,而引起不同程度的身体损伤。其中较为常见的损伤是腰椎间盘突出症。目前护理工作者已成为该病的易发人群。此外,护士在工作中低头、弯腰动作多,站立时间长,静脉曲张、颈椎病也相当普遍。随着医院计算机的普及,长期使用计算机引起的腕管综合征也较多见。

2. **温度性损伤** 常见的温度性损伤有热水、热水袋所致的烫伤;易燃易爆物品,如氧气、乙醇等所致的各种烧伤;各种电器使用,如烤灯、高频电刀所致的灼伤等。

3. **放射性损伤** 在为患者进行放射性诊断和治疗的过程中,如术中造影、透视下穿刺、骨折复位、取金属异物等,如果护理人员自我保护不当,可导致白细胞减少、放射性皮炎、皮肤溃疡坏死,甚至会引起皮肤癌;护理人员在日常工作中,常需定期消毒病室,不可避免会接触到紫外线,造成不同程度的皮肤红斑、紫外线性眼炎等不良反应。

4. **锐器伤** 是护理人员最容易且最频繁受到的职业损伤因素之一。而感染的锐器伤是导致血源性传播疾病的最主要因素。目前已证实有二十多种病原体可经过锐器伤直接传播,其中最常见、危害性最大的是乙型肝炎病毒、丙型肝炎病毒和艾滋病病毒。同时锐器伤对受伤者还会造成较大的心理影响,产生焦虑、恐惧,并引发中度或重度的悲观情绪,甚至导致放弃护理职业。

5. **噪声** 噪声主要来源于监护仪、呼吸机的机械声、报警声、电话铃声、患者的呻吟声、物品及机器移动的声音等。各种仪器的频率和声音杂乱无章而产生较大的噪声,护理人员长期处于这样的工作环境中,会引发多器官功能的改变,严重者可导致听力、神经系统等的损害。

（二）化学因素

1. 化学消毒剂　在日常护理工作中,护士可通过各种途径接触到多种化学消毒剂而使自身受到不同程度的污染,如甲醛、过氧乙酸、含氯消毒剂、戊二醛等。这些化学消毒剂在极微量的接触中即可刺激皮肤、眼、呼吸道,引起皮肤过敏、流泪、恶心、呕吐、气喘等症状。经常接触此类化学品还会引起眼结膜灼伤、上呼吸道炎症、喉头水肿和痉挛、化学性气管炎或肺炎等。长期接触不仅可造成肝脏损害,还会损害中枢神经系统,表现为头痛、记忆力衰退及肺的纤维化。

2. 细胞毒性药物　现阶段所使用的化疗药物大多数为细胞毒性药物,如环磷酰胺、顺铂等,对正常组织及肿瘤组织均有抑制作用,不但使化疗患者出现毒性反应,而且对于经常接触化疗药物的护士也会带来一定的潜在危害。护士在化疗操作中,注射器稀释药物、排气、换液、拔针等操作都能造成皮肤接触或吸入化疗药物。长期受到低剂量化疗药物的影响,可导致胎儿畸形、肿瘤及脏器损伤等,同时,化疗药物还可以对骨髓产生抑制作用,并影响生殖系统的功能。

3. 麻醉废气的污染　大多数手术室没有有效的防护措施,护士长期暴露于微量的麻醉废气的污染环境,可引起自发性流产、胎儿畸形和生育力降低,同时对手术室工作人员的听力及操作能力等也造成一定的影响。

4. 水银　水银体温计、血压计等是常用的护理用具,其中的水银是医院常见而又容易被忽视的毒性物品,处理不当会对人体产生神经毒性和肾毒性。

（三）生物因素

生物性职业危害因素是指护理工作中病原微生物对护士机体的伤害。护士工作在医院的特殊环境中,每天与患者、患者的分泌物、排泄物、衣物和用具等密切接触,因而容易受到各种生物性有害因素的侵袭。常见的有细菌和病毒。

1. 细菌　护理工作中常见的致病菌有:葡萄球菌、链球菌、肺炎球菌、大肠埃希菌等,它们通过呼吸道、消化道、血液、皮肤等途径感染护理人员导致疾病的发生。

2. 病毒　护理工作环境中常见的病毒有:肝炎病毒、艾滋病病毒、冠状病毒等,传播途径以呼吸道和血液传播较多。其中最危险、最常见的是艾滋病病毒(HIV)、乙型肝炎病毒(HBV)、丙型肝炎病毒(HCV)。

（四）心理-社会因素

护士每天服务于各种各样的人群,人际关系的特殊性与复杂性影响着护士的身心状态。特别是护理工作的特殊性,患者病情危重、死亡,家属的哭泣、悲伤等,牵动着护士的情感,无形中增加了护士的精神心理压力,且频繁的夜班使护士生活缺乏规律、食欲下降、健康透支,持续超负荷的工作以及紧张的工作氛围,很容易产生身心疲劳,严重影响护士的身心健康。

考点:护理职业危害因素

二、常见护理职业损伤的防护

（一）锐器伤的职业防护

1. 原因　锐器伤是一种由医疗利器,如注射器针头、缝针、各种穿刺针、手术刀、剪刀、碎

429

玻璃、安瓿等造成的使皮肤损伤而导致出血的意外伤害。引发锐器伤的常见原因包括：

(1) 准备物品的过程中被误伤。

(2) 掰安瓿、抽吸药液过程中被划伤。

(3) 各种注射、拔针时患者不配合造成误伤。

(4) 整理治疗盘、治疗室台面时被裸露的针头或碎玻璃扎伤。

(5) 双手回套针帽产生的刺伤。

(6) 注射器、输液器毁形过程中刺伤。

(7) 使用后的锐器进行分离，浸泡和清洗时误伤。

(8) 处理医疗污物时，不慎导致误伤。

(9) 手术过程中锐器传递时造成误伤。

2. 防护措施

(1) 增强自我防护意识：护士进行有可能接触患者血液、体液的治疗和护理操作时，必须戴手套。操作完毕，脱去手套后应立即洗手，必要时进行手的消毒。如手部皮肤发生破损时，必须戴双层手套。在进行侵袭性诊疗、护理操作过程中，要保证充足的光线，器械传递时要娴熟规范，并特别注意防止被针头、缝合针、刀片等锐器刺伤或划伤。为不合作或有昏迷躁动患者治疗时，请其他人协助配合，尽量减少锐器误伤自己或患者。

(2) 锐器使用中的防护：抽吸药液时严格使用无菌针头，抽吸后必须立即单手操作套上针帽。静脉加药时须去除针头经三通管给予。使用安瓿制剂时，先用砂轮划痕再掰安瓿，可采用垫棉花或纱布以防损伤皮肤。

(3) 严格管理医疗废物：使用后的锐器应当直接放入防刺、防渗漏的利器盒内，以防止刺伤。护理工作中应使用便捷的符合国际标准的锐器回收器，严格执行医疗垃圾分类标准。锐器不应与其他医疗垃圾混放，应放置在特定的场所。封好的锐物容器在搬离病房前应有明确的标志，便于监督执行。

(4) 纠正损伤的危险行为：应禁止以下行业：用双手分离污染的针头和注射器；用手直接接触使用后的针头、刀片等锐器；用手折弯或弄直针头；双手回套针头帽；直接传递锐器（手术中锐器用弯盘或托盘传递）；徒手携带裸露针头等锐器物；消毒液浸泡针头；直接接触医疗垃圾。

(5) 加强护士健康管理：建立护士健康档案，定期为护士进行体检，并接种相应的疫苗。建立和完善损伤后登记上报制度；建立医疗锐器处理流程；建立受伤员工监控体系，追踪伤者健康状况。

3. 紧急处理方法　临床护理工作中一旦发生锐器伤，应迅速采取下列紧急处理措施(图 26-1)。

(1) 立即用健侧手从近心端向远心端挤压，排出伤口部位的血液，避免在伤口局部来回挤压，以免产生虹吸现象，将污染血液回吸入血管，增加感染机会。

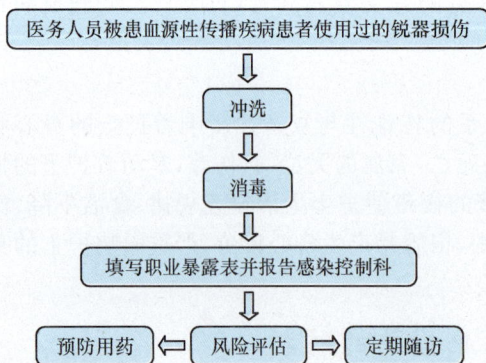

图 26-1　锐器伤处理流程图

（2）用肥皂水彻底清洗伤口并用流动净水冲洗伤口 5 分钟。

（3）用 0.5 % 碘伏溶液,2 % 碘酊溶液、75 % 乙醇消毒伤口。

（4）向主管部门汇报并填写锐器伤登记表。

（5）请有关专家评估锐器伤并指导处理,根据患者血液中含病毒的多少和伤口的深度、暴露时间、范围进行评估,做相应的处理。

（二）化疗药物损害的职业防护

1. 原因　专业人员在接触、处理化疗药物过程中,如果操作不慎或长期接触均可造成对人体的潜在危害。导致化疗药物损害的原因有:

（1）药物准备和使用过程中可能发生的药物接触:如从药瓶中拔出针头时导致药物飞溅;打开安瓿时,药物粉末、药液、玻璃碎片向外飞溅;输液器、输液袋、输液瓶、药瓶的渗漏和破裂导致药物泄漏。

（2）注射操作过程中可能发生的药物接触:如针头脱落,药液溢出;玻璃瓶、安瓿使用中破裂,药物溢出。

（3）废弃物丢弃过程中可能发生的药物接触:如丢弃被化疗药物污染的物品时、处理化疗患者体液或排泄物时、处置被接受化疗药物治疗患者体液沾染的被服时、清除溅出药物时的接触等。

2. 防护措施

（1）配制化疗药的环境要求:条件允许应设专门化疗配药间,配有空气净化装置,在专用层流柜内配药,以保持洁净的配置环境,操作台面应覆以一次性防渗透性防护垫或吸水纸,以吸附溅出的药液。

（2）配制化疗药的准备要求:①配制前用流动水洗手,佩戴一次性防护口罩、帽子、面罩、工作服外套、一次性防渗透隔离衣。操作过程中从呼吸道吸入化疗药物的危险性较大,因此必须戴有效的一次性防护口罩。②有些化疗药物对皮肤有刺激作用,接触后可直接被吸收,因此操作时必须选择合适的手套。聚氯乙烯手套防护作用较好,如需戴双层手套时,应在其外面再戴一副乳胶手套。

（3）配制化疗药物的操作要求:①割锯安瓿前应轻弹其颈部,使附着的药粉降落至瓶底。掰开安瓿时应垫纱布,避免药粉、药液、玻璃碎片四处飞溅,并防止划破手套。②掰开粉剂安瓿溶解药物时,溶酶应沿瓶壁缓慢注入瓶底,待药粉浸透后再摇匀,防止粉末溢出。③瓶装药液稀释后立即抽出瓶内气体,以防瓶内压力过高药液从针眼处溢出。

（4）执行化疗药物操作要求:①从药瓶中吸取药液后,先用无菌纱布或棉球裹住瓶塞,再撤针头,防止拔出针头的瞬间药液外溢。②抽取药液时以不超过注射器容量的 3/4 为宜,防止针栓从针筒中意外滑落。③操作完毕,脱去手套后用流动水和洗手液彻底洗手并行沐浴。

（5）污染物品的处理要求:①凡与化疗药物接触过的针头、注射器、输液管、棉球、棉签等,必须收集在专用的密闭垃圾桶内,标明警示标志统一处理,不能与普通垃圾等同处理;②处理污物时,护士要戴帽子、口罩及手套,处理完毕后应洗手。

（6）化疗护士的素质要求:①执行化疗的护士应经过专业培训,增强职业危害的防护意识,主动实施各项防护措施;②化疗护士应注意锻炼身体,定期体检,每隔 6 个月检查肝功能、血常规及免疫功能。怀孕护士应避免接触化疗药物,以免出现流产、胎儿畸形。虽然护士为患者进行化疗过程中,存在一定的职业危害,但只要从思想上重视,认真实施各种防护措施,化疗药物对护士的危害是完全可以防范的。

（三）负重伤的职业防护

1. 原因　负重伤是指由于工作性质的原因常需要搬动或移动重物,而使身体负重过度,或不合理用力等,导致肌肉、骨骼、关节的损伤。造成负重伤的原因有:

（1）较大的工作强度:临床护士工作压力较大,不但需要处理诸多强度较大的工作,且要适应较快的工作节奏,尤其是手术室、重症监护室的护士,精神始终处于高度紧张状态,随时准备处理应急事件,长期处于此环境工作,使护士在重负下身体承受力下降,用力不均衡或不当,使腰部很易受损,加速了椎间盘的损伤概率,导致椎间盘突出症的发生。

（2）长期的积累损伤:损伤是护士发生椎间盘突出症的常见原因,积累损伤是其重要诱因。临床护士执行相关护理操作,如输液、观测引流管时,弯腰、扭转动作较多,对腰部损伤较大。长期的损伤积累,导致腰部负荷加重,使其易患腰部疾病,而急性腰部损伤容易引发腰椎间盘突出症。另一方面,由于工作性质,护士常常会超时静立,导致下肢静脉血液回流受阻,静脉持久扩张,发生下肢静脉曲张,甚至引发严重后果。

2. 防护措施

（1）加强锻炼、提高身体素质:加强锻炼、强身健体是预防负重伤的重要措施。通过锻炼可提高机体免疫力,使全身各个脏器系统功能增强,局部腰肌可摄取更多营养物质。同时,通过锻炼还可增加身体的柔韧性、增加骨关节活动度、降低骨关节损伤概率。例如,健美操、广播操、太极拳、慢跑、游泳、瑜伽等。

（2）保持正确的劳动姿势:护士在日常的工作、生活中,应避免长时间保持同一固定的劳动姿势,注意定期变换体位,缓解肌肉、关节疲劳。同时劳动姿势要正确,如在站立或坐位时应尽可能保持腰椎伸直,使脊柱支撑力增大,避免因过度屈曲引起腰部韧带劳损,减少身体重力对腰椎的损伤;在半弯腰或弯腰时,应两足分开使重力落在髋关节和两足处,降低腰部负荷。良好的身体姿势不仅可以预防腰肌劳损的发生,还可延缓椎间盘退变的进程,预防椎间盘突出症的发生。护士在长时间站立工作过程中,可让双腿轮流支撑身体重量,并可适当做踮脚动作,促进小腿肌肉收缩,减少静脉血液淤积。工作间歇可以适当做下肢运动操,尽量抬高下肢,以促进血液回流,预防下肢静脉曲张的发生。

（3）科学使用劳动保护用具:护士在工作中可以佩戴腰围等保护用具以加强腰部的稳定性,保护腰肌和椎间盘不受损伤。对于已患腰椎间盘突出症的护士在急性期疼痛加重时要坚持佩戴腰围,于卧床休息时解下。腰围只应在劳动时使用,否则可导致腰肌萎缩,产生腰背痛。

（4）养成良好的生活饮食习惯:从事护理工作的人员,提倡卧硬板床休息,并注意床垫的厚度适宜。在从事家务劳动时,也应注意避免长时间弯腰活动,减少弯腰的次数。尽量减少持重物的时间及重量,减少腰部负荷,预防负重伤的发生。应注意营养的科学调配。多食富含钙、铁、锌的食物,如牛奶、菠菜、西红柿、骨头汤等。增加机体内蛋白质的摄入量。粗粮、花生、芝麻等食品均含有丰富的维生素 B 和维生素 E 也应多食。

（四）职业疲溃感的职业防护

1. 原因　职业疲溃感是指由于持续的工作压力引起个体的"严重紧张"反应从而出现的一组症候群,其主要表现为:缺乏工作动机、回避与他人交流、对事物多持否定态度、情感冷漠等。护士工作中的压力主要来源于:

（1）工作时间长,工作负荷过重且比较琐碎。

（2）工作环境无安全感，常接触病原菌、病毒、放射性物质、化学有害物质等。

（3）接受继续教育、培训机会偏少，职称晋升较难。

（4）护士参与决策机会少，护理人员缺乏主人翁意识。

（5）人际关系复杂，沟通不畅，容易出现冲突。

（6）对护理人员的价值认同不够，导致情绪低落，工作缺乏积极性和激情。

（7）缺乏必要的心理应对能力，在面对压力时，不能充分运用各种防卫机制保护自己。

2. 防护措施

（1）积极参加教育与培训：社会的进步、人们健康需求的增加、新的仪器设备的使用，是促使护理学科和护理人员发展的动力。护士应与时俱进，正视挑战，积极参加继续教育、学术会议及其他形式的学习，增加对学科发展前沿和国内外专业情况的了解，拓展专业领域的视野，提升自身综合素质，提高职业竞争力。

（2）提高护理工作价值感：随着时代的发展，赋予了护士多元化的角色，护士成为"维护和促进人类健康"的重要生力军，社会对护理工作的评价也相应得到改善。护士社会地位的提高，创造了一个尊重护士的社会环境，这些有助于提高护士自我工作价值感。

（3）合理安排劳动时间：合理安排劳动时间和班次，避免连续上夜班，每上一次夜班应保证足够的休息时间，以最大限度降低夜班给护士带来的身心疲劳。

（4）创造健康的职业环境：一个良好的职业环境，可以在一定程度上缓解工作和思想的压力。护士应培养自己团队合作的精神，友好沟通，宽容理解，发挥各自的特长和优势，满足其实现自身价值的需要的同时，营造出积极向上、和谐温馨、愉快健康的职业环境。

考点： 各种职业损伤的防护措施

（5）培养积极乐观的精神：面对困难和挫折要及时调整心态，以乐观开朗豁达的态度对待，缓解压力引起的身心反应。同时培养轻松的业余爱好，养成锻炼身体的习惯等，也有助于摆脱焦虑、烦恼。积极的态度，愉快的情绪，是战胜疲劳的基础和关键。

（陈玉华）

第27章

护理技术与潜在性法律问题

护理工作是卫生事业发展的重要组成部分,随着我国法制的逐步健全及卫生法规的不断完善,人们的法制观念和权利意识也逐渐增强。在护理工作中,由于护理角色与职能的拓展使得法律责任扩大,涉及的法律问题也日益增多。作为护士,应学习相关的法律知识,了解与自身工作密切相关的各种法律规范,明确自身的法律责任,以法律的手段有效维护服务对象及自身的合法权益,避免法律纠纷,提高护理质量,为促进我国卫生事业的发展作出应有的贡献。

第1节 概 述

一、法的概念

法是由国家制定或认可的,以国家强制力保证实施的,在其统辖范围内对所有社会成员具有普遍约束力的行为规范。在我国,法的分类方法有两种:一种是根据法的调节手段,分为民法、行政法和刑法。另一种是根据法所调节的社会关系,分为经济法、劳动法、教育法和卫生法。其中民法、刑法及卫生法与护理实践密切相关。

刑法是处理侵犯公共安全和利益行为的法律规范。如处理盗窃和杀人、护士使用麻醉药品等。

民法是调整公民之间人身和财产关系的法律规范。如护士在工作中的疏忽大意、医疗事故、侵犯隐私、攻击和殴打等。

卫生法是由国家制定或认可,并由国家强制力保证实施,旨在保护人体健康,调整人们在与卫生有关的活动中形成的各种社会关系的法律规范。

二、护理立法

护理立法指由国家制定的,用以规定护理活动(如护理教育、护理管理、护理科学研究、护理服务)及调整这些活动而产生的各种社会关系的法律规范的总称。我国的护理法隶属于卫生法规系统,受国家宪法的制约,对护理工作有监督、约束和指导作用。

护理工作是医疗卫生工作的重要组成部分,与医疗安全和医疗质量息息相关,护士在医疗、预防、保健和康复工作中发挥着重要作用。新中国成立以来,国家先后发布了有关医疗卫生事业的法规、规章(详见《护理概论》),其中有些内容是护理的,但由于没有建立起严格的考试、注册和执业管理制度,致使护理队伍整体素质难以提高,医疗质量难以保证。1993年3月26日,我国卫生部正式颁布了《中华人民共和国护士管理方法》。

《中华人民共和国护士管理方法》根据我国的实际情况,提出了建立我国护士执业资格考试制度和护士执业许可制度,成为我国护理的法定指导性纲领,使我国护士执业管理走上了法制化轨道。

为了维护护士的合法权益,规范护理行为,促进护理事业发展,保障医疗安全的人体健康,2008 年 1 月 23 日,国务院第 206 次常务会议通过了《护士条例》,国务院总理温家宝签署第 517 号国务院令,《护士条例》于 2008 年 5 月 12 日开始实施。

《护士条例》从护士的执业资格、权利义务、医疗机构的相关职责等多方面对护理工作进行了规定。它以立法的形式出现,具有法律效应,为我国护理工作者营造了有法可依的执业环境,是我国第一部专门维护护士权益、规范护理行为的有关护士的行政法规。它的颁布与实施填补了我国护士立法的空白,对推进我国护理事业的健康发展具有深远的历史影响和现实意义,它是我国护理事业发展史上一个重要的里程碑。

第 2 节　护理技术中的法律问题

一、护士的法律地位及法律依据

(一)执业考试和执业注册制度

护理工作必须由具有护士资格的人员来承担,实行护士执业资格统一管理,建立护士执业考试制度和护士执业许可制度,是通过法律手段来保证护理质量和公众的就医安全。

执业考试合格即获得护士执业的基本资格,但取得护士执业资格的人还不是法律意义上的护士,必须经过注册。注册是卫生行政机关行驶许可权的一种形式。取得护士执业资格,经过注册成为法律意义上的护士,应履行护士的义务,享有护士的权利。如果护士没有执业证书就对患者进行护理,给患者造成严重损害,应承担一定的法律责任,同时雇佣者也要承担相应的法律责任。

护考链接

具有法律意义的护士是指
A. 学护理专业的人
B. 取得护士毕业证的人
C. 执业考试合格的人
D. 获得护士执业资格的人
E. 获得护士执业资格并经护士执业注册的人

分析:《护士条例》明确规定获得护士执业资格并经护士执业注册的人才是法律意义上的护士。因此答案为 E。

考点:执业考试和执业注册制度

(二)护理质量标准的来源

护理质量标准清楚地限定了护士职责的法律范围,对护士进行护理活动限定了法律的标准。护理质量标准一般来源于以下几个方面:

1. 护理法规　由国家和地方政府制定,向人们展示了护理法的各项法律条款。对不合理或违反护理法规的行为,可依法追究护理人员的法律责任。

2. 专业团体的规范要求　由护理专业团体如中华护理学会等专业团体根据法律制定的各种护理标准和操作规范,清楚地说明护士在护理实践中该怎样做。

3. 工作机构的有关要求、政策和制度　由各级医疗机构对护理工作制定详细的工作要求和规范,大多数护理部门都备有详细的护理标准手册。

上述护理质量标准都具有其重要的意义,虽然专业团体的规范要求及工作机构的有关政策就制度不具有正规的法律权威,但这些条款是保证护士及公众合法权益的依据之一,具有一定的法律效力。

二、护士的法律责任

（一）处理及执行医嘱

护士是医护人员对患者实施治疗及护理的法律依据。在执行医嘱时，护士应熟知各项医疗护理常规、各种药物的作用、不良反应及使用方法。当护士执行医嘱前，必须仔细核查，确信无误时，应不折不扣地执行。护士执行医嘱应明确自己的法律责任并注意以下几个问题：

1. 执行医嘱要准确。

2. 护士对医嘱有疑问时，应进行核查，切不可主管臆断，造成差错。

3. 护士如发现医嘱有明显错误时，有权拒绝执行。

4. 护士发现医嘱违反法律、法规、规章或者诊疗技术规范规定的，应当及时向开具医嘱的医师提出；必要时，应当向该医师所在科室的负责人或者医疗卫生机构负责医疗服务管理的人员报告。

5. 慎对口头医嘱。口头医嘱仅在抢救时适用，一般情况下不执行。对抢救时口头医嘱的执行，需向医生复述一遍，双方确定无误后方可执行。执行完毕，必须督促医生及时补写医嘱和处方。

6. 医嘱执行后，注意观察用药反应。

7. 如果患者对医嘱提出疑问，护士应该核实医嘱准确性。

8. 随意篡改医嘱是违法行为。

9. 对难辨认、不清楚、不完整的医嘱，护士必须确认是否正确，是否安全适当，否则拒绝执行。

10. 每个护士不仅要有良好服务态度，还应有熟练的专业知识及技能，严格科学地执行医嘱，把好对患者治疗的最后一关。

例如，医生开出"10％氯化钾溶液 10ml 静脉推注"的错误医嘱，而护士却按医嘱执行了，结果造成患者死亡，那么，即便该护士纯属机械执行医嘱，也应负法律责任。因为护士应具有10％氯化钾禁忌静脉推注的专业知识；若事先知晓，却没有任何拒绝的表示，则犯了渎职罪。

（二）临床护理记录

护理记录是患者病情发展的真实记录，也是医疗事故或纠纷在法律上论定是非、判明责任的证据之一。护士应及时、准确无误、完整地书写好护理记录，以保证其法律的严肃性。因抢救急危患者，未能及时书写病历的，有关医务人员应当在抢救结束后 6 小时内据实补记，并加以注明。医疗机构应当按照国务院卫生行政部门规定的要求，书写并妥善保管病历资料。严禁涂改、伪造、隐匿、销毁或者抢夺病历资料。患者有权复印或者复制其门诊病历、住院志、体温单、医嘱单、化验单（检验报告）、医学影像检查资料、特殊检查同意书、手术同意书、手术及麻醉记录单、病理资料、护理记录以及国务院卫生行政部门规定的其他病历资料。如果不认真记录、漏记、错记或保管不善护理记录等均可引起医疗纠纷。如一助产士因粗心大意，在某产妇的病案记录上将女婴误写成男婴，结果该产妇以此为由，不认领自己的亲生女儿，坚持要医院给一男婴。后来在有关部门的协助下，几经周折，才使这男女一字之差的纠纷得以停息。

《医疗事故处理条例》规定：发生医疗事故或事件后，丢失、涂改、隐匿、伪造、销毁病案和有关资料，情节较重的，对有关责任人追究其行政责任；情节严重构成犯罪的，由司法机关依法追究其刑事责任。2002 年 4 月 1 日起开始实行的民事诉讼"举证责任倒置"，规定医疗机构必须提供有关证据维护自己的合法权益，因而要求护理人员及时、认真、准确地做好护理记录,一旦发生护理医疗纠纷,可以作为维护自己合法权益的证据。

举证责任倒置

　　2002 年 2 月最高人民法院发布了《最高人民法院关于民事诉讼证据的若干规定》,并决定于 2002 年 4 月 1 起开始实施。该《规定》第四条第八款明确规定:"因医疗行为引起的侵权诉讼,由医疗机构就医疗行为与损害结果之间不存在因果关系及不存在医疗过错承担举证责任。"这是我国第一次以司法解释的形式规定医疗侵权适用"部分举证责任倒置"。它意味着患者提起对医院的侵权之诉,只要证明自己受损害的事实和到医院就诊的事实即可,至于医疗行为的正当性、合法性和医疗人员的主观过错及医疗行为和损害结果之间的因果关系则需要医疗机构证明。如果医疗机构不能说明以上问题,将有可能承担不利的法律后果。

(三)病房药品器材及物品管理使用

　　病房药品器材及物品管理和使用是一个充满潜在危险的领域,引起法律方面的问题也是令人震惊的。

　　1. 病房药品、器材及各种物品管理　应有严格管理制度,定时清点,防止因工作之便挪用,犯盗窃药品及器材、物质罪。如对于麻醉及精神药品的保管应重视,哌替啶、吗啡类等麻醉药品临床上常用于晚期癌症或手术后镇痛等。连续使用后易产生生理依赖性,能成瘾。咖啡因、布桂嗪(强痛定)、苯巴比妥等精神药品直接作用于中枢神经系统,使之兴奋或抑制,连续使用也能产生依赖性。1987 年和 1988 年国务院分别发布了《麻醉药品管理办法》和《精神药品管理办法》,护理人员若因工作之便将这些药品提供给吸食、注射毒品的人,按刑法第 355 条构成非法提供毒品罪,若以营利为目的,则按刑法第 347 条定为贩卖毒品罪处罚。

　　2. 药物的使用　护士作为住院患者用药的操作者,直接涉及药品的配伍、使用、监测、保存等多方面,同时护士作为药品使用的最后把关者,在减少药品差错中起重要作用。临床上可能引起医疗事故的药品使用过失行为并不鲜见,如因看错床号而造成药物误用;对有禁忌证须慎用药物的患者用错药;对应做过敏试验的药物未做过敏试验直接用药;未按药物使用规定或用药规则用药,违反配伍禁忌用药;对小儿或老人用药剂量错误;内服药外用药错用;药品发生变质未被发现;医嘱错误未被纠正错误用药等。根据《医疗事故处理条例》、《民法通则》、《刑法》等有关法律、法规规定,医疗机构及其医务人员因过失行为造成损害后果,应当视情节承担相应的行政、民事、刑事责任。

　　3. 设备的使用　对设备护士必须熟知其性能,掌握正确的使用方法,也有责任进行合理使用。如果不应该使用的情况下使用该设备,或因技术失误而造成损害后果,则这种情况可成为对护士和医院起诉的关键证据。

(四)患者入院与出院

　　护士接收患者入院的唯一标准是病情的需要。护士无权将一个经济困难而生命垂危的患者拒之门外。当护士接待急需抢救的危重患者时,应以高度的责任心,全力以赴地创造各种抢救条件,配合医生及其他医务人员对患者进行救治。若因护理人员拒绝、不积极参与或工作拖沓而使患者致残或死亡,可能被起诉,以渎职罪论处。

　　患者在出院时存在两种情况:一种是疾病痊愈或病情控制缓解,医生同意出院休养或继续院外治疗。另一种是患者自行要求出院,而医生、护士根据其病情认为患者不具备出院条件。对后一种情况,患者应主动耐心做好解释说服工作,讲明出院对康复的影响,若患者或法定监护人执意要求出院,医院则无权拒绝,但须让患者及家属签具自动出院的证明,同时如实做好记录,否则将会构成非法扣留的侵权行为。

（五）传染病防治

护理人员依法参与传染病的预防、控制,消除传染病的发生与流行,对传染病患者实施临床护理,这是法律规范的护理行为。《消毒隔离办法》规定:凡一次性使用的医疗卫生用品,用后必须及时收回销毁;空气、物体表面和医疗用品消毒必须达到卫生标准;患者的污物、运送患者的车辆、工具必须消毒处理。《传染病防治法》规定:拒绝对传染患者污染的水、污物、粪便进行消毒处理的,要承担法律责任。

（六）护生的法律责任

护生是正在学习的学生,尚未获得执业资格,根据护士管理办法,必须在指导老师(执业护士)的监督和指导下,严格按照护理操作规程工作。在护士的监督下,护生如发生护理差错或事故,除本人负责外,带教护士要负法律责任。如果护生脱离带教护士的指导,擅自行事造成了患者的损害,就要承担法律责任。所以,护理老师要严格带教。护生进入临床实习前,应该明确自己的法定职责范围,认真按照护理法规规程去做,防止发生差错或事故。

（七）其他常见的护理法律责任

1. 患者摔倒　患者在医院内摔倒是患者起诉护士的常见原因,然而患者在医院内摔倒,护士不一定有绝对的责任,必须有足够的证据证明这种伤害并非由于护士的疏忽而造成的。分析许多法律诉讼的案例却提醒护士评估患者是否有摔倒的潜在危险,并采取必要的预防措施是非常重要的。例如,一位40岁的先生在局麻下行头部囊肿手术,护士离开他去送手术车时,患者失去意识摔倒了,头部撞到了墙上,这就是护士的责任。因此,护士应在患者的医疗记录里,记录为保护患者而采取的一切措施,例如,你已经告诉患者不能下床或转到距护士站较近的房间,要把这些护理干预记录注册。

2. 异物遗留在体内　异物遗留在体内主要是手术室护士和与侵袭性诊疗操作有关的护士所面临的一个问题。医院通常有特殊的清点手术物品的规定和步骤,遵守这些规定并认真记录非常重要,因为这些记录在审判时都可以作为证据。

3. 没有提供足够的监护　没有提供足够的监护是医疗差错诉讼的一个常见原因,而且这种起诉可发生于医院的每一个环节。如果有特殊监护的医嘱,护士要让医生确定频率(除非医院规章里有所提供),而且完整记录监护和所有个人情况。

考点:护理技术中护士的法律责任

4. 缺乏交流　护士和患者之间及护士和其他医务人员之间的交流对保障患者健康非常必要。护士需要及时地传达患者的病情和执行的医嘱情况,但在患者未诉说和医生未指示的情况下患者自己造成的错误,护士不负责任。

三、护理工作中的违法与犯罪

（一）侵权行为与犯罪

侵权指对侵害国家、集体、他人财产及人身权利的不法行为,可通过民事方式,如调解、赔礼、赔款等解决;犯罪则指一切触犯国家刑法的行为,会依法受到惩处。

在医院里,护士与患者接触最多,在护理活动中应注意防止侵权行为与犯罪的发生。侵权行为可以不构成犯罪,但犯罪必定包含有被害者基本合法权益受到严重侵犯。分清犯罪与侵权行为的关键是对护理行为的目的和后果的正确鉴定。例如,护理对象有恢复健康、促进健康的权利。当他对护士主诉病情时,护士没有认真听,引起患者的不满,这就是侵犯了患者的生命健康权,通过赔礼、道歉解决。如果因为没有认真听而延误了抢救时机,引起死亡。就是犯罪,应依法受到惩处。又如随意议论患者的隐私,造成扩散,则应视为侵犯了患者的隐私权。若因此原因造成患者自杀身亡,就构成犯罪。所以,在护理工作中应提高法律意识,尊重患者,爱护患者,尽职尽责,保护患者生命健康。

（二）疏忽大意与渎职罪

疏忽大意是指不专心致志地履行职责,因一时粗心或遗忘而造成客观上的过失行为,就护理而言,过失可导致两种后果

1. 疏忽大意的错误仅损害了被护理者的心理满足、生活利益或恢复健康的进程。

2. 因失职而致残、致死。

上述第一种后果可构成侵犯行为,第二种后果可构成犯罪,属于渎职罪。例如,因疏忽大意而错给一位未做过青霉素过敏试验的患者注射了青霉素。若该患者幸好对青霉素无过敏反应,那么只是犯了失职过错;但如果该患者对青霉素过敏,引起过敏性休克而死亡,则应追究法律责任,将被起诉犯有渎职罪。

（三）收礼与受贿罪

救死扶伤是护理人员的神圣职责,不应借工作之便谋求额外报酬。但当患者在康复出院之后,出于对护士精心护理的感激之情而自愿馈赠少量的纪念礼品,原则上不属于贿赂范围。若是护士主动向患者及家属索取巨额红包等不义之财,则犯了索贿、受贿罪。

四、护士与患者之间的特殊法律关系

（一）知情同意权

从法律角度讲,患者在医院所接受的主要治疗必须在患者或其家属全面了解情况,经过自身的判断,自愿表示同意的条件下才能进行。知情同意必须符合三个条件:其一患者必须对所接受的诊断、治疗或护理完全知情,即了解其原因、方法、优点及缺点,可能出现的反应或不良反应等;其二同意必须建立在完全自愿的基础上,任何强迫患者同意或患者由于害怕报复而同意的均不属于知情同意;其三患者或家属完全清楚、有能力做出判断及决定的情况下同意的。

通常对患者所进行的特殊检查、治疗及手术等,是由医生负责获取患者的书面知情同意的。有些医院可能规定由护士去完成或协助医生去完成这项任务,如向患者解释或给患者传递有关的信息,保证患者完全了解所接受的检查及治疗。因此,护士在对患者实施护理时,应注意按照有关的规定获取患者的知情同意。如违反了知情同意的有关原则,可能产生侵权或犯罪。

（二）患者死亡及有关问题

1. *尸体处理及有关文件记录的书写* 患者死亡后,护士应及时填写有关卡片,做好记录,特别是死亡时间,以防产生法律纠纷。如患者同意尸检、捐献遗体或器官,须有患者或家属签字的书面文书。

2. *遗嘱的处理* 患者死亡时身边无亲友,其遗物应至少两人在场的情况下清点记录,并交病区负责人妥为保管。患者在死亡前若留遗嘱,护士若作为见证人,需明确以下程序:①应有2~3人参与见证;②见证人必须听到、看到,并记录患者的遗嘱内容;③所有见证人都应当签名,证实遗嘱是该患者的;④遗嘱应该有公证机关的公证。护士如果是遗嘱的受惠者,应在患者下遗嘱时回避,且不能作为见证人,否则会产生法律及道德上的争端。

3. *安乐死* 目前,世界上少数国家的法律允许实施安乐死,但我国的法律并没有对安乐死做出明确规定,根据法理学的逻辑分析,实施安乐死的行为符合"故意杀人罪"。我国现行《刑

法》第132条以概括性的条款规定了故意杀人罪,认为只要不是依法剥夺他人生命权利的行为,均构成故意杀人罪,安乐死也不例外。因此,不论有无医嘱,护士均不能对患者实施安乐死。

（三）护士与患者交往及保密问题

护士与患者接触的时间最多,为了治疗、检查及护理的需要,护士常需要与患者进行多方面的沟通,也可能了解到患者的一些个人隐私。患者的隐私指患者不妨碍他人及社会利益的个人心中不愿告诉他人的秘密。它主要包括个人的身体、身世及历史、家庭生活、财产等方面的秘密。患者在求医的过程中,为了治疗常常需要把自己的一些隐私告诉护士或医生,这些隐私对患者很重要,可能从未告诉过其他任何人。例如,性病患者告诉医务人员自己有过冶游史,该情况下护士应严格保守与患者交谈的任何含有个人隐私的资料或信息。除非因治疗或护理的需要,否则不能向他人泄露患者的秘密。

我国法律保护公民隐私不受非法侵害,公民具有隐私权。侵犯隐私权即非法侵入他人私生活,伤害他人感情,不考虑所带来的社会影响。如果护士将患者的隐私进行传播,发表不利于患者的虚假信息等均为侵犯患者的隐私权,根据具体情节会受到法律制裁。

护士与患者沟通过程中,有时可能会达到较高的层次,因而相互产生高度信任的感觉。护士应尽量使自己与患者的交往限于职业范围,以防产生不必要的道德或法律问题。

（四）患者权利及有关法律问题

患者权利是一个复杂的法律、道德概念。患者权利由患者和权利两方面概念构成。患者指具有求医及治疗行为的人。而患者权利中所规定的是患者患病后应享有的合法、合理的权利和利益。因此,患者权利既适合法律所赋予的,也包含作为患者角色后医护道德或伦理所赋予的内容。

西方许多国家都制定了患者权利法,如美国早在1972年已有16个州以法律的形式制订并实行了《患者权益章程》,美国国会在1991年12月通过了《患者自决法案》,规定了患者多方面的权利和利益。我国在《宪法》、《民法通则》等法规中规定了公民的生命、人格尊严、劳动休息及健康等一些权利,如我国的《民法通则》第98条规定公民享有健康权,说明护士有义务为患者提供护理服务。同时《消费者权益保护法》指出:"患者是医疗护理服务、药品、医用材料、医疗仪器的消费者,消费者的权利就是患者的权利。"

患者拥有的基本权利包括:生命权、医疗权、自主权、知情同意权、保密权和隐私权等,在工作中应注意积极维护患者的基本权利,不损害患者合法权益,为患者提供生理、社会心理及精神文化等方面优质的整体护理服务,促进患者康复,避免医疗纠纷的发生。

五、护理发展中法律问题及防范

随着医学高科技的发展,护理的专业技术水平也得到快速发展,由此带来的护理工作范畴的扩大和技术含量的增加,使护士面临的潜在法律问题增多。因此,必须增强护士的法律意识,强化其法制观念,使他们认识到法律在护理实践中保障护理行为合法性的作用,将护理专业人员的责任与其他医药卫生人员的责任区别开,界定自主性护理措施的范围,提供护理标准并帮助护士在法律范围内对其护理行为负责。

（一）护理发展中的法律问题

1. 科技发展带来的法律问题　科技高速发展,新的诊疗技术及手段层出不穷,由此也带来了相应新的法律问题,如试管婴儿、精子库等涉及家庭关系及身份归属的法律问题,器官移植、胎儿性别鉴定、精神患者的行为控制的法律问题等。护士在处理这些问题时,应以医院制定的规章制度及国家的法律规定作为准则,防止产生法律纠纷。

2. 护士角色及功能变化带来的法律问题　专业化进程不断发展,护理学科及科研不断完善,人们的护理需求不断增加,使护士的角色及功能范围日渐扩大,护士应注意由此带来的各种潜在护理问题。

(1) 社区保健护理:保健护理是一项综合性卫生保健服务,主要为社区成员提供预防工作及开展初级保健,如为工厂、学校和社区保健机构提供护理服务。在社区保健护理中,护士应与其他社区保健服务人员密切合作,确认提供信息的及时准确,正确判断护理自主性问题及承担由此带来的责任。对从事社区保健护理的护士而言,了解相关的公共卫生法对防止发生社区保健护理中的潜在法律问题有重要作用。

(2) 临床护理:护士在实践工作中应根据自己的职责注意防范医疗纠纷发生。急诊科是接受和救治急症患者的场所,医护人员应对患者进行及时、准确的处理。在患者病情未稳定之前,不得让其出院或转院,除非患者或家属在完全知情的情况下,坚持出院或转诊,并签署知情同意书,或医院有足够的证据认为转院对患者有利。如果患者确实需要转院,应保证转院过程的安全。护士有责任监护生病儿童,防范意外伤害事件的发生。对于无判断力、意识不清的成年患者,护士必须正确使用约束器械,患者发生坠床或因不恰当的约束而受伤都将导致护士和所属的医疗机构面临法律诉讼。精神科护理中可能发生的问题是精神病的患者私自出走。如果护士未能防止患者私自出走而导致患者受到伤害,或患者有自杀倾向而没有提供完善的监护设施,则可能受到法律诉讼。

(3) 家庭保健护理:我国尚无家庭保健护理的具体法律规定。在家庭护理中,护士负有更大责任并享有更大的自主性,也会涉及更多法律问题。护士如果不能对护理评估和护理措施认真记录,容易引起相应的法律纠纷。因此,护士应明确有关的法律规定。

(二) 护理发展中法律问题的防范

1. 强化法制观念。

2. 规范护理行为。

3. 工作环境应安全有保障。

4. 强化信息的沟通。

5. 建立良好的护患关系。

6. 参加职业保险　职业保险指专业从业者定期向保险公司交纳一定数额的保险费,在职业保险范围内一旦突然发生事故时,由保险公司向受害者支付相应的赔偿。

因此,参加职业保险是护士保护自己从业及切身利益的措施之一,虽然它不能完全消除护士在护理纠纷或事故中的责任,但在一定程度上帮助护士减轻因事故发生对护士造成的负担。目前世界上大多数国家的护士都参加了类似的职业保险。

法律是强化护理管理,使护理专业走向法制化、规范化、科学化发展的重要保证。由于法律对护理学科的理论研究及人才培养、护理从业人员考评和在职教育实施情况作出了明确规定,因而从整体上保证了护理学科的学术地位及从业护士的素质。护士在对患者实施护理的过程中,应明确认识到法律对患者及自身权益的保护作用,注意在工作中保持高度负责的精神,以法律为依据,严格护理行为,维护患者及自身的正当权益。

(陈玉华)

参 考 文 献

白继荣.2003.护理学基础.第2版.北京:中国协和医科大学出版社

车念聪.2003.急救知识与技术.北京:中医古籍出版社

崔焱.2001.护理学基础.北京:人民卫生出版社

傅一明.2008.急救护理技术.第2版.北京:人民卫生出版社

高枫,尤剑鹏等.2008.55项临床护理技术操作标准(试行).广西:广西壮族自治区卫生厅

桂莉,贺茜,陶红.2008.临床用药护理.上海:上海科学技术出版社

胡军,王秀锋,李玉环等.压疮分期与危险因素的研究及预防进展.上海护理,2011,11(2):69-71

姜安丽,石琴.1999.新编护理学基础.北京:高等教育出版社

姜安丽.2006.新编护理学基础.北京:人民卫生出版社

蒋琪霞.2004.伤口护理临床实践指南.南京:东南大学出版社

蒋琪霞.压疮命名、定义和分期的更新对临床的指导意义.中华现代护理杂志,2010,16(9):1111-1113

李小寒,尚少梅.2009.基础护理学.第4版.北京:人民卫生出版社

李小萍,王克芳,段功香.2008.基础护理学.第2版.北京:人民卫生出版社

李小萍.2007.基础护理学.第2版.北京:人民卫生出版社

李晓松.2008.护理学基础.第2版.北京:人民卫生出版社

马如娅.2002.护理技术.第3版.北京:人民卫生出版社

毛春燕,敖以玲.2009.国家护士执业资格考试考点精讲与综合练习.西安:第四军医大学出版社

全国护士执业资格考试用书编写专家委员会.2011.2011全国护士执业资格考试指导.北京:人民卫生出版社

苏兰若,王惠珍.2008.护理管理学.第2版.北京:人民卫生出版社

苏鲁.2000.消化内镜手术彩色图谱.沈阳:辽宁科学技术出版社

王存川.2002.实用腹腔镜外科手术学.广州:暨南大学出版社

王冬梅,刁振明.2008.护理技术.第2版.北京:科学出版社

王平,梅碧琪,王文刚.2011.2011护士执业资格考试护考急救包.北京:人民军医出版社

谢天麟.2006.急诊知识与急救.北京:人民卫生出版社

杨潇二.2011.护理学基础.西安:第四军医大学出版社

殷雷.2003.护理学基础.第3版.北京:人民卫生出版社

张新平,杜国香,曹伟宁.2008.护理技术(上册).第2版.北京:科学出版社

中华护理学会,卫生部医院管理研究所.2009.国家执业医师、护士"三基"训练丛书·护理学分册.北京:人民军医出版社

庄倩,单丽霞,田亚男等.2006.外周静脉留置针输液皮肤消毒法的改良及应用.现代护理,12(1):30~32

附录 体 温 单

姓名 李×× 年龄 43 性别 男 科别 普外 床号 26 入院日期 2010-3-26 住院号 238741

日　期	2010-03-26						27						28						29						30						31						04-01					
住院天数	1						2						3						4						5						6						7					
手术后天数													1						2						0/3						1/3						2/3					
时　间	2	6	10	14	18	22	2	6	10	14	18	22	2	6	10	14	18	22	2	6	10	14	18	22	2	6	10	14	18	22	2	6	10	14	18	22	2	6	10	14	18	22

脉搏（次/分） 体温（℃）

入院于九时四十分　手术　手术　死亡于十八时五分　不升

呼吸（次/分）	18	18	20	22		20	18		20	21	22	20		23	25	25	24	25	24	23	22	23	22		22	20	19		19	18	18		18	17	16	17
血压（mmHg）	130/80						110/85						110/85						100/80						100/78						95/68						80/50					
入量（ml）							2000						2000						2000						2200						2200						1500					
出量（ml）	1000						1000						1200						1100						1300						1400						1400					
大便（次/日）	1						0						0						1/E						0						0						0					
体重（kg）	68						卧床																																			
身高（cm）	170																																									
药物过敏	青霉素（+）																																									
其他																																										

第　1　页

443

护理技术教学基本要求

一、课程任务

《护理技术》是卫生职业教育护理、助产专业的一门重要的专业课程和专业核心能力培养课程,其教学目标是使学生掌握护理技能中的基本概念、护理相关基本理论和人文关怀理念、医院感染的预防和控制,基本的护理操作技术和常见特殊的护理操作技术及危重病人的抢救护理技术等。是护士学生进入临床实践必须掌握的基础知识和基本技能,也是为满足个体、家庭和社区基本需要所必须具有的基本知识和技能;同时也是护士执业考试中的重要"专业实践能力"的必考项目。

二、课程培养目标

(一)掌握护理基本知识、基本技能,常见专科技术操作,具备初步护理工作的职业能力。

(二)能熟练掌握护理基本操作和常见专科技术操作流程。

(三)能结合临床急诊、门诊、病房、手术室、消毒供应中心等不同的岗位,对临床上常见案例进行分析与讨论,并将护患沟通、人文关怀理念运用到护理基本操作技术中,同时又把护理基本操作技术运用于临床案例的病情观察。

(四)培养学生树立良好的护理道德品质、严谨求实、一丝不苟、勤于思考,刻苦钻研、勇于探索、吃苦耐劳的良好作风。

(五)培养高度的责任心、同情心、爱心和团结协作的团队精神。

(六)具有规范书写护理文件的基本能力。

(七)初步具有一定的综合分析能力、自学能力、观察、分析、解决问题的能力和接受新知识、新技能的能力。

三、学时分配建议

顺序	内容	总学时	理论	一体化教学
第一章	概论	1	1	0
第二章	医院的任务和组织结构	4	2	2
第三章	医院内感染的预防与控制技术	16	7	9
第四章	隔离技术	7	4	3
第五章	门诊患者就诊基本护理技术	1	1	0
第六章	急诊患者就诊常见救护技术	4	0	4
第七章	入院患者护理技术	4	0	4
第八章	接诊患者护理技术	6	2	4
第九章	生命体征的观察及测量技术	8	0	8
第十章	卧位和安全的护理技术	5	0	5
第十一章	给药技术	37	5	32
第十二章	标本采集技术	7	0	7

顺序	内容	总学时	理论	一体化教学
第十三章	饮食与营养护理技术	10	5	5
第十四章	患者的生活护理技术	17	0	17
第十五章	排泄护理技术	12	0	12
第十六章	冷热疗技术	7	2	5
第十七章	管道护理技术	14	9	5
第十八章	造口护理技术	8	2	6
第十九章	内镜常用护理技术	5	3	2
第二十章	穿刺护理技术	3	3	0
第二十一章	危重患者的护理和抢救技术	15	2	13
第二十二章	特殊护理技术	1	1	0
第二十三章	出院患者护理技术	1	1	0
第二十四章	临终和死亡患者的护理技术	3	2	1
第二十五章	护理文件的书写与管理	4	2	2
第二十六章	护理技术操作中职业防护常识	2	2	0
第二十七章	护理技术与潜在性法律问题	1	1	0
合计		203	57	146
机动		12	3	9

四、教学内容和要求

章节	教学内容	教学要求	教学活动参考	参考学时
第1章 绪论	第1节 学习《护理技术》的意义	熟悉	理论讲授	1
	第2节 护理技术的定义、任务、内容和学习方法	了解.熟悉	多媒体演示	
第2章 医院的任务和组织结构	第1节 医院的概述	熟悉	理论讲授	1
	第2节 医院护理管理的概述	熟悉	多媒体演示	1
	第3节 医院常用护理质量标准、护理核心制度	熟悉		1
	第4节 医院护理质量缺陷及管理	了解.熟悉		1
第3章 医院感染的预防与控制技术	第1节 医院感染	熟悉		1
	第2节 清洁、消毒和灭菌	熟悉.掌握	理论讲授	4
	第3节 无菌技术	掌握	情景教学	8
	第4节 消毒供应中心	掌握	多媒体演示	1
	第5节 层流洁净技术	了解	示教	0.5
	第6节 手术室的无菌技术	了解.熟悉	实操	1
	第7节 医院一次性用品的管理	熟悉		0.5
第4章 隔离技术	第1节 隔离操作技术和要求	熟悉.掌握	理论讲授	5
	第2节 特殊感染患者的隔离及护理	熟悉.掌握	多媒体演示	1.5
	第3节 医疗废物的管理	熟悉		0.5

章节	教学内容		教学要求	教学活动参考	参考学时
第5章 门诊患者就诊基本护理技术	第1节	门诊部布局和环境要求	了解	理论讲授	1
	第2节	导医护士职责和导诊流程	熟悉	情景教学	
	第3节	分诊护士职责和护理	了解	多媒体演示	
第6章 急诊患者就诊常见救护技术	第1节	急诊科布局和环境要求	了解	理论讲授	4
	第2节	院前心肺脑复苏术	掌握	多媒体演示	
	第3节	简易人工呼吸器使用法	掌握	示教	
	第4节	急救绿色通道	了解	实操	
第7章 入院患者护理技术	第1节	办理入院手续流程	熟悉	理论讲授	1
	第2节	搬运患者的技术	掌握	角色扮演	3
				情景教学	
				多媒体演示	
				示教、实操	
第8章 接诊患者护理技术	第1节	铺床法	掌握	理论讲授	6
	第2节	分级护理制度	熟悉	多媒体演示	
				示教.实操	
第9章 生命体征的观察及测量技术	第1节	体温的评估及测量	掌握	理论讲授	2
	第2节	脉搏的评估及测量	掌握	角色扮演	2
	第3节	呼吸的评估及测量	掌握	情景教学	
	第4节	血压的评估及测量	掌握	多媒体演示	2
	第5节	体温单的绘制	掌握	示教.实操	2
第10章 卧位和安全的护理技术	第1节	患者的卧位	掌握	理论讲授	2
	第2节	帮助患者卧位更换的方法	掌握	角色扮演	1
	第3节	保护具的应用	掌握	情景教学	1
	第4节	住院患者安全目标和应急预案	了解.熟悉	多媒体演示	1
				示教.实操	
第11章 给药技术	第1节	给药基本原则和病区药物管理	熟悉		2
	第2节	注射给药技术	掌握		10
	第3节	药物过敏试验法	掌握	理论讲授	6
	第4节	静脉输液法	熟悉.掌握	角色扮演	10
	第5节	静脉置针使用	了解.熟悉	情景教学	2
	第6节	静脉输血法	熟悉.掌握	多媒体演示	6
	第7节	口服给药技术	熟悉.掌握	示教	3
	第8节	雾化给药技术	熟悉.掌握	实操	2
	第9节	局部给药技术	了解.熟悉		1

章节		教学内容		教学要求	教学活动参考	参考学时
第12章 标本采集	第1节	概论		熟悉	理论讲授	1
	第2节	各种标本采集法（小儿静脉采血法）		掌握	多媒体演示 示教.实操	6
第13章 饮食与营养护理技术	第1节	医院饮食		熟悉	理论讲授	1
	第2节	患者的饮食护理		熟悉	角色扮演	2
	第3节	鼻饲法		掌握	情景教学	
	第4节	营养支持疗法的护理技术		掌握	多媒体演示	5
					示教.实操	2
第14章 患者生活护理技术	第1节	晨晚间护理		熟悉.掌握		1
	第2节	口腔护理		熟悉.掌握		7
	第3节	头发护理		熟悉.掌握	理论讲授	7
	第4节	皮肤护理		掌握	情景教学	
	第5节	卧床患者床铺整理及更换床		掌握	多媒体演示	1
	第6节	新生儿喂养及淋浴护理技术		掌握	示教	0.5
	第7节	新生儿皮肤护理技术(包括脐部护理)		熟悉	实操	0.5
	第8节	会阴冲洗护理技术		熟悉		
第15章 排泄护理技术	第1节	排尿护理		掌握	理论讲授	5
	第2节	排便护理技术		掌握	情景教学	6
	第3节	24小时出入液体量登记		熟悉	多媒体 示教.实操	1
第16章 冷热疗技术	第1节	冷疗法		熟悉.掌握	理论讲授	4
	第2节	热疗法		熟悉.掌握	情景教学	3
	第3节	新生儿保温箱、蓝光灯治疗的护理技术		熟悉	多媒体演示 示教.实操	
第17章 管道护理技术	第1节	管道标识和护理		了解	理论讲授	1
	第2节	管道护理技术		熟悉	多媒体演示 示教.实操	13
第18章 造口护理技术	第1节	造口定义、分类		了解.熟悉	理论讲授	2
	第2节	各种造口护理技术(流程)		熟悉.掌握	角色扮演	
	第3节	外科一般换药法		熟悉	情景教学	2
	第4节	缝合与拆线		了解.熟悉	多媒体演示	2
	第5节	包扎法		了解.熟悉	示教.实操	2
第19章 内镜常用护理技术	第1节	纤维支气管镜检查术的配合及护理		了解.熟悉		2
	第2节	纤维胃、十二指肠镜检查术的配合护理		了解.熟悉		2
	第3节	纤维结肠镜检查术的配合及护理		了解.熟悉		1
	第4节	阴道镜检查术的配合与护理		了解.熟悉		
	第5节	腹腔镜检查术的配合与护理				

续表

章节	教学内容	教学要求	教学活动参考	参考学时
第20章 常见穿刺术的护理配合技术	各种穿刺术的护理配合	了解.熟悉	理论讲授 多媒体演示 示教	3
第21章 危重患者的护理和抢救配合技术	第1节 危重患者的病情观察及支持性护理 第2节 危重患者的抢救技术 第3节 危重患者的交接班和有关记录	熟悉 掌握 熟悉	理论讲授 多媒体演示 情境教学 示教.实操	2 12 1
第22章 特殊护理技术	第1节 高压氧舱治疗护理技术(流程) 第2节 测血糖护理技术	了解 了解	理论讲授 多媒体演示 示教	1
第23章 出院患者护理技术	第1节 患者出院前的护理 第2节 有关医疗文件的处理	熟悉 熟悉	理论讲授 多媒体.示教	1
第24章 临终和死亡患者的护理技术	第1节 临终患者的护理技术 第2节 死亡患者的概念和分期 第3节 死亡后的护理技术	熟悉 熟悉.掌握 掌握	理论讲授 多媒体演示 情境教学 示教.实操	3
第25章 医疗护理文件的书写与保管	第1节 医疗护理文件的重要性及书写和保管要求 第2节 医疗护理文件的书写	掌握 掌握	理论讲授 多媒体演示 示教	1 3
第26章 护理技术操作中职业防护常识	第1节 概述 第2节 护理职业危害因素与防护措施	熟悉 熟悉	理论讲授 多媒体演示	2
第27章 护理技术与潜在性法律问题	第1节 概述 第2节 护理技术中潜在性法律问题	了解 熟悉	理论讲授 多媒体演示	1
机动				12
合计				203

备注:各项护理技术操作考核学生时间,由各学校另行安排。